FUNDAMENTOS DE ORTOPEDIA PEDIÁTRICA

5.ª EDICIÓN

Lynn T. Staheli, M.D.

Profesor Emérito, Department of Orthopedics
University of Washington School of Medicine
Seattle, Washington

Editor Emérito, *Journal of Pediatric Orthopaedics*

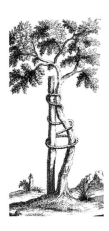

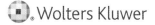 Wolters Kluwer

Philadelphia • Baltimore • New York • London
Buenos Aires • Hong Kong • Sydney • Tokyo

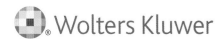

Av. Carrilet, 3, 9.ª planta, Edificio D - Ciutat de la Justícia
08902 L'Hospitalet de Llobregat, Barcelona (España)
Tel.: 93 344 47 18   Fax: 93 344 47 16   e-mail: consultas@wolterskluwer.com

Revisión científica
Antonio Toledo Medina
Cirujano ortopedista pediátrico por la Universidad Nacional Autónoma de México

Traducción
Félix García Roig
Médico por la Universidad Nacional Autónoma de México, México

Dirección editorial: Carlos Mendoza
Editoras de desarrollo: Karen Estrada y Núria Llavina
Gerente de mercadotecnia: Juan Carlos García
Cuidado de la edición: Doctores de Palabras
Adaptación de portada: Saúl Martín del Campo Núñez
Impresión: R. R. Donnelley-Shenzhen
Impreso en China

Consultores

La quinta edición de **Fundamentos de ortopedia pediá-trica** fue preparada con la ayuda de cinco consultores que ejercen en el Seattle Children's Hospital, Departamento de Ortopedia Pediátrica y Medicina Deportiva.

Sus nombramientos académicos corresponden a la University of Washington School of Medicine o School of Nursing de Seattle.

Los colaboradores aportaron diferentes perspectivas en la realización de esta quinta edición, todas ellas relevantes para los distintos proveedores de atención para niños con problemas musculoesqueléticos.

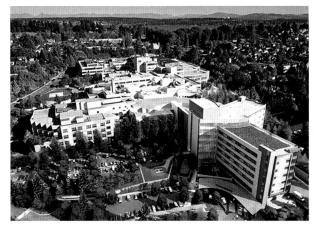

Seattle Children's Hospital and Regional Medical Center, Seattle, Washington.

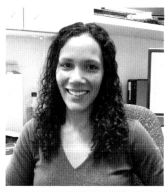

Monique Burton, MD
Sports Medicine Pediatrician
Director of Sports Medicine

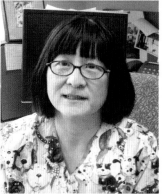

Brenda Eng, MN, CPNP, ARNP
Pediatric Nurse Practitioner

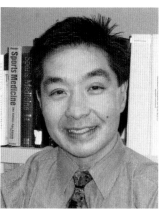

Thomas Jinguji, MD
Pediatrician
Pediatric Orthopedic Musculoskeletal
Medicine Practitioner

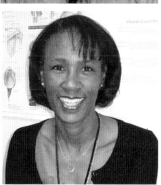

Cheryl Parker, PA
Physician Assistant
Supervisor PA/NP Team

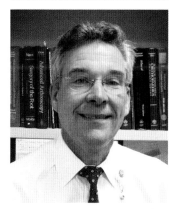

Gregory Schmale, MD
Pediatric Orthopaedic Surgeon
Clinic Chief, Sports Program
Director, Orthopaedic Education

Prefacio de la primera edición

La obra *Fundamentos de ortopedia pediátrica* fue diseñada para hacer del aprendizaje de las bases de la ortopedia pediátrica una experiencia rápida y placentera. Características:

1. Este libro fue concebido para el médico de atención primaria. Puede ser útil para los ortopedistas como una revisión rápida de los problemas de los niños.

2. Se hizo un esfuerzo por controlar los costos de producción y hacer un libro accesible.

3. El libro se produjo a color, no sólo para hacerlo atractivo, sino también para optimizar la eficacia en la comunicación e información.

4. El tratamiento sugerido tiene fundamento científico, es actual y está orientado a los pacientes pediátricos. Se sugiere un tratamiento que se centra en el bienestar del niño en su conjunto. Se presta especial atención a la evolución de los trastornos.

5. Se hace más énfasis en los principios que en los detalles.

6. Se incluye información para los padres y material de referencia en el último capítulo.

7. El libro fue generado digitalmente. Se conceptualizó, diseñó y escribió en mi oficina, lo que hizo posible la integración del texto y las ilustraciones para cubrir cada tema de manera eficaz.

Debemos agradecimientos a varios cientos de colegas cuya investigación e ideas contribuyeron a nuestro conocimiento de la ortopedia pediátrica. Mi contribución se basa en más de dos décadas de experiencia en la práctica clínica y como jefe de nuestro programa universitario de enseñanza en ortopedia pediátrica.

Prefacio de la segunda edición

La obra *Fundamentos de ortopedia pediátrica* se ha actualizado, modificado y complementado con un capítulo de medicina deportiva. Aunque el libro se ha vuelto más amplio, se ha condensado para mantener un precio accesible.

Mis revisiones han sido guiadas por retroalimentaciones de residentes, estudiantes y médicos en ejercicio.

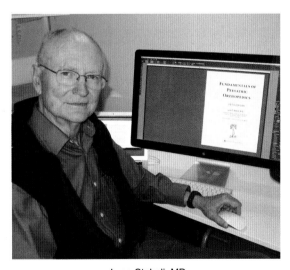

Lynn Staheli, MD
Favor de enviar comentarios y correcciones por correo electrónico
staheli@uw.edu

Diva
Más ayuda

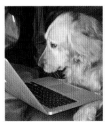

Prefacio de la tercera edición

Esta edición se ha expandido y aumentado e incluye contenidos de *Practice of Pediatric Orthopedics*, mi libro de texto acompañante concebido para cirujanos ortopédicos.

Además del contenido adicional, se ha simplificado la designación de ilustraciones. La referencia al texto de las ilustraciones se designa como [A], [B], etcétera. Las ilustraciones casi siempre aparecen en la misma página que el texto relacionado. Si es necesario identificar ilustraciones individuales, se presenta el número de página seguido por la letra (p. ej., la ilustración B en la página 126 es 126B).

Prefacio de la cuarta edición

Esta edición es sustancialmente más amplia que las previas. Expandí esta edición ya que los médicos de atención primaria tratan un número cada vez mayor de problemas ortopédicos.

Este libro proviene de la segunda edición de *Practice of Pediatric Orthopedics*, la publicación acompañante y diseñada para ortopedistas en ejercicio. No se incluyen detalles quirúrgicos, pero se agregan texto e ilustraciones nuevas para detallar el tratamiento de los trastornos de la mejor forma en la atención primaria.

Quiero agradecer las numerosas contribuciones a esta edición, que incluyen consultores de atención primaria que aportaron asesoría e imágenes clínicas, la editora del texto Sandra Rush y mi consultor de diseño, Jeffery McCord.

Agradezco la asesoría de los médicos ortopedistas Carl Stanitski y Vince Mosca, y el respaldo de LWW, en especial de Ryan Shaw, Sonya Seigafuse y Brian Convery.

Prefacio de la quinta edición

En esta edición se actualiza el contenido de *Fundamentos de ortopedia pediátrica*. El material se renovó y el capítulo sobre medicina deportiva se amplió. Los cambios y adiciones fueron guiados por mis colegas que revisaron la cuarta edición e hicieron recomendaciones para mejorar esta nueva. Aprecio sus diversas perspectivas, ya que la meta era hacer la información tan actual e importante como fuera posible. Todos cuentan con las calificaciones ideales, ya que participan activamente en el cuidado de los niños con problemas musculoesqueléticos y los atienden desde diferentes perspectivas.

Quiero agradecer a Jamie Elfrank, editora de adquisiciones pediátricas de Lippincott Williams & Wilkins, por invitarme a crear la nueva edición y darme respaldo durante esta tarea.

Dedicatoria

Lana Staheli, esposa
y mejor amiga

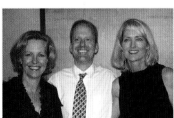

Mis hijos: Linda, Todd
y Diane

CRECIMIENTO

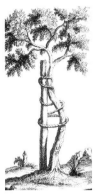

A Árbol de Andry

La *ortopedia pediátrica* es una subespecialidad de la medicina que aborda el tratamiento de los trastornos musculoesqueléticos de los niños. En 1741, Nicolás Andry, profesor de Medicina en la Universidad de París, publicó un tratado donde describía los diferentes métodos de prevención y corrección de las deformidades en los niños [A]. Andry combinó dos palabras griegas: *orthós* (recto) y *paidión* (niño) en una sola, "ortopedia", que se convirtió en el nombre de la especialidad dedicada a la conservación y el restablecimiento del sistema musculoesquelético. La ortopedia pediátrica resulta medular para esta especialidad, considerando el abordaje original de Andry enfocado en los problemas de los niños, porque un gran porcentaje de estos problemas se originan durante el período temprano del crecimiento y, finalmente, porque ofrece una subespecialidad dinámica e inherentemente interesante.

Para la comprensión de la ortopedia pediátrica es necesario un conocimiento del crecimiento y desarrollo normales y anómalos [B], que aumente nuestro entendimiento del sistema musculoesquelético y de las causas de la enfermedad y nos permita tratar los diversos problemas ortopédicos de la niñez con mayor eficacia.

La división del período de crecimiento en seis etapas provee un fundamento práctico para revisar tanto el crecimiento como el desarrollo normales y anómalos [C]. Durante la primera etapa se forman las células reproductivas o gametos.

Crecimiento normal

Durante el desarrollo normal, las células proliferan, presentan diferenciación, se trasladan e incluso, en algunos casos, mueren para producir un individuo normal maduro.

Gameto

Se trata de un término colectivo para referirse al óvulo y el espermatozoide. Durante la gametogénesis, en la división meiótica se disminuye a la mitad el número de cromosomas. El material genético, que puede incluir genes defectuosos, se redistribuye y se forman óvulos y espermatozoides maduros [D].

Embrión temprano

Esta fase temprana del desarrollo abarca un período de 2 semanas desde la fecundación hasta la implantación.

Primera semana Durante ella, después de la fecundación, el cigoto se divide repetidamente durante su paso a través de la tuba uterina en dirección al útero. El cigoto se convierte en mórula y después en blastocisto, que se implanta en la pared uterina posterior.

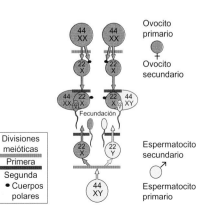

B Torsión femoral Suele ser un proceso familiar. Muchos problemas musculoesqueléticos tienen una base genética

Categoría	Período
Embrión temprano	0-2 semanas
Embrión	2-8 semanas
Feto	De 8 semanas al nacimiento
Lactante	Del nacimiento a los 2 años
Niño	De los 2 años a la pubertad
Adolescente	Transición a la madurez

C Fases del crecimiento El período de crecimiento se puede dividir en seis fases

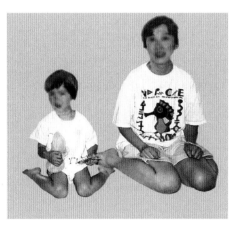

D Gametogénesis El óvulo y el espermatozoide se forman por dos divisiones meióticas, en las que se reduce a la mitad el número de cromosomas y se combina el material genético. En la fecundación se combinan los rasgos de ambos padres para crear un individuo único

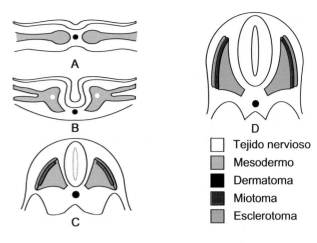

Segunda semana En ella se forman la cavidad amniótica y el disco embrionario trilaminar [A]. El embrión temprano suele expulsarse (como aborto) si presenta un defecto genético letal o grave. Durante estas primeras 2 semanas, el embrión temprano es menos susceptible a los teratógenos que durante el período siguiente.

Embrión

El período embrionario se caracteriza por una actividad celular rápida y la formación de órganos. Las células se diferencian y maduran, a menudo a través de la *inducción*, un proceso por el que las células circundantes actúan sobre otras para producir células o tejidos totalmente nuevos.

Tercera semana Se trata de la primera semana de la organogénesis, durante la cual se desarrolla el disco embrionario trilaminar, se empiezan a formar las somitas y la placa neural se cierra para formar el tubo neural.

Cuarta semana Durante ésta se pueden reconocer los primordios de las extremidades [B], y las somitas se diferencian en tres segmentos: el dermatoma forma la piel; el miotoma, el músculo; y el esclerotoma, el cartílago y el hueso. Asimismo, aparece la cresta apical ectodérmica en el extremo distal de cada primordio de extremidad. La cresta tiene una influencia inductiva sobre el mesénquima de la extremidad, y promueve su crecimiento y desarrollo. En este período pueden originarse defectos graves en el desarrollo de las extremidades.

Tejido nervioso
Mesodermo
Dermatoma
Miotoma
Esclerotoma

A   Disco trilaminar   El tubo neural se cierra. El mesodermo se diferencia en dermatoma, miotoma y esclerotoma

Edad (semanas)	Tamaño (mm)	Aspecto	Formación	Huesos	Músculos	Nervios
Embrión			Notocorda trilaminar			Placa neural
			Primordios de extremidades	Esclerotoma	Somitas	Tubo neural
			Placa de la mano	Se condensa el mesénquima	Premúsculo	
	12		Dedos	Condrificación	Fusión de miotomas	
	17		Rotación de extremidades	Osificación temprana	Diferenciación	
	23		Separación de los dedos		Músculos definitivos	Médula espinal igual que la columna vertebral
12	56		Determinación del sexo	Se amplía la osificación		
Feto 16	112		Cara humana	Cavidades articulares	Actividad espontánea	
20 40	160- 350		Cuerpo más proporcional			Se forma la vaina de mielina; médula espinal termina en L3

B   Desarrollo prenatal   En este cuadro se resume el desarrollo musculoesquelético durante la vida embrionaria y fetal

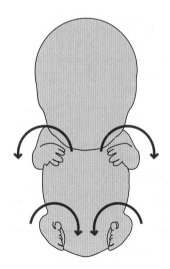

C   Rotación de extremidades
Durante la séptima semana, los miembros superiores rotan hacia afuera. Los miembros inferiores rotan hacia adentro y los dedos gordos del pie se dirigen hacia la línea media

Quinta semana Se forma la placa de la mano y ocurre la condensación del mesénquima en las extremidades.

Sexta semana Se hacen evidentes los rayos de los dedos y tiene lugar la condrificación de las condensaciones del mesénquima.

Séptima semana Aparecen surcos entre los rayos digitales. Este proceso, encargado de la formación de las articulaciones, es producto de la muerte celular programada. El fracaso de la separación de los rayos da origen a la sindactilia. Durante esta semana, los miembros superiores e inferiores rotan en direcciones opuestas [C, página anterior]. El miembro inferior rota hacia adentro para llevar los dedos gordos hacia la línea media, en tanto el miembro superior rota casi 90° hacia afuera para ubicar el pulgar en su lado externo.

Octava semana Los dedos se separan por completo, el embrión asume un aspecto humano y se completan los aparatos y sistemas orgánicos básicos.

Feto

El período fetal se caracteriza por un rápido crecimiento y cambios en las proporciones corporales.

Semanas 9-12 El primer hueso en osificarse es la clavícula, lo cual ocurre por medio de un proceso llamado *osificación intramembranosa*. El esqueleto se desarrolla en una secuencia cefalocaudal: en primer lugar se desarrollan los miembros superiores y después los inferiores, lo que da como resultado que los primeros sean proporcionales con relación al resto del cuerpo, pero los últimos permanezcan más cortos.

Semanas 13-20 El crecimiento continúa siendo rápido. Los miembros inferiores adquieren proporcionalidad y la mayor parte de los huesos se osifican. El período fetal se caracteriza por un rápido crecimiento y cambios en las proporciones corporales.

Semanas 20-40 El crecimiento continúa y las proporciones corporales comienzan a tomar formas más infantiles.

Tejido conectivo

Durante la vida fetal temprana, se forma la estructura básica del tejido conectivo, principalmente por dos familias de macromoléculas: colágenos y proteoglucanos.

Colágenos

Constituyen una familia de proteínas con una triple hélice de cadenas peptídicas [A]. Aunque hay al menos 15 tipos diferentes de colágeno conocidos, cinco son los que se observan con mayor frecuencia [B].

Biosíntesis de colágeno Se inicia en el retículo endoplasmático, donde se ensambla la molécula básica. En el espacio extracelular se forma el procolágeno, dispuesto en fibrillas y reforzado por enlaces cruzados para convertirse en colágeno, que es el principal componente del tejido conectivo.

Trastornos del colágeno Pueden ser leves y producir tan sólo una hiperlaxitud articular [C], o graves, y causar incapacidad considerable. Las principales colagenopatías se clasifican de acuerdo con el sitio del defecto en la vía de su biosíntesis.

Proteoglucanos (mucopolisacáridos)

Los *proteoglucanos* son macromoléculas que se forman a partir de la matriz intracelular del cartílago hialino y otros tejidos conectivos. Los polipéptidos o proteínas se unen a glucosaminoglucanos para convertirse en proteoglucanos [D], que a su vez se unen al ácido hialurónico por un enlace proteínico para convertirse en un agregado con peso molecular que rebasa el millón. Los proteoglucanos son altamente hidrofílicos y se combinan con el agua muchas veces su peso respecto de ésta, para crear una matriz elástica que es ideal para el revestimiento de las articulaciones. El cartílago hialino está compuesto por cantidades casi equivalentes de proteoglucanos y colágeno, y se combina con casi tres veces su peso de agua, lo que provee un tejido elástico con excelentes características para la absorción de choques. Los defectos en la formación de estas complejas moléculas producen una gama de enfermedades.

Las enfermedades de almacenamiento de mucopolisacáridos (MPS) son producto de una deficiencia de las enzimas lisosómicas específicas necesarias para la degradación de los glucosaminoglucanos. Estas enfermedades son resultado de la acumulación intracelular excesiva de moléculas parcialmente degradadas, lo que da lugar a procesos como la necrosis avascular o la compresión de la médula espinal.

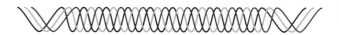

A Hélice de colágeno Una triple hélice de cadenas peptídicas forma la estructura básica del colágeno

Tipo	Tejido implicado	Trastornos
I	Hueso, tendón, piel	Osteogénesis imperfecta
II	Cartílago, núcleo pulposo	Displasia espondiloepifisaria
III	Vasos sanguíneos	Síndrome de Ehlers-Danlos
IV	Membranas basales	
V	Componente menor del hueso	

B Tipos de colágeno Del gran número de colágenos, cinco son los de más amplia distribución

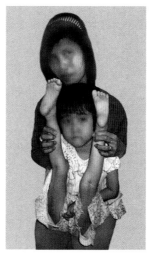

C Manifestaciones clínicas de los tipos de colágeno Son frecuentes las variaciones en los tipos de colágeno en la ortopedia pediátrica. Esta niña presenta displasia del desarrollo de la cadera con hiperlaxitud articular

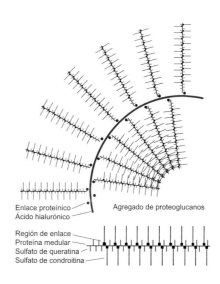

Enlace proteínico
Ácido hialurónico
Agregado de proteoglucanos

Región de enlace
Proteína medular
Sulfato de queratina
Sulfato de condroitina

D Agregado de proteoglucanos Estas moléculas masivas se combinan con agua para formar una matriz elástica, como la del cartílago hialino

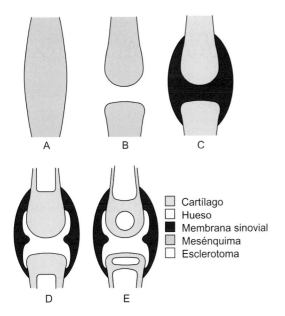

Articulaciones

Las articulaciones sinoviales se forman primero como una hendidura en el mesénquima, que a continuación se condrifica y cavita [A]. La cavitación concluye alrededor de la semana 14 de gestación, cuando el mesénquima interno se transforma en membrana sinovial y el externo en la cápsula articular. El desarrollo normal de las articulaciones requiere movimiento, y éste, a su vez, de un sistema neuromuscular funcional. Por lo tanto, suelen observarse articulaciones defectuosas en los niños con trastornos neuromusculares, como la mielodisplasia o la amioplasia.

▨	Cartílago
☐	Hueso
■	Membrana sinovial
▨	Mesénquima
☐	Esclerotoma

A   Formación de una articulación sinovial   Las articulaciones sinoviales se forman primero como condensaciones del mesénquima. La estructura básica concluye a través de una secuencia de cavitación, condrificación, diferenciación sinovial y, finalmente, osificación

Huesos

Los huesos se forman por osteogénesis. Los primeros en constituirse son los huesos de la mandíbula y la clavícula, con inicio en la séptima semana de gestación mediante osificación intramembranosa.

Osificación intramembranosa

Los osteoblastos se diferencian del mesénquima para formar directamente el hueso sin pasar por una etapa cartilaginosa. Hay crecimiento adicional por aposición de hueso.

Osificación endocondral

Durante la sexta semana de gestación, las células del mesénquima se diferencian, condensan y transforman en condrocitos para formar un molde del esqueleto futuro. En el centro de ese molde, los condrocitos se hipertrofian y empiezan a calcificarse. Durante la siguiente semana se forma la cubierta de periostio del hueso, y para la octava ya está en proceso la vascularización [B].

Durante el período fetal, se desarrollan centros de osificación primarios en la diáfisis de los huesos largos [C]. Primero ocurre osificación bajo el pericondrio. Dentro del cartílago, las células hipertrofiadas se degeneran. A continuación se presenta un crecimiento vascular al interior y después se osifica el centro del molde de cartílago para formar el centro de osificación primario. La osificación endocondral avanza en la interfaz cartílago-hueso. Posteriormente se desarrollan centros de osificación secundarios en los extremos de los huesos, y el cartílago interpuesto entre los centros de osificación primario y secundario se convierte en el disco de crecimiento.

Excepto por la clavícula, todos los huesos del esqueleto axial y apendicular están preformados por cartílago y se convierten en hueso por osificación endocondral, proceso que se inicia en escápulas, húmeros, radios y cúbitos. La osificación continúa de forma ordenada con centros que aparecen a diferentes edades, y es más temprana en las niñas que en los niños [D].

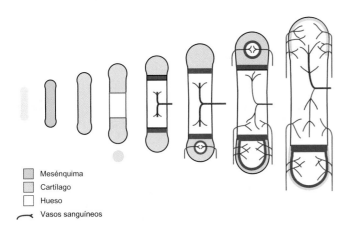

▨	Mesénquima
▨	Cartílago
☐	Hueso
⌁	Vasos sanguíneos

B   Osificación endocondral   Un hueso típico se preforma en el mesénquima. La condrificación precede a la osificación

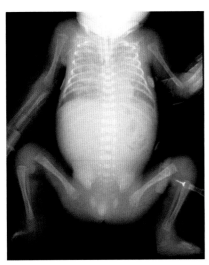

C   Radiografía de los huesos de un neonato   La imagen muestra la osificación primaria del esqueleto, que a esta edad es en gran parte cartílago

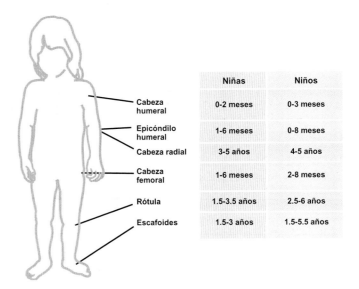

	Niñas	Niños
Cabeza humeral	0-2 meses	0-3 meses
Epicóndilo humeral	1-6 meses	0-8 meses
Cabeza radial	3-5 años	4-5 años
Cabeza femoral	1-6 meses	2-8 meses
Rótula	1.5-3.5 años	2.5-6 años
Escafoides	1.5-3 años	1.5-5.5 años

D   Osificación   Aparición de los centros de osificación importantes en niñas y niños

Periostio

El periostio parece desarrollarse a partir del pericondrio y es osteogénico, permitiendo el crecimiento del hueso por aposición y proveyendo una cubierta gruesa que agrega elasticidad y fortaleza al esqueleto en crecimiento. Esta capacidad osteogénica da lugar a una rápida consolidación de fracturas y regeneración ósea.

Tipos de hueso

El hueso en crecimiento posee características especiales que proveen al lactante y niño una mayor flexibilidad y elasticidad que al adulto.

Hueso esponjoso Se forma durante el período fetal y tiene menos estructura, un contenido relativamente mayor de colágeno y más flexibilidad que el hueso laminar. Este tipo de hueso forma las metáfisis de los huesos en crecimiento y constituye al *callo* después de una fractura. Su flexibilidad es esencial durante el paso a través del conducto del parto.

Hueso laminar Una vez que ha pasado la necesidad de este alto grado de flexibilidad, el hueso esponjoso es gradualmente sustituido por el laminar, poco después del nacimiento. Para los 4 años de edad, casi todo el hueso esponjoso se ha convertido en hueso laminar.

Centros de osificación

Centros de osificación primarios Por lo general, se desarrollan en los huesos largos antes del nacimiento [C, página anterior], en tanto los centros de osificación primarios de los huesos más pequeños, como la rótula y casi todos los carpianos y tarsianos, se desarrollan durante la lactancia [A].

Centros de osificación secundarios Se desarrollan durante la lactancia y la niñez temprana. Se funden con los centros de osificación primarios durante la niñez avanzada, la adolescencia y la edad adulta temprana. Debido a que la maduración ósea continúa durante la niñez y adolescencia de manera razonablemente ordenada, el grado de osificación, según se documenta por radiografías, se ha convertido en el estándar para valorarla.

Crecimiento óseo

El grosor cortical aumenta durante la niñez. Por ejemplo, el diámetro de la diáfisis del fémur aumenta más rápido que el del conducto medular, lo que produce un grosor diafisario creciente con el avance de la edad. Este aumento del grosor, la estructura laminar y el porcentaje de calcio, dan al hueso maduro fuerza tensil, pero poca flexibilidad. Los cambios referidos son factores importantes en la producción de los diversos patrones de lesión esquelética observados durante la lactancia, la niñez y la edad adulta.

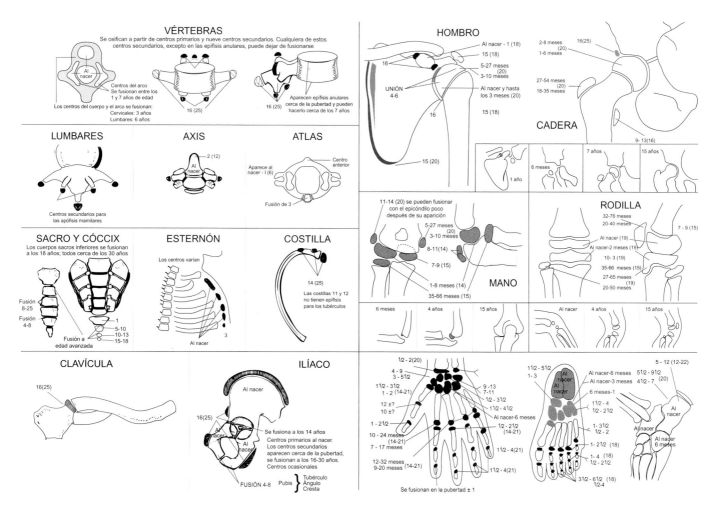

A   Centros de osificación   Tomado de Girdany BR y Golden R AJR 68:922, 1952

Disco de crecimiento

El disco de crecimiento de los huesos largos se desarrolla entre los centros de osificación primario y secundario [A] y se encarga del aumento de la longitud de dichos huesos. Los condrocitos del disco de crecimiento pasan por un proceso ordenado de proliferación y diferenciación, seguido por la diferenciación terminal y la formación de nuevo hueso. Los discos de crecimiento con un potencial más limitado se desarrollan en otros sitios, que incluyen la periferia de los huesos redondos, como los del tarso o los cuerpos vertebrales, y los sitios de inserción muscular, como los bordes del ilion. Tales sitios se conocen como *apófisis*.

La epífisis típica de los huesos largos se divide en zonas que reflejan diferencias morfológicas, metabólicas y funcionales.

Zona de reserva (ZR)

Esta porción es adyacente a los centros de osificación secundarios y tiene una inactividad relativa. La ZR no participa en el crecimiento longitudinal del hueso, pero provee cierta producción de matriz ósea y tiene funciones de almacenamiento. La zona contiene proteínas y genes importantes para especificar el fenotipo de los condrocitos, como SOX-9.

Zona proliferativa (ZP)

Es la zona de replicación y crecimiento del cartílago. Una tasa metabólica elevada y un abundante aporte de sangre, oxígeno, glucógeno, trifosfato de adenosina (ATP) y colágeno hacen posible este crecimiento rápido. Las vías de señalización importantes para regular la proliferación celular se encuentran en esta zona e incluyen factores de crecimiento similares a los de la insulina y de los fibroblastos, ambos activos en esta zona.

Zona hipertrófica (ZH)

La ZH consta de tres subzonas: segmentos de maduración, degeneración y calcificación provisional. En la ZH, las células de cartílago aumentan de tamaño y la matriz se prepara para la calcificación, lo que se relaciona con un descenso de la irrigación sanguínea, la oxigenación y las reservas de glucógeno, así como con la desintegración de los agregados de mucopolisacáridos y condrocitos. En la subzona de calcificación provisional, se sintetiza un colágeno X único, que acepta el depósito de calcio.

Metáfisis

Esta zona es el sitio de vascularización, formación de hueso y remodelado óseo. La matriz calcificada se retira y se forma hueso fibroso, que es sustituido por hueso laminar.

Periferia

Esta zona incluye el disco de crecimiento y la metáfisis, sitios primarios de presentación de infecciones, neoplasias, fracturas y trastornos metabólicos y endocrinos. Los problemas en el disco constituyen una parte significativa de las enfermedades del sistema musculoesquelético durante la niñez.

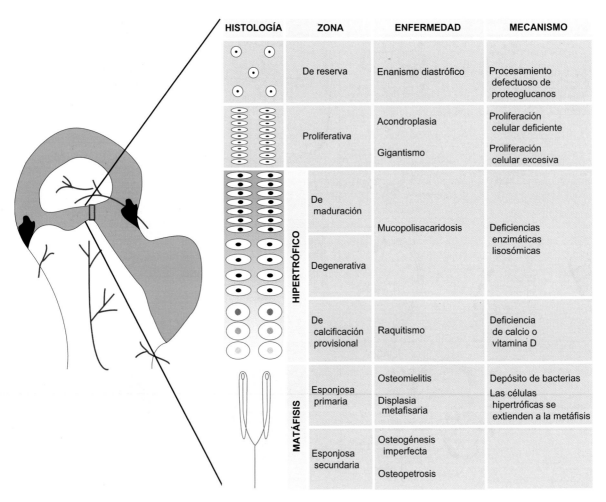

HISTOLOGÍA	ZONA	ENFERMEDAD	MECANISMO
	De reserva	Enanismo diastrófico	Procesamiento defectuoso de proteoglucanos
	Proliferativa	Acondroplasia	Proliferación celular deficiente
		Gigantismo	Proliferación celular excesiva
HIPERTRÓFICO — De maduración		Mucopolisacaridosis	Deficiencias enzimáticas lisosómicas
HIPERTRÓFICO — Degenerativa			
HIPERTRÓFICO — De calcificación provisional		Raquitismo	Deficiencia de calcio o vitamina D
METÁFISIS — Esponjosa primaria		Osteomielitis	Depósito de bacterias
		Displasia metafisaria	Las células hipertróficas se extienden a la metáfisis
METÁFISIS — Esponjosa secundaria		Osteogénesis imperfecta	
		Osteopetrosis	

A Disco de crecimiento Este corte a través de la epífisis femoral proximal se muestra con aumento para ilustrar la histología y el crecimiento desordenado que ocurre en diversos niveles del disco de crecimiento

Anillo pericondral

El anillo pericondral de LaCroix y el surco de osificación del anillo de Ranvier circundan al disco de crecimiento [B]. Estas estructuras sostienen y expanden el ancho del disco de crecimiento.

Anillo pericondral de LaCroix Se continúa con el periostio de la metáfisis, lo que aumenta la fortaleza de la interfaz metáfisis-epífisis.

Surco de osificación de Ranvier Es una acumulación de condrocitos que provee las células de reserva necesarias para el crecimiento del disco por aposición.

Tipos de disco de crecimiento

Se forman discos de crecimiento con varios patrones, dependiendo de la forma del hueso [C], e incluyen:

Placa epifisaria Que se forma en el extremo de los huesos largos y provee crecimiento longitudinal.

Epífisis anular Que rodea a los huesos redondos, como los tarsianos o metatarsianos, que crecen de forma circunferencial.

Apófisis Placas de crecimiento sobre la superficie de un hueso, como la cresta ilíaca.

Apófisis de tracción Corresponden a discos de crecimiento donde se insertan músculos. Los ejemplos incluyen la tuberosidad de la tibia y el trocánter mayor.

Crecimiento óseo

La velocidad de crecimiento óseo es regulada con precisión por cada centro de crecimiento, que contribuye con un porcentaje establecido del crecimiento final. Es importante conocer estas cifras por su significado clínico [D].

Las velocidades de crecimiento de las distintas epífisis divergen. En los miembros superiores, el crecimiento es más rápido en el hombro y la muñeca, en contraste con los miembros inferiores, donde éste se presenta apenas arriba y debajo de la rodilla. Para ayudar a recordar las diferentes velocidades de crecimiento en las extremidades, un auxiliar nemotécnico de uso frecuente es imaginar a un niño en una tina de baño. Las placas de crecimiento que quedan por arriba del agua son las más rápidas [E]. Las alteraciones en la salud general del niño a menudo se registran como líneas de detención del crecimiento [A], que son calcificaciones lineales debidas a su enlentecimiento.

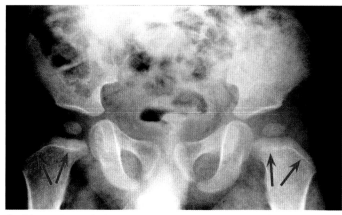

A   Líneas de crecimiento   Obsérvense las líneas de detención del crecimiento (*flechas rojas*) en este niño con displasia del desarrollo de la cadera. Presumiblemente, el anestésico y la reducción cerrada hicieron que el crecimiento fuera más lento. El crecimiento óseo desde el evento se muestra por el ancho del nuevo hueso metafisario

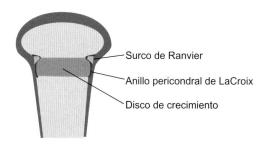

B   Anillo pericondral   Consta de elementos que proveen al disco de crecimiento fortaleza y la capacidad de expandirse a lo ancho. Se muestran el surco de Ranvier (*verde*) y el anillo pericondral de LaCroix (*rojo*). Con base en Gamble, JG 1988

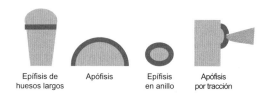

C   Tipos de discos de crecimiento   Los tipos comunes incluyen las epífisis de los huesos largos y pueden estar presentes en uno o ambos extremos. La apófisis se aplica al borde del hueso, como la cresta ilíaca. Los ejemplos de epífisis anulares incluyen los huesos carpianos y tarsianos

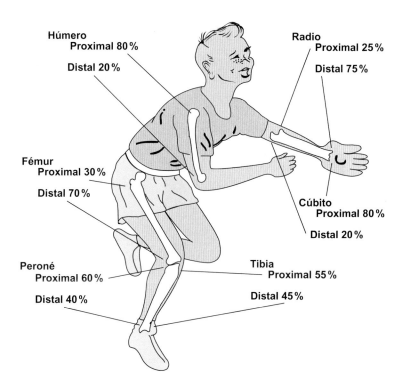

D   Contribución de las epífisis al crecimiento de los huesos largos   Tomado de Blount (1955)

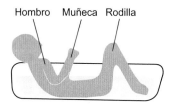

E   Auxiliar nemotécnico para el crecimiento   El niño se encuentra en una tina de baño. Los centros de crecimiento están alrededor de los hombros, las muñecas y las rodillas (partes fuera del agua en este dibujo) y corresponden a los de más rápida progresión en las extremidades

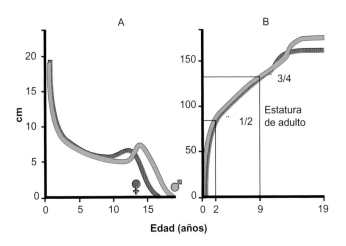

A Velocidad de crecimiento A. Velocidades de crecimiento de niñas (*rojo*) y niños (*azul*) por edades. La máxima velocidad de crecimiento ocurre durante la lactancia. B. Velocidad de crecimiento como fracción de la estatura del adulto. A los 2 años se alcanza casi la mitad de la estatura de un adulto y el 75% a los 9 años

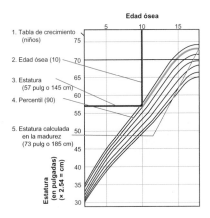

B Predicción de la estatura de adulto Calcular la estatura de adulto graficando la edad ósea del niño (*línea roja vertical*) con respecto a la estatura actual (*línea roja horizontal*), para determinar el valor percentilar (*verde*). Debe seguirse el percentil (*línea verde*) hasta la maduración del esqueleto para calcular la estatura final de adulto

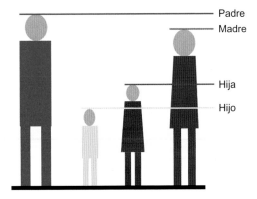

C Para calcular la estatura de adulto Sumar las estaturas del padre y la madre. Para las niñas, restar 13 cm y dividir entre dos el resultado. Para los niños, agregar 13 cm y dividir entre dos

Crecimiento y desarrollo

La lactancia se extiende del nacimiento a los 2 años de edad, e incluye el período de más rápido crecimiento y desarrollo.

Velocidad de crecimiento

La velocidad de crecimiento varía con la edad y es máxima durante la lactancia temprana, declina durante la niñez y aumenta brevemente otra vez durante el brote de crecimiento de la adolescencia. Un niño alcanza casi la mitad de su estatura de adulto a los 2 años de edad y alrededor del 75% a los 9 años [A].

Predicción de la estatura de adulto

El cálculo de la estatura de adulto es valioso para tratar ciertas deformidades, en particular la anisomelia (discrepancia de la longitud de las extremidades). Se dispone de diversos métodos para predecir la estatura de adulto.

El método más simple consiste en duplicar la estatura del niño a los 2 años [A].

Otra forma implica establecer el percentil de la estatura graficando la del niño en la tabla de crecimiento, por edad ósea, más bien que por edad cronológica, que se proyecta a la madurez esquelética para proveer el cálculo de la estatura de adulto [B].

El método de uso más frecuente [C] consiste en sumar las estaturas de la madre y el padre en centímetros y agregar 13 cm a los niños y restar 13 cm a las niñas, para después dividir el resultado entre dos. Con el uso de este método, la mayoría de los niños alcanzarán la estatura de adulto con un límite de ± 10 cm respecto de este cálculo.

Crecimiento de diferentes tejidos

La velocidad de crecimiento de los tejidos varía con la edad. La grasa subcutánea, que provee reserva nutricional y protección del frío y las lesiones, se desarrolla durante el primer año. La grasa oculta el arco longitudinal del pie y da al lactante un aspecto de pie plano [D]. El porcentaje de músculo aumenta con la edad, pero el de tejido neural declina conforme ésta avanza.

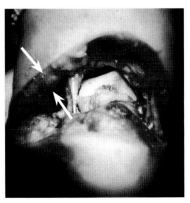

D Grasa subcutánea durante la lactancia Obsérvese el grosor de la grasa subcutánea (*flechas*) en este lactante sometido a corrección quirúrgica de pie equino varo

Proporciones corporales

El crecimiento de las diversas partes del cuerpo es diferente. El crecimiento de los miembros superiores ocurre antes que el de los miembros inferiores, y el pie crece antes que el resto del miembro inferior. En la niñez, el tronco crece con mayor rapidez; en la adolescencia, los miembros inferiores son los que crecen más rápido. Durante el crecimiento, las proporciones corporales gradualmente asumen la forma adulta [A].

Determinación del grado de maduración

Es importante conocer la cantidad de crecimiento restante para el momento de la fusión de las epífisis y, por lo tanto, para la corrección de las discrepancias en la longitud de los miembros inferiores [B], así como para el tratamiento de los pacientes con escoliosis.

Radiografías de mano-muñeca Usar el atlas de Greulich-Pyle para calcular la edad ósea.

Signo de Risser Se fundamenta en el grado de osificación de la cresta ilíaca valorado en una radiografía AP [C]. Constituye un signo que se ha utilizado, por lo general, para evaluar el nivel de madurez en el tratamiento de la escoliosis.

Etapas de Tanner El grado de maduración se basa en la exploración física. Puesto que dicha valoración requiere de una evaluación de la mama y del desarrollo genital [D] en un grupo sensible de edad, su utilidad se considera limitada.

Otros signos Tales como la velocidad de aumento de estatura y el estado del cartílago trirradiado (acetábulo), se están convirtiendo en índices útiles de maduración.

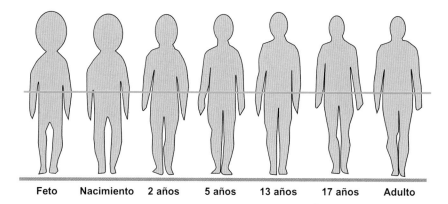

A   Cambios en las proporciones corporales con el crecimiento   Al alcanzar la madurez, la posición del centro de gravedad (*línea verde*) se encuentra a nivel del sacro. Tomado de Palmer (1944)

Feto   Nacimiento   2 años   5 años   13 años   17 años   Adulto

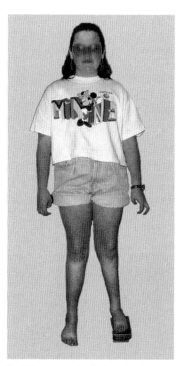

B   Discrepancia de longitud de los miembros inferiores   Es útil la determinación de la edad ósea para planear la corrección de las epifisiodesis

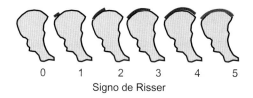

Signo de Risser

C   Signo de Risser   El grado de osificación de la apófisis ilíaca se usa, por lo general, para valorar la maduración esquelética de los pacientes con escoliosis. Risser 0 = sin apófisis ilíaca; Risser 5 = fusión de las apófisis con el ilion

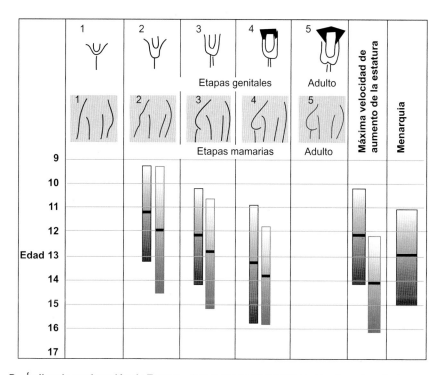

D   Índice de maduración de Tanner   Con el uso de signos físicos, se valora el grado de maduración de los varones (*azul*) y las mujeres (*rojo*). Las columnas muestran los niveles del 3-97%. Las cifras promedio se muestran con barras negras

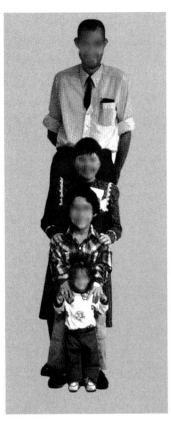

A Variaciones del crecimiento
Estos individuos muestran amplias variaciones de crecimiento. Cortesía de la Dra. Judy Hall

Extremos del crecimiento

Existen rangos amplios de la normalidad en los individuos [A]. Sin embargo, es más probable que ocurran problemas ortopédicos en los niños con exceso de peso o estatura muy corta. Se define el *exceso de peso* como aquel por arriba del percentil 95, y para la *estatura corta*, por debajo del percentil 5 [B].

Obesidad Es cada vez más frecuente en los niños. El peso agregado es un factor para la aparición de varios problemas ortopédicos, que incluyen epifisiolistesis femoral proximal y tibia vara [C].

Estatura corta Es frecuente en los niños con displasias óseas o trastornos metabólicos y corresponde a una cifra menor a la del percentil 5.

Variaciones del desarrollo

Durante la lactancia y la niñez se presentan variaciones del desarrollo [D] que suelen confundirse con deformidades. Entre éstas se incluyen pies planos, dedos del pie hacia adentro y hacia afuera, piernas arqueadas y rodillas en "X", circunstancias que se resuelven con el tiempo y rara vez requieren tratamiento alguno. Se describen con mayor detalle en los capítulos 4 y 5.

	< 5 % de estatura	> 95 % de peso
Niñas: 10 años	< 127 cm	> 45 kg
Niños: 10 años	< 127 cm	> 45 kg
Niñas: final del crecimiento	< 152 cm	> 82 kg
Niños: final del crecimiento	< 165 cm	> 95 kg

B Extremos de estatura y peso Los problemas ortopédicos son más frecuentes en los niños de estatura excesivamente corta (por debajo del percentil 5) o con peso excesivo (por arriba del percentil 95). Estas cifras corresponden a niños y niñas con base en los estándares de Estados Unidos

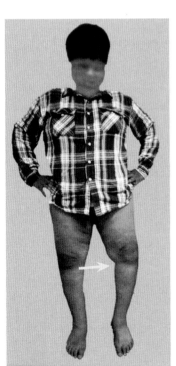

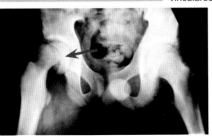

C Obesidad y problemas ortopédicos
Dos problemas ortopédicos graves y frecuentes, la epifisiolistesis femoral proximal (*flecha roja*) y la tibia vara (*flecha amarilla*), suelen vincularse con la obesidad

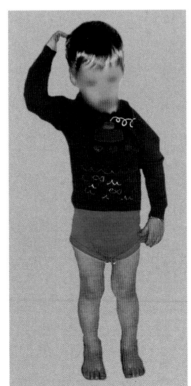

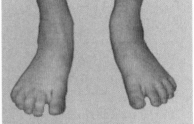

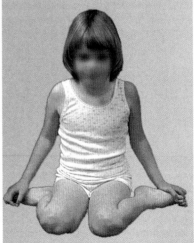

D Variación del desarrollo en niños normales Las variaciones frecuentes incluyen rodillas que se juntan (*izquierda*), pies planos (*arriba a la derecha*) y torsión femoral (*abajo a la derecha*)

Marcha

La marcha durante la lactancia es menos estable y eficaz que en la niñez o la edad adulta [A]. La marcha temprana se caracteriza por una cadencia de base amplia e irregular, inestabilidad y mala eficacia energética. La inestabilidad de la marcha de los lactantes se debe a un centro de gravedad alto, un cociente músculo/peso corporal bajo, e inmadurez del sistema nervioso y de los mecanismos de control de la postura.

Desarrollo motor

El estándar para la valoración del desarrollo motor es la edad de adquisición de las destrezas motoras gruesas, que se miden fácilmente y son útiles para evaluar el desarrollo [B]. Los lactantes suelen mostrar control de la cabeza cerca de los 3 meses de edad, se sientan a los 6 meses, se paran con apoyo a los 12 meses y caminan sin apoyo a los 15 meses. El rango de la normalidad es amplio y se usan tablas que muestran el rango normal y las cifras medias para las actividades de la vida diaria, el lenguaje y el desarrollo motor. Estas guías generales son útiles para el proceso de detección precoz.

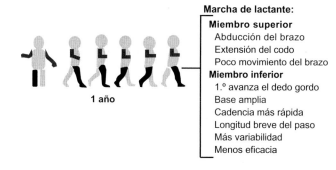

Marcha de lactante:
Miembro superior
  Abducción del brazo
  Extensión del codo
  Poco movimiento del brazo
Miembro inferior
  1.º avanza el dedo gordo
  Base amplia
  Cadencia más rápida
  Longitud breve del paso
  Más variabilidad
  Menos eficacia

1 año

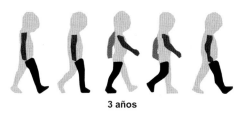

3 años

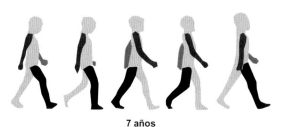

7 años

A   Desarrollo de la marcha normal El patrón de marcha del adulto se alcanza cerca de los 7 años de edad en el niño normal. Tomado de Sutherland (1980)

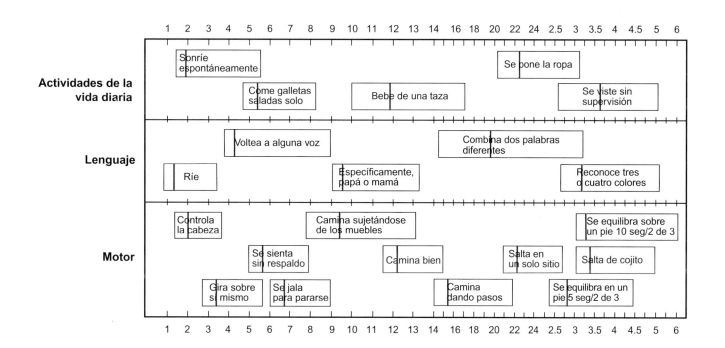

B   Prueba de detección del desarrollo de Denver   Muestra las capacidades de los niños a los 1-24 meses de edad, y después, a los 7 años de edad. Las cifras promedio se muestran con líneas rojas. Las sombras amarillas muestran valores por fuera de 2 desviaciones estándar respecto de la media. Tomado de Frankenberg (1967)

Crecimiento anómalo

Los trastornos que afectan el sistema musculoesquelético se presentan a menudo de forma familiar [A] y son relativamente frecuentes [B]. Éstos y otros trastornos que causan limitación de la actividad en los niños se han triplicado en las últimas cuatro décadas, porque las personas con discapacidades tienen mayores probabilidades de sobrevivir hoy que anteriormente.

La clasificación de los trastornos se refuerza por una mejor comprensión de la biología molecular, así como la determinación del tiempo de inicio por los estudios ecográficos prenatales. Históricamente, los trastornos se clasificaron como congénitos o adquiridos, un sistema que destaca la importancia del nacimiento como punto de referencia. Muchas estadísticas adquiridas con base en esta clasificación corresponden al informe de defectos congénitos.

Estadísticas

Los defectos congénitos pueden ser causados por una gama de factores, algunos de origen genético y otros de origen ambiental. Otros más son multifactoriales. La causa más frecuente de los defectos congénitos es la herencia multifactorial [C]. Entre los neonatos, el 3% muestra defectos importantes y un 3% adicional es objeto del diagnóstico más tarde durante la lactancia. Casi el 20% de las muertes perinatales son atribuibles a problemas congénitos. En muchos neonatos se presentan defectos aislados menores. Puesto que los lactantes con múltiples defectos menores tienen una mayor incidencia de malformaciones mayores, encontrar defectos menores debería dar lugar a una búsqueda cuidadosa de problemas más graves. Los trastornos musculoesqueléticos contribuyen con casi el 33% de los defectos congénitos. La displasia de cadera y el pie equino varo constituyen la mitad de los defectos musculoesqueléticos primarios.

Aunque los trastornos heredados pueden manifestarse durante la lactancia, la mayoría de los problemas musculoesqueléticos en este período se deben a factores ambientales, como desnutrición, infecciones y traumatismos.

Clasificación de la morfogénesis anómala

La morfogénesis anómala se ha clasificado en cuatro categorías [D], que son significativas por diversos motivos. La clasificación ayuda a la comprensión del mecanismo u origen y también a prever qué tan difícil será lograr su corrección. Las deformidades de inicio más temprano son las más difíciles de corregir.

Malformaciones

Las malformaciones son defectos que surgen en el período de la organogénesis y pueden ser de origen teratógeno o genético. La focomelia y la hipoplasia congénita [E] constituyen ejemplos de deformidades rígidas y graves que requieren corrección quirúrgica.

Roturas

Las roturas se presentan más tarde durante la gestación, cuando los procesos teratógenos, traumáticos u otros de lesión física para el feto, interfieren con su crecimiento. Un ejemplo es la constricción anular por bandas amnióticas [F].

Deformaciones

Las deformaciones se presentan al final de la gestación y se deben a una posición anómala o la acumulación de partes corporales dentro del útero. Estas deformaciones son más leves y suelen resolverse espontáneamente durante la lactancia temprana. La presentación pélvica se relaciona con una mayor incidencia de problemas congénitos.

Displasias

Las displasias son resultado de una alteración del crecimiento que se presenta antes o después del nacimiento.

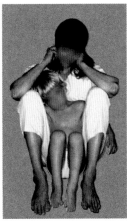

A   Deformidades familiares de los dedos gordos del pie   La madre y el hijo tienen las mismas anomalías del dedo gordo del pie. Las deformidades digitales de mano y pie suelen ser familiares

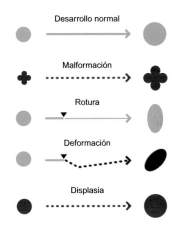

D   Clasificación de la morfogénesis anómala   Estas categorías proveen una base práctica para comprender los defectos congénitos. Tomado de Dunne (1986)

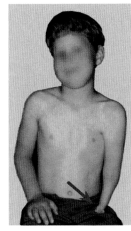

E   Hipoplasia de extremidad   Los defectos principales de una extremidad son malformaciones que surgen por la interrupción de su desarrollo

Enfermedad	Prevalencia/1000	
Parálisis cerebral	25	**B Prevalencia de los trastornos ortopédicos**
Trisomía 21	11	
Displasia de desarrollo de cadera	10	
Pie equino varo	10	
Drepanocitosis	0.46	
Distrofia muscular	0.06	

Causa	Porcentaje	
Aberraciones cromosómicas	6	**C Causas de defectos congénitos** Tomado de Moore (1988)
Factores ambientales	7	
Monogénica, o de un solo gen	8	
Herencia multifactorial	25	
Desconocida	54	

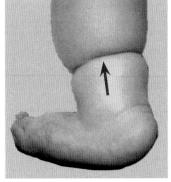

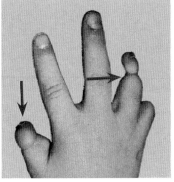

F   Bandas de constricción congénitas   Estas bandas circunferenciales profundas fueron causadas por adherencias intrauterinas

Anomalías cromosómicas

Se han localizado los cromosomas para mostrar el sitio de los genes defectuosos que crean los trastornos observados con frecuencia en las clínicas de ortopedia [A]. El vínculo de los genes que causan enfermedad con los que controlan características distinguibles hace posible la identificación de individuos en riesgo de padecer ciertas enfermedades. Por ejemplo, en el cromosoma 9, el gen que porta el síndrome de uña-rótula tiene vínculo con el gen del tipo sanguíneo ABO. La descendencia con el mismo tipo sanguíneo ABO que un pariente afectado portará el síndrome.

Muchas anomalías cromosómicas se deben a cambios en el número, la estructura o el contenido de los cromosomas. Los cambios numéricos de los cromosomas se deben a fallos en la separación, o no disyunción, durante la división celular. La no disyunción causa gametos con monosomía o trisomía. La monosomía de los cromosomas sexuales produce el patrón XO del síndrome de Turner.

Defectos estructurales de los cromosomas

Los defectos estructurales cromosómicos [B] ocurren de forma espontánea o secundaria a teratógenos, agentes que inducen defectos y causan una diversidad de síndromes. Las deleciones de porciones de los cromosomas 4, 5, 18 y 21 producen síndromes específicos. Por ejemplo, la deleción de la porción terminal del extremo corto del cromosoma 5 causa el síndrome de *cri du chat* o "maullido" (síndrome de deleción 5p). Otros cambios frecuentes incluyen translocaciones, duplicaciones o inversiones.

Trisomía de cromosomas sexuales

La trisomía de los cromosomas sexuales da origen a mujeres 47XXX, que pueden tener tan sólo retraso mental, mientras que en quienes presentan la secuencia 47XXY se produce el síndrome de Klinefelter, y con la forma 47XYY tiene origen un trastorno caracterizado por conducta agresiva. La trisomía de los autosomas (cromosomas no sexuales) es frecuente y suele afectar al cromosoma 21 y provocar el síndrome de Down [C]. La trisomía de los cromosomas 13 y 18 da lugar a defectos significativos, pero suele ser menos frecuente.

Herencia poligénica

La herencia poligénica o multifactorial implica a múltiples genes y un "desencadenante ambiental" [F]. Algunos trastornos frecuentes, como el pie equino varo [D] y la displasia de cadera [E], se transmiten por este mecanismo y afectan a un gran porcentaje de pacientes que se atienden en clínicas de ortopedia pediátrica.

Cromosoma	Trastorno
1	Grupo Rh, enfermedad de Gaucher, enfermedad de Charcot-Marie-Tooth
5	Mucopolisacaridosis (MPS) VI, síndrome de *cri du chat*
6	Complejo de histocompatibilidad
7	MPS VII, síndrome de Ehlers-Danlos VII, Marfan
9	Tipos ABO, síndrome de uña-rótula
15	Síndrome de Prader-Willi
X	Distrofia de Duchenne, condrodisplasia

A Localización de los trastornos cromosómicos Ubicación de trastornos musculoesqueléticos en cromosomas específicos

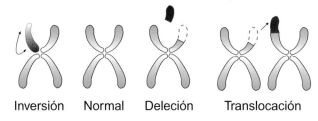

Inversión   Normal   Deleción   Translocación

B Defectos estructurales de los cromosomas Incluyen inversiones, deleciones y translocaciones

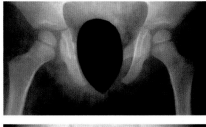

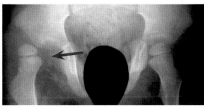

C Inestabilidad de cadera en el síndrome de Down Debido a una hiperlaxitud de la articulación, pueden ocurrir luxaciones recurrentes (*flecha roja*) en estos niños

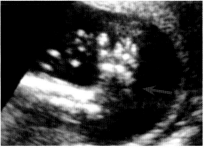

D Pie equino varo dentro del útero La ecografía de alta resolución muestra una deformidad de pie equino varo, frecuente y de causa multifactorial

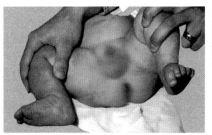

E Displasia de la cadera La displasia del desarrollo de la cadera es un trastorno frecuente de etiología multifactorial

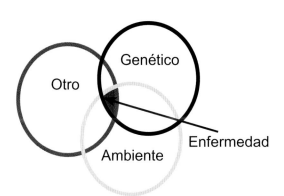

F **Herencia multifactorial** Muchos problemas ortopédicos frecuentes se transmiten de esta manera, en la que se combinan factores genéticos, ambientales y posiblemente de otro tipo para causar problemas

Mecanismos de herencia

En la fecundación se restablece el número diploide de cromosomas y se combinan los rasgos de ambos padres. Puede producirse un cigoto anómalo si el óvulo o el espermatozoide portan genes defectuosos. Estos trastornos se transmiten por varios mecanismos.

Herencia dominante

Es resultado de un trastorno causado por un solo gen anormal [A]. Los trastornos autosómicos dominantes suelen producir anomalías estructurales. La expresividad variable y la penetrancia incompleta suprimen o disminuyen al mínimo la expresión de la herencia dominante.

Herencia recesiva

Se expresa sólo si ambos genes de un par están afectados [B]. Los defectos metabólicos o enzimáticos que causan enfermedades como la mucopolisacaridosis a menudo se heredan de manera autosómica recesiva.

Herencia ligada a X

La herencia ligada a X implica sólo al cromosoma X [C]. En el hombre, la inactividad genética del cromosoma Y permite que se manifieste incluso el gen recesivo anómalo del cromosoma X. Un ejemplo clásico de herencia recesiva ligada a X es la distrofia muscular seudohipertrófica. La mujer es portadora, pero sólo la descendencia masculina se ve alterada. En la herencia recesiva ligada a X, la mujer resulta afectada sólo en los raros casos en los que ambos genes del par son anómalos.

Displasias esqueléticas

Cientos de trastornos genéticos afectan el crecimiento esquelético, circunstancia que ha hecho difícil su clasificación. Históricamente, las displasias se clasifican por su localización o aspecto radiográfico. Hoy es posible determinar la estructura molecular de los genes y clasificar los trastornos con base en sus tipos. La tipificación genética es útil en la clínica porque las características de cada trastorno de cada clase de genes anómalos son similares, lo que hace posible la predicción de cómo se verá afectado el disco de crecimiento por un defecto genético específico. Las displasias esqueléticas se han clasificado en cinco categorías que agrupan trastornos con manifestaciones similares [A, página siguiente]. Estas cinco categorías implican defectos de genes con manifestaciones clínicas similares:

1. Genes estructurales

Estos defectos genéticos causan anomalías de las proteínas necesarias para obtener las propiedades estructurales del sistema musculoesquelético.

2. Genes relacionados con tumores o de control celular

Estos defectos genéticos producen anomalías en el control del crecimiento, la diferenciación o la muerte celulares, lo que suele dar como resultado la sobreproliferación de un tipo específico de tejido.

3. Genes de patrón del desarrollo

Por lo general, la proliferación, el movimiento y la desintegración celulares son controlados por un sistema de señales cuyo fracaso causa la aparición de malformaciones.

4. Genes de la función nerviosa o muscular

Estos genes normalmente codifican proteínas que regulan la función neuronal o muscular o la conducción de nervios periféricos y suelen producir paresias con osteopenia secundaria.

5. Genes de procesamiento de proteínas

Los defectos en estos genes causan enzimas deficientes. Tales defectos a menudo producen acumulación de sustancias que normalmente se habrían transformado para usarse o desecharse, lo que da como resultado una acumulación anómala de sustancias en las células que interfiere con su función.

Defectos cromosómicos

Se incluyen estos síndromes aquí para fines de comparación. Estos trastornos no se heredan y son producto de cualquiera de un gran número de genes defectuosos. Los ejemplos son los síndromes de Down y Turner [D].

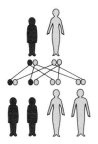

Acondroplasia
Braquidactilia
Disostosis cleidocraneal
Displasia epifisaria múltiple
Neurofibromatosis
Polidactilia
Síndrome de Marfan
Síndrome uña-rótula

A Herencia dominante El gen dominante (*rojo*) causa defectos estructurales tanto en padres como en su descendencia. Se presentan los trastornos musculoesqueléticos transmitidos por herencia dominante

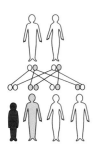

Insensibilidad congénita al dolor
Enanismo diastrófico
Enfermedad de Gaucher
Síndrome de Hurler
Síndrome de Morquio
Síndrome de Scheie
Hipofosfatasia
Enfermedad de Rathbun

B Herencia recesiva Los portadores de genes recesivos (*amarillo*) se expresan (*rojo*) sólo si ambos en un par son anómalos. A continuación se presentan los trastornos musculoesqueléticos transmitidos por herencia recesiva

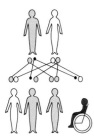

Dominantes ligados a X
Raquitismo refractario a la vitamina D
Recesivos ligados a X
Hemofilia
Distrofia muscular seudohipertrófica

C Herencia ligada a X Los defectos ligados a X (*amarillo*) los porta la mujer y se expresan en ella si el gen es dominante. La mayor parte de los defectos corresponden a los recesivos y se expresan sólo en el hombre (*rojo*)

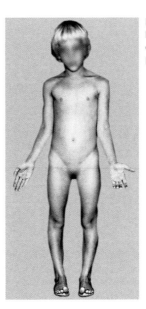

D Síndrome de Turner Esta niña muestra las características del síndrome, que incluyen cúbito valgo, encorvamiento ligero de las piernas y estatura baja

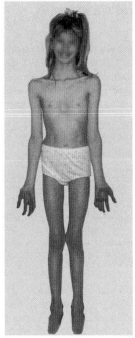
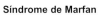
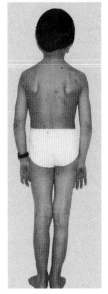
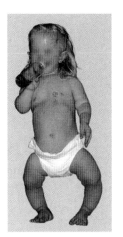
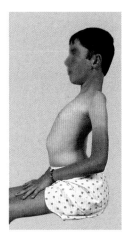
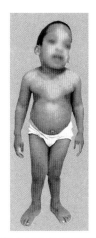

| Síndrome de Marfan | Neurofibromatosis | Acondroplasia | Síndrome de Duchenne | Síndrome de Morquio |

Clase	Trastorno representativo	Cuadro clínico	Herencia	Historia natural
1. Genes estructurales	Síndrome de Ehlers-Danlos Síndrome de Kniest Síndrome de Marfan Displasia epifisaria múltiple Osteogénesis imperfecta Displasia espondiloepifisaria	Los fenotipos se desarrollan con el tiempo La deformidad recurre después de la intervención quirúrgica Heterogeneidad clínica dentro del trastorno		El tejido falla o se desgasta con el uso Los casos leves tienen una vida de duración normal Los casos graves conllevan una vida más breve
2. Genes relacionados con tumores o de control celular	Síndrome de Beckwith-Wiedemann Síndrome de Li-Fraumeni Exostosis hereditaria múltiple Neurofibromatosis Retinoblastoma-osteosarcoma	Sobrecrecimiento de tipos de tejido seleccionados, empeora con el crecimiento corporal Puede ocurrir sobreproliferación después de la intervención quirúrgica	Autosómica dominante	Riesgo de degeneración maligna Pueden acortar significativamente la duración de la vida
3. Genes de patrón del desarrollo	Acondroplasia Displasia cleidocraneal Displasia metafisaria Síndrome uña-rótula Displasia espondilocostal	Malformación presente al nacimiento Otros órganos resultan afectados Son frecuentes los cambios sutiles de las articulaciones Las osteotomías de alineación correctivas son exitosas	Dominante, algunos pacientes con otras formas de herencia	Forma anómala de huesos y articulaciones Causan artritis degenerativa temprana
4. Genes de la función nerviosa o muscular	Síndrome de Charcot-Marie-Tooth Síndrome de Duchenne Síndrome de Rett Atrofia muscular raquídea Ataxia espinocerebelosa	El sistema musculoesquelético suele ser normal al nacer Osteopenia Escoliosis Contracturas Debilidad	A menudo ligada al cromosoma X	Suelen aparecer anomalías óseas y articulares con el transcurso del tiempo A menudo se reduce la duración de la vida
5. Genes de procesamiento de proteínas	Displasia diastrófica Síndrome de Gaucher Síndrome de Menkes Mucopolisacaridosis (síndrome de Morquio) Síndrome de Niemann-Pick Osteopetrosis	Afección de múltiples órganos Es frecuente la osteonecrosis Inestabilidad raquídea y compresión medular en algunos casos	Por lo general autosómica recesiva	Pueden reducir la duración de la vida El tratamiento médico mejora el aspecto
Defectos cromosómicos	Síndrome de Down Síndrome de Turner	Deficiencia mental frecuente Afecta a múltiples órganos, aparatos y sistemas Elevada tasa de complicaciones después de una cirugía	No heredados	Duración casi normal de la vida

A   Clasificación de las displasias esqueléticas En esta útil clasificación etiológica y clínica, se dividen las displasias en cinco categorías. Se agregan los defectos cromosómicos para efectos de comparación. Basado en Alman CO 401:17, 2002

0	25	50	75	100

Todas las deformidades

Tortícolis

Luxación de cadera

Rodilla en hiperextensión

A Presentación pélvica Defectos musculoesqueléticos relacionados con la presentación pélvica. Tomado de Clarren (1977)

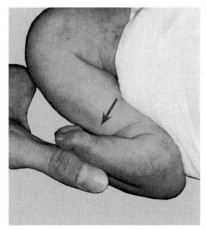

B Deformidad por moldeamiento
La aglomeración intrauterina de partes fetales causó esta deformidad de pie calcáneo valgo

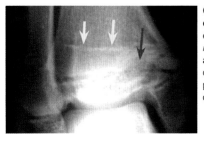

C Líneas de detención del crecimiento Este puente epifisario postraumático (*flecha roja*) causó un crecimiento asimétrico de la porción distal de la tibia, como se muestra por la línea de detención del crecimiento (*flechas amarillas*)

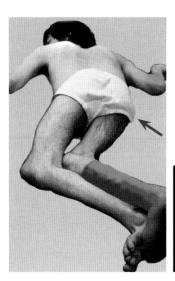
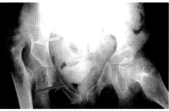

D Deformidad de la cadera en la parálisis cerebral Este niño con parálisis cerebral (*izquierda*) desarrolló una deformidad en aducción (*flechas rojas*) y una dislocación secundaria de la cadera derecha (*flecha amarilla*)

Deformidades del desarrollo

Deformidades

Ocurren al final de la gestación y se deben a la aglomeración de partes fetales o la posición dentro del útero. La presentación pélvica contribuye a tal acumulación con el resultado de una mayor incidencia de ciertas deformaciones [A] que son más leves y suelen resolverse espontáneamente durante la lactancia temprana. Un ejemplo clásico es la deformidad de pie calcáneo valgo [B].

Trastornos metabólicos

Los trastornos metabólicos, como el raquitismo, causan osteopenia y un encorvamiento gradual de los huesos largos.

Trastornos inflamatorios

Pueden dañar el disco de crecimiento o el cartílago articular, lo que causa acortamiento o una deformidad angular de la extremidad. Con menor frecuencia, la inflamación crónica que no afecta al disco de crecimiento por trastornos como la artritis reumatoide o la osteomielitis crónica, puede inducir hiperemia y acelerar el crecimiento óseo, lo que produce elongación de los huesos.

Traumatismos

Pueden causar deformidad por unión defectuosa o daño del disco de crecimiento [C]. Si no se dañan los discos de crecimiento, ello contribuye a la corrección de la deformidad de unión defectuosa residual por el proceso de *remodelado*.

Actividad física

Puede alterar el crecimiento óseo. Por ejemplo, la actividad prolongada sin soporte de peso, como alguna vez se prescribió para tratar la enfermedad de Perthes, dio como resultado un ligero acortamiento de la extremidad afectada. De manera similar, los tenistas profesionales que inician sus carreras en la infancia muestran sobrecrecimiento relativo del miembro superior dominante.

Deformidad neuromuscular

Puede ocurrir por desequilibrio muscular, como en el niño con espasticidad por parálisis cerebral. Las posiciones de espasmo de los aductores de la cabeza del fémur sobre el borde acetabular lateral causan deformidad y erosión del cartílago del rodete articular, que a su vez produce subluxación y una eventual luxación de la cadera [D]. La combinación de contracturas, inmovilidad, gravedad y tiempo, crea la llamada "deformidad en ventarrón", frecuente en la cuadriplejía espástica.

Deformidad secundaria progresiva

Deformidad que puede surgir en una serie de pasos. Por ejemplo, la parálisis cerebral causa una secuencia de anomalías:

Cambio en el tono muscular con desequilibrio
Cambio crónico de la posición de las articulaciones que lleva a la aparición de contracturas
Se altera la forma del cartílago articular y, finalmente, la ósea
Las articulaciones pueden dislocarse
Puede haber dolor con acentuación del desequilibrio muscular
Se ve afectada la función
Puede aparecer artritis degenerativa

Osteocondrosis

Término que describe a un gran grupo de trastornos heterogéneos caracterizados por variaciones en la osificación endocondral que se presenta en las epífisis durante el crecimiento y afecta a cartílago y hueso [A, página siguiente]. Se prefiere el término de *osteocondrosis*, ya que no todos los trastornos son inflamatorios, lo que hace inapropiado el término *osteocondritis*.

Se han descrito más de 50 trastornos con epónimos; la distinción entre un trastorno, una variación normal de la osificación y la manifestación local de trastornos sistémicos aumenta la confusión. Estos trastornos a veces son familiares y aparecen en múltiples lugares con presentaciones clínicas variables, a veces tan discretas que pasan desapercibidas o en otras ocasiones con graves deformidades e incapacidad. Los trastornos tienen ciertas características comunes: cicatrización espontánea, presentación inicial variable y repercusión clínica diversa. Los trastornos pueden ser variaciones simples de la osificación normal, consecuencia de traumatismos o resultado de modificaciones en la vascularidad regional del hueso. Las osteocondrosis se ordenan de diversas formas, como la clasificación anatómica de Siffert (1981).

Osteocondrosis articulares

Estos trastornos tienen el mayor potencial de causar una discapacidad por irregularidad articular residual, y preocupan al ortopedista por su potencial discapacitante. Se distinguen dos tipos de lesiones articulares con base en el sitio anatómico de origen:

Afección primaria Del cartílago articular y el epifisario, como se observa en afecciones de la cabeza metatarsiana (enfermedad de Freiberg) o del epicóndilo humeral.

Afección secundaria Que se origina como consecuencia de necrosis avascular del hueso subyacente, como ocurre en la enfermedad de Perthes o en formas típicas de osteocondritis disecante.

Osteocondrosis no articulares

El dolor, el edema y la hipersensibilidad caracterizan a estas lesiones, que suelen considerarse como síndromes de sobreuso. Tienden a cicatrizar con el tiempo y dejan poca o ninguna deformidad residual. Pueden clasificarse con base en sus características anatómicas en:

Inserciones tendinosas Como la enfermedad de Osgood-Schlatter y la osteocondritis trocantérica.

Inserciones ligamentosas Como la de la epitróclea humeral o las apófisis anulares vertebrales.

Sitios de impacto Como lo que ocurre en el calcáneo. La variación en la osificación de la tuberosidad del calcáneo es frecuente; algunos la describen como *enfermedad de Sever*.

Osteocondrosis epifisarias

La afección primaria del disco de crecimiento puede causar problemas significativos, que a menudo requieren tratamiento.

Huesos largos Estos huesos pueden presentar epífisis con crecimiento desordenado, como en la tibia vara o la enfermedad de Blount, cuando afectan a la epífisis tibial medial proximal; o deformidad de Madelung, cuando comprometen la porción distal del radio. Debido a que la forma y la longitud del hueso se ven alteradas, ambos trastornos pueden causar discapacidad.

Afección vertebral Las vértebras se ven afectadas en trastornos como la enfermedad de Scheuermann, que lleva a un aumento de la cifosis por acuñamiento de los cuerpos vertebrales.

Tratamiento clínico

No puede hacerse una generalización del tratamiento, ya que los trastornos son muy diferentes. Es indispensable el conocimiento de la historia natural de cada lesión. Algunos trastornos, como la sincondrosis isquiopúbica, son importantes, ya que pueden confundirse con un tumor óseo y sobretratarse. Otros, como la enfermedad de Osgood-Schlatter, requieren tratamiento sintomático. La tibia vara, la osteocondritis disecante de la rodilla, la enfermedad de Perthes y otras alteraciones, pueden causar deformidad y discapacidad considerables.

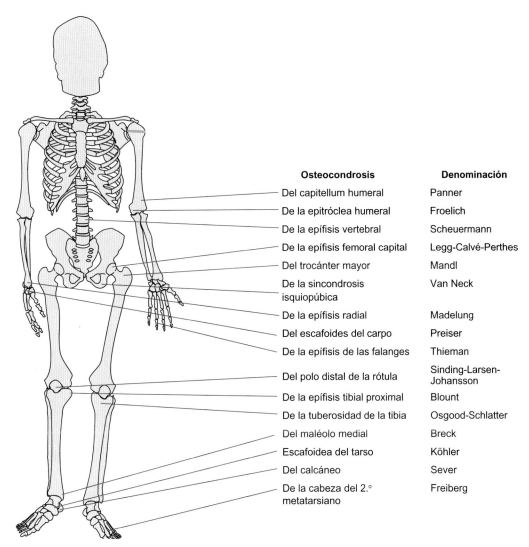

Osteocondrosis	Denominación
Del capitellum humeral	Panner
De la epitróclea humeral	Froelich
De la epífisis vertebral	Scheuermann
De la epífisis femoral capital	Legg-Calvé-Perthes
Del trocánter mayor	Mandl
De la sincondrosis isquiopúbica	Van Neck
De la epífisis radial	Madelung
Del escafoides del carpo	Preiser
De la epífisis de las falanges	Thieman
Del polo distal de la rótula	Sinding-Larsen-Johansson
De la epífisis tibial proximal	Blount
De la tuberosidad de la tibia	Osgood-Schlatter
Del maléolo medial	Breck
Escafoidea del tarso	Köhler
Del calcáneo	Sever
De la cabeza del 2.° metatarsiano	Freiberg

A Osteocondrosis Se presenta una lista parcial del trastorno

Retardan el crecimiento	Aceleran el crecimiento
Distrofias osteocondrales	Tumores hipofisarios
Trastornos neuromusculares	Síndrome de Marfan
Compresión de las epífisis	Simpatectomía
Denervación	Fístula arteriovenosa
Lesión isquémica de las epífisis	Desgarros del periostio
Trastornos metabólicos	Fracturas diafisarias
Deficiencias nutricionales	Osteomielitis crónica
	Reacción de cuerpo extraño

A   Factores que afectan el crecimiento Estos son factores que con frecuencia retardan o aceleran el crecimiento

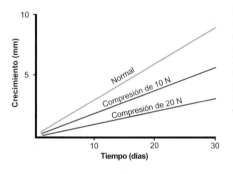

B   Efecto de la compresión de las epífisis sobre el crecimiento La velocidad del crecimiento disminuye por la compresión (N = Newtons). Tomado de Bonnell (1983)

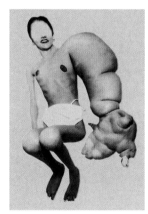

C   Aceleración idiopática del crecimiento Esta niña fotografiada en la década de 1940 presentaba sobrecrecimiento masivo del miembro superior izquierdo que produjo una discapacidad grotesca. La niña murió durante la operación para extirpar la extremidad

Características del esqueleto inmaduro

Muchos factores controlan el crecimiento óseo en la infancia e incluyen los trastornos endocrinos, nutricionales y metabólicos, que modifican de manera significativa el crecimiento.

Velocidad de crecimiento

Numerosos factores pueden retrasar o acelerar el crecimiento [A]. Los procesos que se sabe aceleran el crecimiento se han usado en un intento por alargar una extremidad corta por poliomielitis. Desafortunadamente, la ganancia en longitud no es predecible y es insuficiente para tener utilidad clínica.

Compresión La compresión de las epífisis retarda el crecimiento en proporción con la carga aplicada [B], lo que se ha estudiado en ratas. Las amputaciones de las articulaciones anteriores producen el caminar erecto. Esta marcha bipodal causa acuñamiento anterior significativo de las vértebras lumbares inferiores, supuestamente por la mayor carga aplicada a las porciones anteriores de los cuerpos vertebrales.

Factores de control del crecimiento Son inherentes a cada disco de crecimiento. Cuando se trasplantan extremidades juveniles a ratas adultas, éstas continúan creciendo.

Trastornos idiopáticos A veces no se determina la causa de la deformidad del desarrollo [C].

Metáfisis intracapsular

La porción proximal de las metáfisis de varios huesos largos yace dentro de la cápsula articular, peculiaridad anatómica que tiene importancia clínica en el mecanismo de diseminación de una infección, la circulación de la epífisis y la consolidación de las fracturas.

Fémur proximal La articulación de la cadera abarca toda la epífisis proximal del fémur y algo de su cuello [D], característica que tiene importancia en varios trastornos:

Osteomielitis La osteomielitis del fémur proximal penetra la corteza y se disemina directamente a la articulación, produciendo artritis infecciosa.

Necrosis avascular La necrosis avascular de las epífisis constituye un mayor riesgo por la vascularidad que debe atravesar la articulación, y conlleva riesgo de lesión o trombosis de los vasos. Representa una causa frecuente y grave de discapacidad en los niños.

Fracturas Las fracturas del cuello o la epífisis femoral pueden ser de consolidación más lenta y complicarse por necrosis avascular. El drenaje de cualquier hematoma de la articulación de la cadera disminuye ese riesgo.

Radio proximal Esta epífisis está dentro de la articulación del codo, ubicación que la hace susceptible a la necrosis avascular.

Otras características del hueso inmaduro

El hueso inmaduro tiene varias características que son de importancia clínica.

Epífisis como barrera La epífisis suele ser una barrera para la diseminación de casi todos los tumores y la osteomielitis de la metáfisis [E]. Los tumores agresivos pueden penetrar esta barrera.

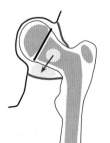
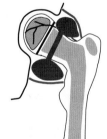
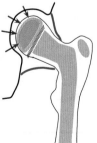

| Artritis infecciosa Osteomielitis | Fractura Necrosis avascular | Compresión en DDC Crecimiento anormal |

D   Efectos intracapsulares de las metáfisis La localización intracapsular de la metáfisis da como resultado la diseminación potencial de la infección del hueso a la articulación. El hematoma por fractura o la compresión de la articulación durante el tratamiento de la displasia del desarrollo de la cadera (DDC) pueden disminuir la irrigación sanguínea de la epífisis femoral y causar necrosis avascular o daño de la epífisis y un crecimiento anómalo

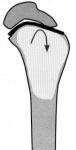
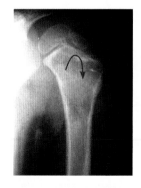
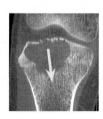

E   Disco de crecimiento como barrera El disco es una barrera para la extensión de tumores, como este quiste benigno (*flechas rojas*), efecto que se observa en la osteomielitis. A veces, los tumores agresivos, como este condroblastoma, pueden atravesar el disco (*flecha amarilla*)

Periostio El periostio en el esqueleto inmaduro es muy osteogénico. Las fracturas se consolidan rápidamente; el hueso se regenera después de su pérdida por traumatismos o infecciones. Si se destruye el periostio, no ocurrirá regeneración ósea, lo que se presenta con mucha frecuencia ante una infección grave [A].

Circulación La irrigación sanguínea ósea suele ser excelente en los niños, lo que permite la rápida consolidación de las fracturas. La circulación diafisaria y metafisaria se puede ver afectada por infecciones o, rara vez, por traumatismos. Una gammagrafía con un segmento óseo frío es fuente de preocupación respecto de una osteomielitis [B].

Flexibilidad El hueso inmaduro es flexible. Un ejemplo de ello es que los huesos del antebrazo se doblan, más bien que fracturarse. La deformidad plástica cubital permite la luxación traumática de la cabeza radial, sin fractura aparente del cúbito. Los traumatismos raquídeos pueden causar afección medular con paraplejía, sin fracturas vertebrales aparentes. Se debe conservar la flexibilidad del hueso al evitar una fijación interna rígida y grande, si se va a dejar colocada durante períodos prolongados.

Deformidades iatrógenas

Colocar la cadera del lactante en extensión en un portabebé es una causa conocida de displasia de desarrollo de cadera [C]. En algunas culturas se crean deformidades iatrógenas en las niñas para incrementar su belleza. La colocación de anillos alrededor del cuello [D] en niñas pequeñas ha producido deformidad y discapacidad grave. Alguna vez se practicó el vendaje de los pies [E] en China.

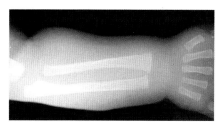
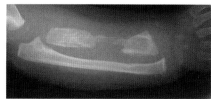
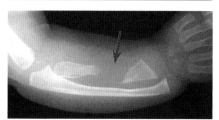

A Pérdida del periostio Este lactante se sometió a exéresis de un tumor desmoide a los 2 meses de edad, que incluyó el periostio. La formación ósea fracasó y se colocó un injerto de hueso, que también se resorbió [parte media]. Debido a la pérdida de periostio, se presentó un fracaso de unión persistente (*flecha roja*)

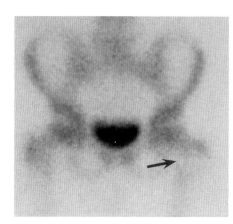

B Segmento frío de la gammagrafía ósea Nótese la disminución de la captación en la metáfisis femoral proximal (*flecha*) de este paciente con osteomielitis. Esta zona estaba rodeada por un absceso de tejido blando

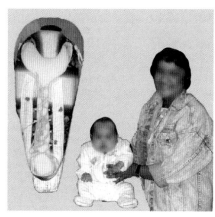

C Portabebé Los portabebés extienden la cadera del lactante y causan una mayor incidencia de displasia de cadera

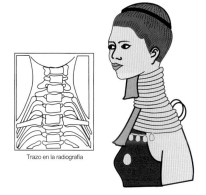

D Deformidad torácica Los anillos colocados alrededor del cuello en la niñez produjeron constricción de la parte superior del tórax en la mujer durante la edad adulta (tribu Padaung del oriente de Burma/Myanmar). Tomado de Roaff (1961)

Trazo en la radiografía

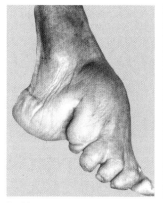
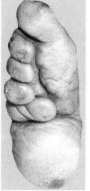
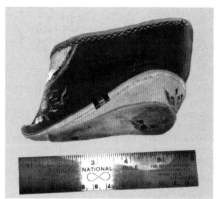

E Vendaje de los pies Los pies de esta mujer muestran el efecto del vendaje durante la niñez. El pie adquiere una forma irregular (*izquierda y en medio*) y es de tamaño pequeño, de modo que se ajusta a este calzado (*derecha*). El zapato mide menos de 15 cm

Aaron RK, Boyan BD, Ciombor DM, Schwartz Z; Simon BJ. Stimulation of growth factor synthesis by electric and electromagnetic fields. Clin Orthop 2004 Feb (419): p30-7.

Alman BA. A classification for genetic disorders of interest to orthopaedists. Clin Orthop 2002 Aug;(401): p17-26.

Anderson M, Green WT, Messner MB. Growth and predictions of growth in the lower extremities. J Bone Joint Surg 1963 45A:1-14.

Andry M. Orthopaedia: or the art of correcting and preventing deformities in children London: A Miller.

Arriola F, Forriol F, Canadell J. Histomorphometric study of growth plate subjected to different mechanical conditions (compression, tension and neutralization): an experimental study in lambs. Mechanical growth plate behavior. J Pediatr Orthop B 2001 Oct;10(4): p334-8.

Baitner AC, Maurer SG, Gruen MB, Di Cesare PE. The genetic basis of the osteochondrodysplasias. J Pediatr Orthop 2000 Sep-Oct;20(5): p594-605.

Ballock RT. Molecular and genetic approaches to musculoskeletal diseases. J Pediatr Orthop 2003 Jan-Feb;23(1): p131-7.

Ballock RT; O'Keefe RJ. The biology of the growth plate. J Bone Joint Surg Am 2003 Apr;85-A(4): p715-26.

Blount, W. Fractures in Children, Williams & Wilkins Co, Baltimore, 1955.

Brookes M, Wardle EN. Muscle action and the shape of the femur. J Bone Joint Surg 1962 44B:398-411.

Buckwalter JA, Cooper RR. Bone structure and function. AAOS Instruc Course Lect 1987 34:27-48.

Buxton P; Edwards C; Archer CW; Francis-West P. Growth/differentiation factor-5 (GDF-5) and skeletal development. J Bone Joint Surg Am 2001;83-A Suppl 1(Pt 1): pS23-30.

Bylski-Austrow DI, Wall EJ, Rupert MP, Roy DR, Crawford AH. Growth plate forces in the adolescent human knee: a radiographic and mechanical study of epiphyseal staples. J Pediatr Orthop 2001 Nov-Dec;21(6): p817-23.

Carvell JE. The relationship of the periosteum to angular deformities of long bones: experimental observations of rabbits. Clin Orthop 1983 173:262-74.

Cassidy JD, Yong-Hing K, Kirkaldy-Willis WH. A study of the effects of bipedism and upright posture on the lumbosacral spine and paravertebral muscles of the rat. Spine 1988 13:301-8.

Chen F, Hui JH, Chan WK, Lee EH. Cultured mesenchymal stem cell transfers in the treatment of partial growth arrest. J Pediatr Orthop 2003 Jul-Aug;23(4): p425-9.

Clarren SK, Smith DW. Congenital deformities. Ped Clin North Am 1977 24:665-77.

Crossan JF, Wynne-Davies R. Research for genetic and environmental factors in orthopedic diseases. Clin Orthop 1986 210:97-105.

Damron TA, Horton JA, Naqvi A, Margulies B, Strauss J, Grant W, Farnum CE, Spadaro JA. Decreased proliferation precedes growth factor changes after physeal irradiation. Clin Orthop 2004 May;(422): p233-42.

De Deyne PG. Lengthening of muscle during distraction osteogenesis. Clin Orthop 2002 Oct;(403 Suppl): pS171-7.

Dietz F. The genetics of idiopathic clubfoot. Clin Orthop 2002 Aug;(401): p39-48.

Dietz FR. Effect of denervation on limb growth. J Orthop Res 1989 7:292-303.

Dimeglio A. Growth in pediatric orthopaedics. J Pediatr Orthop 2001 Jul-Aug;21(4): p549-55.

Dunne, KB, Clarren, SK. The origin of prenatal and postnatal deformities. Ped Clin North Am 1986 33:1277-1297.

Edwards TB, Greene CC, Baratta RV, Zieske A, Willis RB. The effect of placing a tensioned graft across open growth plates. A gross and histologic analysis. J Bone Joint Surg Am 2001 May;83-A(5): p725-34.

Egol KA, Karunakar M, Phieffer L, Meyer R; Wattenbarger JM. Early versus late reduction of a physeal fracture in an animal model. J Pediatr Orthop 2002 Mar-Apr;22(2): p208-11.

Ganjavi H, Malkin D. Genetics of childhood cancer. Clin Orthop 2002 Aug;(401): p75-87.

Goldberg MJ, Yassir W, Sadeghi-Nejad A, Stanitski CL. Clinical analysis of short stature. J Pediatr Orthop 2002 Sep-Oct;22(5): p690-6.

Hasler CC, Foster BK. Secondary tethers after physeal bar resection: a common source of failure?. Clin Orthop 2002 Dec;(405): p242-9.

Hensinger RN Standards in pediatric orthopedics: tables, charts, and graphs illustrating growth New York: Raven Press 1986.

Houshian S, Holst AK, Larsen MS, Torfing T. Remodeling of Salter-Harris type II epiphyseal plate injury of the distal radius. J Pediatr Orthop 2004 Sep-Oct;24(5): p472-6.

Iannotti JP. Growth plate physiology and pathology. Orthop Clin North Am 1990 21:1-17.

Izumi Y. The accuracy of Risser staging. Spine 1995 20:1868.

Kealey WD, Lappin KJ, Leslie H, Sheridan B, Cosgrove AP. Endocrine profile and physical stature of children with Perthes disease. J Pediatr Orthop 2004 Mar-Apr;24(2): p161-6.

Kevern L, Warwick D, Wellesley D, Senbaga R, Clarke NM. Prenatal ultrasound: detection and diagnosis of limb abnormalities. J Pediatr Orthop 2003 Mar-Apr;23(2): p251-3.

Khrouf N, Spang R, Podgorna T, Miled SB, Moussaoui M, Chibani M Malformations in 10,000 consecutive births in Tunis Acta Paediatr Scand 1986 75:534-9

Lee CW, Martinek V, Usas A, Musgrave D, Pickvance EA, Robbins P, Moreland MS, Fu FH, Huard J. Muscle-based gene therapy and tissue engineering for treatment of growth plate injuries. J Pediatr Orthop 2002 Sep-Oct;22(5): p565-72.

Little DG, Song KM, Katz D, Herring JA. Relationship of peak height velocity to other maturity indicators in idiopathic scoliosis in girls. J Bone Joint Surg Am 2000 May;82(5): p685-93.

Luvalle P, Ma Q, Beier F. The role of activating transcription factor-2 in skeletal growth control. J Bone Joint Surg Am 2003;85-A Suppl 2:133-6.

Marshall WA, Tanner JM. Variations in pattern of pubertal changes in boys. Arch Dis Child 1970: 45:13-23

Martos-Rodriguez A, Santos-Alvarez I, Campo-Ruiz V, Gonzalez S, Garcia-Ruiz JP, Delgado-Baeza E. Expression of CCAAT/enhancer-binding protein-beta (C/EBPbeta) and CHOP in the murine growth plate. Two possible key modulators of chondrocyte differentiation. J Bone Joint Surg Br 2003 Nov;85(8): p1190-5.

Minamide A, Boden SD, Viggeswarapu M, Hair GA, Oliver C, Titus L. Mechanism of bone formation with gene transfer of the cDNA encoding for the intracellular protein LMP-1. J Bone Joint Surg Am 2003 Jun;85-A(6): p1030-9.

Moore KL. The developing human: clinically oriented embryology, 4th ed Philadelphia: WB Saunders, 1988.

Namba Y, Kawai A, Naito N, Morimoto Y, Hanakawa S, Inoue H. Intraarticular synovial sarcoma confirmed by SYT-SSX fusion transcript. Clin Orthop 2002 Feb;(395): p221-6.

Pritchett JW. Growth and predictions of growth in the upper extremity. J Bone Joint Surg 1988 70A:520-25.

Purkiss SB, Driscoll B, Cole WG, Alman B. Idiopathic scoliosis in families of children with congenital scoliosis. Clin Orthop 2002 Aug;(401): p27-31.

Puzas JE, O'Keefe RJ, Lieberman JR. The orthopaedic genome: what does the future hold and are we ready? J Bone Joint Surg Am 2002 Jan;84-A(1): p133-41.

Siffert, RS, Classification of the osteochondroses Clin Orthop 1981 158:20

Song KM, Little DG. Peak height velocity as a maturity indicator for males with idiopathic scoliosis. J Pediatr Orthop 2000 May-Jun;20(3): p286-8.

Spadaro JA, Baesl MT, Conta AC, Margulies BM, Damron TA. Effects of irradiation on the appositional and longitudinal growth of the tibia and fibula of the rat with

and without radioprotectant. J Pediatr Orthop 2003 Jan-Feb;23(1): p35-40.

Stanley G, McLoughlin S, Beals RK. Observations on the cause of bowlegs in achondroplasia. J Pediatr Orthop 2002 Jan-Feb;22(1): p112-6.

Stokes IA, Mente PL, Iatridis JC, Farnum CE, Aronsson DD. Enlargement of growth plate chondrocytes modulated by sustained mechanical loading. J Bone Joint Surg Am 2002 Oct;84-A(10): p1842-8.

Sutherland D, Olshen R, Cooper L, Woo S. The development of mature gait. J Bone Joint Surg Am 1980 62:336.

Tanner JM, Whitehouse RH, Takaishi M. Standards from birth to maturity for height, weight, height velocity and weight velocity: British children. 1965 Part I Arch Dis Child 1966 41:454-71.

Trueta J. Studies of the development and decay of the human frame. Philadelphia: WB Saunders, 1968.

Tuan RS. Biology of developmental and regenerative skeletogenesis. Clin Orthop 2004 Oct;(427 Suppl): pS105-17.

Unger S. A genetic approach to the diagnosis of skeletal dysplasia. Clin Orthop 2002 Aug;(401): p32-8.

Vidil A, Journeau P, Soulie A, Padovani JP, Pouliquen JC. Evolution of scoliosis in six children treated with growth hormone. J Pediatr Orthop B 2001 Jul;10(3): p197-200.

Warman ML. Human genetic insights into skeletal development, growth, and homeostasis. Clin Orthop 2000 Oct;(379 Suppl): pS40-54.

White SC; Gilchrist LA; Wilk BE. Asymmetric limb loading with true or simulated leg-length differences. Clin Orthop 2004 Apr;(421): p287-92.

Wynne-Davies R. Acetabular dysplasia and familial joint laxity JBJSb 1970 52:704.

VALORACIÓN

CAPÍTULO 2

La valoración que lleva a un diagnóstico preciso [A] es el primero y más importante paso de un tratamiento óptimo. Todo trastorno requiere un diagnóstico, pero sólo algunos necesitan tratamiento activo. La valoración del niño a menudo es más difícil que la del adulto, porque aporta pocos datos de antecedentes y su exploración puede tornarse difícil, además de que entenderse con la familia puede constituir un reto. Los antecedentes proporcionados por los padres a menudo tienen una carga emotiva, y el informe puede verse complicado por diversas jerarquías de género y generacionales. El médico a menudo encuentra que el problema del tratamiento de un paciente pediátrico es más fácil que enfrentar a la familia, por lo que resulta indispensable establecer una relación durante la primera consulta.

Establecimiento de la relación

La meta es disminuir el temor del niño y establecer una relación con los padres y la familia [B].

Vestimenta

Los estudios han mostrado que una vestimenta casual promueve el acercamiento y una formal fomenta la confianza. Es necesario vestir de una forma que sugiera que se cuenta con buen juicio y que se es el apropiado para las circunstancias. Puede ser más adecuada una vestimenta formal en un centro de referencia importante que en otro sitio. Conviene evitar hacer alguna manifestación a través de la vestimenta, lo que suele traducirse en vestir de manera conservadora y que promueva una imagen de buen gusto.

Presentación inicial

Al ingreso a la sala de exploración, se debe saludar a todos los presentes en su interior. Es necesario considerar los antecedentes culturales de la familia y cumplir con el orden de género para las presentaciones. Se debe estrechar las manos con todos, incluyendo el menor, y determinar la relación de cada persona con el paciente.

Se recomienda ser profesional y, no obstante, amistoso. El establecer una buena relación con *toda la familia* puede ser crítico para el tratamiento apropiado del paciente. Más adelante, cuando se deban tomar decisiones terapéuticas difíciles, es necesario contar con la confianza de todos los miembros de la familia para evitar la presión sobre los padres en cuanto a la búsqueda de opiniones adicionales, pues, una vez que se inician, las consultas en serie suelen terminar con algún tratamiento innecesario del niño.

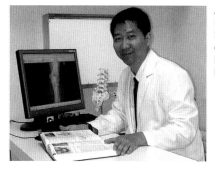

A Diagnóstico
La valoración requiere la integración de datos clínicos, de imagen y de laboratorio

Recomendaciones prácticas para el médico

1. Tocar la puerta antes de entrar, para dar oportunidad a cualquiera que no esté vestido de cubrirse antes de que ingrese.
2. Entrar en contacto con el paciente a través de estrechar su mano o con una palmada en el hombro.
3. Presentarse a todos en la sala de exploración incluidos colegas. Intentar identificar las expectativas culturales para establecer el orden de las presentaciones. Estrechar la mano de todos.
4. Mencionar el motivo de la consulta clínica.
5. Sentarse, de preferencia, un nivel más bajo que el paciente.
6. Mostrar a la familia radiografías, en especial si son normales.
7. Evitar los términos técnicos.
8. Tratar de no salir de la habitación durante la consulta, a menos que sea absolutamente necesario. Evitar ver el reloj.
9. No discutir los tratamientos de otros pacientes.
10. Evitar tratar de impresionar al paciente con logros profesionales; la familia ya lo seleccionó como médico.
11. Discutir el problema, las opciones y las recomendaciones.
12. Preguntar a la familia o el paciente si tiene alguna interrogante y responderla.
13. Tratar de valorar la reacción de la familia a la discusión; continuar hasta que se cumplan todas sus expectativas.
14. Ofrecer dar seguimiento si la familia parece requerir respaldo continuo.

B Sugerencias para establecer la confianza

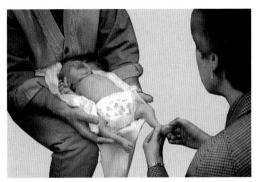

A Exploración eficaz y cómoda Ubicado sobre el regazo del padre, el lactante o niño está más seguro y tranquilo

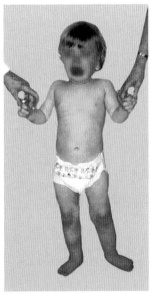

B Cuando fracasa la persuasión Realizar la exploración sin la cooperación del niño

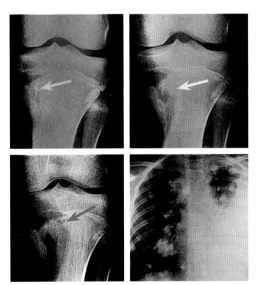

C Atribución del problema a un traumatismo Un niño de 12 años mencionó el antecedente de traumatismo y dolor de la rodilla. La radiografía inicial se consideró normal, pero había una lesión (*flecha naranja*). Un mes después, la lesión había aumentado de tamaño (*flecha amarilla*). Se hizo el diagnóstico de enfermedad de Osgood-Schlatter. Una radiografía 2 meses después reveló mayor expansión de la lesión (*flecha roja*). Una radiografía de tórax apenas antes de la muerte mostró múltiples metástasis pulmonares

Tranquilizar al paciente

El siguiente objetivo es disminuir el temor del menor. Se debe considerar explorar al lactante o niño pequeño sobre el regazo de un padre [A], a quien se pide que se siente. Los pacientes a menudo seleccionarán el miembro de la familia que consideran le ofrecerá la mayor seguridad.

Se recomienda ser amigable con el pequeño y sugerir que esto será un *juego*, además de hacer algunas afirmaciones positivas como: "María, eres una niña muy linda". También se deben hacer algunas preguntas orientadas a niños como: "¿Cuál es el nombre de tu mascota?".

Iniciar explorando con gentileza al paciente mientras se obtienen los antecedentes de otros miembros de la familia. Este primer paso pretende convencer al menor de que la exploración no será dolorosa. Se trata de un momento para la exploración de detección precoz, empezando con la zona más alejada del problema. El ser cuidadoso suele dar como resultado que el pequeño tenga menos temor y coopere más.

A veces estas medidas fracasan y el paciente sigue irritado y sin cooperar. Es el momento para cambiar a la estrategia 2: un abordaje firme [B].

Padecimiento actual

Las posibilidades suelen entrar en las categorías de deformidad, alteración de la función o dolor. La valoración de estas manifestaciones deberá tomar en consideración la edad del paciente. Por ejemplo, el menor en edad preescolar suele manifestar discitis (infección de un espacio discal intervertebral) por alteración de la función como una ausencia del deseo de caminar. El niño con discitis puede mostrar principalmente una enfermedad sistémica, en tanto el adolescente afectado a menudo se queja de dolor dorsal.

Un error frecuente en el diagnóstico es la atribución inapropiada del problema del paciente a un traumatismo. Aunque los golpes son sucesos frecuentes en la vida de un menor, los problemas graves, como un tumor maligno o una infección, pueden atribuirse erróneamente a una lesión traumática [C].

Las preguntas e inquietudes del sujeto "sano preocupado" se deben abordar con amabilidad en un intento por eliminar ansiedades innecesarias.

Sano preocupado

Se trata de un problema frecuente; se aborda tomando las preocupaciones de forma seria, buscando su origen mediante una exploración general, y proporcionando respaldo y material escrito, si se encuentra disponible. Conviene sugerir algunos enlaces con videograbaciones de *YouTube* como *Lo que los padres deberían saber* (*What Parents Should Know*), en cuanto a problemas frecuentes.

Deformidad
Las deformidades de posición, como problemas de rotación, pie plano o piernas encorvadas, son preocupaciones frecuentes, pero rara vez significativas [D y E]. Los problemas más importantes, como deformidades congénitas o neuromusculares, requieren una evaluación cuidadosa. Se debe preguntar acerca del inicio, la evolución y el tratamiento previo. ¿Hay fotografías o radiografías anteriores que registren la evolución de la deformidad? ¿Hay dolor o discapacidad vinculados? ¿Causa un problema estético y avergüenza al niño? ¿Es notorio el problema para otros? Finalmente, se debe ser cauto en cuanto a depender del cálculo del tiempo de duración de la deformidad hecho por la familia, pues suele iniciar mucho antes de ser detectada por primera vez.

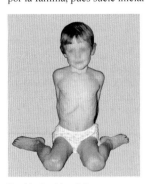

D Variación del desarrollo Este niño con anteversión de fémur muestra la postura clásica al sentarse

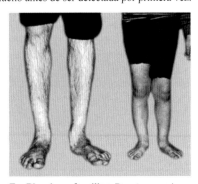

E Pie plano familiar Puesto que el padre lo presenta, es más probable que el pie plano del niño persista hasta la edad adulta

Alteración de la función La deformidad puede alterar la función y causar debilidad o dolor. El dolor es una causa frecuente de alteración de la función en el lactante y el niño; el ejemplo más frecuente es la cojera. Una fractura de la tibia de un preescolar puede manifestarse por cojera o la falta de deseo de caminar. El niño pequeño con sinovitis tóxica puede simplemente cojear, y el que es un poco mayor puede quejarse de dolor. El neonato cuya clavícula se fractura durante el parto muestra pérdida del movimiento del brazo en el lado afectado, que puede confundirse con una parálisis al nacer. La alteración de la función por traumatismo, inflamación o infección sin daño neurológico se conoce como *seudoparálisis*.

Dolor La expresión de dolor tiene relación con la edad. El lactante simplemente puede evitar mover la parte dolorida, puede hacer berrinches y lloriquear, o llorar de forma continua si el dolor es intenso. El menor puede mostrar alteración de la función, evitar el movimiento de la parte lesionada o quejarse de malestar [A]. El adolescente suele quejarse de dolor.

Si el dolor responde al reposo, con toda probabilidad no es tan grave y sí una manifestación importante a revisar mientras se hace el interrogatorio, que puede ayudar a hacer el diagnóstico.

La percepción y expresión de dolor difiere entre individuos, en particular porque los adolescentes evolucionan más hacia la respuesta de un adulto. Un atleta joven puede minimizar su malestar para mejorar su posibilidad de participar en el siguiente torneo deportivo. Otros pueden exagerar el problema. Algunos adolescentes disminuyen al mínimo el dolor con una posición que lo alivia. Un disco herniado o un osteoma osteoide pueden causar escoliosis, que es resultado de la posición de la columna vertebral de una forma que alivia el dolor. Esta deformidad secundaria puede ser más llamativa que el trastorno subyacente que la origina. A menos que el médico identifique el padecimiento subyacente, puede ocurrir un error de diagnóstico grave.

Antecedentes

Es indispensable indagar los antecedentes, no sólo para conocer el estado inicial y la salud general del paciente, sino también para tener un mayor discernimiento del problema actual. Los aspectos importantes de los antecedentes incluyen los siguientes:

Antecedentes del nacimiento ¿Fueron normales embarazo y parto?

Desarrollo ¿Se han alcanzado los hitos del desarrollo a la edad apropiada? ¿Cuándo se sentó y caminó por primera vez el niño? Casi el 33% de quienes caminan tardíamente tienen un fondo patológico. En los pacientes con trastornos como la parálisis cerebral, la marcha siempre se retrasa y esto puede ser importante para establecer si el trastorno es progresivo [B].

Intuición materna La intuición materna es sorprendentemente precisa [C]. Por ejemplo, la percepción por la madre de que algo está mal con su hijo es uno de los datos más constantes en aquellos pacientes con parálisis cerebral. Se deben tomar en serio las preocupaciones de la madre.

Antecedentes familiares ¿Tienen otros integrantes de la familia problemas similares a los del paciente? En tal caso, ¿cuál es su discapacidad? Un número sorprendentemente grande de problemas ortopédicos se presenta en las familias, y el conocimiento de su discapacidad o su ausencia provee información acerca del pronóstico del paciente.

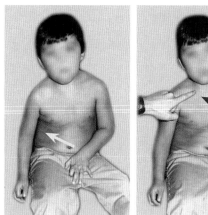
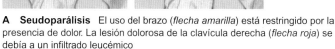

A Seudoparálisis El uso del brazo (*flecha amarilla*) está restringido por la presencia de dolor. La lesión dolorosa de la clavícula derecha (*flecha roja*) se debía a un infiltrado leucémico

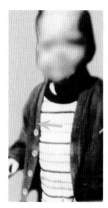
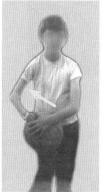
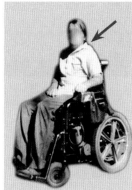

B Importancia de los antecedentes médicos Este niño tenía una función normal en el brazo derecho (*flecha verde*) cuando era preescolar. Durante la niñez temprana presentó debilidad precoz del brazo (*flecha amarilla*) y se hizo el diagnóstico de parálisis cerebral. La debilidad aumentó y finalmente, durante la adolescencia, se encontró que presentaba un tumor que afectaba la médula espinal a nivel cervical (*flecha roja*). Sufrió cuadriplejía. La naturaleza progresiva del trastorno es incompatible con un diagnóstico de parálisis cerebral. Una anamnesis que revelara progresión hubiese permitido el diagnóstico más temprano y tal vez prevenido este resultado desastroso

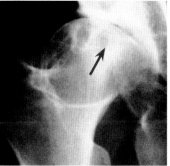
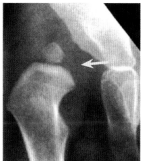
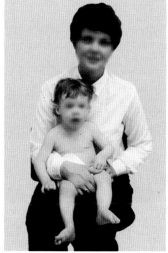

C Intuición materna La madre con artritis degenerativa dolorosa por displasia de cadera del desarrollo (*flecha roja*) percibió que algo no era normal en la cadera de su hija. Su preocupación basada en la intuición no fue tomada en cuenta por el médico de atención primaria, quien atribuyó la asimetría presente a una leve hemiparesia, lo que dio como resultado un retraso en el diagnóstico de displasia de cadera del desarrollo hasta los 18 meses de edad (*flecha amarilla*)

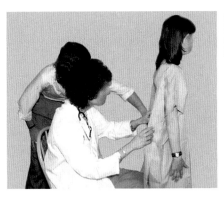

A Exploración Explorar a los adolescentes con una bata puesta

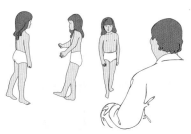

B Fóvea sacra Una lesión cutánea en la línea media como ésta sugiere la presencia de un disrafismo raquídeo congénito

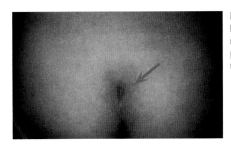
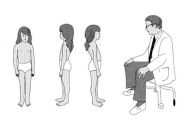

C Detección Realizar inspección desde el frente, de lado y de espaldas. Observar al niño caminar normalmente y después sobre sus talones y dedos

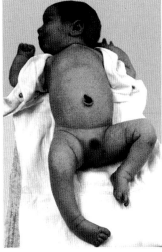

D Importancia de la observación Este lactante muestra disminución del movimiento espontáneo del miembro inferior izquierdo y posición en abducción de la cadera del mismo lado. Presenta artritis infecciosa de la cadera izquierda

Exploración física

La exploración del sistema musculoesquelético debe incluir dos pasos: (1) una revisión generalizada de detección precoz y (2) una valoración musculoesquelética completa de una manifestación específica. La anamnesis y la exploración física proveen el diagnóstico en la mayoría de los casos. Deberán realizarse de manera exhaustiva y cuidadosa. Con el abordaje apropiado, suele ser posible hacer una exploración adecuada, incluso sin la cooperación del lactante o niño.

Abordaje

Es necesario acercarse al paciente de forma amistosa y amable. La exploración del menor sobre el regazo materno es útil. Si se mantiene nervioso, conviene mantener la distancia mientras se hace la anamnesis. Se debe alentar al niño en el sentido de que se planea observar su forma de caminar o el movimiento de sus piernas. Si sigue nervioso, explorar al padre o a otro hermano primero. El niño puede considerar alentador explorar primero a su padre. Si no coopera en cuanto a caminar, hay que llevarlo al lado opuesto de la habitación. Por lo general, caminará o correrá de regreso a sus padres. Si el niño presenta dolor, se revisa el punto doloroso al final.

Detección precoz

Resulta conveniente explorar a los adolescentes con bata puesta [A] o, todavía mejor, con traje de baño. Es indispensable valorar al individuo en su totalidad para evitar pasar por alto claves importantes de diagnóstico, como una fóvea cutánea que pudiese acompañar a una deformidad raquídea subyacente [B].

Primero se debe hacer la exploración de detección precoz [C], antes de enfocarse en la manifestación principal. Esta detección asegura que no se pase por alto algún problema ortopédico y ofrece un repaso general del sistema musculoesquelético, necesario para comprender el problema específico. Por ejemplo, el conocimiento del grado de laxitud generalizada de una articulación es valioso para evaluar un pie plano o una displasia de cadera. La exploración del dorso es parte indispensable de la valoración de las deformidades de los pies. Una deformidad del pie en cavo es manifestación frecuente de diastematomielia.

Detección precoz en lactantes Conviene explorar al lactante en el regazo materno. Primero se debe observar la configuración corporal general. A continuación hay que centrarse en los patrones de movimiento espontáneos en busca de datos de parálisis o seudoparálisis [D]. Cualquier disminución de los movimientos espontáneos es un dato importante. Por ejemplo, el único dato constante de exploración física en el neonato con artritis infecciosa de la cadera es una disminución del movimiento espontáneo de la extremidad afectada. Finalmente, explorar de manera sistemática las extremidades y el dorso en cuanto a movimientos articulares y deformidades. Siempre debe incluirse una revisión de la cadera para descartar el desarrollo de una displasia en este sitio.

Exploración del niño y el adolescente Requiere varios pasos:

Inspección general ¿Parece enfermo el niño [E]? Con el niño de pie en posición anatómica, hay que observarlo desde el frente, de un lado y atrás. Verificar la configuración corporal, la simetría, las proporciones y las deformidades específicas.

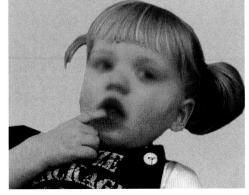

E Niña enferma

Pelvis y dorso Se deben colocar las manos sobre las crestas ilíacas del paciente: ¿están en el mismo nivel? Una inclinación de la pelvis suele ser producto de una diferencia en la longitud de las extremidades. A continuación, se pide al niño que se levante sobre una pierna a la vez. Un descenso de la pelvis en el lado opuesto indica debilidad de los aductores de la cadera, que se ve en trastornos como la displasia de cadera y la parálisis cerebral. Con el niño de frente al examinador, se valora la simetría torácica y lumbar en cuanto a datos de escoliosis mediante la prueba de inclinación al frente. Observar la alineación sagital de la columna [A].

Valoración de la marcha Pedir al paciente que camine lentamente a través la sala y de regreso, primero de forma normal y después sobre sus dedos y talones. Observar la marcha en cuanto a datos de asimetría, irregularidad o debilidad. Cualquier dato anómalo o cuestionable descubierto durante la exploración física general deberá dar lugar a una valoración más completa del problema. Por ejemplo, encontrar dedos dirigidos hacia adentro deberá dar lugar a una valoración de las características de rotación.

Valoraciones específicas

La anamnesis y los datos de la exploración de detección precoz sirven como guías para una evaluación más profunda.

Laxitud articular La movilidad de las articulaciones es mayor durante la lactancia y declina gradualmente en el transcurso de la vida. La laxitud articular varía ampliamente entre individuos y está determinada genéticamente [B]. Suceden extremos de laxitud de las articulaciones en ciertos trastornos, como en los síndromes de Ehlers-Danlos y de Marfan.

Se valora con el estudio de la movilidad de tobillos, rodillas, codos, pulgares y otros dedos de las manos [C]. En casi el 7% de los pacientes hay hiperlaxitud en cuatro o las cinco articulaciones estudiadas en una sola ocasión. La laxitud articular es un factor contribuyente a displasia de cadera, luxación de la rótula y pie plano, y aumenta el riesgo de lesiones como los esguinces. En general, la hiperlaxitud articular sugiere la posibilidad de otros problemas.

Amplitud de movimiento Los valores normales de movimiento articular cambian con la edad. En general, el arco de movimiento es mayor durante la lactancia y declina conforme avanza la edad. Ciertas articulaciones se ven afectadas por la posición intrauterina. Por ejemplo, la rotación lateral de la cadera es mayor durante la lactancia temprana y disminuye durante los primeros 2-3 años del crecimiento. En la valoración de la amplitud de movimiento es útil conocer los valores normales. Es necesario determinar la posición de la pelvis por palpación cuando se evalúa la abducción de la cadera [D].

Contracturas Las contracturas de los músculos diartródicos son frecuentes en los niños y a veces requieren elongaciones. Por ejemplo, la contractura de los gemelos y el recto interno del muslo se presentan en la parálisis cerebral. Mediante un posicionamiento apropiado de las articulaciones arriba y abajo de la contractura, es posible diferenciar las contracturas de estos músculos de elementos adyacentes del mismo grupo muscular.

Movimiento en flexión de la cadera Es difícil de medir por un movimiento compensatorio de la columna lumbar. Se debe revisar la amplitud de movimiento mediante la prueba de Thomas o la de extensión en posición prona. Se ha visto que esta última es más confiable. Las determinaciones de amplitud de movimiento de casi todas las articulaciones son reproducibles dentro un rango de ± 4°.

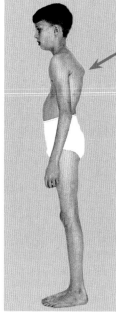
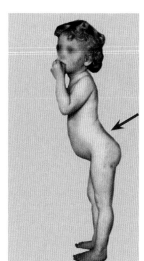

A Alineación sagital Nótese la lordosis acentuada (*flecha roja*) y la cifosis dorsal (*flecha azul*)

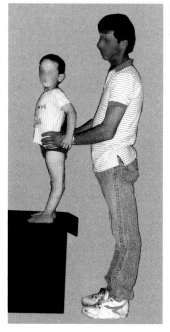

B Laxitud articular familiar Nótese la hiperextensión de la rodilla tanto en el padre como en el hijo

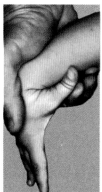
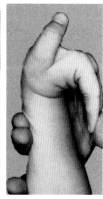

C Pruebas de laxitud articular en los dedos La capacidad de aproximar el pulgar al antebrazo y extender los dedos hasta una relación paralela con éste, sugiere un grado excesivo de laxitud articular

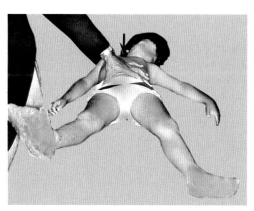

D Valoración de la abducción de la cadera Estabilizar la pelvis con una mano (*flecha*) y hacer abducción de la cadera con la otra. Valorar la abducción utilizando las espinas ilíacas anterosuperiores como puntos de referencia

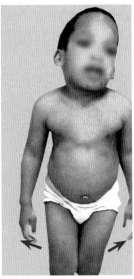

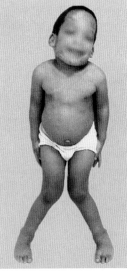

A Diferenciar una deformidad entre el plano transverso y el frontal Este niño compensa una deformidad grave de rodillas que se juntan al caminar, con los pies en rotación lateral (*flechas rojas*). Cuando se colocan las piernas en posición anatómica, se hace aparente la deformidad en valgo de las rodillas

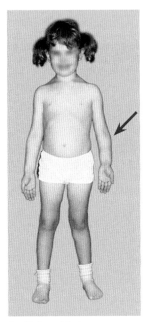

B Deformidad en cúbito varo Deformidad secundaria a una fractura mal consolidada. La niña no sabe que presenta algún problema

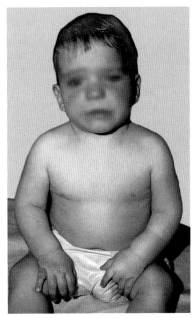

C Seudoparálisis Este niño perdió el movimiento espontáneo del brazo izquierdo por "codo de niñera"

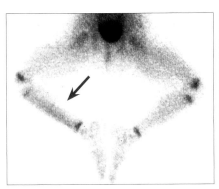

D Cojera o claudicación Este niño presenta claudicación de origen indeterminado. La gammagrafía ósea mostró aumento de la captación sobre la tibia, compatible con una fractura de un preescolar (*flecha*)

Deformidad

Una deformidad se clasifica como *funcional* o *estructural*. La primera es secundaria a la contractura muscular o a un espasmo que produce fijación de una articulación en una posición anómala. Por ejemplo, una contractura fija de los aductores de la cadera eleva la pelvis en el lado afectado y produce un acortamiento funcional de la extremidad. Esta deformidad suele observarse en la parálisis cerebral y la enfermedad de Perthes. Por el contrario, la deformidad estructural se origina dentro de la extremidad. Un ejemplo es el acortamiento de la extremidad asociado con la hemimelia peronea.

Se debe valorar la deformidad con relación a los planos corporales, ubicando el cuerpo en un plano anatómico [B]. La deformidad en el plano frontal o coronal es más fácilmente observada y crea los problemas estéticos más significativos. La deformidad en el plano sagital produce problemas en cuanto al plano del movimiento. Finalmente, la deformidad en el plano transverso u horizontal es la más difícil de visualizar y a menudo se ha pasado por alto con anterioridad. En la actualidad, los estudios por tomografía computarizada (TC) y resonancia magnética (RM) permiten la visualización y documentación de este plano y aumentan la precisión en la detección de problemas en el plano transverso. En la valoración y documentación de la deformidad es indispensable que cada plano se separe claramente y se describa de manera independiente [A]. Por ejemplo, en la tibia vara, se presenta deformidad en ambos planos, frontal y transverso. No separar claramente estos planos puede dar como resultado errores graves cuando se realiza una corrección quirúrgica.

Alteración de la función

La función puede alterarse por muchos mecanismos. La alteración es más obvia cuando su inicio es agudo y reciente. Los padres saben cuando la seudoparálisis se debe al codo "jalado" o "de niñera" de su niño [C]. Por el contrario, los cambios de función prolongados pueden pasarse por alto o considerarse apenas como una característica desusada del niño. Una marcha en Trendelenburg o marcha de insuficiencia de abductores de un niño por dislocación de la cadera puede no detectarse durante años. La cojera de origen reciente suele ser obvia para los padres. A veces la exploración es normal y se requieren estudios imagenológicos para establecer el diagnóstico [D].

Se debe evaluar la función alterada de inicio reciente en cuanto a datos de traumatismo o infección. Buscar deformidades, edema o discoloración. Palpar para determinar si hay hipersensibilidad. Finalmente, valorar el movimiento articular en cuanto a rigidez o defensa. Por ejemplo, los trastornos inflamatorios y traumáticos de la cadera causan una pérdida de rotación medial o de defensa de la articulación. Es necesario evaluar problemas crónicos en cuanto a datos de deformidad y una enfermedad subyacente. Es muy probable que un problema crónico sea grave y requiera una valoración completa y exhaustiva.

La discapacidad funcional es más significativa que la deformidad. La deformidad es estática; la función es dinámica. La deformidad tiene significación máxima cuando afecta de manera adversa la función, concepto que se está aceptando cada vez más universalmente con el transcurso del tiempo. Anteriormente, los niños con discapacidad por trastornos como la parálisis cerebral se sometían a tratamientos interminables para corregir la deformidad. A menudo esto se lograba a expensas de la función. El efecto neto era lesivo.

Algunas alteraciones de la función son sutiles y no fácilmente observables. Por ejemplo, una fractura del antebrazo con consolidación ósea defectuosa puede causar una disminución permanente de la rotación del antebrazo en un niño de mayor edad, quien compensa la deformidad rotando el hombro y puede no percatarse de ningún problema. Esta pérdida de movimiento se puede detectar durante la exploración física. Se debe determinar el grado de incapacidad mediante pruebas funcionales que se centran en las actividades que requieren pronación y supinación.

Dolor

El dolor en el niño suele ser significativo. Por ejemplo, la mayoría de los adultos experimentan lumbalgia, pero rara vez requieren tratamiento activo. En contraste, el dolor de espalda en un niño tiene más probabilidades de ser de origen orgánico. El dolor en el adolescente tiene mayor probabilidad de tener una base funcional, tan frecuente en los adultos. Las causas más frecuentes de dolor en los niños corresponden a traumatismos. Un traumatismo puede ser resultado de lesión aguda o de los llamados *síndromes de microtrauma* o *sobreuso*. Los síndromes por sobreuso contribuyen a la mayor parte de los problemas de la medicina deportiva en niños y adolescentes.

Punto de máxima hipersensibilidad La prueba más útil para establecer la causa de un dolor es determinar su origen anatómico al localizar el *punto de máxima hipersensibilidad* (PMH) [A]. La localización del PMH junto con la anamnesis suele establecer el diagnóstico. Por ejemplo, un PMH sobre la espina tibial en un niño de 13 años de edad con toda probabilidad señala una enfermedad de Osgood-Schlatter [B]. Un PMH sobre la cara anterior de la porción distal del peroné [C, arriba], junto con el antecedente de una lesión del tobillo, probablemente indique un esguince en ese lugar. Un PMH sobre el escafoides tarsiano en una niña de 12 años sugiere el diagnóstico de un oscículo accesorio [C, abajo].

La exploración para establecer el PMH deberá iniciarse en un sitio alejado del problema. Se palpa con suavidad trasladándose progresivamente más cerca del lugar del malestar. Al mismo tiempo, se observa la cara del niño en busca de signos de molestia. A menudo un cambio en la expresión facial es más confiable que una respuesta verbal. Es necesario actuar con delicadeza y pedir al niño que manifieste dónde es mayor la hipersensibilidad. Con delicadeza, paciencia y sensibilidad, el PMH puede, por lo general, establecerse con precisión y mínimas molestias.

El PMH es una guía útil para ordenar radiografías. Un PMH sobre la espina tibial sugiere el diagnóstico de enfermedad de Osgood-Schlatter. Si se requiere confirmación, se debe ordenar una radiografía lateral de la rodilla. De manera similar, se ordenan radiografías oblicuas del codo si el PMH se encuentra sobre el cóndilo externo humeral y las vistas AP y lateral del codo son normales. La fractura del cóndilo externo se puede visualizar sólo en una radiografía oblicua.

El PMH es útil para valorar las radiografías. Por ejemplo, localizar el PMH ayuda a la diferenciación de un centro de osificación accesorio respecto de una fractura. Sólo una fractura presentará hipersensibilidad. Para determinar si una irregularidad cortical sutil en el contorno distal del radio representa una fractura en broche, se debe localizar el PMH. Si la irregularidad cortical constituye una fractura, el PMH y el cambio radiográfico cuestionable coincidirán exactamente en su localización.

Espondiloartropatías Las espondiloartropatías seronegativas en etapa incipiente se relacionan con un PMH en localizaciones específicas, que se conocen como *entesopatías*. Los sitios frecuentes incluyen las cabezas de los metatarsianos, las aponeurosis plantares, las inserciones del tendón calcáneo, el trocánter mayor y las articulaciones sacroilíacas.

Dolores de piernas También conocidos como *dolores del crecimiento*, son molestias de causa desconocida que se presentan en el 15-30% de los niños normales desde otros puntos de vista. Los dolores de cabeza, las gastralgias y los dolores de extremidades, en ese orden, son trastornos agudos frecuentes en la infancia. Los dolores de piernas ocurren característicamente en la noche, son mal localizados, tienen una duración prolongada y no producen cojera o discapacidad aparente. Se presenta su resolución espontánea sin secuelas en un período de varios años.

Debido a que los dolores de las piernas son tan difusos y no descriptivos, el diagnóstico diferencial incluye casi todos los trastornos infantiles que causan dolor. El médico debe descartar procesos que incluyen trastornos neoplásicos (leucemia), hemáticos (drepanocitosis), infecciosos (osteomielitis subaguda) y diversos trastornos inflamatorios. El diagnóstico de dolores del crecimiento es de exclusión, basado principalmente en los antecedentes médicos y la exploración física. Rara vez se requieren un hemograma completo, velocidad de eritrosedimentación o radiografías. La valoración y el tratamiento de los dolores del crecimiento se discuten con mayor detalle en el capítulo 8.

Pruebas musculares

Se hacen pruebas musculares para determinar la fortaleza de los grupos de músculos [D]. Estas pruebas se hacen ante problemas neuromusculares como la poliomielitis y la distrofia muscular. Sus grados pueden subdividirse por una designación de menos o más.

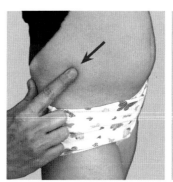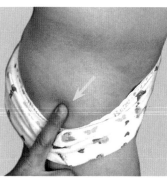

A PMH alrededor de la cadera La espina ilíaca anterosuperior (*flecha roja*) y el trocánter mayor (*flecha amarilla*) son puntos de referencia útiles para determinar el PMH cerca de la cadera

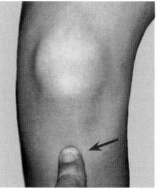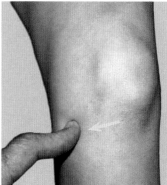

B PMH alrededor de la rodilla El PMH se determina fácilmente cerca de la rodilla. El tubérculo tibial (*flecha roja*) es hipersensible en la enfermedad de Osgood-Schlatter. Se encuentra hipersensibilidad de la cara interna de la articulación (*flecha amarilla*) en las lesiones de los meniscos

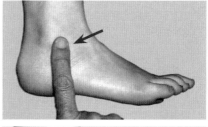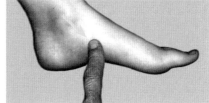

C PMH alrededor del pie Puesto que los huesos y las articulaciones del pie son subcutáneos, el PMH es muy preciso en ellos y un signo en especial útil. El PMH sobre el maléolo externo (*flecha roja*) y sobre el escafoides tarsiano (*flecha amarilla*) son fáciles de localizar

Grado	Fuerza	Datos físicos
0	Ninguna	No hay contracción
1	Mínima	Sólo contracción palpable
2	Mala	Mueve la articulación en contra de la gravedad
3	Escasa	Mueve la articulación en contra de la gravedad
4	Buena	Se mueve contra gravedad y resistencia
5	Normal	Fuerza normal

D Graduación muscular Las pruebas manuales son útiles para documentar y clasificar la fuerza muscular en seis categorías

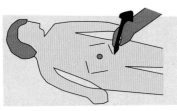

Reflejos abdominales

A Reflejos abdominales Se percute el abdomen en los cuatro cuadrantes. Esta estimulación hace que el ombligo se dirija hacia el cuadrante estimulado. La ausencia de esta respuesta es anómala

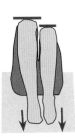
Longitud tibial

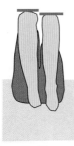
Longitud femoral
Signo de Galeazzi

B Valoración de las longitudes femoral y tibial Nótese la diferencia en la longitud de tibia y fémur, como se observa en la rodilla flexionada. Con los pies sobre la mesa, las diferencias de longitud tibial son evidentes (*flechas rojas*). Con las caderas flexionadas y los pies libres, se observan las diferencias en la longitud femoral (*líneas azules*)

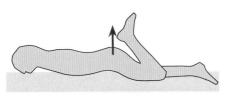

Contractura del recto anterior del muslo
Prueba de Ely

C Evaluación de la contractura del recto anterior del muslo Con esta contractura, la flexión de la rodilla causa elevación de la pelvis (*flecha roja*)

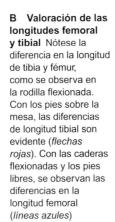

Signo de Gower

D Signo de Gower Sirve para estudiar la debilidad muscular generalizada

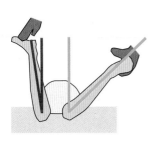

Prueba de rotación de la cadera

E Prueba de rotación de la cadera Permite la detección de problemas traumáticos e inflamatorios de la cadera. La disminución de la rotación interna (*ángulo rojo en comparación con el ángulo verde normal*) es significativa, ya que la rotación de la cadera suele ser simétrica en los niños

Pruebas clínicas

Existen varias pruebas que pueden ser de utilidad para complementar la exploración física general en los niños. A continuación se describen algunas de las que se emplean con mayor frecuencia.

Reflejo abdominal

Estimular cada cuadrante del abdomen [A]. Por lo general el ombligo se mueve hacia el sitio estimulado. Esta prueba suele utilizarse para evaluar la base neurológica de una deformidad raquídea.

Prueba de percusión

Esta prueba sirve para la localización de la discitis. La percusión de la parte alta de la cabeza causa dolor en el sitio de la discitis.

Maniobra de Barlow

Esta maniobra es de provocación para la inestabilidad de la cadera en su displasia del desarrollo. Véase capítulo 11.

Prueba del bloque de Coleman

Se refiere a la flexibilidad del antepié. Se debe pedir al niño pararse sobre un bloque colocado bajo la cara lateral del pie. Con soporte de peso, el que el talón no asuma una posición en valgo es índice de una deformidad fija.

Longitud tibial o prueba de Allis

En esta prueba se valora la longitud tibia-antepié [B, izquierda]. Con el paciente en decúbito supino, se debe flexionar completamente la rodilla. La diferencia entre las alturas de las rodillas indica el grado de acortamiento. Esta prueba también se puede hacer en posición prona, lo que permite la flexión de las rodillas hasta 90°.

Prueba de Ely

En esta prueba se valora la contractura del recto anterior del muslo [C]. Se coloca al niño en posición prona y se flexiona la rodilla. Si el músculo está espástico o contraído, la pelvis se eleva.

Ángulo de progresión de la marcha

En esta prueba se valora el grado de desviación interna o externa de los dedos del pie (véase capítulo 8).

Prueba de Adams

Valora la rigidez y deformidad funcional y estructural del dorso. Mientras se observa al paciente desde atrás y nuevamente desde un lado, se le pide inclinarse hacia adelante tanto como sea posible. Anotar cualquier asimetría o rigidez. El niño normal mostrará una flexión simétrica y podrá extender los dedos de la mano al menos hasta la rodilla. La columna vertebral deberá mostrar una flexión simétrica en su porción torácica y la reversión de la lordosis lumbar. El tórax deberá ser simétrico cuando se observa desde atrás y adelante. Los tumores de la médula espinal, las lesiones inflamatorias, las deformidades raquídeas y las contracturas de los tendones de la corva causan resultados anómalos en esta prueba.

Signo de Galeazzi

Este signo prueba el acortamiento por displasia del desarrollo de la cadera [B, derecha]. Se deben flexionar ambas caderas y rodillas hasta un ángulo recto. Anotar cualquier diferencia en la longitud aparente de los muslos.

Prueba de Goldthwaite

En ella se detecta la inflamación de la columna lumbar, como ocurre en la discitis. En posición prona, con las caderas extendidas y las rodillas flexionadas, el movimiento de la pelvis de un lado a otro causa el correspondiente movimiento sincrónico de la columna lumbar.

Prueba de Gower

Permite indagar la debilidad muscular general [D]. Se debe pedir al paciente sentarse en el piso y después pararse, sin ayuda externa. Ante la debilidad del tronco, el niño utiliza sus manos para incorporarse trepando sobre sus propios muslos.

Prueba de rotación de la cadera

Con esta prueba se detectan problemas inflamatorios o traumáticos de la cadera [E]. Se coloca al niño en posición prona con las rodillas flexionadas hasta 90° y se rotan hacia adentro ambas caderas. Una pérdida de rotación interna constituye un signo positivo.

Línea de Nélaton

Esta prueba es útil en la valoración clínica de la dislocación de la cadera. La punta del trocánter debería descender bajo una línea que conecta la espina ilíaca anterosuperior y la tuberosidad isquiática.

Prueba de Ober

Permite estudiar la contractura del tensor de la fascia lata [A]. Se debe ubicar al paciente en decúbito lateral con la rodilla y cadera flexionadas en ángulo recto. Se hace abducción y extensión completa de la cadera. Mientras mantiene la cadera extendida, se deja que la pierna entre en aducción completa. Hay una contractura en abducción si el muslo no presenta aducción. El grado de contractura equivale a la posición de la abducción por arriba de la horizontal o posición neutra.

Maniobra de Ortolani

Con ella se prueba la inestabilidad de la cadera en la displasia de desarrollo de cadera (DDC). Véase capítulo 11.

Signo de aprehensión rotuliana

Indaga la inestabilidad de la rótula. Con la rodilla extendida, se aplica presión gradualmente para desplazar hacia afuera la rótula mientras se observa la expresión facial del paciente. Su aprehensión indica que experimentó antes una dislocación de la rótula.

Prueba de Patrick o Faber

Esta prueba detecta la inflamación sacroilíaca [B]. Se coloca el pie sobre la rodilla opuesta. Mientras se sujeta el ilion contralateral, se aplica una fuerza descendente sobre la rodilla flexionada. La presencia de dolor en la articulación sacroilíaca constituye un resultado positivo.

Prueba de oblicuidad pélvica

Permite diferenciar la oblicuidad suprapélvica de la infrapélvica. Se coloca al niño en decúbito prono con la pelvis en el borde de la mesa de exploración y los miembros inferiores en flexión. Al modificar la posición de las piernas, se lleva la pelvis a la neutralidad si la oblicuidad es de origen infrapélvico.

Prueba del recto interno de Phelps

Esta prueba es una medida de la espasticidad o contractura del recto interno. Se coloca al paciente en decúbito prono y se hace abducción de la cadera con la rodilla flexionada. La extensión pasiva de la rodilla causa aducción de la cadera si el recto interno está contraído.

Medición del ángulo poplíteo

Determina la contractura de los tendones de la corva [C]. Con el paciente en posición supina, se flexiona la cadera hasta un ángulo recto y la rodilla a un máximo que sea cómodo. La contractura equivale al grado de ausencia de extensión completa de la rodilla.

Prueba de extensión prona

Permite evaluar la contractura en flexión de la cadera [D]. Se coloca al paciente en decúbito prono con el muslo ligeramente sobre el borde de la mesa de exploración. Con una mano en la pelvis y la otra sujetando la pierna, se extiende ésta hasta que la pelvis empiece a elevarse. El ángulo del muslo con respecto a la horizontal muestra el grado de contractura.

Ángulo muslo-pie

Permite determinar la rotación tibial y del antepié. Véase capítulo 8.

Prueba de Thomas

Sirve para estudiar la contractura en flexión de la cadera. Se flexiona por completo la cadera contralateral. El ángulo homolateral entre la horizontal y el muslo equivale a la contractura en flexión de la cadera.

Ángulo transmaleolar

Es una medida de la rotación tibial.

Prueba de Trendelenburg

Valora la fortaleza de los abductores [E]. Mientras se observa la pelvis desde atrás, se pide al sujeto elevar una pierna (sin sujetar un apoyo). Un descenso de la pelvis contralateral indica debilidad de los abductores homolaterales.

Una prueba de Trendelenburg *diferida* se hace determinando el tiempo necesario para que los abductores se fatiguen y dejen que la pelvis descienda. Si no se puede mantener la elevación de la pelvis contralateral durante 60 seg, el resultado de la prueba es positivo.

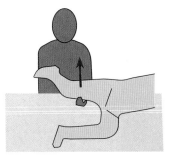

Prueba de Ober

A Prueba de Ober Indaga la contractura del tensor de la fascia lata. Se hace abducción y extensión de la pierna y después se deja caer. Un fracaso de la aducción es positivo en cuanto a una contractura del tensor

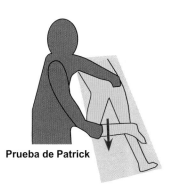

Prueba de Patrick

B Prueba de Patrick Se realiza colocando una pierna sobre la otra y aplicando presión descendente, lo que despierta dolor en la región sacroilíaca homolateral

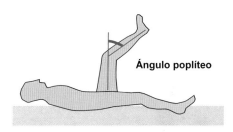

Ángulo poplíteo

C Ángulo poplíteo Con la cadera en flexión, extender la rodilla. Los grados faltantes para alcanzar la extensión completa equivalen al ángulo poplíteo (arco azul)

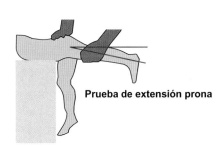

Prueba de extensión prona

D Extensión prona En esta prueba se valora la contractura en flexión de la cadera. Con la cadera contralateral flexionada, se extiende la homolateral hasta un grado que cause que la pelvis se eleve. Los grados faltantes para alcanzar la extensión completa equivalen a los de la contractura

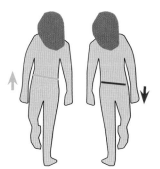

Prueba de Trendelenburg

E Prueba de Trendelenburg Pararse sobre el lado normal produce una elevación del contralateral (*línea verde*). Un descenso en el lado contrario (*línea roja*) indica debilidad de la abducción de la cadera

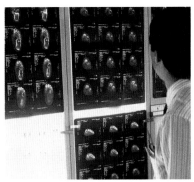

A Tener cuidado de no sobreinterpretar Las nuevas técnicas de imagen a menudo causan falsos positivos, que en ocasiones originan un sobretratamiento

Estudios imagenológicos

Los nuevos métodos de obtención de imágenes hacen más rápida, precisa y completa la evaluación musculoesquelética, pero su interpretación debe ser cuidadosa [A]. Incluso después de 100 años interpretando radiografías convencionales, aún es difícil separar los procesos patológicos de la variabilidad normal [B]. La falta de experiencia con los nuevos métodos hace más difícil su interpretación, y el informe de falsos positivos de imágenes conlleva riesgos y puede conducir a un sobretratamiento. Por ejemplo, los estudios por RM de la discitis a menudo muestran cambios extensos de los tejidos blandos, que pueden acelerar un drenaje quirúrgico si no se distingue la naturaleza de la enfermedad.

Radiografías convencionales

Son el principal recurso diagnóstico por imagen: menos costosas, con mayor disponibilidad y menor probabilidad de mala interpretación. Muestran la densidad ósea, agua, grasa y aire. La densidad ósea debe disminuir 30-50 % para que se observen cambios en la radiografía. Es esencial la posición apropiada del paciente, y a veces el médico necesita ser quien lo coloque. Por ejemplo, para estudiar la rodilla valga o vara, el paciente debe colocarse en posición anatómica con las rótulas dirigidas hacia adelante. El técnico puede tratar de rotar las extremidades a los lados para acoplarlas al tamaño de la placa, lo que crea una imagen engañosa [C].

Limitación de las radiografías Se debe limitar la exposición a la radiación disminuyendo el número de radiografías que se ordenan. El riesgo de una radiografía de tórax es equiparable con el de fumar 1.4 cigarrillos o conducir 45 km. Aunque el riesgo es pequeño, es mejor evitarlo. Se usan los siguientes principios para limitar la exposición del paciente:

Cubrir las gónadas cuando sea posible, excepto para la placa pélvica inicial.

Ordenar primero las radiografías de detección precoz Por ejemplo, para la espondilolistesis, una sola imagen de pie lateral de la unión lumbosacra mostrará la lesión. Tal vez no se requieran placas AP y oblicua.

Radiografías únicas Suelen ser adecuadas. Por ejemplo, una sola vista AP de la pelvis es necesaria para valorar la displasia de la cadera en el lactante o niño.

Realizar las radiografías en bipedestación Las radiografías de los miembros inferiores y la columna vertebral deberán tomarse en bipedestación. Estas vistas estandarizadas tienen menos probabilidad de requerir una repetición si se necesita la derivación a un especialista.

Permitir que sea el interconsultante quien ordene los estudios de imagen Sugerir a los médicos de atención primaria que, si se requiere una interconsulta, dejen que el médico que la realiza solicite los estudios. Recomendar que los padres lleven consigo las radiografías previas a la interconsulta, ya que a menudo las radiografías se pierden en el correo.

Radiografías de seguimiento Se deben hacer sólo cuando la información obtenida pueda modificar el tratamiento. Por ejemplo, ordenar una radiografía para una fractura de muñeca a las 3 semanas, en general, es inútil. Es muy pronto para discontinuar la inmovilización y muy tarde para cambiar la posición.

Radiografías sistemáticas del lado opuesto Se deben evitar para fines de comparación.

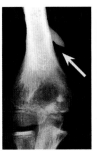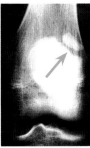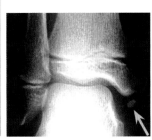

B Variación normal La apófisis supracondílea del húmero (*flecha amarilla*), una rótula bipartita (*flecha verde*) y los huesecillos maleolares (*flecha anaranjada*) son variaciones poco frecuentes del desarrollo normal

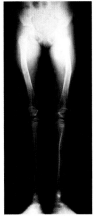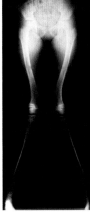

C Posición apropiada para las radiografías A este paciente se le hizo una radiografía para medir el eje mecánico del miembro inferior. El técnico rotó las extremidades para poderla tomar en una sola placa (*imagen izquierda*). Se necesitó una segunda placa (*imagen derecha*) en la que el médico colocó al niño en la posición anatómica, necesaria para una interpretación precisa

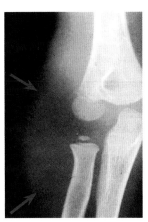

D Edema de tejidos blandos El edema de tejidos blandos es un dato importante, porque sugiere que ocurrió una lesión significativa. En este caso, el edema sobre el cóndilo externo humeral (*flechas rojas*) fue compatible con una fractura, que mostraron las radiografías adicionales

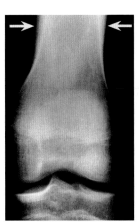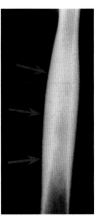

E Escrutinio de la radiografía He aquí la radiografía inicial de un adolescente que se quejaba de dolor de la pierna. La placa se interpretó como normal y se hizo el diagnóstico de una "reacción de conversión". En una revisión posterior de la radiografía, se apreció una reacción perióstica que afectaba a la diáfisis femoral distal (*flechas amarillas*). Las radiografías adicionales de todo el fémur mostraron esclerosis extensa de su diáfisis (*flechas rojas*) por osteomielitis esclerosante crónica

Errores de interpretación He aquí algunas sugerencias para evitarlos:

Protocolizar la secuencia Para las radiografías, empezando con los tejidos blandos [D, página anterior].

Escudriñar la radiografía Antes de concentrarse en la supuesta zona de alteración patológica [E, página anterior].

Ordenar proyecciones complementarias Si los datos radiográficos y físicos son incongruentes. Por ejemplo, ordenar radiografías oblicuas del codo si el niño presenta un edema no explicado [D, página anterior] y ningún dato de fractura en las vistas AP y lateral iniciales. Las vistas oblicuas a menudo mostrarán una fractura.

Estar atento a estudios falsos negativos Que pueden ocurrir en ciertas situaciones, como la fase temprana de la osteomielitis y en la artritis infecciosa o la displasia de desarrollo de la cadera en el neonato.

Variaciones de osificación Por lo general causan confusión. Los osículos accesorios del pie pueden confundirse con fracturas; la osificación irregular del cóndilo femoral externo puede malinterpretarse como osteocondritis disecante.

Tomografía computarizada

La tomografía computarizada (TC) proporciona excelentes detalles de huesos y tejidos blandos [A]. Las imágenes de tejidos blandos se pueden modificar con un sistema informático para reforzar las separaciones tisulares, lo que hace al método útil para determinar lesiones de tejidos blandos alrededor de la pelvis. Se pueden combinar estudios de TC con material de contraste en valoraciones especiales, como la mielografía. Se obtienen imágenes en el plano transverso y se pueden reconstruir digitalmente en los planos frontal y sagital, o presentarse como imágenes tridimensionales para una mejor definición gráfica [B]. Estos estudios muestran bien las relaciones, como lo concéntrico de la reducción de la cadera y los detalles de la displasia [C]. Ante deformidades complejas, se pueden fabricar modelos en plástico con base en el estudio por TC [D].

Las desventajas de las TC incluyen la necesidad de sedación del lactante y niño pequeño, una mayor exposición a las radiaciones y ser más costosos que los estudios convencionales.

Artrografía

Los estudios artrográficos proporcionan una visualización de las estructuras de tejidos blandos de las articulaciones [E]. El contraste suele obtenerse con el uso de aire, nitrógeno, dióxido de carbono o una solución de contraste yodado. El procedimiento puede combinarse con una TC u otra tomografía. La artrografía es de máxima utilidad en la valoración de la cadera [F] y la rodilla. En la artritis infecciosa, resulta útil para confirmar el ingreso a la articulación. También sirve para la evaluación de la displasia de cadera y las lesiones de los meniscos, así como en la identificación de cuerpos sueltos o extraños en las articulaciones. Sus desventajas incluyen la necesidad de sedación de los niños más pequeños y las reacciones ocasionales al material de contraste yodado.

Usos de la tomografía computarizada

Para detalles óseos, cuando las radiografías convencionales son inadecuadas
Para lesiones inflamatorias neoplásicas o traumáticas de columna vertebral y pélvicas
Para la deformidad compleja de la cadera antes de la reconstrucción
Para la valoración de DDC o su reducción en un yeso
Para la evaluación de puentes epifisarios
Para fracturas complejas, como las fracturas triplanares de tobillo

A   Uso de la TC He aquí algunos ejemplos frecuentes del uso de la TC para valorar problemas musculoesqueléticos en los pacientes pediátricos

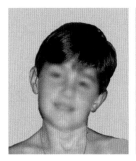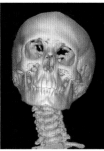

B   Tortícolis con plagiocefalia Asimetría de la cara y el cráneo que se demuestra por reconstrucción tridimensional por TC

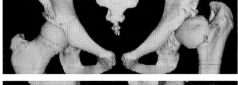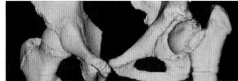

C   Reconstrucción tridimensional de la displasia de cadera Estas reconstrucciones permiten la valoración de alteraciones patológicas complejas de la cadera y a menudo facilitan la planeación quirúrgica

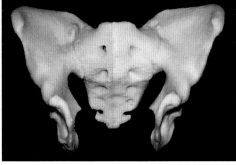

D   Modelo de plástico de una reconstrucción por TC Se pueden crear modelos en plástico que permiten la planeación preoperatoria y de la ejecución de la corrección quirúrgica

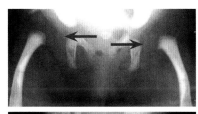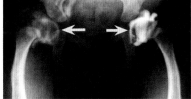

E   Artrografía La radiografía inicial mostró desplazamiento lateral de la metáfisis femoral superior (*flechas rojas*), lo que sugería la posibilidad de una luxación o subluxación de la cadera. La artrografía mostró la cabeza femoral reducida (*flechas amarillas*) y permitió establecer el diagnóstico de coxa vara

Usos de la artrografía

DDC: en la evaluación inicial y cuando hay incertidumbre respecto del tratamiento
Enfermedad de Perthes: para valorar la forma del cartílago de la cabeza femoral
Traumatismo complejo: como las lesiones del codo en el lactante
Osteocondritis disecante

F   Usos de la artrografía Se presentan ejemplos típicos del uso de la artrografía para evaluar problemas musculoesqueléticos en pacientes pediátricos

Usos de las gammagrafías óseas

Detección de abuso infantil
Traumatismos: fracturas tempranas por estrés
Tumores: localización de lesiones, su tiempo de evolución y la diferenciación de los tipos de quistes
Infecciones: sitio de localización temprana de osteomielitis, discitis
Necrosis avascular: enfermedad de Legg-Calvé-Perthes (LCP), estadificación de la osteocondritis

A   Usos de las gammagrafías óseas He aquí algunos ejemplos del uso de gammagrafías óseas para valorar los problemas musculoesqueléticos en los pacientes pediátricos

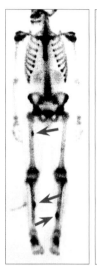
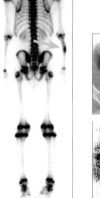

B   Gammagrafías óseas para detección precoz En ellas se muestran reacciones múltiples no sospechadas por estrés en un atleta (*flechas rojas*), y en un niño (*derecha*) se observa una osteomielitis que se localiza en el cúbito izquierdo (*flecha anaranjada*)

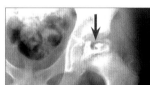
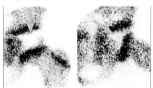

C   Gammagrafía ósea colimada estenopeica La radiografía convencional muestra necrosis avascular de la cabeza femoral (*flecha roja*). La gammagrafía colimada estenopeica muestra menor captación por la cabeza femoral avascular (*flechas anaranjadas*)

Gammagrafía

Los estudios con uso de tecnecio-99m, galio-67 e indio-111 proveen imágenes de una variedad de tejidos. Las gammagrafías son más sensibles y muestran una captación anómala mucho antes que las imágenes radiográficas [A]. Además, la gammagrafía ósea tiene un amplio alcance de aplicaciones que incluyen la valoración de un dolor esquelético poco claro [B]. La exposición a la radiación en una gammagrafía del esqueleto es equivalente a la de las radiografías convencionales. En la realización de la gammagrafía se presentan opciones útiles como el uso de agentes, la selección de colimadores, el momento de la toma de las placas y el uso de técnicas especiales.

Colimación La colimación estenopeica aumenta la resolución de la imagen, lo que es particularmente útil para valorar la necrosis avascular de la cabeza femoral. Se ordenan proyecciones AP y laterales [C].

Agentes Gran parte de las gammagrafías hacen uso del tecnecio-99m, agente con una vida media de 6 h y que, combinado con fosfato, se dirige al hueso. Es altamente sensible y las imágenes suelen tornarse positivas en 24-48 h. Se usan principalmente galio-67 e indio-111 para la localización de infecciones. El indio, por lo general, se combina con una muestra de leucocitos del paciente.

Temporalidad Los estudios básicos del hueso muestran inmediatamente la perfusión inicial. La fase de tejidos blandos o acumulación se presenta en los 10-20 min siguientes y finalmente la fase ósea se presenta después de 3-4 h de la perfusión. Los estudios óseos no se ven afectados por la aspiración de las articulaciones.

Fotografía

La fotografía médica es un medio excelente de registro [D]. Las fotografías son económicas, seguras y precisas, además de útiles para la documentación y la instrucción de los padres. El valor de documentación de las fotografías aumenta al seguir ciertos pasos:

Posición Ubicar al paciente para una fotografía como si se tratase de una radiografía. Tomar vistas anterior, lateral o especiales. Colocar al paciente en la posición anatómica.

Fondo Tratar de encontrar un fondo neutro que no cause distracción.

Distancia Es necesario tomar las fotografías tan cerca como sea posible del paciente, mientras se incluye una parte suficiente del cuerpo para orientar a quien las observa.

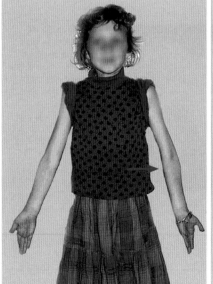
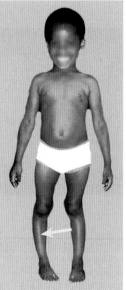

D   Fotografía clínica Se puede observar la deformidad de cúbito varo del brazo izquierdo de la niña (*flecha roja*) y la curvatura de la tibia derecha del niño (*flecha amarilla*). La utilidad de cada fotografía se refuerza por un fondo sin distracciones, la posición cuidadosa y la inclusión de ambas extremidades para comparación. Ambas fotografías documentan bien la deformidad y son útiles para la evaluación subsiguiente del efecto del crecimiento sobre su gravedad

Usos de la RM

Imágenes de cartílagos: lesiones de meniscos y de los discos de crecimiento
Necrosis avascular: enfermedad LCP, necrosis avascular en la cadera, fémur distal
Estado neurológico: lesiones de la médula espinal
Tumores: márgenes, estadificación
Infecciones: lesiones de tejidos blandos

E   Usos de la RM Estos estudios son útiles para las lesiones de tejidos blandos. Su utilidad en lactantes y niños se ve limitada por el costo y la necesidad de sedación o anestesia para su inmovilización

Resonancia magnética

La RM proporciona buenas imágenes de los tejidos blandos sin exposición a la radiación ionizante [E, página anterior]. Sin embargo, requiere de un equipo complejo y costoso, así como sedación o anestesia del lactante o niño pequeño para su necesaria inmovilización. Las imágenes óseas son malas, pero la RM es excelente para los tejidos blandos. Su interpretación puede ser difícil si se tiene poca experiencia y puede haber falsos positivos. A pesar de los problemas, la RM es de utilidad para una cada vez más amplia variedad de trastornos [A, B y C].

Ecografía

Las aplicaciones del ultrasonido al sistema musculoesquelético son numerosas y puede considerarse que la técnica es subestimada en utilidad [D].

Ecografía prenatal Este estudio [E] tiene el potencial de hacer una notoria diferencia en la práctica de la ortopedia. He aquí algunas aplicaciones útiles de la ecografía prenatal:

Patogenia Al mejorar nuestra comprensión de la enfermedad, también lo hace nuestra capacidad de tratarla y prevenirla.

Tratamiento prenatal Mediante la restitución, la sustitución o el mejoramiento del ambiente intrauterino, resulta posible corregir o mejorar el problema.

Preparación de la familia Se puede disponer de los recursos para el tratamiento posnatal temprano, según la necesidad, y para preparar a la familia desde los puntos de vista psicológico y de instrucción.

Interrupción del embarazo Ante trastornos graves, la ecografía puede ayudar a determinar la necesidad de interrumpir el embarazo con base en la decisión familiar.

Trastornos musculoesqueléticos El número de trastornos que se pueden diagnosticar por ecografía prenatal [F] está aumentando rápidamente con los estudios de mayor resolución y la experiencia del usuario. No obstante, puede haber resultados falsos positivos que pueden ocasionar ansiedad innecesaria a las familias.

Usos clínicos Estos estudios son altamente dependientes de la destreza y experiencia del operario; en Estados Unidos suelen realizarlos los radiólogos [G]. Los estudios ecográficos podrían convertirse en una extensión práctica de la exploración física. El método es seguro, potencialmente económico, versátil y tal vez subutilizado en Estados Unidos y otros países.

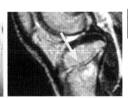

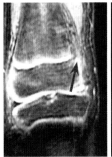 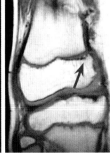

A   RM y lesiones de las epífisis Nótese el defecto en la epífisis femoral distal (*flechas rojas*) y el disco de crecimiento tibial proximal (*flecha amarilla*)

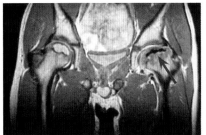 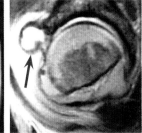

B   RM en la enfermedad de Perthes Se muestra claramente la necrosis avascular (*flecha*)

C   Quiste sinovial en la cadera Se observa claramente (*flecha*) en este estudio de RM

Usos de la ecografía posnatal

DDC: evaluación del lactante menor
Infecciones: localización de abscesos, derrames articulares
Cuerpos extraños del pie
Tumores: en especial las variedades quísticas
Traumatismos: lesiones cartilaginosas en los niños pequeños
Investigación: medición de la torsión, configuración de la articulación

D   Diagnóstico ecográfico posnatal He aquí ejemplos frecuentes de usos de la ecografía para valorar problemas musculoesqueléticos en los niños

Usos de la ecografía prenatal

Pie equino varo
Displasias esqueléticas
Deficiencias de extremidades
Espina bífida
Artrogriposis

E   Diagnóstico prenatal ecográfico Se pueden diagnosticar, por lo general, los siguientes problemas musculoesqueléticos

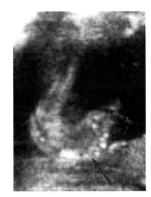

F   Pie equino varo Se identificó esta afección del pie a las 16 semanas de gestación por ecografía

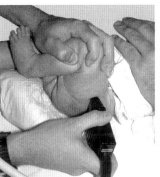 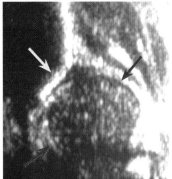

G   Evaluación de la cadera por ecografía Permite obtener imágenes eficaces (*izquierda*) antes de que ocurra la osificación. La imagen ecográfica muestra claramente el acetábulo (*flecha amarilla*) y la cabeza femoral (*flechas rojas*)

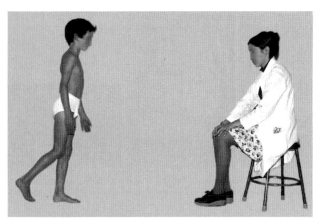

A **Inspección clínica de la marcha** La evaluación de la marcha del niño se hace mejor en un área abierta

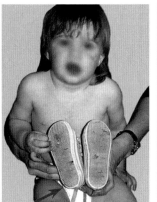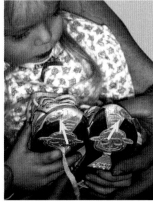

B **Valor de la observación del calzado** La ausencia de desgaste en el talón (*flecha roja, a la izquierda*) es signo de marcha equina en el lado izquierdo. El desgaste excesivo de las puntas de los zapatos es índice de un grado más intenso de pie equino (*flechas amarillas, derecha*) en una niña con diplejía espástica

Valoración de la marcha

La marcha se puede evaluar en tres niveles de complejidad.

Exploración física

La evaluación de la marcha es parte de la inspección estándar y suele realizarse en un pasillo de la clínica [A].

Inspección clínica

Esta exploración [C] está indicada si (1) la familia comunicó que el niño cojea, (2) se observa una anomalía durante la inspección, o (3) los datos físicos señalan una enfermedad que posiblemente afecte la marcha. En un pasillo de la clínica, se observa al niño caminando desde adelante, atrás y a ambos lados, si es posible. Se debe revisar su calzado en cuanto a datos de desgaste anómalo [B]. Una marcha anómala a menudo entra dentro de las siguientes categorías fácilmente identificables:

Marcha antálgica El dolor con el soporte de peso causa acortamiento de la fase de postura del lado afectado.

Marchas con dedos hacia adentro y afuera Valorar el ángulo de progresión de la marcha a cada lado. Promediar las cifras calculadas y expresarlas en grados.

Marcha equina El apoyo sobre el dedo gordo sustituye al impacto sobre el talón al inicio de la fase de postura.

Marcha con insuficiencia de abductores o de Trendelenburg La debilidad de los abductores causa que los hombros oscilen al mismo lado.

Análisis instrumentado de la marcha

La marcha se puede valorar usando una cámara de videograbación para registrar las observaciones visuales. Pueden usarse también técnicas más complejas, incluyendo la electromiografía dinámica, para valorar las secuencias de descarga de los músculos; las técnicas de cinemetría, para valorar el movimiento articular; la placa de fuerza para medir las fuerzas de reacción al piso, y las determinaciones de secuencia y velocidad [A, página siguiente]. Estos valores suelen compararse con cifras normales.

En la actualidad se está prestando cada vez mayor atención a la eficacia de la marcha por análisis del consumo de oxígeno y cambios en la frecuencia cardíaca. Con el transcurso del tiempo, hay más preocupación acerca de la movilidad eficiente y eficaz y menos por las variaciones mecánicas.

Todavía es motivo de controversia la utilidad de un laboratorio de la marcha. Claramente es un importante recurso de investigación, pero como herramienta clínica su valor práctico sigue siendo incierto.

C **Algoritmo para la valoración de la marcha**

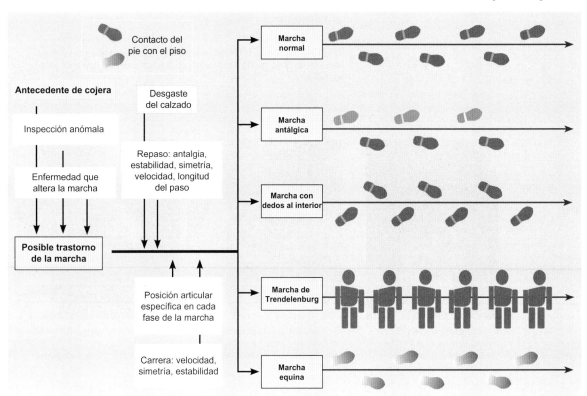

Estudios de laboratorio

Los estudios de laboratorio tienen una participación limitada pero útil en la ortopedia. Se pueden combinar para disminuir el número de aspiraciones con aguja.

Hematología

Se ordena un hemograma completo (HC) y una velocidad de sedimentación globular (VSG) o proteína C reactiva (PCR), como parte de la evaluación de detección precoz o tamizaje para precisar la salud general del paciente [B], o cuando se sospechen infecciones, neoplasias o trastornos hemáticos.

La VSG es valiosa para diferenciar infecciones de inflamación y trastornos traumáticos. La PCR se eleva y retorna a sus valores normales más rápidamente que la VSG. El límite superior de utilidad de la VSG es de 20 mm/h. Los trastornos inflamatorios, como la sinovitis tóxica, pueden aumentar la VSG dentro del rango de 20-30 mm/h, pero un valor mayor de 30 mm/h suele deberse a infección, neoplasia o traumatismo significativo. Excepto en el neonato, la PCR y la VSG suelen siempre ser elevadas por infecciones como la artritis infecciosa y la osteomielitis. En contraste, una leucocitosis es un dato menos constante.

Química

Los estudios séricos del metabolismo del calcio en ocasiones son útiles cuando se sospecha la posibilidad de trastornos como el raquitismo. El rango normal de estas cifras depende de la edad.

Enzimas

Se hace la detección de distrofia muscular mediante la determinación de la creatina-fosfocinasa (CPK, de *creatine phosphokinase*). Se ordena la prueba si un niño pequeño parece débil, muestra una marcha vacilante y torpe, y tiene una contractura de tendón calcáneo.

Estudios cromosómicos

Están indicados los estudios cromosómicos para valorar síndromes con trastornos sugerentes de un proceso genético, que incluyen múltiples malformaciones sistémicas congénitas; retraso mental de causa desconocida; manos, pies y oídos anómalos, así como arrugas cutáneas.

Contenido mineral óseo

Se puede cuantificar el contenido mineral de los huesos utilizando varias técnicas. Las mediciones corticales se hacen por radiografía y un estándar común es la del segundo metacarpiano. Otras alternativas son las de densitometría ósea (SPA y DPA, de *single and dual photon absorptiometry*), estudios indicados para enfermedades metabólicas, osteopenia idiopática y otros similares.

Líquido articular

Deberá examinarse visualmente el líquido articular [C] y también enviarse al laboratorio para recuento de células, estudios químicos, cultivo y tinción [D]. La glucosa articular suele ser cercana al 90% de la cifra sérica y disminuye en las infecciones. En casi el 33% de los casos de artritis infecciosa, los cultivos son negativos.

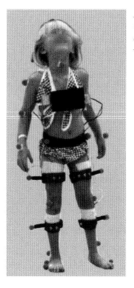

A Laboratorio de la marcha Un laboratorio moderno de la marcha cuenta con dispositivos de medición complejos para analizar esta función

Trastorno	Indicación de HC, VSG o PCR
Dolor creciente	Manifestaciones de sospecha, descartar leucemia
Dolor óseo	Descartar drepanocitosis
Fractura por estrés	Descartar infección
Dolor de cadera	Diferenciar entre artritis infecciosa y sinovitis tóxica
Lumbalgia	Valorar discitis
Infección	Seguir la evolución de una infección

B Indicaciones de HC, VSG o PCR Estas pruebas de detección precoz son útiles para valorar diversos problemas clínicos

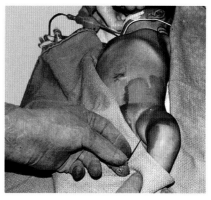

C Aspiración de una articulación La articulación de la cadera del lactante se aspira fácilmente mediante un abordaje medial. Se debe hacer una inspección visual del líquido articular

Exploración	Normal	Artritis infecciosa	AIJ	Artritis traumática
Aspecto	Color paja	Gris	Color paja	Sanguinolento
Transparencia	Claro	Turbio	Vidrio despulido	Sanguinolento
Viscosidad	Normal	Disminuida	Disminuida	Disminuida
Leucocitos totales	0-200	50 000-100 000	20 000-50 000	Eritrocitos
Polimorfonucleares (PMN)	> 90%	La mayor parte PMN	Predominan	
Bacterias	Ninguna	Se observan en casi la mitad	Ninguna	Ninguna
Cultivo	Negativo	Positivo 2/3	Negativo	Negativo
Proteínas	1.8 g/100 mL	4 g/100 mL	3-4 g/100 mL	4 g/100 mL
Glucosa	20 mg/100 mL por debajo de la cifra sérica	30-50 mg/100 mL por debajo de la cifra sérica	Normal	Normal
Inspección				Presencia de grasa en el aspirado

D Evaluación del líquido articular Se pueden observar diferencias en el líquido articular entre causas frecuentes de derrame de una articulación

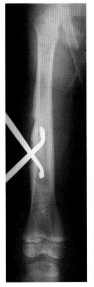

Tejido	Indicación
Músculo	Distrofia muscular Miositis
Hueso	Neoplasias, infecciones
Piel	Osteogénesis imperfecta
Nervio	Neuropatía

A Indicaciones frecuentes de biopsia El tejido obtenido de los huesos (*izquierda*) o de otros tejidos es útil para establecer el diagnóstico

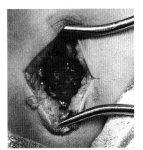
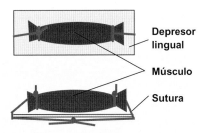

Depresor lingual

Músculo

Sutura

B Técnica de la biopsia muscular Se extrae un segmento de músculo para biopsia (*izquierda*). Luego se fija la muestra a los extremos de un depresor lingual con suturas (*líneas azules a la derecha*) para mantener su longitud y orientación durante el transporte y la fijación inicial

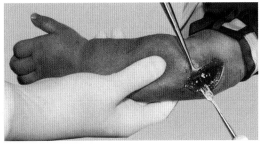

C Biopsia ósea Las biopsias son procedimientos importantes que requieren planeación, técnica cuidadosa y evaluación histopatológica competente

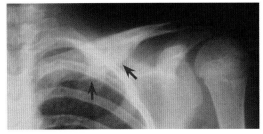

D Osteomielitis de la clavícula Esta lesión suele confundirse con un tumor. Es necesario obtener muestras para biopsia y cultivo

Procedimientos de diagnóstico

A veces son útiles otros estudios.

Electromiografía (EMG)
Se realiza utilizando electrodos superficiales o profundos. Los estudios con electrodos superficiales son limitados por artefactos y la mala selectividad de los músculos. La colocación de electrodos profundos es dolorosa y, por lo tanto, mal tolerada por los niños. Además, los estudios de EMG no muestran la fortaleza de la contracción, sólo la actividad eléctrica.

La EMG es útil para valorar las lesiones de nervios periféricos, degeneraciones de células del asta anterior y enfermedades como la miotonía y la mielitis. Frente a lesiones de los nervios periféricos, la denervación causa potenciales de fibrilación 1-2 semanas después de que ocurran. Durante la regeneración, la EMG mostrará formas de onda polifásicas. Ante la degeneración de las células del asta anterior, aparecen fasciculaciones.

Velocidad de conducción nerviosa
Se mide la velocidad de conducción nerviosa y se registra por EMG. Los valores normales cambian con la edad, de alrededor de 25 m/seg al nacer a 45 m/seg a los 3 años, y casi 45-65 m/seg a la mitad de la infancia. Suelen estudiarse los nervios peroneo, tibial posterior, cubital, mediano y facial. En los niños se realizan estos estudios en la valoración de neuropatías periféricas y hereditarias.

Bloqueo anestésico diagnóstico
Los bloqueos de diagnóstico tienen su mayor utilidad en los niños para la evaluación de neuromas incisionales y para el dolor de causa desconocida alrededor del pie. Por este medio es posible localizar el sitio del dolor con precisión.

Biopsia
La biopsia es un procedimiento diagnóstico importante [A], pero no siempre sencillo de llevar a cabo. Es preferible que el mismo cirujano realice tanto la biopsia como cualquier procedimiento de reconstrucción o ablación. Es importante la planeación. En general, una biopsia abierta es sistemática y se realiza con aguja para las lesiones de sitios inaccesibles, como los cuerpos vertebrales. Se debe planear con antelación con el laboratorio para coordinar la obtención de tejido [B y C], transferir soluciones, cortes por congelación, y para estudios de microscopía electrónica. Se hace cultivo de la lesión si hay incluso la más remota posibilidad de una causa infecciosa [D].

Artrocentesis
La aspiración de una articulación es diagnóstica [E] y a veces terapéutica. Este estudio está indicado siempre que haya la posibilidad de un origen infeccioso.

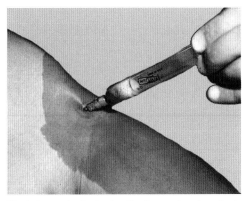

E Artrocentesis Aspiración de pus de esta articulación de cadera infectada

Historia natural

El efecto del tiempo y el crecimiento sobre un trastorno se denomina *evolución*. También se conoce como *historia natural*, o aquello que ocurriría sin tratamiento. Es bien conocida la historia natural de muchos trastornos. Por ejemplo, sabemos que casi todo problema de rotación se resuelve con el tiempo. Desafortunadamente, la variabilidad de un niño a otro hace de las mejores predicciones meras conjeturas. En los trastornos menos frecuentes se desconoce su evolución y la historia natural es todavía de mayor importancia. A veces dicha evolución se establece por casualidad [A], pero, por lo general, se logra mediante radiografías [B, C y D] o fotografías [E] seriadas. Para establecer la evolución, se documenta el estado del trastorno a intervalos. Durante la primera consulta se realizan los estudios de referencia y se repiten a intervalos, dependiendo de la enfermedad.

Un clásico ejemplo es el del tratamiento de los puentes epifisarios. Si un niño sufre una lesión del maléolo interno de Salter de tipo III o IV, es útil obtener una radiografía de referencia de toda la longitud de ambas tibias en la misma placa. El mismo estudio se repite a intervalos de 3 meses. Un cambio en las longitudes relativas de las tibias o de la inclinación de la superficie articular del tobillo constituye un signo temprano de un puente epifisario.

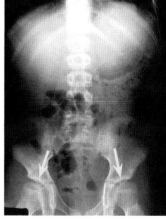
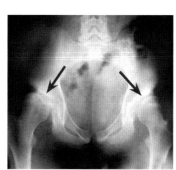

A   Evolución establecida por casualidad Este niño de 15 años se atendió por dolor bilateral de la cadera. Sus radiografías mostraron una displasia grave de cadera con subluxación (*flechas rojas*). Por azar, su archivo de radiografías contenía un estudio anómalo que se tomó cuando tenía 12 años de edad, donde sus caderas mostraban sólo ligera displasia (*flechas amarillas*)

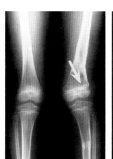
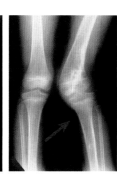
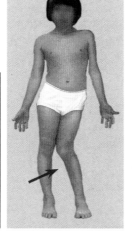

B   Efecto del crecimiento Estas radiografías muestran el efecto del tiempo y el crecimiento en presencia de un puente epifisario (*flecha amarilla*). Dos años después, este niño de 12 años muestra un aumento espectacular de la deformidad en valgo de la rodilla (*flechas rojas*)

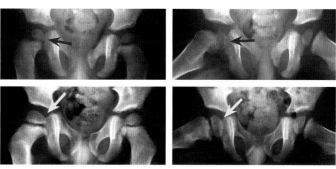

C   Remodelado El remodelado de la deformidad por una fractura en la niñez es una de las demostraciones más gráficas del efecto del tiempo y el crecimiento. Este lactante sufrió una fractura de la epífisis con consolidación deficiente a los 12 meses de edad (*flechas rojas*). Nótese el remodelado extenso de la deformidad para los 24 meses (*flechas amarillas*)

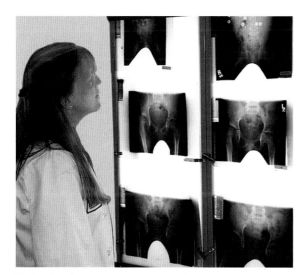

D   Evolución con uso de radiografías La comparación de una serie de radiografías es un método muy práctico para determinar el efecto del tiempo sobre la deformidad

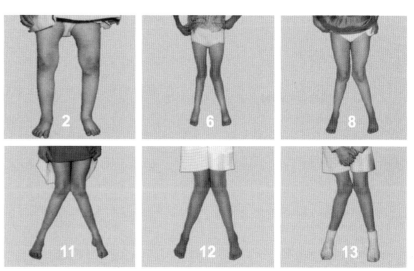

E   Evolución con uso de fotografías En esta paciente con raquitismo resistente a la vitamina D se ilustra la progresión de las deformidades de rodilla en valgo a los 2, 6, 8, 11, 12 y 13 años de edad. La familia y la paciente eligieron retrasar la corrección hasta los 14 años de edad para evitar recurrencias

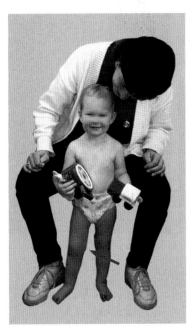

A   Artritis idiopática juvenil (AIJ) oligoarticular Esta pequeña tiene pocas molestias. Nótese el edema de la rodilla derecha

Edema articular

La inflamación de una articulación se denomina *artritis* [A], y el dolor articular sin signos de inflamación *artralgia*. Los reumatólogos llaman *entesopatía* al dolor presente en ligamentos e inserciones tendinosas. Hay artritis en casi 2 de cada 1 000 niños. Las causas de los edemas articulares en niños son numerosas [B]. El diagnóstico se establece [C] a través del siguiente abordaje.

Abordaje

Anamnesis Preguntar al paciente y su familia en cuanto a síntomas sistémicos, dolor nocturno, rigidez matutina, otras enfermedades, duración e intensidad, antecedentes familiares y salud general.

Exploración Hacer una inspección general cuidadosa. ¿Hay enfermedad sistémica? Revisar todas las extremidades para determinar si están afectadas otras articulaciones. Registrar grado de inflamación, localización de la hipersensibilidad, amplitud de movimiento de la articulación y cualquier deformidad fija. Considerar la interconsulta de oftalmología, pues la iritis es la complicación más grave y se previene con un diagnóstico y tratamiento tempranos.

Estudios de laboratorio Si se sospecha artritis reumatoide juvenil, ordenar HC, VSG, PCR, anticuerpos antinucleares (ANA, de *antinuclear antibodies*), factor reumatoide (RF, de *rheumatoid factor*) y análisis de orina. Indicar otros estudios para ayudar a hacer una breve lista de diagnósticos diferenciales.

Estudios de imagen Iniciar con radiografías convencionales y agregar otros estudios, según corresponda.

Aspiración articular Está indicada si en el diagnóstico diferencial se incluye la posibilidad de un origen infeccioso.

Tipos clínicos

Artritis idiopática juvenil (AIJ) poliarticular Se presenta en dos patrones clínicos [C]: niñas pequeñas y aquéllas en la adolescencia con múltiple afección de articulaciones pequeñas y grandes.

Diagnóstico diferencial de las artritis

Primarias

Traumáticas
Lesión directa: luxación, fractura
Deslizamiento de las epífisis de la cabeza femoral
Penetrante: sinovitis por cuerpo extraño

Infecciosas
Bacterianas
Por enfermedad de Lyme
Tuberculosis

Artritis reumatoide juvenil
AIJ sistémica
AIJ poliarticular
AIJ oligoarticular
Espondiloartropatías

Tumores
Hemangiomas intraarticulares
Sinovitis vellonodular pigmentada

Vasculares
Enfermedad de Legg-Calvé-Perthes
Osteocondritis disecante

Idiopáticas
Sinovitis tóxica de la cadera

Secundarias

Inflamación adyacente
Osteomielitis
Osteoma osteoide

Trastornos sistémicos
Leucemia
Hemofilia con derrame articular
Fiebre reumática aguda
Lupus eritematoso sistémico
Púrpura de Henoch-Schönlein
Sarcoidosis
Trastornos postinfecciosos
Distrofia simpática refleja

B   Diagnóstico diferencial del edema y el dolor articulares

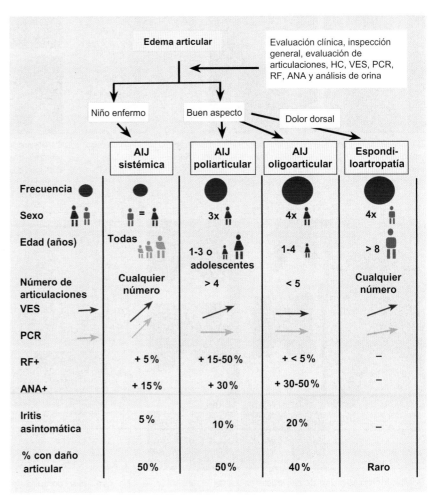

C   Diagnóstico diferencial de la AIJ

	AIJ sistémica	AIJ poliarticular	AIJ oligoarticular	Espondiloartropatía
Frecuencia				
Sexo	=	3x	4x	4x
Edad (años)	Todas	1-3 o adolescentes	1-4	> 8
Número de articulaciones	Cualquier número	> 4	< 5	Cualquier número
VES				
PCR				
RF+	+ 5 %	+ 15-50 %	+ < 5 %	–
ANA+	+ 15 %	+ 30 %	+ 30-50 %	–
Iritis asintomática	5 %	10 %	20 %	–
% con daño articular	50 %	50 %	40 %	Raro

AIJ oligoarticular Es la forma más frecuente de artritis juvenil. El paciente por lo general es una niña de 1-4 años de edad [A y C, página anterior]. Alrededor del 25% no presenta dolor, pero se atiende por edema de articulaciones como rodilla, tobillo y dedos. Los ANA son positivos en el 70% de los casos, y el RF es negativo. Cerca del 20% presenta iritis [A]. Es indispensable el envío temprano de estos pacientes a un oftalmólogo.

AIJ sistémica Puede presentarse en niños y niñas, por lo general, entre los 3 y 10 años de edad [C, página anterior]. Estos pequeños se encuentran febriles, con aspecto tóxico; tienen mialgias intensas y crecimiento de nódulos linfáticos, hígado y bazo, y a veces con pericarditis, miocarditis, coagulación intravascular diseminada y poliartritis [B]. La evolución de la enfermedad es variable. Algunos casos se resuelven en meses; otros persisten y causan destrucción articular y discapacidad.

Espondiloartropatías seronegativas Se conoce como seronega-tividad a la ausencia del factor reumatoide. Estos trastornos incluyen a la espondilitis anquilosante, la sinovitis reactiva, el síndrome de Reiter y aque-llos trastornos vinculados con enfermedad inflamatoria intestinal y psoriasis. Estos pacientes con frecuencia son HLA-B27 positivos y adolescentes de sexo masculino; pueden presentar signos sistémicos de fiebre de poca impor-tancia, disminución de peso y malestar general.

Espondilitis anquilosante Este trastorno es más frecuente en adultos, pero se presenta también en los niños pequeños. La inflamación afecta a la columna vertebral, las articulaciones sacroilíacas (SI) y las gran-des. Son manifestaciones frecuentes el dolor de espalda y la rigidez matutina. Se encuentra rigidez en la prueba de flexión hacia adelante. Los datos de laboratorio suelen incluir una elevación leve de VSG y PCR, HLA-B27 posi-tivo, ANA y RF negativos. Los cambios radiográficos son tardíos.

Síndrome de Reiter Suele encontrarse la tríada de artritis, uretritis y conjuntivitis; puede haber iritis fotofóbica dolorosa. La enfermedad suele ser consecutiva a una disentería o una enfermedad de transmisión sexual.

Tratamiento

Inyecciones intraarticulares de hexacetónido de triamcinolona (esteroide) Son eficaces para disminuir la sinovitis y a veces previenen la destrucción de la articulación [C].

Agentes sistémicos Incluyen ibuprofeno, metotrexato y etancercept, y lo mejor es que los administre un reumatólogo pediátrico.

Daño articular Se presenta en casi todos los tipos de AIJ [D]. La artritis oligoarticular causa daño, pero el intervalo entre el inicio y el daño es más prolongado.

Errores

Confusión con traumatismos Por lo general, se piensa que una articulación con edema es secundaria a una lesión. Puesto que las lesiones son cotidianas en la vida de los niños, es frecuente el antecedente de una. Las articulaciones edematizadas rara vez son producto de una lesión. Requieren evaluación y un diagnóstico preciso.

Iritis Ésta puede acompañar a las formas oligoarticulares y algunas poliarticulares de AIJ [E]. Suele ser asintomática y puede llevar a la ceguera. Los niños con estas formas de artritis deberán enviarse a un oftalmólogo para su evaluación. El riesgo de iritis da gran importancia al diagnóstico temprano de la artritis.

Pasar por alto un origen infeccioso Tiene mayor probabilidad la aparición rápida de daño articular permanente por una artritis infecciosa. La artritis infecciosa de la cadera es la más difícil de diferenciar. La artritis monoarticular de la cadera rara vez se debe a AIJ.

Pasar por alto una leucemia Las manifestaciones óseas y articulares son síntomas iniciales en el 20% de los pacientes pediátricos con leucemia, que causa dolor óseo, enfermedad sistémica, elevación de VSG y anemia.

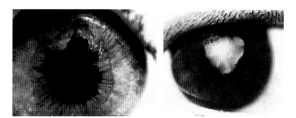

A Características de la iritis Estas fotografías muestran irregularidad pupilar, con datos tardíos resultantes de adherencias entre el iris y el cristalino. Cortesía de DD Sherry

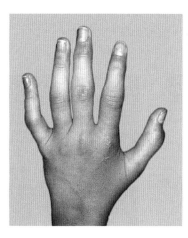

B Afección de la mano en la AIJ sistémica Nótese el edema de múltiples articulaciones

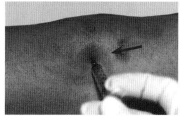

C Inyecciones de esteroides en las articulaciones Las inyecciones en las articulaciones afectadas por AIJ disminuyen espectacularmente la sinovitis y la destrucción articular

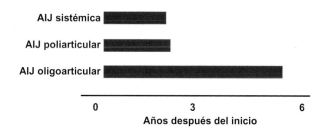

D Tiempo transcurrido entre el inicio y el daño articular La media de tiempo entre el inicio de diferentes tipos de AIJ y el del daño articular

Característica	Temprana	Tardía
Edad	1-4 años	Adolescencia
Sexo	Femenino	Femenino
Afección de las articulaciones	Variable y simétrica	Simétrica de las grandes y pequeñas
ANA	Positivos	Escasos
Factor reumatoide	Negativo	En la mitad positivo
Iritis	Rara	En la mitad positiva

E Tipos de AIJ poliarticular Se muestran dos tipos de cuadro clínico de la AIJ poliarticular. Tomado de Sherry (1998)

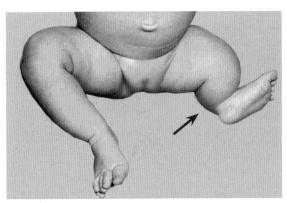

A Deficiencia tibial Nótese la pierna corta con un pie normal

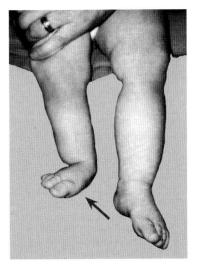

B Deficiencia peronea Nótese el acortamiento, el tobillo valgo y la hipoplasia del pie

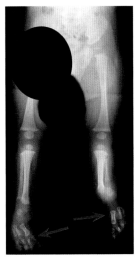

C Deficiencia peronea con pies trirradiales bilaterales

Deficiencias de extremidades

Se presentan deficiencias congénitas de las extremidades en casi 0.1-0.2 de cada 1 000 niños o alrededor de un décimo de la frecuencia para el pie equino varo o la displasia de desarrollo de cadera.

Causas

La mayoría de las deficiencias ocurren en niños normales desde otros puntos de vista y no tienen base genética. Se sabe que la talidomida causa deficiencias múltiples de extremidades [D]. La mayor parte de las deficiencias de las extremidades son esporádicas [B y C]. La hemimelia tibial [A] se transmite como rasgo dominante. En otros casos, las deficiencias se vinculan con diversos síndromes, como el de aplasia radial-trombocitopenia. También hay amputaciones adquiridas por traumatismos o por el tratamiento de tumores malignos.

Nomenclatura

La nomenclatura más ampliamente aceptada es la de Frantz y O'Rahilly, que divide a las deficiencias de extremidad en tipos intercalares y terminales [E]. Todo tipo de deficiencia suele clasificarse [A-F, página siguiente]. Tales clasificaciones ayudan a definir la gravedad del proceso e indicar los métodos terapéuticos (véanse capítulos 8 y 13 para los detalles del tratamiento).

Prevalencia

Los hombres con deficiencias de extremidades superan a las mujeres a razón de 3:2 y los miembros inferiores se afectan el doble de veces que los superiores. En el 80% de los casos se afecta sólo una extremidad. Las causas congénitas son tres a cuatro veces más frecuentes que las amputaciones adquiridas.

Valoración

Casi todas las deficiencias se relacionan con acortamiento de extremidades. Se ordenan radiografías comparativas si se sospecha una deformidad de reducción. Se debe clasificar la deformidad de acuerdo con el aspecto radiográfico. La clasificación es más difícil tempranamente debido a la falta de osificación. Será necesario considerar los posibles problemas vinculados, en especial en los niños con deficiencias del radio.

La mayoría de los pacientes deberán ser derivados a una clínica dedicada a las deficiencias de extremidades. Tales clínicas proveen varias fuentes importantes de recursos para la familia: (1) genetistas para valorar las posibles asociaciones y proveer asesoramiento, (2) familias para recomendar grupos de apoyo, (3) prótesis para ayudar a los problemas de ajuste, a menudo complejos, y (4) cirujanos ortopédicos para proveer el tratamiento total.

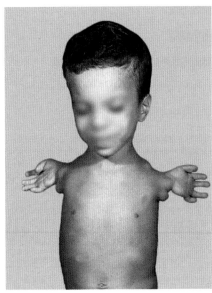

D Focomelia

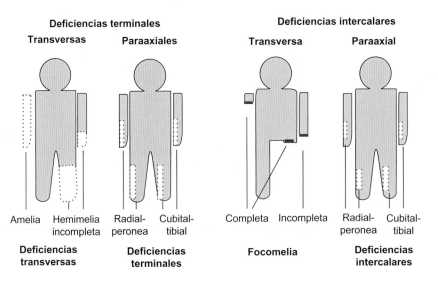

Deficiencias terminales

Transversas   Paraaxiales

Amelia   Hemimelia incompleta   Radial-peronea   Cubital-tibial

Deficiencias transversas   **Deficiencias terminales**

Deficiencias intercalares

Transversa   Paraaxial

Completa   Incompleta   Radial-peronea   Cubital-tibial

Focomelia   **Deficiencias intercalares**

E Clasificación de las deficiencias congénitas de extremidad de Frantz-O'Rahilly

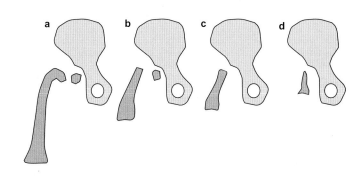

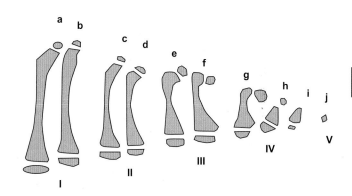

A   Deficiencia femoral focal proximal (a) Buen acetábulo, deformidad en varo del fémur. (b) Acetábulo aceptable, retraso de la osificación del fémur. (c) Acetábulo deficiente, ausencia de la cabeza del fémur, muy corto. (d) Ausencia de acetábulo y casi total del fémur. Con base en Aitken (1968)

B   Espectro del fémur congénitamente corto Esta ilustración muestra la amplia variedad de deformidades que se incluyen en esta clasificación. Con base en Hamanishi, JBJS 62B:569 (1980)

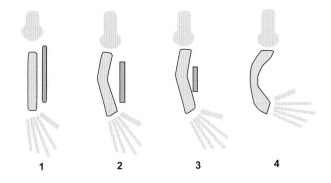

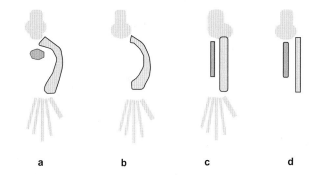

C   Clasificación de Heikel de las deficiencias radiales (1) Hipoplasia distal del radio. (2) Acortamientos distal y proximal y encorvamiento cubital. (3) Acortamiento cubital variable con desviación del carpo. (4) Aplasia del radio. Tomado de Heikel (1959)

D   Clasificación de Swanson de las deficiencias cubitales (a) Hipoplasia de cúbito. (b) Ausencia de cúbito. (c) Fusión de húmero y radio con hipoplasia de cúbito. (d) Hipoplasia de cúbito con ausencia de mano. Tomado de Swanson y cols. (1984)

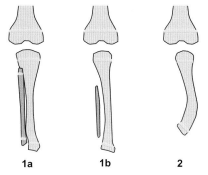

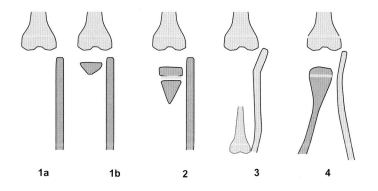

E   Clasificación de las deficiencias peroneas El tipo 1 incluye todos los casos donde hay algo de peroné. En el tipo 1a, el peroné es corto, con la epífisis proximal por debajo de la correspondiente de la tibia y la distal arriba del tobillo. En el tipo 1b, el peroné está significativamente acortado y no soporta el tobillo. En el tipo 2 no hay peroné. Tomado de Achterman y Kalamchi, JBJS 61B:133 (1979)

F   Clasificación de la deficiencia tibial (1a) No se observa tibia. (1b) Se observa tibia por RM o ecografía. (2) No se observa la porción distal de la tibia. (3) No se observa la porción proximal de la tibia. (4) Diastasis. Basada en Jones y cols. JBJS 60B:31 (1978)

Aboulafia AJ, Levin AM, Blum J. Prereferral evaluation of patients with suspected bone and soft tissue tumors. Clin Orthop 2002 Apr;(397): p83-8.

Aitken GT, Proximal femoral focal deficiency–definition, classification, and management. In: Symposium Washington DC June 13, 1968. pp 1-22, National Academy of Sciences, Washington DC.

Aktas S, Aiona MD, Orendurff M. Evaluation of rotational gait abnormality in patients with cerebral palsy. J Pediatr Orthop 2000 Mar-Apr;20(2): p217-20.

Bartlett MD, Wolf LS, Shurtleff DB, et al. Hip flexion contractures: A comparison of measurement methods. Arch Phys Med Rehabil 1985;66:620-625.

Belmont PJ, Kuklo TR, Taylor KF, Freedman BA, Prahinski JR, Kruse RW. Intraspinal anomalies associated with isolated congenital hemivertebra: the role of routine magnetic resonance imaging. J Bone Joint Surg Am 2004 Aug;86-A(8): p1704-10.

Breugem CC, Maas M, Breugem SJ, Schaap GR, van der Horst CM. Vascular malformations of the lower limb with osseous involvement. J Bone Joint Surg Br 2003 Apr;85(3): p399-405.

Caskey PM, Lester EL. Association of fibular hemimelia and clubfoot. J Pediatr Orthop 2002 Jul-Aug;22(4): p522-5.

Choi IH, Lipton GE, Mackenzie W, Bowen JR, Kumar SJ. Wedge-shaped distal tibial epiphysis in the pathogenesis of equinovalgus deformity of the foot and ankle in tibial lengthening for fibular hemimelia. J Pediatr Orthop 2000 Jul-Aug;20(4): p428-36.

Christensen CP, Ferguson RL. Lower extremity deformities associated with thrombocytopenia and absent radius syndrome. Clin Orthop 2000 Jun;(375): p202-6.

Coleman SS, Chesnut WJ. A simple test for hindfoot flexibility in cavovarus foot. CO 123:60 1977.

Devitt AT, O'Donnell T, Fogarty EE, Dowling FE, Moore DP. Tibial hemimelia of a different class. J Pediatr Orthop 2000 Sep-Oct;20(5): p616-22.

Erlich MG, Zaleske DJ. Pediatric orthopedic pain of unknown origin. J Pediatr Orthop 1986;460-468.

Farley FA, Kuhns L, Jacobson JA, Di Pietro M. Ultrasound examination of ankle injuries in children. J Pediatr Orthop 2001 Sep-Oct;21(5): p604-7.

Fixsen JA. Major lower limb congenital shortening: a mini review. J Pediatr Orthop B 2003 Jan;12(1): p1-12.

Flynn JM, Closkey RF, Mahboubi S, Dormans JP. Role of magnetic resonance imaging in the assessment of pediatric cervical spine injuries. J Pediatr Orthop 2002 Sep-Oct;22(5): p573-7.

Flynn JM, Mackenzie W, Kolstad K, Sandifer E, Jawad AF, Galinat B. Objective evaluation of knee laxity in children. J Pediatr Orthop 2000 Mar-Apr;20(2): p259-63.

Fujii H, Doi K, Baliarsing AS. Transtibial amputation with plantar flap for congenital deficiency of the tibia. Clin Orthop 2002 Jun;(403): p186-90.

Graham HK, Harvey A, Rodda J, Nattrass GR, Pirpiris M. The Functional Mobility Scale (FMS). J Pediatr Orthop 2004 Sep-Oct;24(5): p514-20.

Greulich WW, Pyle SI. Radiographic atlas of skeletal development of the hand and wrist. 2nd ed. Stanford, CA, Stanford University Press, 1959:50.

Hempfing A, Placzek R, Gottsche T, Meiss AL. Primary subacute epiphyseal and metaepiphyseal osteomyelitis in children. diagnosis and treatment guided by MRI. J Bone Joint Surg Br 2003 May;85(4): p559-64.

Hubner U, Schlicht W, Outzen S, Barthel M, Halsband H. Ultrasound in the diagnosis of fractures in children. J Bone Joint Surg Br 2000 Nov;82(8): p1170-3.

James MA, Green HD, McCarroll HR, Manske PR. The association of radial deficiency with thumb hypoplasia. J Bone Joint Surg Am 2004 Oct;86-A(10): p2196-205.

Kara CS, Toros T. Congenital deficiency of the tibia: a report of 22 cases. J Pediatr Orthop B 2001 Apr;10(2): p161-3.

Kawaguchi AT, Otsuka NY, Delgado ED, Genant HK, Lang P. Magnetic resonance arthrography in children with developmental hip dysplasia. Clin Orthop 2000 May;(374): p235-46.

Kevern L; Warwick D; Wellesley D; Senbaga R; Clarke NM. Prenatal ultrasound: detection and diagnosis of limb abnormalities. J Pediatr Orthop 2003 Mar-Apr;23(2): p251-3.

Kokavec M, Makai F, Maresch P. Present status of screening and prevention of developmental dysplasia of the hip in the Slovak Republic. J Pediatr Orthop B 2003 Mar;12(2): p106-8.

Kozin SH. Correlation between external rotation of the glenohumeral joint and deformity after brachial plexus birth palsy. J Pediatr Orthop 2004 Mar-Apr;24(2): p189-93.

Loder RT, Greenfield ML. Clinical characteristics of children with atypical and idiopathic slipped capital femoral epiphysis: description of the age-weight test and implications for further diagnostic investigation. J Pediatr Orthop 2001 Jul-Aug;21(4): p481-7.

Maenpaa H, Kuusela P, Lehtinen J, Savolainen A, Kautiainen H, Belt E. Elbow synovectomy on patients with juvenile rheumatoid arthritis. Clin Orthop 2003 Jul;(412): p65-70.

Mazur JM, et al. Usefulness of magnetic resonance imaging for the diagnosis of acute musculoskeletal infections in children. JPO 1995;15:144.

McCarthy JJ, Glancy GL, Chnag FM, Eilert RE. Fibular hemimelia: comparison of outcome measurements after amputation and lengthening. J Bone Joint Surg Am 2000 Dec;82-A(12): p1732-5.

McMulkin ML, Gulliford JJ, Williamson RV, Ferguson R. Correlation of static to dynamic measures of lower extremity range of motion in cerebral palsy and control populations. J Pediatr Orthop 2000 May-Jun;20(3): p366-9.

Mirovsky Y, Jakim I, Halperin N, Lev L. Non-specific back pain in children and adolescents: a prospective study until maturity. J Pediatr Orthop Br 2002 Oct;11(4): p275-8.

Nnadi C, Chawla T, Redfern A, Argent J, Fairhurst J, Clarke N. Radiograph evaluation in children with acute hip pain. J Pediatr Orthop 2002 May-Jun;22(3): p342-4.

Noonan KJ, Halliday S, Browne R, O'Brien S, Kayes K, Feinberg J. Interobserver variability of gait analysis in patients with cerebral palsy. J Pediatr Orthop 2003 May-Jun;23(3): p279-87; discussion 288-91.

Parvizi J, Lajam CM, Trousdale RT, Shaughnessy WJ, Cabanela ME. Total knee arthroplasty in young patients with juvenile rheumatoid arthritis. J Bone Joint Surg Am 2003 Jun;85-A(6): p1090-4.

Patel M, Paley D, Herzenberg JE. Limb-lengthening versus amputation for fibular hemimelia. J Bone Joint Surg Am 2002 Feb;84-A(2): p317-9.

Pearl ML, Edgerton BW, Kon DS, Darakjian AB, Kosco AE, Kazimiroff PB, Burchette RJ. Comparison of arthroscopic findings with magnetic resonance imaging and arthrography in children with glenohumeral deformities secondary to brachial plexus birth palsy. J Bone Joint Surg Am 2003 May;85-A(5): p890-8.

Pill SG, Ganley TJ, Milam RA, Lou JE, Meyer JS, Flynn JM. Role of magnetic resonance imaging and clinical criteria in predicting successful nonoperative treatment of osteochondritis dissecans in children. J Pediatr Orthop 2003 Jan-Feb;23(1): p102-8.

Prahinski JR, Polly DW, McHale KA, Ellenbogen RG. Occult intraspinal anomalies in congenital scoliosis. J Pediatr Orthop 2000 Jan-Feb;20(1): p59-63.

Rao KN, Joseph B. Value of measurement of hip movements in childhood hip disorders. J Pediatr Orthop 2001 Jul-Aug;21(4): p495-501.

Saraph V, Zwick EB, Zwick G, Steinwender C, Steinwender G, Linhart W. Multilevel surgery in spastic diplegia: evaluation by physical examination and gait analysis in 25 children. J Pediatr Orthop 2002 Mar-Apr;22(2): p150-7.

Sauer ST, Farrell E, Geller E, Pizzutillo PD. Septic arthritis in a patient with juvenile rheumatoid arthritis. Clin Orthop 2004 Jan;(418): p219-21.

Searle CP, Hildebrand RK, Lester EL, Caskey PM. Findings of fibular hemimelia syndrome with radiographically normal fibulae. J Pediatr Orthop Br 2004 May;13(3): p184-8.

Sherry DD. What's new in the diagnosis and treatment of juvenile rheumatoid arthritis. J Pediatr Orthop 2000 Jul-Aug;20(4): p419-20.

Skytta E, Savolainen A, Kautiainen H, Lehtinen J, Belt EA. Treatment of leg length discrepancy with temporary epiphyseal stapling in children with juvenile idiopathic arthritis during 1957-99. Pediatr Orthop 2003 May-Jun;23(3): p378-80.

Staheli LT. Fever following trauma in childhood. JAMA 1967;199:503-504.

Staheli LT. Strontium 87m scanning. Early diagnosis of bone and joint infections in children. JAMA 1972;221:1159.

Staheli LT. The prone hip extension test: a method of measuring hip flexion deformity. Clin Orthop 1977;123:12-15.

Stanitski DF, Stanitski CL. Fibular hemimelia: a new classification system. J Pediatr Orthop 2003 Jan-Feb;23(1): p30-4.

Stansfield BW, Hillman SJ, Hazlewood ME, Lawson AA, Mann AM, Loudon IR, Robb JE. Normalized speed, not age, characterizes ground reaction force patterns in 5-to 12-year-old children walking at self-selected speeds. J Pediatr Orthop 2001 May-Jun;21(3): p395-402.

Stevens PM, Arms D. Postaxial hypoplasia of the lower extremity. J Pediatr Orthop 2000 Mar-Apr;20(2): p166-72.

Straw R, Chell J, Dhar S. Adduction sign in pediatric hip arthrography. J Pediatr Orthop 2002 May-Jun;22(3): p350-1.

Sutherland DH, Olshen R, Cooper L, et al. The development of mature gait. J Bone Joint Surg 1980;62A:336.

Sutherland DH, Olshen R, Cooper L, et al. The pathomechanics of gait in Duchenne muscular dystrophy. Dev Med Child Neurol 1982;23:3.

Sutherland DH. Gait disorders in childhood and adolescence. Baltimore: Williams & Wilkins, 1984:631.

Takagi T, Mitani S, Aoki K, Miyake A, Inoue H. Three-dimensional assessment of the hip joint by two-directional arthrography. J Pediatr Orthop 2002 Mar-Apr;22(2): p232-8.

Treadwell MC, Stanitski CL, King M. Prenatal sonographic diagnosis of clubfoot: implications for patient counseling. JPO 1999;19:8.

Vocke-Hell AK, Schmid A. Sonographic differentiation of stable and unstable lateral condyle fractures of the humerus in children. J Pediatr Orthop Br 2001 Apr;10(2): p138-41.

Wientroub S, et al. Prenatal sonographic diagnosis of musculoskeletal disorders. JPO 1999;19:1.

Wong-Chung J, Bagali M, Kaneker S. Physical signs in pyomyositis presenting as a painful hip in children: a case report and review of the literature. J Pediatr Orthop Br 2004 May;13(3): p211-3.

Woods D, Macnicol M. The flexion-adduction test: an early sign of hip disease. J Pediatr Orthop B 2001 Jul;10(3): p180-5.

Zwick EB, Saraph V, Linhart WE, Steinwender G. Propulsive function during gait in diplegic children: evaluation after surgery for gait improvement. J Pediatr Orthop B 2001 Jul;10(3): p226-33.

ATENCIÓN AL PACIENTE

En este capítulo se cubren los principios de la atención a los pacientes y en capítulos posteriores se dan los detalles de cada tema.

Cuándo derivar

Saber cuándo se debe enviar al paciente a un especialista es una decisión crítica que enfrentan los proveedores de atención primaria. Al igual que el control de los costes es un reto cada vez más importante, tomar esta decisión también lo es, y a veces resulta difícil [A].

Atención de la familia

La destreza para la atención de los padres y familiares es indispensable para proporcionar un cuidado óptimo al paciente pediátrico, lo que requiere competencia profesional, paciencia y empatía para con los niños y la familia. Cómo tratar con los padres es con frecuencia el tema de mayor dificultad para el residente de ortopedia. El desarrollo de la apreciación, sensibilidad y destreza en la comunicación con los padres y la capacidad para aliviar sus ansiedades, son habilidades indispensables para la atención eficaz del problema del niño.

El paciente pediátrico

El bienestar total del paciente pediátrico es el objetivo primario de su atención. Hacer lo que es mejor para él o ella requiere respeto por el valor inherente de la niñez como un período importante de la vida. Se trata de algo más que un período preparatorio para la vida: tiene un valor intrínseco [B]. Además, la interferencia innecesaria con la vida de un menor le priva de importantes experiencias vitales. Este concepto es especialmente importante en la ortopedia pediátrica, donde el médico a menudo trata una enfermedad crónica; la "medicalización" de la niñez es un riesgo grave. Se puede crear lo que se conoce como "síndrome del niño vulnerable", que se refiere a niños sometidos a restricciones innecesarias. A continuación se incluyen algunas guías prácticas y filosóficas al respecto:

Resistir la presión de tratar al menor Si es simplemente para satisfacer a los padres o sólo "por hacer algo". Esta práctica es dañina para el paciente, destructiva para la familia, costosa para la sociedad y una mala práctica médica.

Ordenar el tratamiento sólo cuando la intervención sea tanto necesaria como eficaz Anteriormente, solía prescribirse tratamiento para trastornos que se resuelven de forma espontánea, como la desviación interna de los dedos, el pie plano flexible y las piernas arqueadas fisiológicas. El tratamiento mediante la sola observación y una política de vigilancia del estado del niño con mínima intervención, provee cuidados óptimos para un gran porcentaje de los problemas pediátricos ortopédicos. Es menos destructivo para la vida del menor y la familia, y genera una reputación de sinceridad y competencia del médico.

Circunstancias urgentes	Circunstancias emergentes
Traumatismos	**Traumatismos**
Cualquier luxación	Cualquier fractura epifisaria
Fracturas expuestas	Fractura del codo no desplazada
Compromiso vascular	Luxación rotuliana reducida
Fractura de la base de falange distal	Posible tumor maligno
Cualquier síndrome compartimental	**Complicación de un yeso**
Infecciones	Humedad
Cualquier posible infección ósea y articular	Rotura
Infección necrosante de tejidos blandos	Dolor (posible área de compresión)
Otras	**Complicación postoperatoria**
Posible epifisiolistesis femoral proximal	Dolor excesivo
	Dehiscencia de la herida quirúrgica

A Guías acerca de cuándo derivar Estos cuadros fueron creados por Brenda Eng, ARNP (véase página ii) para ayudar a tomar estas importantes decisiones (2014)

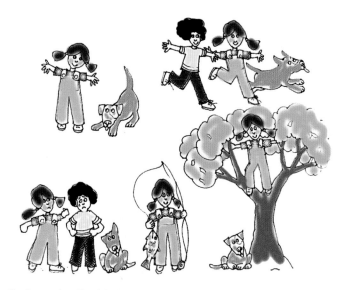

B La ocupación del niño es jugar La niñez es un tiempo de experiencias variables y tiene valor intrínseco

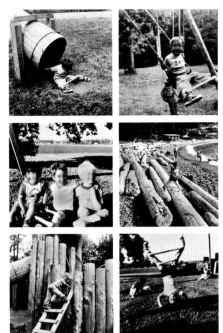

A Integrar el tratamiento con el juego Alentar a las familias para que sus pequeños participen en juegos de actividad física durante el tratamiento. Estas imágenes provienen de una madre que alcanzó esta meta

Limitar la actividad del menor sólo después de considerarlo reflexivamente El juego es la principal ocupación de los niños. Las restricciones innecesarias les niegan experiencias vitales para disfrutar de la niñez y desarrollar destrezas críticas. En algunas circunstancias, el médico puede necesitar contener la tendencia de los padres a sobreproteger al niño, pues puede ser en favor del mejor interés del niño el arriesgarse a una lesión, más que tener restricciones de la actividad natural a largo plazo [A].

Evitar la medicalización del niño discapacitado El sobretratamiento puede limitar aún más al niño y abrumar a la familia. El número excesivo de consultas, operaciones, tratamientos, aparatos ortopédicos y otros recursos terapéuticos médicos producirá una gran carga para la vida del niño dedicada al tratamiento, que puede proporcionar poco o ningún beneficio.

Antes de considerar cualquier tratamiento, pensar en el paciente como un todo Los métodos terapéuticos fácilmente prescritos para los pacientes pediátricos nunca serían aceptados por un adulto [B]. El tratamiento ortopédico puede ser lesivo para la autoimagen del individuo [C], así como incómodo o molesto [D] para el menor. Se debe verificar que los beneficios previstos del tratamiento rebasen sus efectos psicológicos, sociales y físicos en el niño.

El cuidado del paciente pediátrico requiere el máximo estándar médico Los resultados del tratamiento de un niño, ya sean buenos o malos, pueden permanecer con el paciente durante 70 años o más.

Los padres

Tratar con los padres es una parte esencial de la práctica pediátrica [E]. Cada familia tiene ciertos derechos, como el de la privacidad, así como diversas necesidades y valores, que deben respetarse.

Capacidad de afrontamiento de la familia Ésta deberá tomarse en cuenta y respetarse. Es necesario considerar los recursos de la familia en cuanto a tiempo, energía y dinero. Un niño discapacitado agrega estrés y complejidad a cualquier familia. Se deben equilibrar el plan de tratamiento y los recursos familiares. Es importante considerar el bienestar de otros niños y la salud del matrimonio; si éstos son marginales, puede ser prudente ordenar sólo el tratamiento esencial. En diferentes momentos durante el tratamiento se alienta la estructuración de preguntas y se discute la evolución con la familia. El ser sensible a la capacidad de afrontamiento de la familia es parte de la responsabilidad de un médico. Demandar más de lo que la familia puede manejar da como resultado el incumplimiento, que puede ser más error del médico que de la familia.

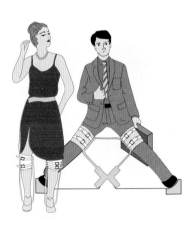

B El tratamiento de un paciente pediátrico puede ser inaceptable para los adultos El tratamiento que por lo general se ha prescrito a los niños, como los cables desrotadores para las niñas con dedos dirigidos hacia adentro o las ortesis para la enfermedad de Perthes en los niños, nunca serían aceptadas por un paciente adulto

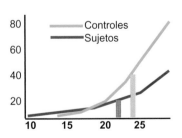

C Tratamientos ortopédicos y autoimagen Los adultos que usaron dispositivos correctivos cuando eran niños (*rojo*) mostraron una autoimagen significativamente disminuida, en comparación con los controles (*verde*). Tomado de Driano, Staheli y Staheli (1988)

Controles
Sujetos

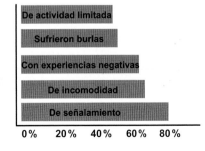

De actividad limitada
Sufrieron burlas
Con experiencias negativas
De incomodidad
De señalamiento

0%   20%   40%   60%   80%

D Recuerdos Porcentaje de adultos con la manera en que recordaron su uso de dispositivos ortopédicos durante la niñez. Tomado de Driano, Staheli y Staheli (1998)

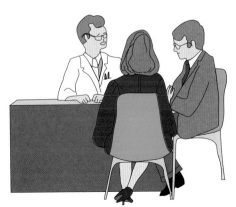

E Discusiones con los padres Se deben tomar en serio las preocupaciones de los familiares, así como invertir el tiempo suficiente para explicar la enfermedad y las opciones terapéuticas de manera exhaustiva

Consentimiento informado Debería ser parte de toda atención médica. La familia tiene el derecho de conocer los pros y contras de las alternativas terapéuticas. La influencia del médico es mayor con los adultos como padres que como pacientes. La mayoría de los padres son muy sensibles a la posibilidad de que el estado del paciente cause alguna discapacidad en su vida adulta. Ciertas palabras, como "artritis", "discapacidad" y "dolor", tienen un efecto poderoso en ellos, y deben usarse con precaución. Por ejemplo, antes se realizaban muchas osteotomías de rotación para corregir la torsión femoral anterior bajo el supuesto de que la operación prevendría la artritis de la cadera. Aunque el valor profiláctico de la operación era incierto, los padres daban su consentimiento bajo la supuesta amenaza de la artritis [A]. Varios estudios han mostrado que no hay relación entre la torsión femoral anterior y la artritis.

Respaldo y aliento Deben proporcionarse a los pacientes y los padres. En la atención de problemas de resolución frecuente, como la desviación de los dedos del pie hacia adentro [B], dar aliento es el principal tratamiento. Ante problemas más graves, el respaldo puede tomar la forma de dar información que despeje los temores de los padres acerca del futuro. En circunstancias críticas, dar aliento consiste en apoyar a la familia en el sentido de que serán respaldados durante la enfermedad. El proceso de otorgar un respaldo eficaz y aliento implica varios pasos:

Comprender las preocupaciones de la familia Se debe asegurar que se comprenden y deben ser tomadas en serio.

Realizar una evaluación exhaustiva del niño Prestar atención a las preocupaciones específicas de la familia. Por ejemplo, si hay ansiedad en cuanto a la forma en que el niño corre, es necesario observarlo corriendo en el pasillo.

Proporcionar información acerca del trastorno Especialmente sobre la historia natural. Se deben hacer copias de las páginas apropiadas respecto de lo que las familias deberán saber para que las lleven a casa y las muestren a los miembros de su familia.

Ofrecer seguimiento de los problemas en el futuro No todas las deformidades de posición se resuelven con el tiempo. Se debe ofrecer atender al niño nuevamente si la familia tiene preocupaciones adicionales. Si se la observa comprensiblemente aprehensiva o alguno de sus integrantes es la fuente principal de preocupación, como la abuela, puede ser necesario darle ánimo de manera repetida. Por ejemplo, sugerir que la abuela acompañe al niño durante la siguiente consulta.

Si la familia aún no está convencida, sugerir una interconsulta Un ofrecimiento de derivar al niño suele aumentar la confianza de la familia en el médico. Es necesario comunicar al interconsultante la necesidad de aliento de la familia, y no recomendarle algún tratamiento.

Evitar rendirse ante la presión de la familia por un tratamiento que no está indicado médicamente Realizar procedimientos innecesarios o ineficaces por la presión de la familia nunca será apropiado.

Procedimientos médicos o quirúrgicos Son fuente de estrés familiar. Deberán manejarse de manera individual si los familiares estarán presentes durante el procedimiento, como una aspiración de articulación. Algunos padres prefieren no estar presentes; otros insisten en acompañar al menor. Siempre que sea posible, hay que brindar una opción a los familiares. Se debe recordar que si los padres están presentes, uno de ellos (por lo general el padre) se sentirá mal o mareado y requerirá acostarse. Con mayor frecuencia, un padre puede ayudar a calmar al niño [C y D]. Es más, la presencia de los padres ayuda a prevenir sentimientos de abandono en el paciente. En resumen, aunque la presencia de los padres puede agregar un factor de complicación para el médico, puede ser de beneficio para el menor.

Los problemas de litigios Afortunadamente son menos frecuentes en la pediatría, a diferencia de otras subespecialidades ortopédicas. Sin embargo, el período de exposición legal para el médico es mucho más prolongado, debido al estatuto de limitaciones, que suele iniciarse a la edad en que se adquiere la mayoría. La competencia médica, la atención al detalle y una buena relación con la familia, son las mejores medidas de protección. Las medidas adicionales incluyen tener expedientes completos, uso amplio de interconsultantes y evitar tratamientos no estándar. Si ocurre un incidente inusual o trágico, se deben documentar las circunstancias de manera franca y exhaustiva. Se presta especial atención a la familia en este período y se responde con rapidez a sus preocupaciones.

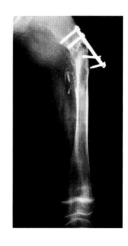

A Complicaciones de la osteotomía de rotación Este paciente fue objeto de una osteotomía para corrección de torsión femoral anterior. Presentó una infección de la herida quirúrgica por estreptococos que se complicó por fracaso de la fijación, consolidación deficiente, osteomielitis y acortamiento de la extremidad, y requirió 13 operaciones para resolver las complicaciones

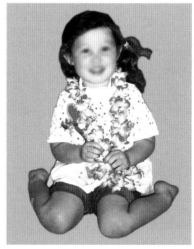

B La torsión femoral anterior mejora con el crecimiento Se considera una variación normal que no requiere tratamiento

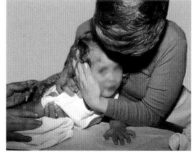

C Los procedimientos son menos estresantes en un ambiente de respaldo A menudo la madre tiene una mayor capacidad para reconfortar al niño

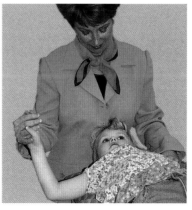

D Medidas de sostén durante la aplicación de yesos El respaldo constante del niño durante los procedimientos simples lo calma y tranquiliza

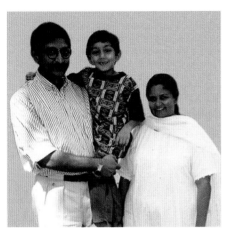

A Creencias religiosas Respetar el derecho de la familia a tomar decisiones médicas, o al menos de influir en ellas, pero sin comprometer el tratamiento del paciente

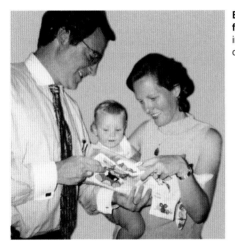

B Valores familiares Se deben incorporar a la planeación de la atención médica

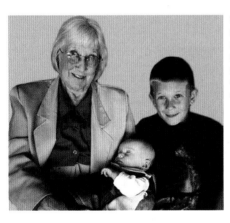

C Abuelos en la clínica Esta abuela está muy bien informada y constituye un recurso de ayuda a los padres para enfrentar los problemas de sus hijos

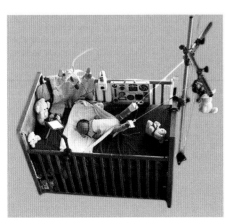

D Tracción casera Los programas de tratamiento en el domicilio proveen medidas eficaces en cuanto a costes y practicidad

Creencias religiosas Pueden afectar la atención médica. Deberán respetarse las creencias religiosas hasta el grado en que no comprometan el tratamiento del niño [A]. Se discuten abiertamente las creencias y preocupaciones de los padres. Son frecuentes las argumentaciones en cuanto a la restitución de sangre. Existen alternativas, por lo que no se debe convertir en víctima al niño al tomar una posición rígida frente a la familia. Con la planeación, una técnica cuidadosa, la anestesia con hipotensión y su división por etapas, si es necesario, casi todos los procedimientos ortopédicos se pueden realizar sin restitución sanguínea. Algunas familias desearán contar con un período para rezar antes de dar el consentimiento para un procedimiento quirúrgico. A menos que el tiempo sea una cuestión crítica, el diferimiento negociado es apropiado. Se establece un límite de tiempo y se determinan algunas medidas objetivas de resultados con antelación.

Valores familiares Deberán incorporarse al plan terapéutico. Para algunos trastornos médicos, las indicaciones terapéuticas son poco claras o controvertidas. Se informa a la familia de la situación y se discuten las opciones abiertamente, de modo que el tratamiento concuerde con sus valores [B]. Los sentimientos familiares en cuanto al uso de procedimientos quirúrgicos, ortesis, tratamientos y otros métodos terapéuticos, varían considerablemente. Los sentimientos y valores de la familia deberán respetarse, pero no subordinar a ellos la provisión de una atención médica óptima. No es apropiado realizar una operación sin indicación médica por insistencia de la familia.

Familias difíciles Pueden socavar la capacidad del médico de enfrentar la reacción de los padres ante la enfermedad de su hijo o hija, quienes pueden tornarse sobreprotectores o, por el contrario, pueden abandonarlo. Algunos padres se tornan abusivos frente al médico y el personal. Es necesario asegurar que la conducta de los padres no afecte de manera adversa la atención del paciente. Se debe ser compresible pero firme y, cuando sea apropiado, respaldar a los miembros del personal de quienes se abusa. Se escribe una nota en el expediente que resuma la conducta de los padres.

Los abuelos A menudo acompañan al niño a la clínica [C]. Las abuelas suelen estar preocupadas por el pie plano, la desviación de los dedos del pie dirigidos hacia dentro o las piernas arqueadas de los niños. En la época de crianza de la abuela, los problemas de posición estaban mal comprendidos y se trataban de manera sistemática. Superar tales concepciones erróneas requiere voluntad para explicar de forma respetuosa los motivos para el tratamiento actual.

Métodos poco ortodoxos Este tipo de métodos de atención por un tratante no médico con frecuencia son considerados por los padres. Tales personajes suelen prescribir tratamiento y éste a menudo continúa durante un período prolongado. De acuerdo con los estándares actuales, estos tratamientos, en general, son innecesarios e ineficaces. Es más, pueden retrasar la terapéutica necesaria. Deben evitarse las críticas cuando se discute acerca de estos "tratamientos" con la familia; en su lugar, hay que centrarse en su instrucción, lo que es mucho más eficaz que las críticas. Si los padres insisten en un tratamiento poco ortodoxo, se sugiere un parámetro objetivo de resultados para revalorar al niño más adelante. Si el tratamiento apropiado no puede esperar, se utiliza un abordaje más agresivo. Se inicia con los hechos básicos, como la obtención de interconsultas para reforzamiento, si es necesario.

Sociedad

La responsabilidad del médico ante la sociedad rara vez se aborda. Los médicos tienen la responsabilidad de contener los costos de los cuidados médicos hasta un mínimo, evitando tratamientos inapropiados. Los médicos también pueden elegir alternativas menos costosas entre otros métodos de tratamiento equivalentes [D].

Calzado

Durante mucho tiempo, las modificaciones al calzado fueron el tratamiento tradicional de lactantes y niños para una amplia variedad de problemas patológicos y fisiológicos. Debido a que las modificaciones al calzado suelen prescribirse para trastornos que de otra manera se resolverían espontáneamente, tal resolución se atribuyó falsamente a los zapatos, lo que llevó al concepto del "calzado correctivo". En fechas recientes, los estudios de bases de datos han mostrado consistentemente que la historia natural, más que la modificación del calzado, era la encargada de la mejoría [A]. Sabemos ahora que la denominación "calzado correctivo" es un nombre erróneo. Se ha demostrado que las personas descalzas tienen pies más fuertes, flexibles y menos deformados que quienes usan calzado [B y D]. Los pies de los lactantes y niños no requieren respaldo y responden mejor con la libertad de movimiento, sin calzado.

Selección del calzado

La selección del calzado debería ser igual que la de otros elementos de la vestimenta, es decir, para proteger a los pies de las lesiones y el frío y tener un aspecto aceptable. Los mejores zapatos son los que interfieren menos con la función y simulan el estado del pie descalzo [E]. Son necesarios los zapatos altos para el niño en edad preescolar a fin de que se mantenga sobre sus pies. Es deseable un ajuste apropiado, no para proveer apoyo, sino para evitar caídas y la compresión de los dedos. Las caídas son más frecuentes si los zapatos son muy grandes o tienen un material deslizable o pegajoso en la suela.

Modificaciones útiles

El calzado que absorbe golpes puede ser útil para el adolescente a fin de disminuir la incidencia de síndromes de sobreuso [C]. Algunas modificaciones del calzado son útiles [F] y no pretenden corregir, sino mejorar la función y proveer comodidad. Cuando la diferencia de longitud de las extremidades rebasa los 2.5 cm, pueden ser útiles las plantillas en el calzado. Los recursos ortésicos son eficaces para distribuir de manera homogénea la carga sobre la planta del pie.

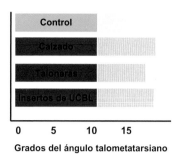

A Efecto de las modificaciones del calzado en el pie plano En este estudio prospectivo controlado, se comparó el desarrollo del arco con diversos tratamientos. No se encontró diferencia. Ángulos talometatarsianos antes (*sombra clara*) y después del tratamiento (*sombra oscura*). Tomado de Wenger y cols. (1989)

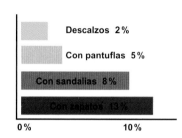

B Correlación del uso de calzado y la incidencia del pie plano en adultos En una encuesta de adultos, el porcentaje de los que presentaron pie plano tuvo relación con el uso de calzado durante la infancia. Nótese que el pie plano fue menos frecuente en los niños descalzos. Tomado de Roe y Joseph (1992)

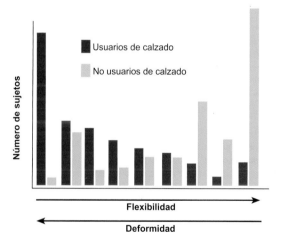

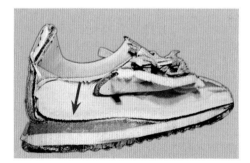

C Calzado acojinado El calzado que tiene talones y plantas acojinadas (*flecha*) puede reducir la incidencia de síndromes de sobreuso

D Efecto del uso de calzado sobre la incidencia de deformidades y flexibilidad en los adultos En una encuesta de adultos chinos, los que usaron zapatos tuvieron más deformidad y menos flexibilidad que los que no lo hicieron. Tomado de Simfook y Hodgson (1958)

Característica	Propósito
Flexible	Mejora la movilidad y fortaleza
Plano	Distribuye homogéneamente el peso
Con forma del pie	No comprime
Con fricción	Evita deslizamientos y adherencias
Aspecto	Aceptable para el niño
Precio	Aceptable para los padres

E Características de un buen calzado Los mejores zapatos son los que permiten la función normal del pie

Problema	Modificación
Pierna corta	Elevación del zapato de > 2.5 cm
Deformidad rígida	Ortesis para equilibrar la causa
Dolor del talón	Elevación del talón
Síndrome de sobreuso	Elementos de absorción de golpes
Juanetes	Estiramiento del zapato sobre el juanete

F Modificaciones útiles del calzado Estas modificaciones son útiles para mejorar la mecánica del soporte de peso

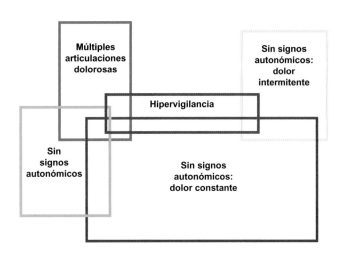

A Superposición de los síndromes dolorosos crónicos regionales Nótense los patrones variables. Tomado de Sherry (2000)

Síndromes de dolor regional crónico

Se incluyen en esta categoría los síndromes de distrofia simpática refleja (DSR) o distrofia neurovascular refleja (DNR), el de dolor idiopático y la fibromialgia.

Alcance
Estos síndromes dolorosos son variados y pueden vincularse con signos autonómicos [A]. Los pacientes, por lo general, presentan manifestaciones de discapacidad fuera de proporción con el antecedente de traumatismo o los datos clínicos. Estos pacientes suelen ser observados por primera vez por el ortopedista porque el dolor es musculoesquelético y frecuentemente consecutivo a una lesión menor.

Diagnóstico
Los pacientes acuden con una amplia variedad de manifestaciones clínicas [B]. Por lo general, la evaluación despierta una sensación de disparidad. El dolor o la discapacidad se exageran más allá de cualquier signo de enfermedad subyacente. Los datos pueden mostrar deformidad dinámica o fija [C], y hay variaciones considerables de las características autonómicas [D].

Atención médica
Es difícil en estos pacientes. El problema psicológico o funcional subyacente suele ser claro, pero la familia posiblemente se ofenda si se presenta tal posibilidad como problema primario.

Derivación Cuando se encuentre disponible, se considera enviar al paciente a un reumatólogo pediatra para su atención.

Tratamiento activo Suele ser exitoso. Se ordena entrenamiento aeróbico funcional con uso de las extremidades afectadas, como ejercicios, carrera, actividades de juego y natación por un período de 5 h al día. Se desensibiliza la piel con el frote de la toalla. Se deriva para valoración psicológica y psicoterapia, según corresponda. Este tratamiento intensivo puede requerir hospitalización, con un programa de seguimiento a domicilio durante otro mes.

Resultados El 80% se curó, el 15% mejoró, el 5% no mejoró, el 15% recayó y el 90% tenía buena función a los 5 años.

Manifestaciones frecuentes del síndrome de dolor regional crónico

De máxima frecuencia en niñas preadolescentes o adolescentes
Dolor creciente después de traumatismos mínimos o ninguno
Discapacidad significativa
Gateo alrededor de la casa o en las escaleras
Malestar con el contacto ligero de ropas, sábanas, etc.
Cambios autonómicos, frío, cambios de color, sensación de humedad, edema
Empeora o no mejora con la inmovilización con yeso
Tratamiento previo no exitoso
Atletas o bailarines de alto nivel
Características de personalidad: maduros, excelentes en la escuela, perfeccionistas, etc.
Cambio de vida importante y reciente: de casa, escuela, amigos, divorcio, etc.
Madre que habla en nombre del niño
Actitud incongruente por el grado de dolor o discapacidad
Indiferencia acerca del dolor
Cumple cuando se le pide que use la extremidad
Signos autonómicos, en especial después del uso
Dolor no restringido a un dermatoma o la distribución de un nervio periférico
Exploración neurológica negativa

B Características frecuentes del síndrome de dolor regional crónico Con base en Sherry (2000)

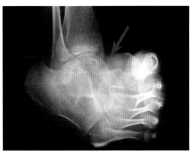

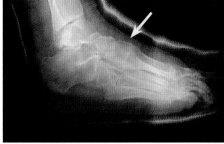

C Deformidad fija avanzada de DSR Esta niña de 15 años desarrolló una deformidad de pie equino varo fija (*flecha roja*) durante un período de muchos meses. La corrección requiere liberación de tejidos blandos y yeso (*flecha amarilla*)

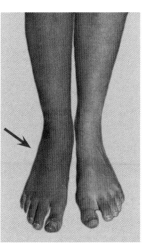

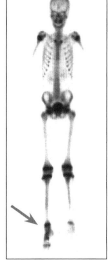

D Características autonómicas del pie derecho Nótese el cambio de color y el edema de la pierna y el pie (*flecha roja*) y un aumento de la captación en la gammagrafía ósea (*flecha azul*)

Tracción

Esta técnica todavía interviene en la atención médica. Aunque menos que en el pasado, sus indicaciones específicas han sustituido a la atención estándar.

Indicaciones frecuentes de tracción

Estabilización temporal Suele usarse la tracción cutánea para las fracturas de la diáfisis femoral antes de su inmovilización en yeso o de la fijación quirúrgica, y para el tratamiento preoperatorio de epifisiolistesis femoral proximal inestable.

Tracción casera Se han usado programas de tracción en casa como actividades preliminares en la atención de la displasia de desarrollo de cadera (DDC) [A] y en el tratamiento casero de las fracturas de la diáfisis femoral en niños pequeños.

Tratamiento de la fractura Los usos frecuentes de la tracción incluyen fracturas humerales supracondíleas, de la diáfisis femoral [B] y subtrocantéricas.

Contrarrestar las contracturas La tracción se usa a veces para mejorar el movimiento en la enfermedad de Perthes o la condrólisis de la cadera. No se ha definido si la mejoría se debe a la tracción o simplemente al mayor reposo en cama y la inmovilización.

Problemas de columna vertebral Los problemas raquídeos complejos, como las deformidades congénitas y neuromusculares, a veces se tratan por una combinación de tracción e intervención quirúrgica.

Precauciones con la tracción

Trastornos inflamatorios de la cadera Se evita la tracción ante trastornos inflamatorios de la cadera, como la sinovitis tóxica o la artritis infecciosa. La tracción a menudo ubica la extremidad en menor flexión, rotación externa y abducción, lo que da como resultado una mayor presión intraarticular y una posible necrosis avascular.

Posición de la pierna sobre la cabeza Se evita la tracción de Bryant en pacientes que pesan más de 11.5 kg debido a que la posición vertical puede causar isquemia de la extremidad. Esta tracción rara vez se usa hoy en día. Es preferible disminuir la flexión de la cadera de 90 a casi 45° para aminorar el riesgo de isquemia.

Tracción tibial proximal con clavo Se evita la tracción esquelética tibial proximal, ya que la femoral distal [B] provee mayor seguridad. Los informes de deformidad en hiperextensión y laxitud ligamentosa de rodillas constituyen riesgos para la tracción proximal tibial con clavo.

Complicaciones de la tracción

Irritación cutánea Es frecuente bajo la tracción de la piel [C]. Se evita el problema al prescindir de la tracción o compresión excesivas. La inspección frecuente de la piel disminuye el riesgo.

Compresión nerviosa Afecta con mayor frecuencia al nervio peroneo [D] por la tracción cutánea. Se evita la presión excesiva sobre la parte superior del peroné.

Compromiso vascular Complicación que tiene el vínculo más frecuente con la tracción sobre la cabeza del fémur para las fracturas en lactantes de más de 13.5 kg de peso.

Daño de las epífisis por clavos Complicación que ha tenido máxima frecuencia ante la tracción tibial superior con clavo.

Penetración craneal por los tornillos de un halo La bóveda craneal delgada de los niños convierte en un riesgo a su penetración inadvertida [E], que disminuye con el uso de más tornillos con menor compresión. Los estudios por tomografía computarizada previos a la aplicación pueden ser útiles para determinar los sitios apropiados de colocación de los tornillos.

Síndrome de la arteria mesentérica superior Complicación grave que puede ser resultado de períodos largos en posición supina de los individuos desnutridos.

Hipertensión Se desconoce el mecanismo.

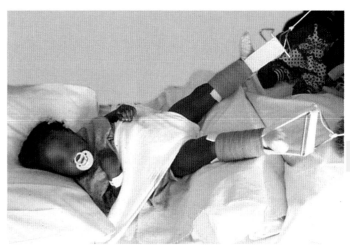

A   Tracción cutánea para la DDC A veces se utiliza la tracción cutánea previa a la reducción para contrarrestar contracturas, con el fin de facilitar la reducción y posiblemente aminorar el riesgo de necrosis avascular

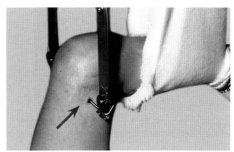

B   Tracción femoral distal Es el sitio preferido para la tracción cuando se tratan las fracturas de la diáfisis femoral

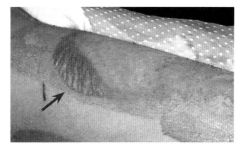

C   Irritación cutánea bajo las cintas para tracción Esta ampolla cutánea se debe a una presión y tracción excesivas

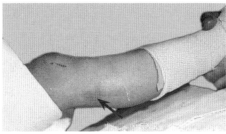

D   Parálisis de nervio peroneo La presión excesiva produjo pérdida de la función

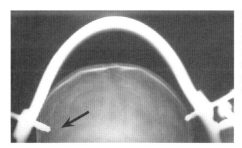

E   Penetración por los tornillos de un halo Esto se evita utilizando múltiples tornillos y limitando la presión de penetración durante la aplicación

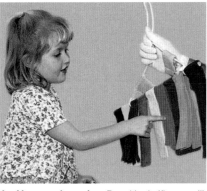
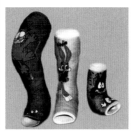

A **Yesos coloreados** Permitir al niño que elija el color hace a la experiencia menos amenazadora. Los yesos se pueden decorar

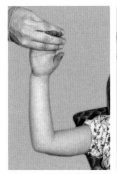
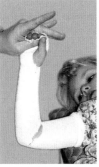
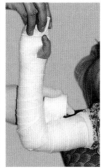

B **Acojinamiento** Sostener la extremidad en la posición deseada durante el proceso de aplicación del yeso. Aplicar la funda de algodón y después el acojinamiento

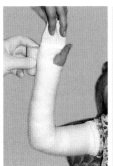
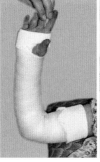
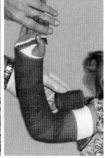

C **Aplicación del yeso** Aplicar las primeras capas y después regresar la funda de algodón para formar un reborde. Aplicar la capa final para cortar el yeso y agregar el color deseado

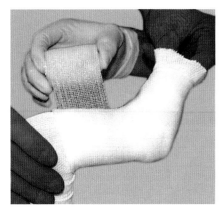

D **Técnica de yeso con fibra de vidrio** Desenrollar una cierta longitud y, después, enrollar el material sin tensión

Yesos

Los yesos o escayolas son útiles para la inmovilización, el control de la posición, la corrección de deformidades y, a veces, para asegurar el cumplimiento terapéutico, que es relativamente seguro, económico y bien tolerado por los pacientes pediátricos. Los yesos pueden ser de este material o de fibra de vidrio. Los primeros son menos caros y resultan fáciles de moldear. Los moldes de fibra de vidrio son costosos, de peso ligero, resistentes al agua, transparentes radiográficamente y menos sucios, además de proveer muchas opciones de color y decoración [A]. A veces los materiales se combinan para tratar las deformidades, como el pie equino varo.

Categorías de los yesos

Son notoriamente versátiles y toman muchas formas. Pueden ser circunferenciales o aplicarse como férulas.

Problemas del yeso en los pacientes pediátricos

Cuando se apliquen yesos a los pacientes pediátricos, se deben tener en mente los problemas exclusivos que pueden encontrarse.

Cumplimiento Los niños son menos cumplidos que los adultos. Pueden no mantenerse quietos para la aplicación del yeso, o dejar que éste se humedezca o dañarlo durante sus juegos.

Comunicación Los lactantes o niños pequeños posiblemente no puedan comunicar el dolor que precede al desarrollo de las úlceras por presión sobre las prominencias óseas.

Sensibilidad El paciente con mielodisplasia o parálisis cerebral tiene una sensibilidad deficiente y está en riesgo de presentar úlceras por presión.

Aplicación del yeso

Posición Primero es necesario verificar que el paciente se encuentre cómodo, y sujetar la extremidad en la posición deseada después de que se concluya la aplicación del yeso. Para los yesos en cilindro o camisas corporales, el menor deberá estar de pie. Para los yesos a lo largo del miembro inferior, es útil aplicar primero la sección corta, y después de que se ha endurecido, extenderla hacia el muslo. Se deben incluir los dedos en los yesos de los niños para proveerles protección. Se aplica el yeso sólo cuando el paciente esté cómodo y la extremidad inmóvil. Es necesario garantizar que el asistente que sostiene la extremidad la mantenga en posición apropiada hasta que el yeso haya fraguado.

Acojinamiento Se aplican al menos dos capas de acojinamiento [B]. La primera es una funda de algodón tubular, que provee un corte neto para los bordes del yeso. Su material puede ser también dacrón. La segunda capa es el acojinamiento real. Se debe aplicar acojinamiento adicional sobre las prominencias óseas si es probable que el niño se mueva durante la aplicación del yeso, o si está en riesgo de presentar úlceras por presión.

Al aplicar el yeso [C] Se inicia en un extremo y se procede de forma ordenada hacia el otro. Se cubre con 50% de superposición, enrollando más bien que jalando el material. Las técnicas de aplicación del yeso respecto de la fibra de vidrio son diferentes. Se forman pliegues en los yesos para hacer una aplicación más presentable.

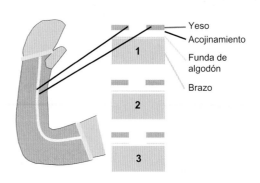

Yeso
Acojinamiento
Funda de algodón
Brazo

E **Etapas de corte del yeso** Los yesos se pueden cortar a diferentes niveles. Nótese que en el corte transversal sólo se corta el yeso (1); el yeso y el acojinamiento (2), o todas las capas (3)

Aplicación de la fibra de vidrio Los rollos de fibra de vidrio deben guiarse para mantener el control de la dirección. *Cuando se aplican, se libera un segmento de material del rollo y después se pone suavemente y sin tensión* [D, página anterior]. En tanto el yeso tiene un tiempo definido de cristalización y se endurece de manera abrupta, la fibra de vidrio lo hace de forma lenta. El grosor ideal de la mayoría de los yesos es de tres capas. Se aplican capas adicionales en los sitios de mayor tensión, como la cadera en los moldes de yeso en espica, y la rodilla y el tobillo en los yesos a lo largo de toda la extremidad.

Cuidados tempranos del yeso

Bivalvado Para bivalvar el yeso se puede hacer por etapas [E, página anterior]. Se debe considerar que el acojinamiento a menudo no es elástico y puede crear tanta compresión como el yeso. Para el alivio completo de la presión, es necesario dividir todas las capas del yeso a ambos lados.

Alivio de la presión Si la sensibilidad es mala o la comunicación limitada, se debe considerar disminuir la presión sobre las prominencias óseas. Se corta un rectángulo de yeso o una "X" sobre el sitio que se quiere aliviar. Se elevan los bordes del yeso y se deja intacto el acojinamiento. Para mayor comodidad del paciente en un yeso en espica, se pueden ensanchar los bordes torácicos y crear una *ventana abdominal* [A].

Recorte de los bordes del yeso Para ahorrar tiempo de quirófano, se puede terminar el acojinamiento de bordes y ventanas del yeso en la sala de recuperación o la general. Se deja abierta una cantidad generosa de espacio alrededor del perineo.

Cuidados del yeso

Se pide a los padres que cubran el yeso con una bolsa de plástico cuando el paciente se bañe o juegue en la lluvia, para mantenerlo seco. Incluso los yesos de fibra de vidrio son incómodos cuando están húmedos. En los lactantes, los yesos en espica conllevan un problema especial. Se indica al personal y los padres que cambien frecuentemente los pañales y eviten los pliegues bajo el yeso. La irritación cutánea se trata mejor con exposición al aire y la luz. No se debe criticar al niño por el aspecto del yeso. A menudo un yeso desgastado es prueba del éxito de la incorporación del tratamiento en los juegos del menor [B].

Retiro del yeso

Retirar el yeso es la parte más riesgosa del tratamiento. Las sierras para yeso pueden cortar la piel si hacen contacto bajo presión. Las laceraciones por sierra de yeso son más probables sobre las prominencias óseas, como los maléolos. Los yesos pueden ser empapados y retirados por los padres antes de la consulta en la clínica. El niño que llora y lucha se encuentra en un riesgo especial.

Motivación Es necesario tratar de alentar al niño colocando la sierra oscilando suavemente sobre el brazo del médico para mostrarle que sólo vibra y normalmente no corta la piel [C]. Puede ayudar comparar el ruido de la sierra con el de un aeroplano. El padre también debe confortar al niño.

Técnica Se usan movimientos consecutivos hacia adentro y afuera para cortar el yeso [D]. Se debe evitar cortar directamente sobre las prominencias óseas, e insistir en que un asistente inexperto aprenda a retirar los yesos en adolescentes o adultos, no en lactantes o niños.

El vello crece más rápidamente bajo el yeso. La adolescente a menudo presenta un choque emocional con la cantidad de vello que ve en su pierna después del retiro del yeso. Se le debe alentar en el sentido de que en 1 mes, más o menos, el crecimiento del vello retornará a lo normal.

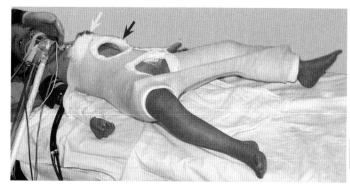

A Yeso en espica Nótese la gran ventana abdominal (*flecha roja*) y un espacio adicional alrededor del tórax (*flecha amarilla*)

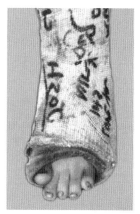

B Yeso "desgastado" Idealmente, el niño deberá tener mucha actividad cuando esté dentro del yeso

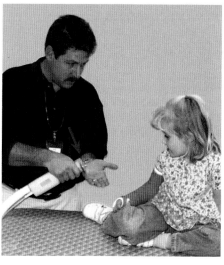

C Motivación Mostrar al niño que la sierra para yeso puede tocar la piel sin cortar

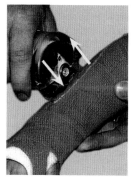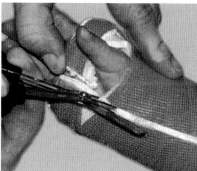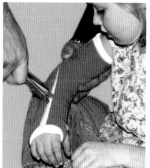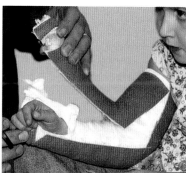

D Retiro del yeso Cortar el yeso con movimientos intermitentes (*flechas amarillas*). Cortar ambos lados, separar los bordes cortados y después cortar el acojinamiento con tijeras, lo que permite retirar el yeso

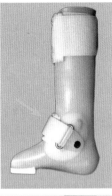
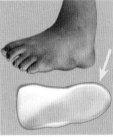
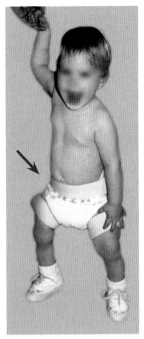

A   Ortesis comunes La ortesis de abducción de la cadera (*flecha roja*) o la ortesis del pie (*flecha amarilla*) y la de tobillo-pie (*flecha anaranjada*), son las de uso más frecuente

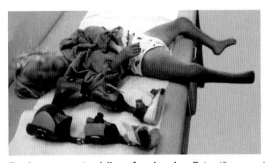

B   Aparatos ortopédicos funcionales Esta niña con artrogriposis usa aparatos especiales que incorporan peso ligero, plantillas para el talón y componentes para la flexión de la rodilla y rotación interna

Prescripción de las ortesis

Longitud
OTP
Muslopodálica
Pelvipodálica

Material
Moldeado
Piel
Polipropileno

Bisagras
Sin bisagras
Fijas a 90°
Con resortes

Rectas
Únicas-dobles
De acero-aluminio

Cierres
Velcro
Broches

Características especiales
Estrés-en valgo o varo
Cojinetes-localización

C   Prescripción de las ortesis Especificar cada elemento del aparato ortopédico

Ortesis

Se usan ortesis para controlar la alineación, facilitar la función y proveer protección, e incluyen ortesis y férulas [A].

Férulas Dan respaldo estático o posicionamiento y a menudo abarcan sólo la mitad de la extremidad. Con frecuencia se usan sólo parte del tiempo.

Ortesis Suelen ser más elaboradas y se usan mientras el niño tenga actividad [B]. A veces se dividen en las de tipo pasivo y activo.

Ortesis pasivas Son las que simplemente dan sostén, como algunos aparatos para la escoliosis en los niños con trastornos neuromusculares.

Ortesis activas Son las que facilitan la función. Tales instrumentos pueden promover la corrección activa, como se observa en los aparatos para la escoliosis que incorporan acojinamiento.

Metas

Se debe ser realista en cuanto a las metas de las ortesis, que no corregirán una deformidad estática o escoliosis. Cuando mucho, previenen la progresión. Las ortesis no corrigen el pie plano fisiológico o la deformidad por torsión. Aunque las radiografías tomadas con la ortesis colocada pueden mostrar mejoría, esa corrección no se mantiene después de retirar el aparato. Se pueden ordenar radiografías sin el aparato para valorar la corrección real.

Nombre de las ortesis

El nombre del dispositivo es determinado por las articulaciones que participan. La ortesis tobillo-pie (OTP) incluye estas dos partes; una ortesis muslopodálica agrega la rodilla; y una ortesis pelvipodálica incluye la cadera, la rodilla y el tobillo. Las ortesis especiales a menudo son nombradas por la ciudad de su origen.

Prescripción de las ortesis

La prescripción deberá incluir varios componentes: extensión, material, características de la articulación y tipos de cierre [C]. Se deben ordenar las ortesis reflexivamente, ya que cualquiera es una carga para el niño.

Disminución al mínimo de la carga ortésica

Se debe intentar disminuir la carga para el niño.

Eficacia Muchas ortesis son ineficaces y no deberían utilizarse. Son ejemplos todos aquellos aparatos para deformidades del desarrollo que ocurren en niños normales y abarcan las dedicadas al pie plano, cables desrotadores para problemas de torsión o cuñas para encorvamiento de las piernas.

Prueba por el niño Para los niños con problemas neuromusculares, las ortesis como la OTP con frecuencia se piden para mejorar la función. Si el aparato ortopédico realmente la mejora, el paciente, por lo general, preferirá usarla. Al contrario, si causa más problemas que beneficios, preferirá no usarla. Se debe verificar que el aparato sea cómodo y se ajuste utilizarla. Si el niño prefiere estar sin una ortesis cómoda y bien ajustada, en general esto indica que el aparato constituye una desventaja funcional. En la mayoría de los casos el aparato no deseado deberá retirarse.

Duración mínima El tiempo de uso de una ortesis es crítico para el éxito y la aceptación. Su eficacia para detener el avance de una deformidad depende de dos factores: la cantidad de fuerza de corrección aplicada y su duración (con base en las 24 h del día). La eficacia de las ortesis aumenta con la duración de su uso, y los costes psicológicos y fisiológicos también. El equilibrio entre costes y beneficios es un reto. Las ortesis nocturnas son menos "costosas" para el paciente, porque no interfieren con los juegos, son prácticas y causan poco efecto sobre la autoimagen del menor. La duración de uso de la ortesis puede variar desde todo el tiempo (con 1 h libre) hasta el nocturno o de tiempo parcial. Este último suele ordenarse para períodos de 4, 8 o 12 h por día. Es necesario acordar con el paciente para asegurar que las horas libres coincidan con sus prioridades, como la escuela o actividades atléticas o sociales específicas, lo que mejorará el cumplimiento.

Longitud mínima Mientras más larga la ortesis, mayor la discapacidad. Rara vez se necesitan aparatos para extensión de la pelvis. De manera similar, para la discrepancia de longitud de las extremidades pueden prescribirse plantillas que sean menos altas que las necesarias para nivelar por completo la pelvis. Por lo general, dejar 2 cm de subcorrección es aceptable para aminorar el peso, la inestabilidad y el aspecto no estético de una plantilla más alta.

Prótesis

Son sustitutos artificiales de partes corporales. La mayoría de las prótesis para un niño están diseñadas para restituir deficiencias de extremidades secundarias a problemas congénitos, traumáticos o neoplásicos.

Nombre de las prótesis

Las prótesis se nombran con base en el nivel de la deficiencia o el tipo de amputación [A].

Prescripción de prótesis

Se detalla cada elemento de la extremidad [B].

Necesidades especiales de los pacientes pediátricos

Los niños tienen necesidades de prótesis especiales, además de que crecen, lo que hace necesario el ajuste de las prótesis tres a cuatro veces al año. Las prótesis deben ser revestidas en su interior y de diseño simple. Debido a que ocurren deficiencias múltiples de extremidad hasta en el 30% de las pérdidas congénitas y el 15% de las adquiridas, suele requerirse una atención personalizada de las prótesis.

Edad para el ajuste

Miembros inferiores Estas prótesis se ajustan cuando el niño haga los primeros intentos por ponerse de pie, alrededor de los 10 meses de edad. Inicialmente se puede omitir la rodilla para mantener la extremidad protésica simple, ligera y estable [C]. En cuanto a las adaptaciones de prótesis por amputación bilateral, es mejor hacerlas con unos meses de separación.

Miembros superiores El momento de realizar el ajuste para deficiencias de miembros superiores es controvertido. Algunos autores lo hacen alrededor de los 6 meses de edad. Otros prefieren esperar hasta que el niño reconozca una necesidad, lo que suele ocurrir a la mitad de la niñez.

Aceptación

Prótesis de miembro inferior Son bien aceptadas, ya que claramente aumentan la función y mejoran el aspecto [D]. La estabilidad y simetría requeridas para caminar son provistas fácilmente por la prótesis.

Prótesis de miembro superior Son menos aceptadas. Algunos pacientes encuentran que la extremidad artificial es una carga, sin mejoría suficiente para justificar su uso. La falta de sensibilidad limita la función. Los niños aprenden a funcionar bien con una mano, y rara vez usan la función de prensión de los dispositivos terminales de miembro superior. Las manos estéticas son útiles en la adolescencia.

Potencia mioeléctrica

Las extremidades protésicas motorizadas tienen la ventaja de mejorar ligeramente el aspecto, pero también la desventaja de ser más complejas, pesadas y lentas. Los resultados pueden ser mixtos.

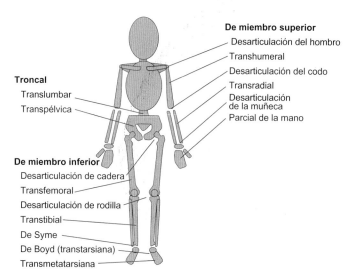

De miembro superior
- Desarticulación del hombro
- Transhumeral
- Desarticulación del codo
- Transradial
- Desarticulación de la muñeca
- Parcial de la mano

Troncal
- Translumbar
- Transpélvica

De miembro inferior
- Desarticulación de cadera
- Transfemoral
- Desarticulación de rodilla
- Transtibial
- De Syme
- De Boyd (transtarsiana)
- Transmetatarsiana

A   Niveles de amputación

Prótesis de miembro inferior

Tipo
- Inmediato
- Temprano
- Preparatorio
- Definitivo

Diseño
- Endoesquelético
- Exoesquelético

De suspensión
- Transfemoral
- Transtibial

De revestimiento de la cavidad

Componentes
- Rodilla
- Tobillo
- Pie

Características especiales
- Compensadora de la deformidad
- Que incluya el pie

Prótesis de miembro superior

Tipo
- Lactante
- Niño

Arnés

Control del movimiento

Dispositivo terminal

Componentes
- Muñeca
- Codo
- Hombro

Impulso
- Corporal
- Mioeléctrico

Características especiales
- Amputación parcial

B   Prescripción de prótesis Cuando se ordenen prótesis, se describe cada una de estas características

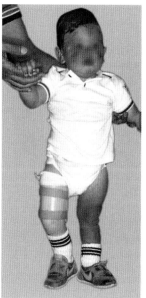

C   Preescolar con prótesis no articulada Esta es su primera prótesis

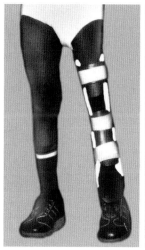
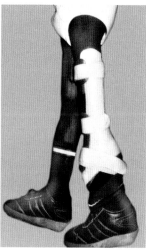

D   Prótesis alta debajo de la rodilla Este niño con deficiencia tibial tiene un muñón corto con músculos cuádriceps fuertes. Participa activamente en actividades deportivas

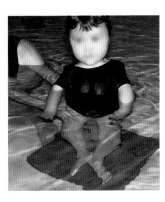

A Hidroterapia Este niño con artrogriposis y contracturas en flexión de la rodilla enfrenta su primera experiencia de caminar

Actividades adicionales del terapeuta pediátrico

Valora la función

Instruye a la familia

Provee respaldo psicológico a la familia

Explora los usos del equipo adaptativo

Documenta el tratamiento y la investigación

B Participación del terapeuta pediátrico Es bastante más amplia que simplemente proporcionar ejercicios y manipulación

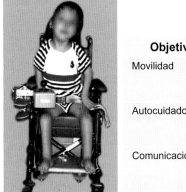

Objetivo	Dispositivo
Movilidad	Andaderas
	Sillas de ruedas
	Vehículos motorizados
Autocuidado	Elevadores
	Rampas
	Baños especiales
Comunicación	Tableros de comunicación
	Equipo de cómputo

C Movilidad eficaz La movilidad de esta brillante niña con artrogriposis grave se obtiene mediante una silla de ruedas eléctrica

Tratamiento

Se utilizan los métodos terapéuticos de la medicina física, incluyendo manipulación, ejercicios [A], posicionamiento, estimulación, masaje y aplicación de frío y calor. La participación del terapeuta pediátrico es mucho más amplia que la del general, lo que requiere conocimiento del crecimiento y el desarrollo [B].

El énfasis actual en la función ha mejorado la eficacia de los programas terapéuticos. La atención a la movilidad eficaz, las destrezas de independencia y la comunicación, centra la energía terapéutica y los recursos en un resultado que haga óptima la calidad de vida del niño.

Fisioterapia

En la ortopedia pediátrica, el propósito primario de la fisioterapia es la función del miembro inferior y la movilidad.

Movilidad eficaz Un niño necesita movilidad independiente y eficaz [C]. Sin esa capacidad, sus experiencias sociales y educativas se ven limitadas significativamente. El grado de movilidad deberá ser apropiado para su edad mental. Cómo logre la movilidad no es importante.

Ya sea que consiga la movilidad caminando libre o con asistencia [D], el método deberá ser manejable por el niño, económico en términos de energía y ser práctico desde el punto de vista funcional. Las opciones varían del uso de una silla de ruedas eléctrica [E] hasta la caminata sin asistencia. El objetivo del tratamiento es proveer movilidad eficaz por cualquiera que sea el medio necesario, en tanto se ayude al menor a progresar hacia un objetivo de movilidad realista. El objetivo deberá ser una meta optimista con un rango realista. La valoración precisa del paciente, el conocimiento del potencial de movilidad de la enfermedad y las valoraciones periódicas del avance por el terapeuta, ayudan a proteger al niño del desaliento, la frustración y los esfuerzos perdidos. Con el tiempo, los objetivos pueden cambiar, dependiendo de la velocidad del progreso.

Un objetivo importante del tratamiento es el respaldo y la instrucción de la familia. A menudo esta última tiene expectativas poco realistas que crean una carga adicional para el niño. La principal preocupación de la familia suele ser "¿Caminará mi niño?". Un mejor objetivo sería "¿Será mi niño independiente y feliz?". Ayudar a la familia y guiar sus conceptos y expectativas es una tarea importante para el terapeuta.

Programas de estimulación infantil Ayudar a los padres a interactuar positivamente con el niño es parte fundamental de la terapia. Ellos pueden sentirse incómodos con el lactante y esta relación tensa limita más al paciente. La terapia interactiva durante el juego, enseñada a los padres [F] por el terapeuta, da un contacto físico positivo que los lactantes necesitan para su óptimo crecimiento emocional e intelectual. Los programas de estimulación infantil son eficaces para promover el desarrollo cognitivo, motor, del lenguaje y emocional.

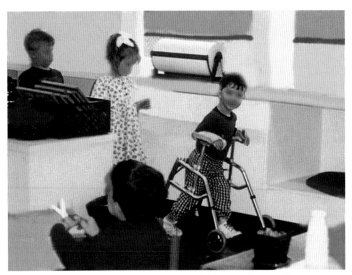

D Integración La incorporación a las multitudes, o la integración a un ambiente normal, son muy útiles para el desarrollo social

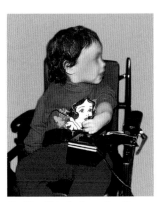

E Movilidad eficaz La silla de ruedas eléctrica brinda a este niño una movilidad autodeterminada

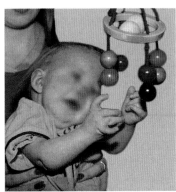

F Estimulación del lactante Este lactante experimenta el juego, necesario para su desarrollo intelectual

Terapia de neurodesarrollo La terapia de neurodesarrollo se centra en el desarrollo motor y es más eficaz que los métodos de tratamiento pasivo originales, que están siendo sustituidos por los que tienen un enfoque más amplio.

Aceptación de la discapacidad Aceptar la discapacidad y optimizar la función asistiendo con aparatos suele ser la estrategia terapéutica más eficaz para el niño. Por lo general, el médico o el terapeuta no pueden curar la enfermedad, pero sí disminuir al mínimo la discapacidad.

Equipo adaptativo Es útil para ayudar al niño a ser más independiente y funcional. Este equipo es útil para su movilidad, sus destrezas de autocuidado y comunicación, y con frecuencia mejoran la atención al paciente por parte del cuidador.

Ejercicios No son muy útiles para el niño pequeño porque carece del interés y la disciplina para realizarlos. Afortunadamente, los pacientes pediátricos tienen poca necesidad de ejercicio, ya que la fortaleza y función musculares suelen recuperarse de manera espontánea. Es más: los ejercicios de asistencia o estiramiento pueden ser lesivos. En la rigidez postraumática, el estiramiento suele aumentar la rigidez al agregar una nueva lesión y cicatrización. El ejercicio no deberá ser doloroso. Los ejercicios toman una variedad de formas [A]. El movimiento pasivo crónico es una nueva técnica para mantener la movilidad articular después de la liberación o lesión quirúrgica. La articulación se mueve lentamente y de manera continua dentro de un rango de movimiento durante la recuperación.

Estiramiento Es un tratamiento tradicional para las contracturas [B]. Las contracturas flácidas son las que mejor responden al estiramiento. Los efectos prolongados de la espasticidad, como en la parálisis cerebral, no pueden controlarse por estiramiento intermitente. Para prevenir la contractura, debe mantenerse la posición estirada o elongada durante cuatro de las 24 h del día, lo que requiere ortesis o férulas. El estiramiento más allá del umbral de dolor del niño no es aconsejable. El sobreestiramiento causa lesión adicional y la formación de cicatrices.

Tratamiento a domicilio Tener un padre que actúa como terapeuta y con el terapeuta como consultante resulta eficaz y práctico cuando la familia lo desea y tiene la capacidad de efectuarlo. Los programas de tratamiento en el domicilio disminuyen el estrés de la familia al hacerlo más práctico y menos costoso. Con frecuencia, el tratamiento puede incorporarse a las rutinas diarias, con aumento de la frecuencia y mejores resultados. El tratamiento casero puede tener también un efecto de vínculo en la familia, requiere instrucción de los padres y consultas periódicas del terapeuta para valorar la técnica y el progreso.

Tratamientos de valor dudoso Entre éstos se incluyen masaje, termoterapia, inyecciones y diatermia. Estos "tratamientos" no son útiles en la ortopedia pediátrica.

Terapia ocupacional

La terapia ocupacional se centra en la función del miembro superior [C] y las actividades de la vida diaria [D], que incluyen destrezas de independencia y corrección de deformidades [E]. Este aspecto del tratamiento tiene una amplia participación ante las discapacidades de la infancia, porque los métodos modernos hacen más énfasis en la valoración y las destrezas de autocuidado. Los terapeutas físicos y ocupacionales a menudo trabajan juntos, en especial con pacientes pediátricos que tienen discapacidades a largo plazo, como parte de un tratamiento en equipo.

Se instruyen destrezas de autocuidado para aumentar la independencia en la alimentación, el vestido y el uso del baño. Se puede lograr el autocuidado por aprendizaje de técnicas especiales del terapeuta, uso de equipo adaptativo y transformación del ambiente para hacerlo más adecuado en la vida del paciente. La independencia aprendida en la niñez aumenta el autorrespeto del individuo y su felicidad, y aminora la carga para la familia y los costes para la sociedad.

Forma	Indicación
Isotónico	Contracción a través de un arco
Isométrico	Contracción estática
Dentro del rango activo de movimiento	Máximo rango de movilidad por el paciente sin asistencia
De rango asistido	Máximo rango del movimiento asistido por el terapeuta

A Formas de ejercicio para los niños Se dispone de varias formas de ejercicio. El ejercicio pasivo que causa dolor está contraindicado en los niños, ya que a menudo aumenta la rigidez al lesionar la articulación

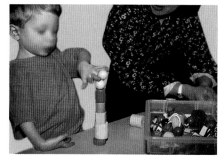

B Estiramiento Los ejercicios de estiramiento deberán hacerse con cuidado para evitar causar fracturas y dolor

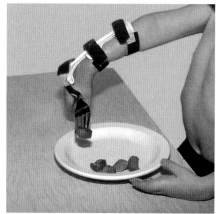

C Terapia ocupacional La instrucción de las familias acerca de cómo proveer actividades de juego para cada niño es esencial para su desarrollo

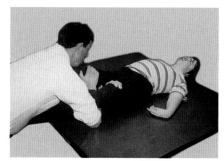

D Equipo adaptativo La selección o el desarrollo de dispositivos especiales para facilitar las actividades de la vida diaria es muy útil para fomentar la independencia

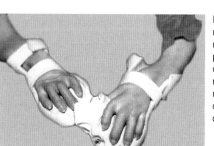

E Férulas de mano Estas férulas para reposo son invaluables para prevenir la recurrencia de deformidades en los niños con desequilibrios musculares, quemaduras, o después de intervenciones quirúrgicas

Abraham E. Remodeling potential of long bones following angular osteotomies. J Pediatr Orthop 1989;9:37-43.

Agus H, Kalenderer O, Eryanilmaz G, Omeroglu H. Biological internal fixation of comminuted femur shaft fractures by bridge plating in children. J Pediatr Orthop 2003 Mar-Apr;23(2): p184-9.

Agus H, Kalenderer O, Kayali C, Eryanilmaz G. Skeletal traction and delayed percutaneous fixation of complicated supracondylar humerus fractures due to delayed or unsuccessful reductions and extensive swelling in children. J Pediatr Orthop B 2002 Apr;11(2): p150-4.

American Academy of Orthopaedic Surgeons. Sports and recreational programs for the child and young adult with physical disability. Proceedings of the Winter Park Seminar, Winter Park, Clin Orthop 11-13 1983 Apr: p 883-993.

American Academy of Pediatrics. The Dorman-Delacato treatment of neurologically handicapped children: Policy statement. Pediatrics 1982;70:810-812.

Angel JD, Blasier RD, Allison R. Postoperative fever in pediatric orthopaedic patients. J Pediatr Orthop 1994;14:799.

Armstrong PF, Brighton CT. Failure of the rabbit tibial growth plate to respond to long-term application of a capacitively coupled electrical field. J Orthop Res 1986;4:446.

Bailey R, Dubow H. Evolution of the concept of an extensible nail accommodating to normal longitudinal bone growth: Clinical considerations and implications. Clin Orthop 1981: 159:157-171.

Barry M, Paterson JM. A flexible intramedullary nails for fractures in children. J Bone Joint Surg Br 2004 Sep;86(7): p947-53.

Birmingham PK, RM Dsida, JJ Grayhack, J Han, M Wheeler, JA Pongracic, CJ Cote and SC Hall Do latex precautions in children with myelodysplasia reduce intraoperative allergic reactions? J Pediatr Orthop 1996: 16:799-802.

Bleck EE. Severe orthopedic disability in childhood: Solutions provided by rehabilitation engineering. Orthop Clin North Am 1978: 9:509-28.

Crandall RC, Tomhave W. Pediatric unilateral below-elbow amputees: retrospective analysis of 34 patients given multiple prosthetic options. J Pediatr Orthop 2002 May-Jun;22(3): p380-3.

Crenshaw S, Herzog R, Castagno P, Richards J, Miller F, Michaloski G, Moran E. The efficacy of tone-reducing features in orthotics on the gait of children with spastic diplegic cerebral palsy. J Pediatr Orthop 2000 Mar-Apr;20(2): p210-6.

Dietz FR, Weinstein SL. Spike osteotomy for angular deformities of the long bones in children. J Bone Joint Surg 1988; 70:848.

Dominkus M, Krepler P, Schwameis E, Windhager R, Kotz R. Growth prediction in extendable tumor prostheses in children. Clin Orthop 2001 Sep;(390): p212-20.

Driano AN, Staheli LR, Staheli LT. Psychosocial development and corrective shoewear use in children. J. Pediatr Ortho 1998: 18:346.

Duffy CM, Graham HK, Cosgrove AP. The influence of ankle-foot orthoses on gait and energy expenditure in spina bifida. J Pediatr Orthop 2000 May-Jun;20(3): p356-61.

El Hayek T, Daher AA, Meouchy W, Ley P, Chammas N, Griffet J. External fixators in the treatment of fractures in children. J Pediatr Orthop B 2004 Mar;13(2): p103-9.

Fischer AQ, Strasburger J. Footdrop in the neonate secondary to use of footboards. J Pediatr Orthop 1982: 101:1033.

Foulk DA, Boakes J, Rab GT, Schulman S. The use of caudal epidural anesthesia in clubfoot surgery. J Pediatr Orthop 1995 Sep-Oct; 15 (5):604-7.

Frimodt-Moller N, Riegels-Nielson P. Antibiotic penetration into the infected knee: A rabbit experiment. Acta Orthop Scand 1987;58:256.

Gordon JE, Kelly-Hahn J, Carpenter CJ, Schoenecker PL. Pin site care during external fixation in children: results of a nihilistic approach. J Pediatr Orthop 2000 Mar-Apr;20(2): p163-5.

Gould N. Shoes versus sneakers in toddler ambulation. Foot Ankle 1985;6:105.

Greene WB. Use of continuous passive slow motion in the postoperative rehabilitation of difficult pediatric knee and elbow problems. J Pediatr Orthop 1983:3:419-423.

Guidera KJ, Hontas R, Ogden JA. Use of continuous passive motion in pediatric orthopedics. J Pediatr Orthop 1990:10:120-123.

Hamdan JA, Taleb YA, Ahmed MS. Traction-induced hypertension in children. Clin Orthop 1984;185:87.

Herrera JA, Wall EJ, Foad SL. Hematoma block reduces narcotic pain medication after femoral elastic nailing in children. J Pediatr Orthop 2004 May-Jun;24(3): p254-6.

Hoffer MM, Feiwell E, Perry LR, et al. Functional ambulation in patients with myelomeningocele. J Bone Joint Surg 1973;55A:137-148.

Hoffer MM, Koffman M. Cerebral palsy: The first three years. Clin Orthop 1980:151:222-227.

Holzman RS. Clinical management of latex-allergic children. Anesth Analg 1997: 85:529-33.

Iobst CA, Hresko MT, Karlin LI, Hall JE. Postoperative shoulder-spine spica cast for young children. J Pediatr Orthop 2004 Mar-Apr;24(2): p227-30.

Ito H, Minami A, Suzuki K, Matsuno T. Three-dimensionally corrective external fixator system for proximal femoral osteotomy. J Pediatr Orthop 2001 Sep-Oct;21(5): p652-6.

Johnston TE, Finson RL, McCarthy JJ, Smith BT, Betz RR, Mulcahey MJ. Use of functional electrical stimulation to augment traditional orthopaedic surgery in children with cerebral palsy. J Pediatr Orthop 2004 May-Jun;24(3): p283-91.

Jones KL, Robinson LK. An approach to the child with structural defects. J Pediatr Orthop 1983;3:238-244.

Jones S, Chell J, Davies G. Broomstick plaster with a removable abduction bar: a simple technique that facilitates early postoperative physical therapy and handling. J Pediatr Orthop 2000 Sep-Oct;20(5): p640-1.

Kanda T, Yuge M, Yamori Y, et al. Early physiotherapy in the treatment of spastic diplegia. Dev Med Child Neurol 1984:26:438-444.

Kay RM, Dennis S, Rethlefsen S, Skaggs DL, Tolo VT. Impact of postoperative gait analysis on orthopaedic care. Clin Orthop 2000 May;(374): p259-64.

Knittel G, Staheli LT. The effectiveness of shoe modifications for intoeing. Orthop Clin North Am 1976;7:1019-1025.

McCann HL, Stanitski DF. Pediatric orthopaedic surgery pain management. J Pediatr Orthop 2004 Sep-Oct;24(5): p581-6.

McGill SM, Dainty DA. Computer analysis of energy transfers in children walking with crutches. Arch Phys Med Rehabil 1984;65:115.

McGrath PJ, et al. Assistive devices: Utilization by children. Arch Phys Med Rehabil 1985;66:430.

Meyer S, Gordon RL, Robin GC. The pathogenesis of neurovascular complications following penicillin injection. J Pediatr Orthop 1981;1:215-218.

Nather A, Balasubramaniam P, Bose K. A comparative study of different methods of tendon lengthening: An experimental study in rabbits. J Pediatr Orthop 1986:6:456-459.

O'Hara M, McGrath PJ, D'Astous J, et al. Oral morphine versus injected meperidine (Demerol) for pain relief in children after orthopedic surgery. J Pediatr Orthop 1987:7:78-82.

Palmer FB, Shapiro BK, Wachtel RC, et al. The effects of physical therapy on cerebral palsy: A controlled trial in infants with spastic diplegia. N Engl J Med 1988:318:803-808.

Parette HP Jr, Houcade JJ. A review of therapeutic intervention research on gross and fine motor progress in young children with cerebral palsy. Am J Occup Ther 1984:38:462-468.

Rang M, Douglas G, Bennet GC, et al. Seating for children with cerebral palsy. J Pediatr Orthop 1981;1:279-287.

Rebello G, Joseph B, Chincholkar A. Connecting bar for hip spica reinforcement: does it help?. J Pediatr Orthop B 2004 Sep;13(5): p345-6.

Respet PJ, Kleinman PG, Meinhard BP. Pin tract infections: A canine model. J Orthop Res 1987;5:600.

Rose GK, Sankarankutty M, Stallar J. A clinical review of the orthotic treatment of myelomeningocele patients. J Bone Joint Surg 1983;65B:242-246.

Rose J, Gamble JG, Medeiros J, et al. Energy cost of walking in normal children and in those with cerebral palsy: Comparison of heart rate and oxygen uptake. J Pediatr Orthop 1989:71A:276-279.

Rose J, Medeiros JM, Parker R. Energy cost index as an estimate of energy expenditure of cerebral-palsied children during assisted ambulation. Dev Med Child Neurol 1985;27:485-490.

Rosenthal RK. The use of orthotics in foot and ankle problems in cerebral palsy. Foot Ankle 1984;4:195-200.

Safavi FZ. Chapter 14 Anesthesia in Pediatric Orthopedic Secrets 1998 Hanley & Belfus, Staheli LT, editor.

Salter RB et al. Clinical application of basic research on continuous passive motion for disorders and injuries of synovial joints: A preliminary report of a feasibility study. J Orthop Res 1984:1:325.

Salter RB. The biologic concept of continuous passive motion of synovial joints. The first 18 years of basic research and its clinical application. Clin Orthop 1989:242:12.

Seibert JJ, et al. Acquired bone dysplasia secondary to catheter-related complications in the neonate. Pediatr Radiol 1986:16:43.

Short DL, Schade JK, Herring JA. Parent involvement in physical therapy: A controversial issue. J Pediatr Orthop 1989;9:444-446.

Simmons DJ, et al. The effect of protracted tetracycline treatment on bone growth and maturation. Clin Orthop 1983:180:253.

Sink EL, Karol LA, Sanders J, Birch JG, Johnston CE, Herring JA. Efficacy of perioperative halo-gravity traction in the treatment of severe scoliosis in children. J Pediatr Orthop 2001 Jul-Aug;21(4): p519-24.

Spencer GE Jr, Vignos PJ Jr. Bracing for ambulation in childhood progressive muscular dystrophy. J Bone Joint Surg 1962:44A:234-242.

Staheli LT. Lower positional deformity in infants and children: A review. J Pediatr Orthop 1990;10:559-563.

Staheli LT. Philosophy of care. Pediatr Clin North Am 1986;33:1269-1275.

Staheli LT. Shoes for children: A review. Pediatrics 1991;88:371-375.

Vankoski SJ, Michaud S, Dias L. External tibial torsion and the effectiveness of the solid ankle-foot orthoses. J Pediatr Orthop 2000 May-Jun;20(3): p349-55.

Wong J, Boyd R, Keenan NW, Baker R, Selber P, Wright JG, Nattrass GR, Graham HK. Gait patterns after fracture of the femoral shaft in children, managed by external fixation or early hip spica cast. J Pediatr Orthop 2004 Sep-Oct;24(5): p463-71.

TRAUMATISMOS

Los traumatismos son la primera causa de muerte en menores y la segunda respecto de las infecciones como causa de morbilidad. Las fracturas constituyen casi el 15% de todas las lesiones en los pacientes pediátricos [A].

Las lesiones de los niños no sólo difieren de las de los adultos, también varían dependiendo de la edad. Los lactantes, niños y adolescentes experimentan diferentes tipos de lesiones. Apreciar estas diferencias es indispensable para su tratamiento óptimo.

Estadísticas

Los niños se lesionan más a menudo que las niñas. Las lesiones aumentan en frecuencia conforme avanza la edad durante la infancia, y el porcentaje de fracturas que ocurren a través de las epífisis se incrementa también con la edad [B].

Casi la mitad de los niños y la cuarta parte de las niñas pueden experimentar una fractura durante la infancia, fenómeno que es cada vez más frecuente conforme aumentan las actividades deportivas. La muñeca es el sitio más frecuente de lesión [C]. Asimismo, la edad influye en el patrón de lesión.

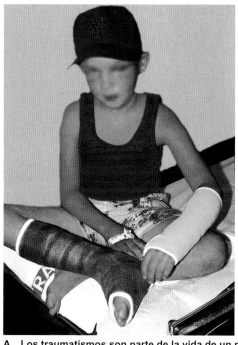

A   Los traumatismos son parte de la vida de un niño El de la ilustración sufrió una fractura del antebrazo y del tobillo jugando

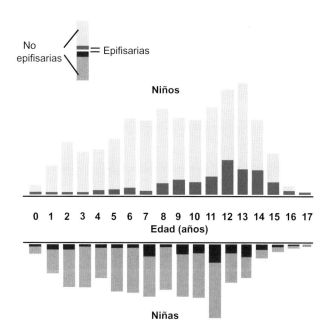

B   Distribución de edades de las lesiones epifisarias y no epifisarias Nótense las diferencias entre niños (*azul*) y niñas (*rojo*). Tomado de Mizuta y cols. (1987)

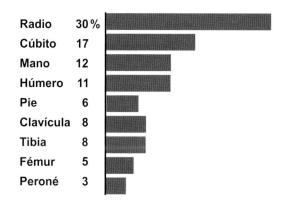

C   Frecuencia de las fracturas en lactantes y niños Frecuencia de las fracturas en niños en una muestra de 923 individuos. Tomado de Mizuta (1987)

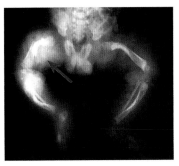

A Múltiples fracturas en la osteogénesis imperfecta Los huesos frágiles de este neonato dieron lugar a fracturas perinatales

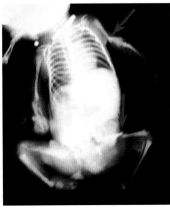

B Fracturas por rigidez articular en la artrogriposis Estas fracturas de nacimiento fueron producto de traumatismos durante el parto por contracturas articulares

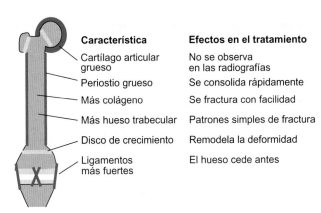

Característica	Efectos en el tratamiento
Cartílago articular grueso	No se observa en las radiografías
Periostio grueso	Se consolida rápidamente
Más colágeno	Se fractura con facilidad
Más hueso trabecular	Patrones simples de fractura
Disco de crecimiento	Remodela la deformidad
Ligamentos más fuertes	El hueso cede antes

C Características estructurales del hueso que influyen en el tratamiento El sistema musculoesquelético del niño es diferente del de los adultos en varias formas importantes. Estas discrepancias modifican significativamente el tratamiento

Niños proclives a las lesiones

Bajo contenido mineral óseo Los menores con trastornos generalizados, como osteogénesis imperfecta [A], enfermedades renales, fibrosis quística, diabetes mellitus y deficiencias de somatotropina u hormona de crecimiento, están en riesgo de fracturas.

Trastornos neuromusculares Los pacientes con parálisis cerebral, espina bífida y artrogriposis [B] son proclives a las fracturas por la combinación de mala mineralización y rigidez articular.

Personalidad para las fracturas En general, los niños presentan mayor riesgo de fracturas por su grado más alto de actividad, y algunos que tienen conductas de riesgo, en particular, conllevan uno todavía mayor.

Fisiología

El sistema musculoesquelético de los niños es diferente del de los adultos, lo que explica por qué sus fracturas son disímiles [C]. Estas diferencias disminuyen gradualmente con la edad, de modo que las fracturas en el adolescente son similares a las del adulto.

Disco de crecimiento

La diferencia musculoesquelética más evidente es que el menor presenta un disco de crecimiento [C]. La fuerza relativa del disco de crecimiento en comparación con el hueso adyacente cambia con la edad. Por ejemplo, las epífisis en los lactantes son más fuertes que el hueso adyacente, por lo que las fracturas diafisarias son las más frecuentes.

Ayuda al tratamiento de las fracturas El disco de crecimiento suele ayudar al tratamiento de las fracturas, pues el crecimiento favorece su remodelado, que corrige las angulaciones residuales. El potencial de remodelado depende de la velocidad de crecimiento de la epífisis adyacente y del crecimiento restante del menor.

Las lesiones del disco de crecimiento causan deformidad Así como las epífisis pueden resolver las deformidades, el crecimiento asimétrico en la fisis causa deformidades.

Hueso

Mayor cociente colágeno:hueso Esto disminuye la elasticidad y aumenta la fuerza tensil del hueso [D].

Hueso altamente celular y poroso Ello reduce la fuerza tensil, aminora la tendencia de las fracturas a propagarse y explica por qué las fracturas conminutas son raras en la infancia.

El hueso tiene menor resistencia a la tensión y compresión Lo anterior explica el mecanismo de la fractura en broche, frecuente en los pacientes pediátricos [E].

Transiciones óseas Las que ocurren entre la metáfisis y la diáfisis causan la discontinuidad mecánica que lleva a ciertos tipos de fracturas.

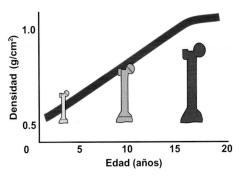

D Densidad mineral ósea En esta gráfica se muestra la densidad mineral ósea en el cuello femoral de sujetos normales. Tomado de Thomas (1991)

Densidad (g/cm²) / Edad (años)

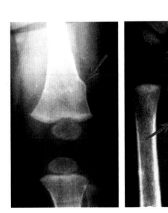

E Fracturas en broche Son frecuentes en los niños, debido a que el hueso cede ante la tensión y la compresión, dado su alto contenido de colágeno

Periostio

Metabólicamente activo El periostio tiene mayor actividad metabólica en el niño que en el adulto, lo que explica el callo abundante [A y B], la rápida consolidación y el mayor potencial de remodelado que se observan en la infancia. El hueso se forma con una cubierta de periostio para crear la continuidad. Este periostio activo también contribuye a la aposición de hueso que facilita el remodelado.

Grosor y fortaleza Los niños tienen un grosor y una fortaleza mayores del periostio. Las fracturas dentro de la cubierta perióstica intacta pueden tener poco desplazamiento y ser difíciles de diagnosticar [C]. La cubierta íntegra de periostio modifica a manera de bisagra el patrón de la fractura [D] y puede ser útil para su reducción.

Patrones de fractura relacionados con la edad

Estos cambios óseos producen modificaciones de los patrones de fractura durante el crecimiento [E]. El lactante con fractura diafisaria, el niño con una fractura a través de la metáfisis y el adolescente con una lesión epifisaria, son ejemplos de este efecto.

Ligamentos

Son relativamente más fuertes que el hueso. Por lo general, el hueso cede antes que los ligamentos, lo que explica diversos patrones de lesión. Las avulsiones son frecuentes en los niños [F y G]. La epífisis femoral distal cede antes que los ligamentos colaterales [H].

Cartílago

El mayor cociente cartílago:hueso en los menores mejora la elasticidad, pero dificulta la valoración por radiografías. A menudo se subestima el tamaño del fragmento articular.

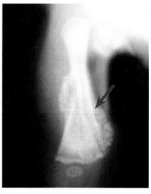
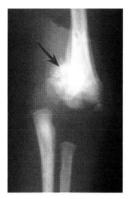

A Formación de callo abundante en la fractura de un neonato Esta separación de la epífisis fue producto de un traumatismo al nacimiento

B Callo de la fractura de fémur en un lactante Nótese la formación extensa del proceso

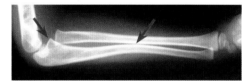

C Deformidad plástica del cúbito Este niño tiene una luxación de la cabeza del radio, con encorvamiento plástico del cúbito

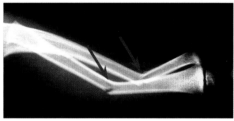

D Fractura en rama verde del antebrazo Estas fracturas son frecuentes, ya que el hueso se dobla antes de fracturarse y el mango de periostio lo mantiene en aposición

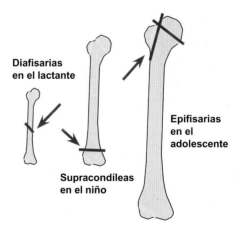

Diafisarias en el lactante

Supracondíleas en el niño

Epifisarias en el adolescente

E Tipos de lesiones relacionadas con la edad en el húmero Este patrón de lesión está presente en otros huesos largos, con fracturas diafisarias en los lactantes, metafisarias en los niños y epifisarias en los adolescentes

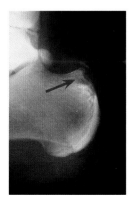

F Lesión de avulsión del tríceps sural La avulsión de la inserción del tendón calcáneo se debe a una mayor fortaleza tensil del tendón del tríceps que la del hueso calcáneo en el adolescente

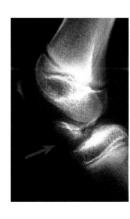

G Avulsión de la espina de la tibia El hueso cede antes que el ligamento cruzado anterior en una fractura de la espina de la tibia

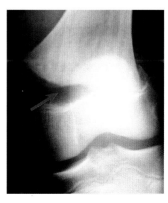

H Fractura de la epífisis femoral distal La epífisis cede antes que el hueso adyacente o los ligamentos colaterales. Se trata de un tipo de lesión frecuente en los adolescentes

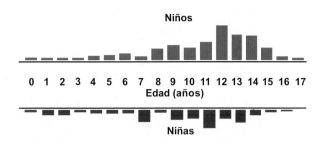

Niños

0 1 2 3 4 5 6 7 8 9 10 11 12 13 14 15 16 17
Edad (años)

Niñas

A Distribución de las lesiones epifisarias de acuerdo con la edad en niños (*azul*) y niñas (*rojo*) Tomado de Mizuta (1987)

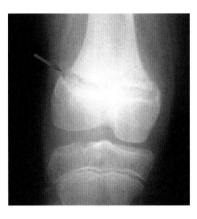

B Deformidad en hiperextensión de la rodilla por detención del crecimiento de la epífisis tibial anterior Esta epífisis es muy vulnerable a la detención

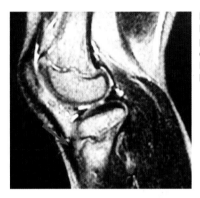

C Lesión epifisaria en la mielodisplasia Nótese el ensanchamiento de la epífisis

Lesiones epifisarias

Constituyen casi el 25% de las fracturas de la niñez. Son más frecuentes en los pacientes de sexo masculino, en los miembros superiores y durante la infancia [A]. También pueden ocurrir lesiones epifisarias por infección, tumores o isquemia. Las fracturas epifisarias son de gran importancia, ya que pueden afectar el crecimiento subsiguiente y el potencial de remodelado.

Anatomía

La anatomía de las epífisis varía, pero el patrón es similar.

Epífisis Se pueden clasificar en tres categorías principales:

De huesos largos El fémur es uno de los huesos largos.

Anulares Que se observan en los huesos redondos (cuboides) y alrededor de los centros de osificación secundaria.

Apófisis Presentes en el sitio de inserción de los tendones musculares (p. ej., apófisis del trocánter mayor).

Los trastornos del crecimiento de las epífisis de los huesos largos presentan la máxima probabilidad de lesión y de crear una mayor deformidad.

Epífisis de los huesos largos A menudo muestran un patrón ondulante con *apófisis mamilares*, lo que les provee mayor fuerza de cizallamiento, pero pueden llevar a un mayor riesgo de daño de las primeras por lesiones de alto impacto. Un ejemplo es la mayor probabilidad de detención del crecimiento a causa de fracturas epifisarias simples en la porción distal del fémur.

Lesiones

Las epífisis suelen fracturarse a través de la zona de calcificación provisional, conservando sin afección las células germinales para su crecimiento. Algunas lesiones menos frecuentes dañan la zona germinativa o crean un puente de pellizcamiento a través de la epífisis, que puede hacer lento el crecimiento o detenerlo.

La susceptibilidad de las epífisis a la detención del crecimiento varía. La epífisis más sensible de los huesos largos es la tibial proximal en su porción anterior. La deformidad en hiperextensión de la rodilla se puede presentar con lesiones triviales [B].

Las lesiones por estrés de las epífisis se observan con mayor frecuencia en atletas y niños con mielodisplasia [C]. El gimnasta puede desarrollar una fractura por estrés en la epífisis radial distal. Tales lesiones epifisarias a menudo producen detención del crecimiento.

La detención del crecimiento en las epífisis es más frecuente en aquellas lesiones que permiten que el hueso forme un puente en el disco de crecimiento. La localización y el porcentaje de la superficie de corte ocupada por el puente óseo determinan la extensión de la deformidad secundaria.

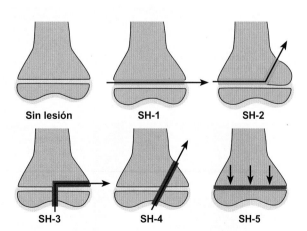

Sin lesión — SH-1 — SH-2 — SH-3 — SH-4 — SH-5

D Clasificación de Salter-Harris (SH) de las lesiones del disco de crecimiento Se asignan números del 1 al 5 a las lesiones, con base en el patrón de la fractura. Los tipos 1 y 2 (*líneas verdes*) no atraviesan la epífisis y, por lo general, no causan problemas de crecimiento. Los tipos 3 a 5 (*líneas rojas*) pueden causar detención del crecimiento y progresión de la deformidad

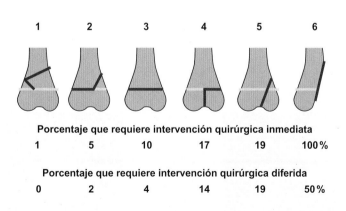

1 2 3 4 5 6

Porcentaje que requiere intervención quirúrgica inmediata

1 5 10 17 19 100%

Porcentaje que requiere intervención quirúrgica diferida

0 2 4 14 19 50%

E Clasificación de Peterson Se muestra la frecuencia de las lesiones de cada tipo que requieren intervención quirúrgica inmediata y diferida. Tomado de Peterson (1994)

Clasificación

Existen varios sistemas de clasificación de las lesiones epifisarias. El más simple y usado es el originado por Salter y Harris (SH): las fracturas se dividen en cinco categorías con base en el patrón de la lesión [D, página anterior]. Las de tipo SH-5 son muy raras. Algunas clasificaciones más amplias incluyen las de Peterson [E, página anterior] y de Ogden. Para las lesiones complejas se utiliza una clasificación más amplia.

La clasificación del tipo de lesión suele hacerse por estudio radiográfico. Las imágenes por tomografía computarizada (TC) permiten aclarar patrones complejos de fractura, como las del tobillo que ocurren en tres planos. Los estudios por resonancia magnética (RM) [A] a menudo muestran considerablemente más daño epifisario que el sospechado por las radiografías y pueden cambiar la categoría de SH. Debido a que la experiencia se basa en imágenes radiográficas, el pronóstico y el tratamiento fundamentados en una RM, más sensible, pueden llevar al sobretratamiento.

Historia natural

Casi todas las lesiones epifisarias agudas se consolidan con rapidez; cualquier deformidad se remodela por completo y el crecimiento ocurre de forma normal. En casi el 1% de las lesiones epifisarias se ven puentes óseos y alteraciones del crecimiento [B]. Los puentes pequeños (< 10%) pueden presentar lisis espontánea; los centrales tienen más probabilidades de mostrar lisis y menos de causar deformidad que los periféricos; los centrales pueden causar una deformidad en cola de pez, que sólo hace más lento el crecimiento en lugar de detenerlo [D].

Tratamiento de los puentes epifisarios

La formación de un puente epifisario es consecutiva a las lesiones SH-3, SH-4 o SH-5. El mecanismo es de una lesión por aplastamiento de la capa germinal o una fractura desplazada, que permite que se forme hueso a través de las epífisis. El pronóstico de estas lesiones no siempre es preciso. Por ejemplo, también ocurre detención del crecimiento de la epífisis en casi la mitad de las lesiones SH-1 y SH-2 de la porción distal del fémur en el niño mayor o adolescente [C]. La lesión epifisaria también puede ser consecutiva a la fractura de la diáfisis. El mecanismo no está bien definido.

Evitar las lesiones epifisarias al aplicar dispositivos de fijación en los niños. El escariado de la porción alta del fémur para la fijación en las fracturas de la diáfisis es una causa frecuente de daño epifisario. Antes de que concluya el crecimiento, se deben utilizar formas alternativas de fijación.

Prevención La prevención de los puentes epifisarios se logra por reducción anatómica de las fracturas SH-3 y SH-4. Lo mejor es la reducción abierta y la fijación interna que no atraviese las epífisis. Si se requiere fijación a través del disco de crecimiento, se utilizan alambres de Kirschner (K) lisos.

Vigilar el crecimiento para detectar puentes epifisarios. Si se encuentra uno, se ordena una radiografía del hueso afectado y la extremidad contralateral en la misma placa cada 4-6 meses. Se deben observar los cambios en la longitud total relativa y la angulación de la superficie articular adyacente.

Imágenes de la barras epifisarias Se obtienen por TC o RM. Se ordena la reconstrucción frontal y sagital de las imágenes de 1 mm por TC. La RM tiende a mostrar más información de los tejidos blandos, pero puede ser más difícil de interpretar. Se debe valorar la localización del porcentaje que ocupa el puente de la superficie de corte de la epífisis.

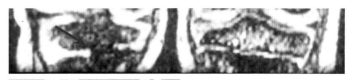
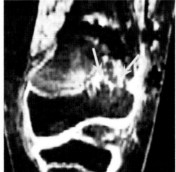
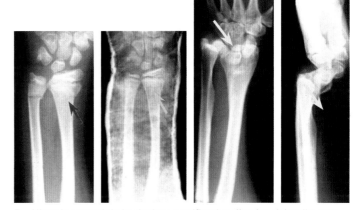

A   Evaluación de barras epifisarias por RM La barra puede aparecer como puente en el hueso (*flecha roja*) o como irregularidad de la epífisis (*flechas amarillas*)

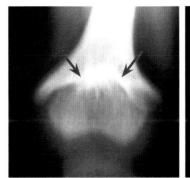

B   Historia natural de las lesiones epifisarias distales del radio Esta fractura ocurrió a la edad de 10 años (*flecha roja*). La reducción parece anatómica (*flecha anaranjada*). No se volvió a ver a la niña hasta los 20 años, cuando se quejó de deformidad de la muñeca. Nótese el efecto de un puente volar sobre la porción distal del radio (*flechas amarillas*)

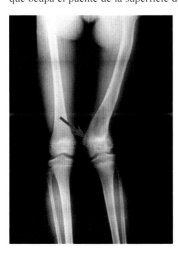

C   Puente epifisario del fémur distal Esta barra de una fractura SH-2 causó deformidad en valgo grave

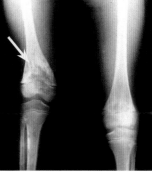

D   Resección del puente central en un lactante Este puente central (*flechas rojas*) es producto de una fractura al nacimiento. Se resecó el puente (*flecha amarilla*) y se reinició el crecimiento

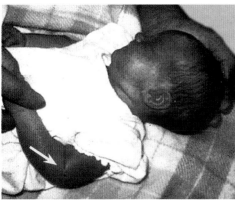

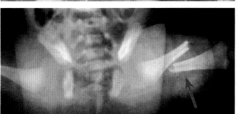

A Fracturas al nacimiento Las lesiones articulares (*flecha amarilla*) y las fracturas diafisarias (*flecha roja*) son ejemplos de la variedad de estas lesiones

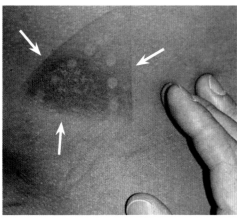

Lesiones en el parto y neonatales

Lesiones al nacimiento

Estas lesiones suelen ocurrir en algunas situaciones obstétricas poco habituales, como un gran peso al nacer, la distocia de hombros, el parto asistido mecánicamente o la edad gestacional prolongada, así como en lactantes con algún problema subyacente, como osteogénesis imperfecta o artrogriposis.

Las lesiones más frecuentes incluyen las del plexo braquial y las fracturas de la clavícula. Otras abarcan las de la diáfisis femoral [A] y las lesiones neurológicas intracraneales y de la médula espinal.

Estas fracturas se tratan mediante una férula simple. Las fracturas de la clavícula se atienden con un cabestrillo simple del brazo en el tórax para mayor comodidad. Las fracturas de la diáfisis femoral se tratan con un arnés de Pavlik. El remodelado corregirá cualquier deformidad residual.

Fracturas durante la lactancia temprana

Este tipo de fracturas son más frecuentes en neonatos prematuros de muy bajo peso que sufrieron raquitismo nutricional durante el desarrollo, y afectan con mayor frecuencia costillas, radios, húmeros y fémures. Se tratan mediante la resolución del problema metabólico y férulas. Deben evitarse los yesos.

Abuso infantil

Puesto que el abuso infantil o los traumatismos no accidentales constituyen trastornos potencialmente letales, se debe considerar esta posibilidad en todo niño pequeño o lactante con una fractura. Cuando se pasa por alto el diagnóstico de abuso infantil, se presentan lesiones recurrentes en casi el 50% de los casos, y son letales en el 10% de los lactantes y niños.

Valoración

Se sospecha de cualquier fractura de huesos largos en un lactante normal desde otros puntos de vista, durante el primer año de vida. Muchas fracturas de la diáfisis femoral en la infancia temprana se deben a violencia. Es causa de preocupación cuando el cuidador sólo informa un cambio de conducta, sin antecedente de lesión o una lesión trivial. El abuso puede presentarse en cualquier nivel socioeconómico.

Exploración Es necesario revisar al niño en su totalidad. Además de cualquier otro problema concomitante, ¿parece normal el lactante? Se debe detectar cualquier dato de edema, seudoparálisis o traumatismo de tejidos blandos [B]. Las equimosis son más frecuentes que las fracturas.

Estudios imagenológicos En caso de sospecha, se debe ordenar una radiografía AP de tórax, de las cuatro extremidades y una lateral de cráneo. Se ordena una gammagrafía ósea para mostrar fracturas recientes, si está indicada una evaluación más a fondo.

Patrones de las fracturas por abuso Las fracturas con un mayor grado de especificidad para abuso son las metafisarias y las de diáfisis humeral, costales [C], de escápula, del extremo externo de la clavícula y vertebrales. Son motivo de sospecha las fracturas bilaterales, las complejas del cráneo y aquéllas con diferentes edades de evolución. Se observan fracturas con distinto tiempo de evolución en casi el 13% de los casos. Se deben tratar de fechar las fracturas por su aspecto radiográfico [C y A, página siguiente].

Si el abuso es una posibilidad, es necesario llamar a una trabajadora social o un asistente de casos. Se informa de la preocupación y se indica la sospecha. Se debe consultar con colegas pediatras en busca de opiniones, así como documentar cuidadosamente cualquier dato e indagación. Los padres de lactantes con lesiones accidentales suelen aceptar las interconsultas con una simple explicación del motivo. Su refutación deberá hacer surgir sospechas.

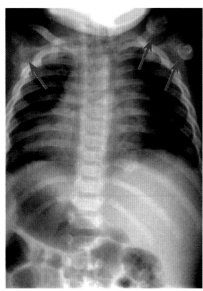

B Abuso infantil Esta cicatriz de quemadura por una plancha caliente es permanente e inconfundible (*flechas blancas*)

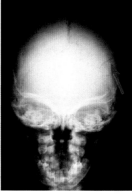

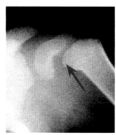

C Múltiples fracturas por abuso Fracturas múltiples (*flechas rojas*) en etapas variables del desarrollo, frecuentes en el abuso infantil

Remodelado

La capacidad del hueso de remodelarse influye significativamente en el tratamiento de las fracturas de los niños. Uno de los grandes retos en la ortopedia pediátrica es predecir con precisión qué fracturas requieren reducción y cuáles se remodelarán lo suficiente por sí mismas.

Mecanismo

El remodelado es producto de una combinación de depósito óseo por aposición en la concavidad de la deformidad, resorción de convexidades y crecimiento asimétrico de las epífisis [A y B]. El remodelado requiere una epífisis funcional y un periostio intacto.

Factores que afectan el potencial de remodelado

Son posibles algunas generalizaciones para predecir si una consolidación defectuosa específica se remodelará sin necesidad de manipulación [C].

Años restantes de crecimiento Posiblemente se trate del factor más importante.

Posición del hueso Los mejores ejemplos son las fracturas del antebrazo. El remodelado de las fracturas a la mitad de la diáfisis es sustancialmente menor que el de las fracturas cercanas a la muñeca [D].

Potencial de crecimiento de las epífisis adyacentes Por ejemplo, las fracturas de la porción superior del húmero muestran un remodelado espectacular [F], en comparación con las distales.

Plano de movimiento El remodelado, en general, es mayor en el plano sagital, seguido por el frontal, y al final, por consolidaciones defectuosas en el plano transverso.

Estado de las epífisis Cualquier daño de la epífisis adyacente limita el crecimiento y el potencial de remodelado.

Ejemplos de remodelado

El remodelado es una de las características más benévolas en el tratamiento de las fracturas de los pacientes pediátricos. Los ejemplos son útiles para mostrar el potencial de corrección al clínico y alentar a las familias (véanse pp. 294-295 para mostrar a las familias el potencial de remodelado).

Muñeca La muñeca tiene un potencial de remodelado amplio [D].

Diáfisis femoral Las fracturas de la diáfisis femoral en el niño se remodelan por completo [E].

Húmero proximal Debido a que la articulación del hombro es multiaxial, con rápido crecimiento, su remodelado suele ser espectacular [F].

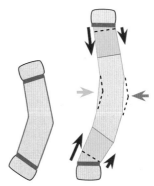

A   Mecanismo de remodelado El remodelado puede ocurrir por formación por aposición (*flecha verde*), resorción (*flecha azul*) y crecimiento asimétrico del periostio de las epífisis (*flechas rojas*). Tomado de Gasco (1997)

Consolidación defectuosa   Proceso de remodelado

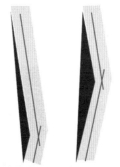

B   Mayor remodelado de una deformidad leve de la diáfisis Para la misma deformidad angular, se requiere mayor corrección (*zona en rojo*) en la parte media de la diáfisis en comparación con una deformidad distal

Consolidación defectuosa distal   Consolidación defectuosa de la parte media de la diáfisis

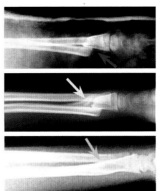

D   Remodelado del antebrazo Los fragmentos de la fractura estaban en aposición de tipo bayoneta (*flecha roja*). Tres meses después estaba progresando el remodelado (*flecha amarilla*). A los 2 años (*flecha anaranjada*), el remodelado era casi completo

---

Máximo potencial de remodelado
Años de crecimiento pendientes
Posición en el hueso
Potencial de crecimiento de las epífisis adyacentes
Plano de movimiento
Estado de las epífisis

C   Factores que influyen en el potencial de remodelado He aquí los factores significativos que se deben considerar en el tratamiento

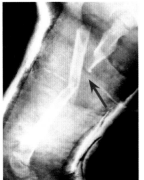
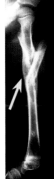
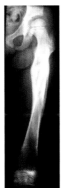
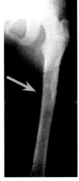

E   Remodelado de una fractura de la diáfisis femoral Esta fractura segmentaria en una niña de 8 años se trató por tracción y yeso (*flecha roja*). Nótese el llenado de la vaina perióstica a los 6 meses (*flecha amarilla*) y el restablecimiento de la forma normal del fémur a los 13 años (*flecha anaranjada*)

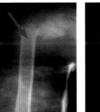
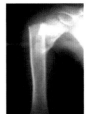
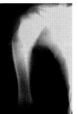
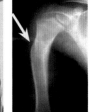

F   Remodelado del húmero En este niño de 8 años se muestra una pérdida completa de la aposición (*flecha roja*). Nótese el remodelado en los siguientes 2 años (*flecha amarilla*)

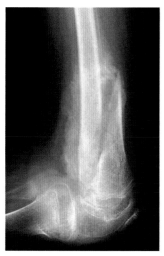

A Fractura de un niño con paralisis cerebral El hueso se fractura fácilmente y se forma un callo abundante durante su consolidación

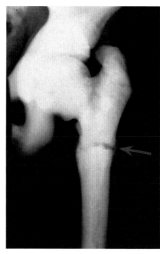

B Fractura en la osteopetrosis Estos huesos se fracturan fácilmente y son de difícil fijación interna

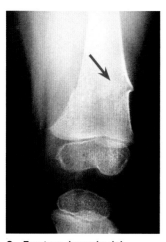

C Fractura después del tratamiento de DDC con un yeso en espica

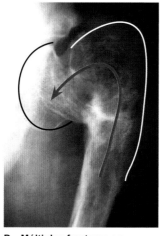

D Múltiples fracturas en la displasia fibrosa Este niño desarrolló una deformidad en cayado de pastor por repetición de fracturas

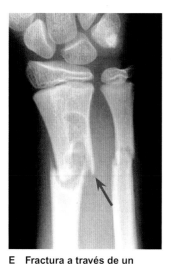

E Fractura a través de un fibroma no osificante

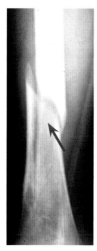

F Fractura a través de un sarcoma osteogénico maligno No pasar por alto esta fractura debe ser motivo de gran preocupación

Fracturas patológicas

Las fracturas patológicas son relativamente frecuentes en los niños. Suelen presentarse en el hueso osteopénico de aquellos pacientes con trastornos neuromusculares y a través del hueso debilitado por tumores.

Valoración

Es motivo de preocupación si el traumatismo requerido para que ocurra una fractura es menor del normal. Los huesos de lactantes y niños pequeños normales pueden fracturarse con simples caídas. Por lo general, la anamnesis y la exploración física general permitirán separar los niños normales de los que tienen problemas de osteopenia subyacente.

Tratamiento

Los trastornos generalizados incluyen los que disminuyen o aumentan la densidad ósea. Las fracturas de hueso osteopénico en niños con trastornos como parálisis cerebral [A], espina bífida y osteogénesis imperfecta se deben tratar con un período mínimo de inmovilización, porque el movimiento aumenta la desosificación y el riesgo de fracturas adicionales. Las displasias incrementan la densidad ósea y pueden también ser susceptibles a las fracturas [B].

Tratamiento con yesos Para trastornos como la displasia de desarrollo de cadera (DDC) aumenta el riesgo de fracturas. El período de máxima vulnerabilidad es poco después del retiro del yeso, ya que las articulaciones están rígidas y el hueso se encuentra debilitado por la inmovilización [C].

Lesiones óseas benignas Por lo general son sitios de fractura:

Pequeños tumores localizados Si la lesión es pequeña y el traumatismo significativo, se debe inmovilizar en un yeso hasta que haya ocurrido la consolidación. Por lo general, lo mejor es dejar que la fractura consolide y después tratar la lesión tumoral. Para las lesiones grandes, en especial las que afectan a la parte superior del fémur, pueden requerirse estabilización e injerto óseo.

Displasia fibrosa Se debe considerar el tratamiento profiláctico temprano con un clavo intramedular flexible [D] a fin de aumentar la fuerza del hueso y disminuir el riesgo de fracturas. Este tratamiento suele abreviar el período de convalecencia.

Quistes óseos monocamerales Deberá dejarse que la mayor parte de los quistes cicatricen, y después, tratarse como se describe en el capítulo 7. Los que se presentan en la parte superior del fémur requieren consideración especial. En su mayoría se necesita fijación interna para prevenir una consolidación defectuosa. El injerto y la fijación se realizan durante la misma sesión quirúrgica. Debe evitarse la fijación con artefactos grandes o con paso a través de cualquier disco de crecimiento en los niños menores de 8-10 años. Se pueden aplicar alambres de Kirschner lisos a través de la epífisis femoral. Se doblan sobre sí mismos para evitar su migración.

Fibromas no osificantes Resultan frecuentes en los sitios de fractura [E]. Si afectan a más del 50% de la superficie ósea transversa, pueden requerir un injerto.

Tumores malignos Resulta indispensable no pasar por alto una fractura en un tumor maligno, como el sarcoma osteogénico [F]. Se debe preguntar si el niño o adolescente presentaba dolor nocturno antes de la fractura. El dolor nocturno suele ser índice de un tumor maligno. Se hace una revisión cuidadosa de las radiografías con atención a las características del hueso. La identificación temprana del aspecto patológico de la fractura es la preocupación principal.

Fracturas expuestas

Las fracturas expuestas en los niños afectan con mayor frecuencia a la tibia, pero también pueden complicar las fracturas supracondíleas y las de antebrazo, fémur y otros huesos.

Clasificación

La clasificación de este tipo de lesiones es básicamente la misma que en los adultos [A]. En conjunto, el pronóstico para un grado determinado es mejor en los niños, en especial los lactantes y los niños más pequeños. Los adolescentes se comportan más como los adultos.

Tratamiento

Secuencia Se tratan las lesiones agudas con la misma secuencia que se hace en los adultos, lo que implica profilaxis con antibióticos, actualización de la inmunización contra el tétanos, desbridamiento [B y C] e inmovilización. Suele ser factible salvar la extremidad. Las fracturas abiertas en los niños más pequeños pueden tratarse de manera menos intensiva que en los adolescentes.

Tratamiento diferente del niño La atención del niño difiere de la del adulto de varias formas: (1) la cicatrización de tejidos blandos es mucho más rápida y completa; (2) el hueso desvitalizado no contaminado se puede dejar en su lugar y se incorporará; (3) el periostio generará nuevo hueso cuando éste se pierda [D]; (4) los retardos en la consolidación y la seudoartrosis ocurren ocasionalmente, y (5) los fijadores externos se pueden dejar en su lugar durante períodos prolongados, para asegurarse de que la consolidación ósea sea completa.

Tipo	Tejido blando	Hueso
1	Herida limpia	Laceración < 1 cm
2	Lesión de tejidos blandos	Laceración > 1 cm no extensa
3	Lesión extensa de tejidos blandos	Incluye fracturas segmentarias

A Clasificación de Gustilo de las fracturas abiertas en los pacientes pediátricos

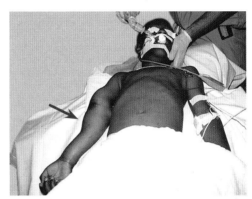

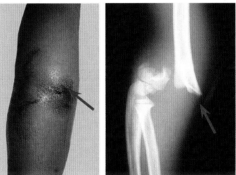

B Fractura supracondílea abierta Se observa una fractura abierta de tipo 1 (*flechas*) que produjo sólo una herida por punción arriba del codo. Se irrigó la herida y se desbridaron los bordes

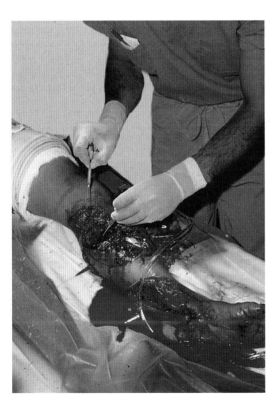

C Desbridación de una fractura Mientras nadaba, este niño sufrió una fractura abierta de la tibia por la hélice de una lancha. Esta desbridación se hizo cuidadosamente para retirar todo tejido desvitalizado y material extraño. Se colocó un fijador externo y el hueso consolidó sin infección

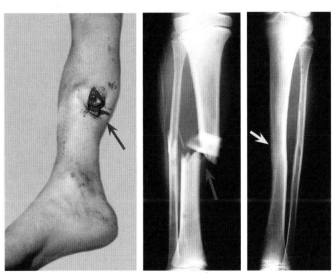

D Fractura segmentaria abierta de la tibia Esta fractura (*flechas rojas*) se trató por desbridamiento y retiro del segmento contaminado suelto. Nótese que el hueso se regeneró dentro del periostio (*flecha amarilla*)

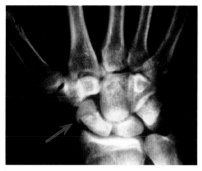

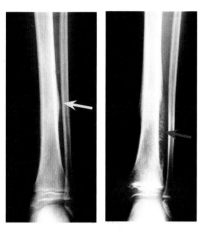

A   Fractura del escafoides pasada por alto   Este niño de 14 años sufrió un politraumatismo. Durante la rehabilitación se quejaba de dolor en la muñeca. Una radiografía mostró esta fractura del escafoides

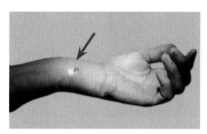

B   Antecedentes confusos de traumatismo   Esta niña de 12 años inicialmente se atendió con un antecedente de lesión de la pierna. Las radiografías mostraron nuevo hueso perióstico (*flecha amarilla*) que se atribuyó al traumatismo. El dolor aumentó gradualmente y 2 meses después la lesión era mayor (*flecha roja*). Una biopsia mostró un sarcoma de Ewing

C   La férula de la extremidad ocultó la punción de una fractura abierta   Inicialmente no se apreció la naturaleza abierta de la fractura del antebrazo por no retirar una férula colocada antes

Valoración

El establecimiento de un diagnóstico preciso es el paso más importante en el tratamiento de las lesiones infantiles. La mayoría de los errores terapéuticos se deben a un diagnóstico impreciso. La evaluación del niño con lesiones es difícil, porque a veces presenta más de una, con frecuencia no coopera y la situación de urgencia dificulta su evaluación exhaustiva.

Los errores de diagnóstico son más significativos en el niño que sufre politraumatismos, ya que las fracturas sutiles son fácilmente pasadas por alto y las lesiones musculoesqueléticas son la causa más frecuente de discapacidad residual. En el niño politraumatizado, las lesiones musculoesqueléticas rara vez causan la muerte, pero son motivo frecuente de discapacidad residual [A].

Prioridades

La evaluación del estado pulmonar, cardiovascular y neurológico tiene la mayor prioridad. Las prioridades musculoesqueléticas incluyen lesiones de la columna cervical, luxaciones articulares (en especial de la cadera) y fracturas inestables y expuestas.

Anamnesis

La anamnesis debe incluir las circunstancias, la velocidad, el mecanismo y cualquier característica exclusiva del accidente. Se debe recordar que el antecedente de un traumatismo puede obstaculizar el diagnóstico de un problema más grave [B].

Exploración física

La mayoría de los errores de diagnóstico se deben a una exploración física deficiente. Primero se lleva a cabo una exploración completa. Se revisa a todo el niño y se buscan deformidades óseas y movimientos espontáneos. La seudoparálisis en el niño o lactante, por lo general, se debe a un traumatismo [D].

Se retira toda férula [C] o vendaje, de manera que la exploración sea completa. Es necesario buscar deformidades y edema, y localizar el punto de máxima hipersensibilidad (PMH) [E]. La identificación del sitio de lesión por exploración física es muy importante, debido a que gran parte del esqueleto inmaduro no está osificado y es difícil la obtención de imágenes (véase capítulo 2). La determinación del PMH es uno de los pasos más importantes en el diagnóstico de lesiones ocultas en los niños.

Se debe evaluar el estado vascular [F], recordando que el pulso es un medio inadecuado como prueba de la presencia de circulación. Se observa la velocidad de relleno capilar y la reacción del niño con la extensión de los dedos de las manos o los pies. El dolor ante la extensión pasiva es un signo temprano de isquemia. Los síndromes compartimentales pueden ser silentes en los niños.

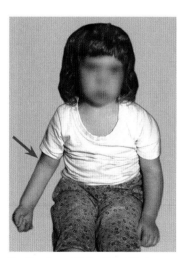

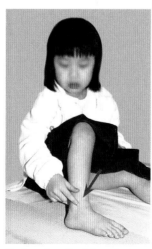

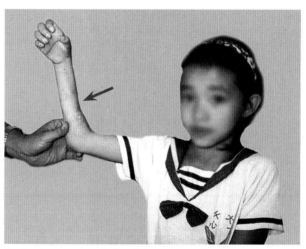

D   Seudoparálisis   Esta niña fue jalada por el codo y no utiliza el brazo. La pérdida del movimiento voluntario o espontáneo es un signo frecuente de traumatismo en lactantes y niños pequeños

E   Localización del punto de máxima hipersensibilidad   El PMH exacto es un dato valioso y en ocasiones diagnóstico, como en esta niña con un esguince de la hoja anterior del ligamento colateral

F   Contractura isquémica del antebrazo   Esta niña presenta una contractura que complica una fractura supracondílea tratada con yeso

Estudios imagenológicos para traumatismos

Gran parte de los problemas traumáticos se pueden estudiar satisfactoriamente por imágenes mediante radiografías convencionales. Rara vez se requieren radiografías comparativas del lado opuesto para valorar las lesiones infantiles. Se ordenan estudios comparativos sólo ante necesidades especiales, como la valoración de irregularidades de la osificación. Las fracturas sutiles suelen identificarse por un cambio inesperado en el contorno cortical [A]. El edema de tejidos blandos [B] puede indicar la presencia de una fractura, que tal vez desde otros puntos de vista no sea aparente.

Prescripción de estudios imagenológicos especiales Primero deben considerarse radiografías adicionales. Las tomadas en plano oblicuo pueden mostrar una fractura que se sospechó por la exploración física, pero que no se observó en las radiografías de detección estándar AP y lateral [C]. Debe determinarse el desplazamiento de las fracturas articulares o epifisarias. Las proyecciones oblicuas adicionales pueden proveer información agregada que quizá sea útil para decidir aceptar la reducción actual. Los estudios de imagen especiales están indicados en ciertas situaciones, cuando las radiografías convencionales proveen información insuficiente. La selección del tipo de imagen se basa en los datos de la exploración física y el conocimiento de los tipos de lesión frecuentes del grupo de edad infantil.

Artrografía Ésta puede ser útil en la valoración de las lesiones cartilaginosas [D].

Gammagrafías óseas Son útiles para la detección de lesiones [E]. Se ordena un estudio de alta resolución para señalar la localización exacta de una fractura que se sospecha. Por ejemplo, si se encuentra hipersensibilidad de la "tabaquera anatómica" a la exploración física y las radiografías son negativas, se solicita una gammagrafía de alta resolución para determinar si hay fractura del escafoides.

Estudios de RM Requieren sedación profunda del lactante y el niño pequeño y, por lo tanto, tienen indicaciones limitadas. Se ordenan cuando se sospechan problemas graves [F], como las lesiones raquídeas o no accidentales.

Estudios ecográficos Son subutilizados. Se debe considerar este recurso al valorar trastornos como una posible separación de las epífisis respecto del complejo humeral distal epifisario en el neonato.

Artroscopia Puede ser útil para la evaluación de lesiones articulares cuando los estudios radiográficos resultan negativos [G].

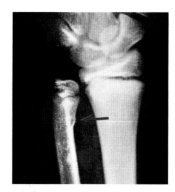

A Irregularidad cortical por una fractura Un cambio en el contorno, al estar vinculado con hipersensibilidad sobre el mismo sitio, es diagnóstico de una fractura

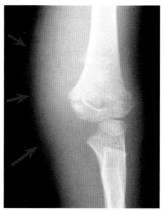

B Edema de tejidos blandos Este edema extenso de los tejidos blandos es prueba de una fractura

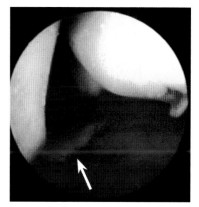

C Utilidad de la radiografía oblicua Se presenta una fractura intracondílea (*flecha*) que no se observó en las radiografías AP y lateral

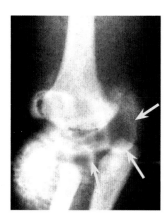

D Artrografía La artrografía de un lactante muestra una fractura epifisaria, no evidente en las radiografías (*flechas amarillas*)

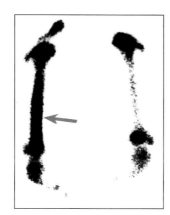

E Gammagrafía ósea Muestra la fractura de un niño en edad preescolar (*flecha azul*) que no fue visible en las radiografías

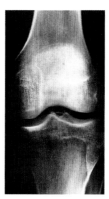
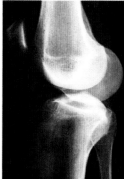

F RM En este niño se muestra necrosis avascular después de una fractura del cuello del fémur (*flecha roja*), antes de que se presentaran cambios radiográficos

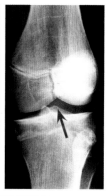
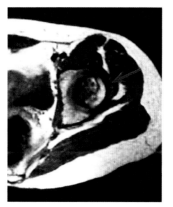

G Artroscopia Esta fractura articular (*flecha blanca*) no fue visible por radiografía

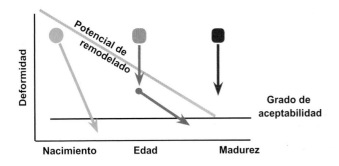

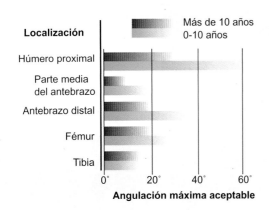

A Cambios determinados por la edad que afectan la reducción Con la edad creciente, el potencial de remodelado declina (*línea naranja*). Para una angulación determinada, la edad precisa el grado requerido de reducción. Durante la lactancia (*flecha verde*) no se requiere reducción, ya que el remodelado es rápido y completo. La misma angulación en un niño (*flechas azules*) necesita reducción parcial, con corrección de la deformidad restante por remodelado. En el adolescente (*flecha roja*) se requiere reducción anatómica

B Potencial de remodelado En esta gráfica se sugieren límites de deformidad angular aceptables después de las fracturas de huesos largos en los pacientes pediátricos. Tomado de Casco y De Pablos (1997)

Principios de la reducción

Los indicadores de la necesidad y la precisión de la reducción de fracturas en los niños son complejos y requieren un buen juicio. Estas decisiones se basan en principios fundamentales siempre que sea posible. Los datos en los cuales basar estos principios son limitados, pero se pueden describir algunos aceptados para diferentes tipos de fracturas. A menudo es útil un diagrama de flujo [C].

Fracturas metafisarias-diafisarias

Varios principios son útiles para decidir si una fractura requiere reducción en un paciente pediátrico.

Edad Mientras más pequeño el paciente, mayor el potencial de remodelado [A y B], lo que posiblemente constituya el factor más importante. En general, puede esperarse que los niños menores de 10 años presenten remodelado significativo de una deformidad.

Posición ósea El remodelado es mayor cerca de los extremos óseos, y el grado necesario para corregir una deformidad es proporcional a su distancia respecto de la articulación adyacente. Por ejemplo, las fracturas distales del antebrazo se remodelan mucho mejor que las deformidades de la parte media.

Plano de deformidad El remodelado suele ser mayor en el plano sagital que en el frontal. La deformidad en el plano de rotación o transverso puede remodelarse, pero resulta controvertido hasta qué grado. Un motivo de tal controversia es la dificultad para valorar y obtener imágenes de un remodelado rotativo.

Además, el plano de la deformidad tiene relación con el eje de movimiento de las articulaciones adyacentes. La deformidad en el plano de movimiento de la articulación adyacente se resolverá o será mejor tolerada. Por ejemplo, un encorvamiento anterior o posterior del fémur es más aceptado que su deformidad en varo o valgo.

Velocidad de crecimiento de las epífisis adyacentes Se acepta más deformidad cerca de las epífisis con un potencial de crecimiento de gran velocidad. Por ejemplo, la velocidad acelerada de crecimiento de la epífisis humeral superior contribuye a su espectacular potencial de remodelado. En contraste, el crecimiento en el codo es limitado y las deformidades en varo-valgo presentan un remodelado escaso.

Conclusión del remodelado El remodelado concluye en alrededor de 5-6 años. La mayor parte se presenta en los primeros 1-2 años.

Características únicas Algunas consolidaciones defectuosas presentan mal remodelado. El ejemplo clásico es la deformidad en cúbito varo resultante de la consolidación defectuosa de fracturas supracondíleas humerales. Las fracturas del cóndilo externo son susceptibles a la no consolidación [A, página siguiente], cuyo motivo no está bien definido.

C Diagrama de flujo para la reducción Este diagrama de flujo puede ayudar a determinar la necesidad de reducción

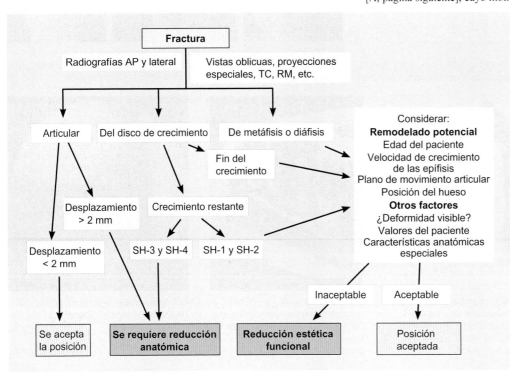

Fracturas epifisarias

Está bien establecida la reducción de las fracturas epifisarias. Las fracturas SH-3 y SH-4 deberán reducirse anatómicamente para prevenir la formación de puentes y aminorar el riesgo de formación de una barra [C, página anterior]. Se deberá considerar a las fracturas SH-1 y SH-2 como metafisarias y aplicar los mismos principios para la toma de decisiones en cuanto a su tratamiento.

Fracturas articulares

Las fracturas articulares [B y C] son menos frecuentes en los niños que en los adultos, ya que el cartílago es más elástico y menos lesionable. Se pueden hacer algunas generalizaciones.

El remodelado puede corregir alguna deformidad Se puede aceptar una mayor deformidad articular en el lactante o el niño pequeño que en el de mayor edad o adolescente. Es necesario considerar a los adolescentes como adultos.

Aceptar un desplazamiento horizontal más que longitudinal Una deformidad en escalón, que aumenta la carga articular, puede ser menos aceptable que una que ensancha la articulación.

Aplicar la regla de los 2 mm En general, se acepta el desplazamiento menor de 2 mm, regla establecida con base en la experiencia clínica. Se debe recordar que los estudios de RM o TC suelen mostrar más desplazamiento que las radiografías convencionales [B].

Indicaciones de reducción abierta

Las indicaciones de reducción abierta cambian con el transcurso del tiempo, y son modificadas por factores sociales, médicos y económicos, con variación considerable. Se pueden hacer algunas generalizaciones [D y E].

Politraumatismo Sugiere lesión de órganos, aparatos y sistemas múltiples, no simplemente un paciente con varias fracturas. Se trata mejor a los niños con múltiples fracturas por inmovilización con yeso, tracción u otros métodos no invasivos.

Indicaciones económicas El costo económico del tratamiento deberá ser un factor sólo cuando se decide entre opciones que sean, todas, médicamente aceptables.

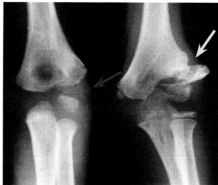

A Las fracturas del cóndilo externo desplazadas requieren reducción anatómica Esta fractura única (*flecha roja*) no es sólo una lesión articular, sino también una SH-4 proclive a la no consolidación. Todas estas son indicaciones de una reducción anatómica y fijación interna. Nótese que la fractura no fija desarrolló una ausencia de consolidación (*flecha amarilla*)

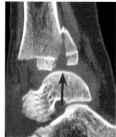

B Las imágenes por TC son más precisas La fractura es fácil de observar en la radiografía lateral, pero la TC (*flecha roja*) muestra mejor la extensión del desplazamiento y la necesidad de reducción

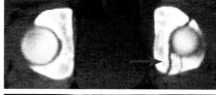

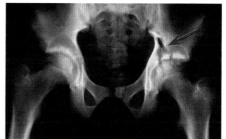

C Fracturas acetabulares Suele estar indicada la reducción anatómica de casi todas las fracturas acetabulares desplazadas en los adolescentes, ya que la articulación de la cadera tolera mal la deformidad

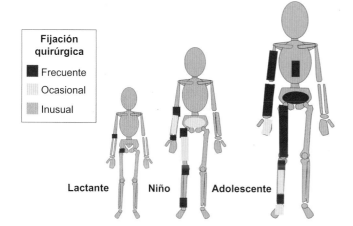

Fijación quirúrgica

■ Frecuente
□ Ocasional
▨ Inusual

Lactante   Niño   Adolescente

D Necesidad de reducción y fijación quirúrgicas La necesidad de realizar procedimientos abiertos para el tratamiento de las fracturas infantiles aumenta con la edad

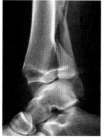

Indicaciones de reducción abierta

A todas las edades

Fracturas del cóndilo externo del húmero
Fracturas SH-3 y SH-4
Politraumatismos
Fracturas articulares desplazadas

Fin del crecimiento

Fracturas tibiales en tres planos

Edad mayor de 10 años

Fracturas de la diáfisis femoral
Fractura media del antebrazo desplazada

E Indicaciones frecuentes de reducción abierta También son indicaciones de la fijación interna de fracturas desplazadas

Atención primaria

Un gran porcentaje de los problemas traumáticos se puede tratar con seguridad en la atención primaria, incluyendo muchas fracturas y esguinces frecuentes. El tratamiento de tales lesiones en el contexto de la atención primaria es práctico, económico y eficaz para el paciente y la familia, así como satisfactorio para el médico. Las lesiones enumeradas en esta sección pueden, por lo general, tratarse de manera segura y eficaz en el contexto de la atención primaria.

Sugerencias de tratamiento

Algunas guías para el tratamiento de los traumatismos.

Realizar una exploración física cuidadosa Deberá incluir una valoración general del niño, así como la evaluación de la parte lesionada.

Revisar hipersensibilidades óseas La hipersensibilidad sobre un hueso es una característica frecuente de una fractura [A]. Si no hay hipersensibilidad, el hueso casi siempre está íntegro. Un ejemplo clásico es la fractura del preescolar. Tal vez no haya edema, pero el paciente presenta mayor hipersensibilidad sobre la diáfisis tibial.

Cuidado con las lesiones de codo y rodilla Son las más difíciles de valorar. El codo y la rodilla son los sitios más probables de errores de diagnóstico y resultados adversos [B, C y D]. Una excepción es el codo de niñera.

Limitar los estudios imagenológicos a radiografías Ya que la RM, la TC, las gammagrafías óseas y otros estudios de imagen son costosos y a veces difíciles de interpretar, se debe delegar su prescripción al ortopedista. Esta práctica ahorrará costes innecesarios a la familia y la posibilidad de un diagnóstico erróneo del paciente.

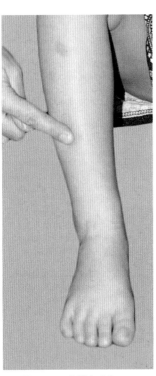

A Hipersensibilidad ósea
La hipersensibilidad localizada sobre el hueso es, en alto grado, diagnóstica de una fractura

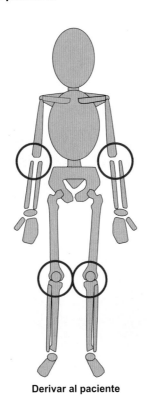

Derivar al paciente

B Regiones problemáticas La rodilla y el codo son localizaciones frecuentes de errores de diagnóstico

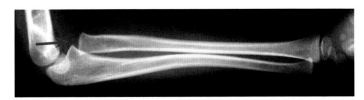

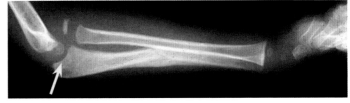

C Equivalentes de la fractura de Monteggia Una variante es la luxación de la cabeza radial (*flecha roja*) con deformación plástica del cúbito. Se observa una lesión crónica en este niño de 5 años (*abajo*). La fractura del cúbito se trató con yeso, pero la cabeza radial dislocada (*flecha amarilla*) no se diagnosticó durante 6 meses

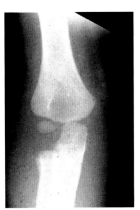
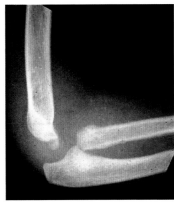
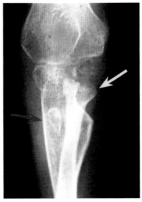
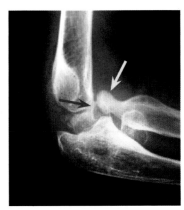

D Fractura del cuello del radio no detectada Un preescolar sufrió lesión del codo y las radiografías se consideraron negativas (*izquierda*). Se volvió a atender a los 7 años de edad con una deformidad importante del codo. Las radiografías mostraron la cabeza radial (*flechas rojas*) como un fragmento separado. La porción proximal del radio (*flechas amarillas*) se había regenerado parcialmente y yacía por delante de la cabeza radial

Errores en traumatología

Los errores terapéuticos son numerosos, pero los siguientes son los más frecuentes.

Luxación de la cabeza del radio Suele vincularse con la fractura del cúbito, aunque no siempre [C, página anterior]. También puede ser pasada por alto por el radiólogo.

Fractura osteoarticular del cóndilo femoral La luxación de la rótula puede causar esta fractura [A]. Produce un derrame en la rodilla, pero puede ser difícil de identificar en las radiografías, ya que la mayor parte del fragmento corresponde a cartílago.

Abuso infantil Puede ser difícil diagnosticar un traumatismo no accidental [B]. Se trata de la lesión oculta más grave y se detalla en la p. 62.

Deslizamiento de la epífisis de la cabeza femoral Este deslizamiento gradual puede dirigir la atención a la rodilla, donde suele ser referido el dolor [C]. El trastorno, por lo general, se presenta en la infancia tardía o en la pubertad.

Fractura del cóndilo externo del húmero Esta fractura causa hipersensibilidad sobre el cóndilo externo del codo. Debido a que la fractura tiene desplazamiento mínimo, puede ser difícil identificar su trazo en las radiografías. Puede desplazarse y terminar con una consolidación fallida y discapacidad.

Fractura de Tillaux del tobillo Se trata de una fractura articular de la cara anterolateral de la tibia. Se presenta en los jóvenes y produce dolor del tobillo e hipersensibilidad ósea. Puede confundirse con un esguince. Debido a que afecta a las superficies articulares, suele requerir fijación interna para restablecer la anatomía y proveer inmovilidad.

Errores terapéuticos frecuentes

Por lo general, se aplican diversos tratamientos lejos de ser ideales.

Inmovilización en ocho Este vendaje es incómodo para el paciente e ineficaz para proveer inmovilización [D]. Se le trata mejor con un cabestrillo.

Sobretratamiento Rara vez los pacientes requieren fisioterapia para los problemas traumáticos frecuentes. En algunos centros, tal tratamiento nunca se prescribe y los resultados son equivalentes. La fisioterapia puede ser útil en situaciones infrecuentes, como en los niños con distrofia refleja. Como resumió Bount: "Abandonados a su suerte, los niños se recuperan a la velocidad más óptima". Los ejercicios de amplitud de movimiento pasivos prácticamente nunca son apropiados en los niños.

Inmovilización excesiva Los yesos usados por tiempo prolongado para esguinces, o los de todo lo largo del miembro superior por una fractura en botón, son innecesarios. Para las fracturas no desplazadas, una vez que han dejado de ser hipersensibles, ya no se requiere inmovilización.

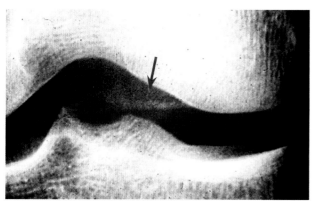

A Fractura osteocondral Este adolescente sufrió una luxación rotuliana aguda con fractura osteocondral. Es difícil observar el borde óseo en las radiografías (*flecha roja*)

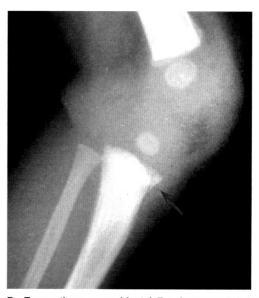

B Traumatismo no accidental Esta fractura sutil de la metáfisis tibial se relacionó con abuso infantil

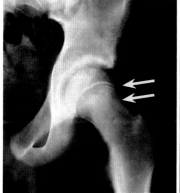

C Desplazamiento de la epífisis de la cabeza femoral La radiografía de la izquierda muestra los signos previos al deslizamiento, con rarefacción de la metáfisis (*flecha amarilla*). Hubo un deslizamiento agudo (*flecha roja*) antes de la estabilización quirúrgica

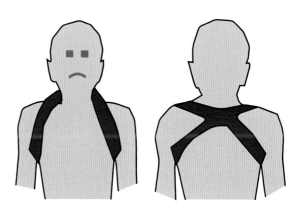

D Cabestrillo en ocho Esta forma pretendida de inmovilización es incómoda e ineficaz

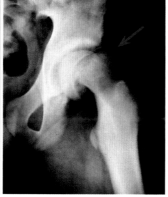

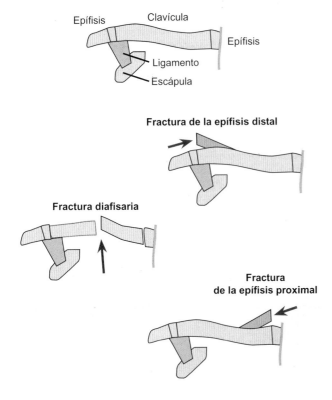

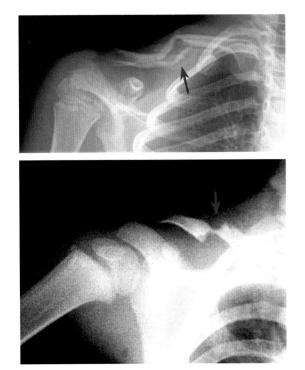

Fracturas de la clavícula

Pueden ocurrir fracturas de la clavícula a través del hueso o de los discos de crecimiento proximales o distales [A].

Las fracturas diafisarias de la clavícula en su porción media son las más frecuentes. A menos de que sean expuestas o que presenten compromiso neurovascular, deben tratarse cerradas. Menos es más. Se coloca el brazo afectado en un cabestrillo [B] hasta que ceda el dolor. El uso frecuente del vendaje en ocho es incómodo e innecesario. El acortamiento y la ausencia de consolidación son problemas raros.

Las fracturas epifisarias son a veces difíciles de diferenciar de la luxación de las articulaciones esternoclavicular o acromioclavicular. Las fracturas epifisarias suelen presentarse en los niños pequeños y muestran hipersensibilidad sobre la epífisis, más que en la articulación. Las fracturas epifisarias son menos graves y sólo requieren inmovilización en cabestrillo sin reducción. El remodelado y la recuperación de la función normal ocurren con el transcurso del tiempo.

Fracturas humerales altas

Las fracturas no desplazadas de la parte alta de la diáfisis del húmero se pueden tratar simplemente por aplicación de un cabestrillo para mayor comodidad [C]. Se mantiene la inmovilización durante alrededor de 3 semanas o hasta que ya no haya hipersensibilidad ósea. Se debe considerar la posibilidad de un traumatismo no accidental en el lactante o niño pequeño.

A   Tipos de fracturas de clavícula Pueden ocurrir en numerosos sitios de la clavícula. Nótese que las fracturas epifisarias suelen desgarrar el periostio. Estas fracturas epifisarias en las porciones proximal y distal se pueden confundir fácilmente con dislocaciones

B   Fracturas de clavícula Los patrones de fractura varían, pero su consolidación es completa y casi siempre sin complicaciones

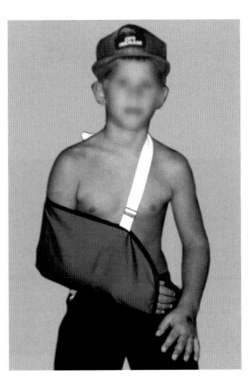

C   Inmovilización de las lesiones del hombro Estos cabestrillos simples suelen ser adecuados para tratar casi todas las lesiones del hombro en los niños

Codo de niñera

El codo de niñera se presenta en casi el 1% de los menores cada año. La mitad no tiene antecedente de un jalón. Resulta controvertido si se presenta más a menudo en los niños con hipermovilidad. Las niñas se ven afectadas con mayor frecuencia. La patología es incierta, aunque la de interposición capsular es la teoría más favorecida [A].

Características clínicas El brazo se sostiene en flexión ligera y el antebrazo en pronación; el niño se resiste al movimiento del codo o la extremidad. No hay edema ni hipersensibilidad. El diagnóstico es clínico, y sólo si las circunstancias o los datos son atípicos se requieren radiografías.

Tratamiento Se rota el antebrazo 180° para liberar el tejido blando interpuesto [B]. A menudo se percibe un chasquido. Se repite la maniobra en 15 min si el primer intento no tiene éxito. El retorno de la función suele ser inmediato, pero puede retrasarse, en especial en los lactantes. Si la función no retorna de inmediato, se aplica un cabestrillo y se revalora después de varios días. Si la función aún es limitada, se manipula una segunda vez.

No son raras las recurrencias. Puede presentarse la imposibilidad de liberar la interposición por manipulación, en cuyo caso, se coloca el brazo en un cabestrillo [C] y se repite la manipulación al día siguiente.

Fractura en botón de la porción distal del radio

Estas fracturas son muy frecuentes.

Valoración Estas fracturas se identifican por hipersensibilidad localizada sobre la porción distal del radio y la demostración de un *torus* por radiografía [D] en la corteza de la parte distal del radio.

Tratamiento Se coloca un cabestrillo de muñeca [D] o se aplica un yeso corto del miembro superior o férula antebraquipalmar. Se cita al paciente al día siguiente para confirmar el diagnóstico, si es necesario. Se instruye a la familia que continúe con el cabestrillo durante 3 semanas. No suele requerirse seguimiento radiográfico o clínico adicional, a menos que se haya aplicado un yeso que necesite su retiro.

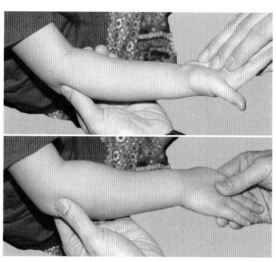

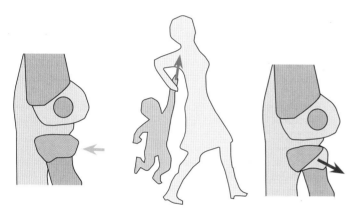

A Patología del codo de niñera El ligamento anular (*gris*) normalmente se extiende alrededor de la cabeza del radio (*flecha verde*). Con el jalón del codo (*flecha azul*), la cabeza radial puede subluxarse parcialmente bajo el ligamento (*flecha roja*). Con la rotación o el uso normal del antebrazo, la cabeza se desliza hacia atrás, a su posición original

B Reducción del codo de niñera Se lleva a cabo por supinación (*arriba*) y pronación (*abajo*) rápidas del antebrazo. Por lo general, se percibe un chasquido y desaparece de inmediato la incomodidad del niño

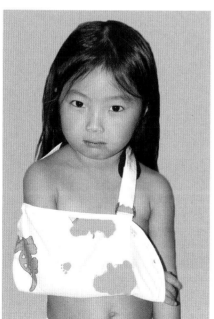

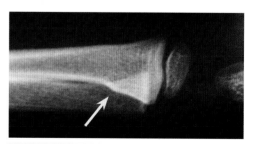

C Inmovilización de las lesiones del hombro Estos cabestrillos simples suelen ser adecuados para el tratamiento de la mayor parte de las lesiones del hombro en los niños

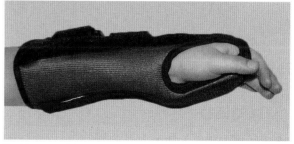

D Fractura del antebrazo Nótese el cambio de contorno de la corteza, que muestra una fractura en broche (*flecha amarilla*). Es apropiado el uso de una férula de antebrazo

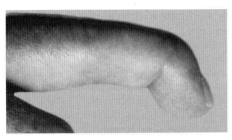

A Dedo en martillo La falange distal se mantiene en flexión, que es muy intensa

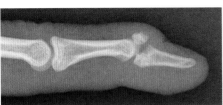

B Dedo en martillo La radiografía muestra una fractura articular, que requiere reducción quirúrgica y fijación

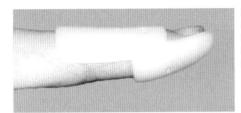

C Tratamiento del dedo en martillo Si la radiografía es negativa, se aplica una férula en extensión al dedo

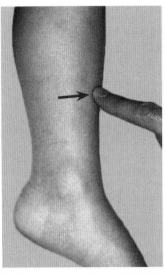

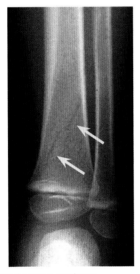

D Fracturas del niño preescolar Estas fracturas producen hipersensibilidad en la diáfisis tibial (*flecha roja*), a menudo con poco o ningún edema. Las radiografías muestran defectos lineales (*flechas amarillas*) que a veces son difíciles de identificar

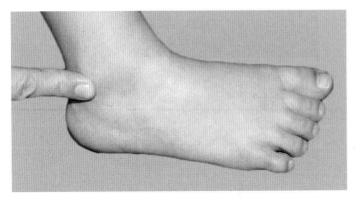

E Palpación del maléolo externo La hipersensibilidad en este lugar sugiere una fractura distal del peroné o, por lo general, de la epífisis

Dedo en martillo

El dedo muestra flexión en la articulación interfalángica distal [A]. Se ordena una radiografía lateral del dedo para descartar una fractura [B]. Las fracturas son raras en los niños. Si no se observa fractura, se coloca una férula en extensión con un cabestrillo digital [C] durante 6 semanas.

Fractura del niño en edad preescolar

Ocurre por lo general en niños de 1-4 años con traumatismos mínimos [D]. Hay hipersensibilidad ósea. Las radiografías, por lo general, muestran una línea de fractura tenue, que se corresponde con la localización de la hipersensibilidad ósea. A veces no se puede observar la línea de fractura en las radiografías. Las fracturas de la parte media de la diáfisis deberán hacer surgir la sospecha de abuso infantil. Se tratan por inmovilización en una férula o un yeso para caminar durante 2-3 semanas.

Esguinces del tobillo

Son cada vez más frecuentes conforme avanza la edad. Se suelen presentar en adolescentes. Los más comunes son los esguinces externos.

Evaluación Se requiere una valoración cuidadosa.

Soporte de peso Si el esguince es grave o si hay una fractura, el niño, por lo general, no deseará caminar con esa pierna.

Aspecto Observar la extensión del edema y la presencia de equimosis, pues esto es útil para determinar la gravedad de la lesión.

Localización de la hipersensibilidad Se busca hipersensibilidad sobre los ligamentos [F], lo que es útil para valorar la gravedad del esguince. Si hay hipersensibilidad sobre el maléolo externo [E] y el niño no puede soportar peso, se ordenan radiografías.

Radiografías Si es apropiado, se ordenan radiografías AP oblicuas y laterales del tobillo. Se interpretan considerando los datos de la exploración física.

Esguinces En ellos a menudo se observa edema de tejidos blandos.

Fracturas de epífisis Las que ocurren en la porción distal de la tibia pueden no ser evidentes en las radiografías.

La fractura de Tillaux involucra a la cara externa distal de la epífisis tibial; se presenta al final del crecimiento. Suele haber hipersensibilidad en la cara anteroexterna del tobillo.

Respuesta dolorosa del niño Ésta determina cómo responder a la lesión. Se trata de una valoración subjetiva, pero a menudo de gran importancia, para la determinación de la gravedad del esguince y la planeación del tratamiento.

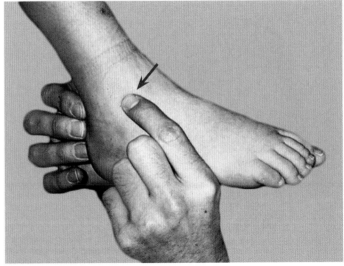

F Hipersensibilidad de los ligamentos Los ligamentos laterales del tobillo son los más vulnerables a las lesiones. De estos ligamentos, el anterior es el menos fuerte y más vulnerable (*flecha roja*). Puede localizarse apenas delante de la prominencia peronea

Tratamiento Se basa en la gravedad del esguince [A], al considerar la capacidad de soporte de peso, el grado de edema, la localización de la hipersensibilidad y la respuesta del niño a la lesión [D]. Se dispone de una variedad de métodos prácticos de inmovilización y soporte [B].

Esguinces leves Causan edema escaso y, por lo general, presentan hipersensibilidad apenas por delante del maléolo externo. Se tratan con un vendaje elástico, elevación de la extremidad y aplicación de frío. Se debe limitar la actividad hasta que ya no haya hipersensibilidad.

Esguinces moderados Pueden causar edema limitado e hipersensibilidad apenas enfrente o debajo del maléolo externo. Se tratan con frío, compresión, elevación y protección. Se protegen con un cabestrillo o un yeso corto de pierna durante 2 semanas.

Esguinces graves Pueden ser difíciles de tratar. Además de las medidas para los esguinces moderados, puede requerirse protección por un período más prolongado, posiblemente de algunos meses. Debe establecerse un programa de ejercicios de fortalecimiento. Algunos autores consideran que el entrenamiento especial puede ayudar a prevenir lesiones futuras.

Derivación En diversas situaciones conviene derivar al paciente.

Diagnóstico incierto Es aquel en el que no se tiene precisión en el diagnóstico.

Esguinces en niños con obesidad Éstos muestran mayores probabilidades de tener meses de discapacidad. Debe considerarse un envío temprano al especialista.

Esguinces recurrentes Pueden ocurrir si la lesión de los ligamentos es grave y no se resuelve.

Errores Varios trastornos se pueden confundir con esguinces [C].

Fractura de epífisis Aunque el diagnóstico puede pasarse por alto, el trastorno consolida bien y son raros los problemas.

Fractura de Tillaux Implica al disco de crecimiento y la superficie articular. A menudo resultan necesarias la reducción abierta y la fijación con tornillos.

Osteocondritis disecante La osteocondritos disecante del talón puede confundirse con un esguince. Si no se resuelve el dolor, se debe considerar esta posibilidad.

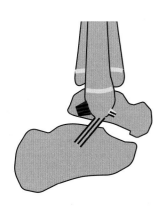

A   Ligamentos del tobillo Los ligamentos laterales del tobillo son los más vulnerables a las lesiones. La frecuencia y la gravedad del esguince aumentan (*el más leve, amarillo; el moderado, naranja; y el más grave, rojo*)

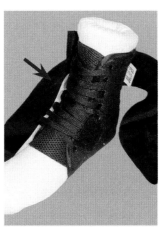
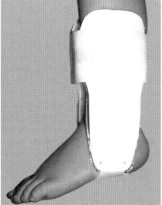
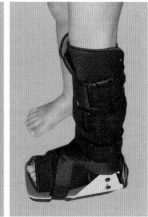

B   Opciones de soporte del tobillo Son graduales. El tamaño creciente aumenta el grado de inmovilización, pero dificulta más el caminar. Si es adecuado, puede usarse el soporte del tobillo (*flecha roja*) durante la actividad, mientras se participa en deportes, y es apropiado para usarse a largo plazo

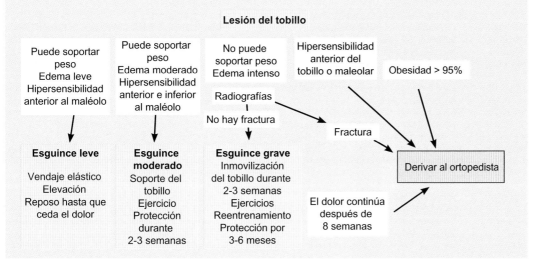

D   Diagrama de flujo para los esguinces Se delinean los pasos para el diagnóstico y la necesidad de derivación

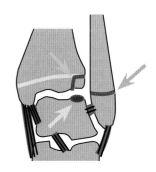

C   Errores La fractura de Tillaux (*flecha verde*) y la fractura epifisaria peronea no desplazada (*flecha naranja*), así como la osteocondritis disecante (*flecha amarilla*), se pueden confundir con un esguince

Leung AG, Peterson HA. Fractures of the proximal radial head and neck in children with emphasis on those that involve the articular cartilage. J Pediatr Orthop 2000 Jan-Feb;20(1): p7-14.

Liow RY, Montgomery RJ. Treatment of established and anticipated nonunion of the tibia in childhood. J Pediatr Orthop 2002 Nov-Dec;22(6): p754-60.

Loder RT. Demographics of traumatic amputations in children. Implications for prevention strategies. J Bone Joint Surg Am 2004 May;86-A(5): p923-8.

Luhmann SJ, Schootman M, Schoenecker PL, Dobbs MB, Gordon JE. Complications and outcomes of open pediatric forearm fractures. J Pediatr Orthop 2004 Jan-Feb;24(1): p1-6.

Malmvik J, Herbertsson P, Josefsson PO, Hasserius R, Besjakov J, Karlsson MK. Fracture of the radial head and neck of Mason types II and III during growth: a 14-25 year follow-up. J Pediatr Orthop B 2003 Jan;12(1): p63-8.

Mayr JM, Pierer GR, Linhart WE. Reconstruction of part of the distal tibial growth plate with an autologous graft from the iliac crest. J Bone Joint Surg Br 2000 May;82(4): p558-60.

Mazda K, Boggione C, Fitoussi F, Pennecot GF. Systematic pinning of displaced extension-type supracondylar fractures of the humerus in children. A prospective study of 116 consecutive patients. J Bone Joint Surg Br 2001 Aug;83(6): p888-93.

McLauchlan GJ, Cowan B, Annan IH, Robb JE. Management of completely displaced metaphyseal fractures of the distal radius in children. A prospective, randomised controlled trial. J Bone Joint Surg Br 2002 Apr;84(3): p413-7.

Mendelson SA, Dominick TS, Tyler-Kabara E, Moreland MS, Adelson PD. Early versus late femoral fracture stabilization in multiply injured pediatric patients with closed head injury. J Pediatr Orthop 2001 Sep-Oct;21(5): p594-9.

Miner T, Carroll KL. Outcomes of external fixation of pediatric femoral shaft fractures. J Pediatr Orthop 2000 May-Jun;20(3): p405-10.

Mohammad S, Port A, Montgomery RJ. Transepiphyseal fracture of the femoral neck with dislocation of the femoral head and fracture of the posterior column of the acetabulum in a child. J Bone Joint Surg Br 2002 Jan;84(1): p113-5.

Moulton SL. Early management of the child with multiple injuries. Clin Orthop 2000 Jul;(376): p6-14.

Mubarak SJ. Extensor retinaculum syndrome of the ankle after injury to the distal tibial physis. J Bone Joint Surg Br 2002 Jan;84(1): p11-4.

Ng A, Morley JR, Prasad RN, Giannoudis PV, Smith RM. The paediatric floating knee: a case report of ipsilateral epiphyseal injury to the distal femur and proximal tibia. J Pediatr Orthop B 2004 Mar;13(2): p110-3.

Nwakama AC, Peterson HA, Shaughnessy WJ. Fishtail deformity following fracture of the distal humerus in children: historical review, case presentations, discussion of etiology, and thoughts on treatment. J Pediatr Orthop B 2000 Oct;9(4): p309-18.

O'Hara LJ, Barlow JW, Clarke NM. Displaced supracondylar fractures of the humerus in children. Audit changes practice. J Bone Joint Surg Br 2000 Mar;82(2): p204-10.

Ogden JA, Ganey TM, Hill JD, Jaakkola JI. Sever's injury: a stress fracture of the immature calcaneal metaphysis. J Pediatr Orthop 2004 Sep-Oct;24(5): p488-92.

Ogonda L, Wong-Chung J, Wray R, Canavan B. Delayed union and non-union of the ulna following intramedullary nailing in children. J Pediatr Orthop B 2004 Sep;13(5): p330-3.

Oh CW, Park BC, Ihn JC, Kyung HS. Fracture separation of the distal humeral epiphysis in children younger than three years old. J Pediatr Orthop 2000 Mar-Apr;20(2): p173-6.

Patari SK, Lee FY, Behrens FF. Coronal split fracture of the proximal tibia epiphysis through a partially closed

physis: a new fracture pattern. J Pediatr Orthop 2001 Jul-Aug;21(4): p451-5.

Peterson HA, Wood MB. Physeal arrest due to laser beam damage in a growing child. J Pediatr Orthop 2001 May-Jun;21(3): p335-7.

Pickle A, Benaroch TE, Guy P; Harvey EJ. Clinical outcome of pediatric calcaneal fractures treated with open reduction and internal fixation. J Pediatr Orthop 2004 Mar-Apr;24(2): p178-80.

Prahinski JR, Polly DW, McHale KA, Ellenbogen RG. Occult intraspinal anomalies in congenital scoliosis. J Pediatr Orthop 2000 Jan-Feb;20(1): p59-63.

Pugh DM, Galpin RD, Carey TP. Intramedullary Steinmann pin fixation of forearm fractures in children. Long-term results. Clin Orthop 2000 Jul;(376): p39-48.

Qidwai SA. Intramedullary Kirschner wiring for tibia fractures in children. J Pediatr Orthop 2001 May-Jun;21(3): p294-7.

Rasool MN. Dislocations of the elbow in children. J Bone Joint Surg Br 2004 Sep;86(7): p1050-8.

Reitman RD, Waters P, Millis M. Open reduction and internal fixation for supracondylar humerus fractures in children. J Pediatr Orthop 2001 Mar-Apr;21(2): p157-61.

Rex C, Kay PR. Features of femoral fractures in nonaccidental injury. J Pediatr Orthop 2000 May-Jun;20(3): p411-3.

Ring D, Waters PM, Hotchkiss RN, Kasser JR. Pediatric floating elbow. J Pediatr Orthop 2001 Jul-Aug;21(4): p456-9.

Robertson WW. Power lawnmower injuries. Clin Orthop 2003 Apr;(409): p37-42.

Ruiz AL, Kealey WD, Cowie HG. Percutaneous pin fixation of intercondylar fractures in young children. J Pediatr Orthop B 2001 Jul;10(3): p211-3.

Sato T, Shinozaki T, Fukuda T, Watanabe H, Aoki J, Yanagawa T, Takagishi K. Atypical growth plate closure: a possible chronic Salter and Harris Type V injury. J Pediatr Orthop B 2002 Apr;11(2): p155-8.

Sawyer JR, Flynn JM, Dormans JP, Catalano J, Drummond DS. Fracture patterns in children and young adults who fall from significant heights. J Pediatr Orthop 2000 Mar-Apr;20(2): p197-202.

Schwend RM, Werth C, Johnston A. Femur shaft fractures in toddlers and young children: rarely from child abuse. J Pediatr Orthop 2000 Jul-Aug;20(4): p475-81.

Shannon FJ, Mohan P, Chacko J, D'Souza LG. "Dorgan's" percutaneous lateral cross-wiring of supracondylar fractures of the humerus in children. J Pediatr Orthop 2004 Jul-Aug;24(4): p376-9.

Shilt JS, Yoder JS, Manuck TA, Jacks L, Rushing J, Smith BP. Role of vacuum-assisted closure in the treatment of pediatric lawnmower injuries. J Pediatr Orthop 2004 Sep-Oct;24(5): p482-7.

Silber JS, Flynn JM, Koffler KM, Dormans JP, Drummond DS. Analysis of the cause, classification, and associated injuries of 166 consecutive pediatric pelvic fractures. J Pediatr Orthop 2001 Jul-Aug;21(4): p446-50.

Silber JS, Flynn JM. Changing patterns of pediatric pelvic fractures with skeletal maturation: implications for classification and management. J Pediatr Orthop 2002 Jan-Feb;22(1): p22-6.

Skaggs DL, Kautz SM, Kay RM, Tolo VT. Effect of delay of surgical treatment on rate of infection in open fractures in children. J Pediatr Orthop 2000 Jan-Feb;20(1): p19-22.

Skaggs DL, Roy AK, Vitale MG, Pfiefer C, Baird G, Femino D, Kay RM. Quality of evaluation and management of children requiring timely orthopaedic surgery before admission to a tertiary pediatric facility. J Pediatr Orthop 2002 Mar-Apr;22(2): p265-7.

Skak SV, Olsen SD, Smaabrekke A. Deformity after fracture of the lateral humeral condyle in children. J Pediatr Orthop B 2001 Apr;10(2): p142-52.

Sledge JB, Allred D, Hyman J. Use of magnetic resonance imaging in evaluating injuries to the pediatric thoracolumbar spine. J Pediatr Orthop 2001 May-Jun;21(3): p288-93.

Song HR, Oh CW, Shin HD, Kim SJ, Kyung HS, Baek SH, Park BC, Ihn JC. Treatment of femoral shaft fractures in young children: comparison between conservative treatment and retrograde flexible nailing. J Pediatr Orthop B 2004 Jul;13(4): p275-80.

Song KS, Kim YS, Sohn SW, Ogden JA. Arthrotomy and open reduction of the displaced fracture of the femoral neck in children. J Pediatr Orthop B 2001 Jul;10(3): p205-10.

Tabrizi P, McIntyre WM, Quesnel MB, Howard AW. Limited dorsiflexion predisposes to injuries of the ankle in children. J Bone Joint Surg Br 2000 Nov;82(8): p1103-6.

Thomas DP, Howard AW, Cole WG, Hedden DM. Three weeks of Kirschner wire fixation for displaced lateral condylar fractures of the humerus in children. J Pediatr Orthop 2001 Sep-Oct;21(5): p565-9.

Thomas KC, Lalonde F, O'Neil J, Letts RM. Multiple-level thoracolumbar burst fractures in teenaged patients. J Pediatr Orthop 2003 Jan-Feb;23(1): p119-23.

Townsend DR, Hoffinger S. Intramedullary nailing of femoral shaft fractures in children via the trochanter tip. Clin Orthop 2000 Jul;(376): p113-8.

Trumble T, Verheyden J. Remodeling of articular defects in an animal model. Clin Orthop 2004 Jun;(423): p59-63.

Vocke-Hell AK, von Laer L, Slongo T, Stankovic P. Secondary radial head dislocation and dysplasia of the lateral condyle after elbow trauma in children. J Pediatr Orthop 2001 May-Jun;21(3): p319-23.

Vorlat P, De Boeck H. Bowing fractures of the forearm in children: a long-term followup. Clin Orthop 2003 Aug;(413): p233-7.

Waters PM, Bae DS, Kadiyala RK. Short-term outcomes after surgical treatment of traumatic posterior sternoclavicular fracture-dislocations in children and adolescents. J Pediatr Orthop 2003 Jul-Aug;23(4): p464-9.

Waters PM, Stewart SL. Radial neck fracture nonunion in children. J Pediatr Orthop 2001 Sep-Oct;21(5): p570-6.

Wattenbarger JM, Gerardi J, Johnston CE. Late open reduction internal fixation of lateral condyle fractures. J Pediatr Orthop 2002 May-Jun;22(3): p394-8.

Wattenbarger JM, Gruber HE, Phieffer LS. Physeal fractures, part I: histologic features of bone, cartilage, and bar formation in a small animal model. J Pediatr Orthop 2002 Nov-Dec;22(6): p703-9.

Wessel LM, Scholz S, Rusch M, Kopke J, Loff S, Duchene W, Waag KL. Hemarthrosis after trauma to the pediatric knee joint: what is the value of magnetic resonance imaging in the diagnostic algorithm?. J Pediatr Orthop 2001 May-Jun;21(3): p338-42.

Wessel LM, Scholz S, Rusch M. Characteristic pattern and management of intra-articular knee lesions in different pediatric age groups. J Pediatr Orthop 2001 Jan-Feb;21(1): p14-9.

Wong J, Boyd R, Keenan NW, Baker R, Selber P, Wright JG, Nattrass GR, Graham HK. Gait patterns after fracture of the femoral shaft in children, managed by external fixation or early hip spica cast. J Pediatr Orthop 2004 Sep-Oct;24(5): p463-71.

Yian EH, Gullahorn LJ, Loder RT. Scoring of pediatric orthopaedic polytrauma: correlations of different injury scoring systems and prognosis for hospital course. J Pediatr Orthop 2000 Mar-Apr;20(2): p203-9.

Yuan PS, Pring ME, Gaynor TP, Mubarak SJ, Newton PO. Compartment syndrome following intramedullary fixation of pediatric forearm fractures. J Pediatr Orthop 2004 Jul-Aug;24(4): p370-5.

Yung PS, Lam CY, Ng BK, Lam TP, Cheng JC. Percutaneous transphyseal intramedullary Kirschner wire pinning: a safe and effective procedure for treatment of displaced diaphyseal forearm fracture in children. J Pediatr Orthop 2004 Jan-Feb;24(1): p7-12.

Zionts LE, Moon CN. Olecranon apophysis fractures in children with osteogenesis imperfecta revisited. J Pediatr Orthop 2002 Nov-Dec;22(6): p745-50.

DEPORTES

La participación en actividades deportivas es cada vez mayor [A], y más de la mitad de los estudiantes de bachillerato practican alguna. Además, hay un aumento en la participación de deportes individuales, como el patinaje y los deportes sobre ruedas. Por otro lado, en secundaria y el bachillerato hay un gran abandono de la actividad deportiva, en especial de las niñas.

Hacer deporte tiene aspectos positivos y negativos. Los beneficios están bien demostrados y rebasan los aspectos negativos; las desventajas de participar en actividades atléticas deben identificarse y solucionarse [B]. Además, están los problemas hace poco reconocidos de conmociones, traumatismo craneoencefálico repetido y mayor riesgo de artritis degenerativa en la vida adulta avanzada.

La participación del médico está en expansión y requiere entender los problemas del sistema musculoesquelético en los pacientes y su tratamiento.

Ventajas de la participación en deportes

Eficacia en relación con los costes
Incluir deportes agrega sólo 3% al presupuesto escolar. Los deportes deben considerarse no sólo como *diversión*, sino como un componente importante de la educación. En ellos se aprende el trabajo en equipo y el espíritu deportivo, y dan la experiencia de la alegría de ganar y el afrontamiento de la derrota. Enseñan las recompensas del trabajo duro y la autodisciplina, aumentan la autoconfianza y desarrollan destrezas de manejo en situaciones competitivas. Estas últimas, aprendidas a través de la participación en los deportes, incrementan las probabilidades de éxito en la vida adulta y en la conversión del individuo en un miembro que contribuye a la sociedad.

Académicas
En 1992, un estudio en Colorado mostró que la participación en deportes tenía relación con un promedio mayor en las calificaciones, la asistencia y una menor tasa de abandono, así como una mayor probabilidad de ir a la universidad.

Sociales
Las demandas de los deportes motivan a los niños a evitar el uso de drogas, el tabaco y el embarazo.

Éxito profesional
En una encuesta de 1987 aplicada a ejecutivos (nivel vicepresidente o mayor) de 75 compañías de *Fortune 500*, el 95% había participado en deportes durante el bachillerato. Esto rebasa la participación de los estudiantes que luego terminaron en el sector público (54%), sociedades honoríficas nacionales (43%), actividades de exploración (35%) y publicaciones patrocinadas por escuelas (18%).

Obesidad
La frecuencia del sobrepeso aumenta en casi todos los países, especialmente en Estados Unidos [C]. Los investigadores calculan que si la mitad de los adolescentes participaran en dos o más deportes de equipo al año, la obesidad disminuiría alrededor del 25%. En un estudio de New Hampshire/Vermont se encontró que los adolescentes que participaban en tres deportes tenían 27% menos probabilidades de presentar sobrepeso y 39% menos de ser obesos, en comparación con quienes no intervenían en equipos deportivos. Se obtuvieron los mismos datos en niños que caminaban o iban a la escuela en bicicleta.

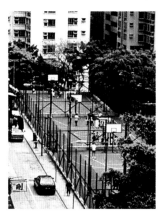

A La participación en deportes es una prioridad Incluso en zonas densamente pobladas, el proveer espacio para los deportes es una prioridad comunitaria (Hong Kong)

Positivos	Negativos
Mayor desempeño académico	Lesiones por sobreuso
Menor abandono escolar	Agotamiento
Mejores opciones universitarias	Privación del sueño
Menos tabaquismo	Presión por un solo deporte
Menos drogas	Aumento de la agresividad
Menos embarazos	Pérdida de la autoestima
Menos obesidad	Aumento de la artritis del adulto
Mejor integración a la sociedad	Tratamientos excesivos
Aumento de las destrezas de liderazgo	Enfoque en deportes de equipo
Ventajas para la carrera profesional	Subvaloración de los deportes de toda la vida

B Participación en deportes En estos cuadros se mencionan los aspectos positivos y negativos de la participación en deportes

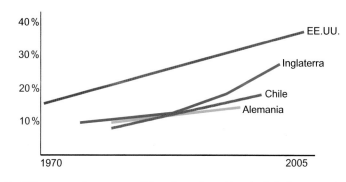

C Niños con sobrepeso en diferentes países Tomado de la Government Office of Science

77

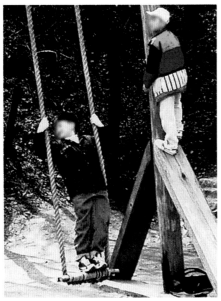

A El juego es la ocupación del niño El juego, ya sea individual o en equipo, es parte vital de la vida de un niño

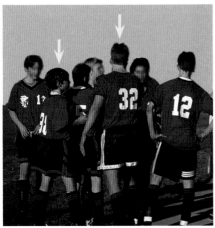

B Diferencias de complexión en los niños de la misma edad El más robusto presenta casi el doble de peso que el más pequeño en el equipo (*flechas amarillas*)

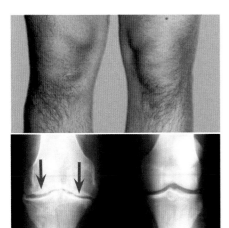

C Efecto de la meniscectomía durante la niñez A los 13 años de edad, este paciente sufrió un desgarro del menisco medial mientras jugaba futbol americano. Se hizo una meniscectomía artroscópica. A la edad de 29 años presenta dolor incapacitante y discapacidad significativa. La radiografía muestra artrosis grave (*flechas*)

Metas

Hacer atractivos los deportes

La experiencia del niño en los deportes suele verse perjudicada por padres que lo presionan, entrenadores agresivos y opciones limitadas. Cuando el principal énfasis es ganar, las posibilidades de que un niño continúe a largo plazo en el equipo disminuyen conforme transcurre el tiempo. La mayoría de los niños en un momento dado "se retiran" del equipo, es decir, por lo general no son deportes para toda la vida. El juego es la *ocupación* del niño [A].

Un lugar para niños pequeños, no atléticos

En el lado de las desventajas, el niño puede ser presionado a practicar un deporte para el que tiene poca habilidad. Se desempeña mal, se siente incómodo y termina con una autoimagen dañada. El niño de pequeñas dimensiones corporales a menudo tiene desventaja [B].

Problemas

Lesiones por sobreuso

Las lesiones por sobreuso están aumentando y hoy constituyen casi la mitad de las que se presentan en los niños. Lo mejor es prevenirlas. La mayoría se resuelven con el reposo. Sin embargo, algunas, como la osteocondritis, causan daño articular con el potencial de producir discapacidad a largo plazo.

Agotamiento

El niño puede experimentar un conflicto entre las demandas de las actividades atléticas, su vida social y la instrucción. Demasiado deporte produce presión excesiva y sacrificios de sueño, socialización y trabajo escolar. Esta limitación crea algunos problemas a largo plazo que pueden dar como resultado el retiro de todos los deportes y una práctica excesiva de los juegos electrónicos, entre otros.

Conmoción y traumatismo craneoencefálico

Casi 50 000 jugadores de futbol americano de bachillerato son diagnosticados con conmoción cada año, lo que representa casi el 5% de ese grupo. Una vez que tienen una conmoción, los atletas presentan casi cinco veces más probabilidades de experimentar una segunda lesión, pero a menudo letal: el síndrome del segundo impacto, que puede resultar de una lesión relativamente menor.

La encefalopatía traumática crónica está relacionada con el futbol americano y el box. Sus manifestaciones incluyen alteración de la memoria, depresión, agresión y demencia, que se presentan en la vida adulta de madura a avanzada. En estos casos, el cerebro muestra cambios degenerativos con la acumulación de proteínas anómalas.

Artritis degenerativa

Las pruebas muestran que quienes sufren lesiones articulares significativas durante la adolescencia tienen una mayor probabilidad de presentar artritis degenerativa en la vida adulta [C].

Exceso de intervenciones quirúrgicas

Algunas indicaciones de operación quirúrgica se menosprecian cuando los padres están determinados a hacer a su hijo tan perfecto como sea posible en preparación para una beca escolar y una carrera como atleta profesional. Los ejemplos incluyen la reducción abierta de fracturas claviculares, la corrección de problemas de rotación en el miembro inferior, entre otros.

Estadísticas de las lesiones

Padres e hijos a menudo no se percatan del potencial de lesión por la participación en los deportes. Es útil instruirlos con datos. Por fortuna, casi todas las lesiones deportivas son menores y se curan con rapidez, pero algunas son graves. Las lesiones (relacionadas con el deporte o no) son la principal causa de muerte en la infancia y, si son significativas, pueden causar discapacidad a largo plazo. La mayoría de los decesos en los deportes se deben a enfermedad cardiovascular o lesiones de la cabeza. Casi todas las muertes traumáticas son producto de lesiones de alta velocidad, que rebasa la de los deportes infantiles. Pocas lesiones llevan a la incapacidad permanente. Las lesiones graves más frecuentes ocurren en deportes de contacto, como el futbol americano [A], que causa desgarros ligamentosos o de los meniscos en la rodilla.

Deporte

Las tasas de lesión varían entre los distintos deportes [B]. El futbol americano y la lucha causan lesiones agudas, mientras el atletismo (carrera) y los deportes de lanzamiento y de campo producen problemas por sobreuso.

Edad

Las tasas de lesión y su gravedad aumentan con la edad [C]. Los niños pequeños no tienen la velocidad o la masa que causan lesiones graves. En ellos, las fracturas ocurren con mayor frecuencia en los huesos y menos a menudo en los discos de crecimiento, lo que disminuye el riesgo de alterar el crecimiento.

Sexo

Los niños se lesionan más a menudo que las niñas [C], pues participan en juegos de mayor riesgo, como futbol americano y lucha grecorromana. Cuando se retiran estos deportes de los datos, las tasas totales de lesión entre niños y niñas son comparables, excepto por la incidencia dos o tres veces mayor de lesiones de ligamento cruzado anterior (LCA) en niñas que juegan baloncesto y futbol.

Discapacidad

Puede ocurrir tempranamente por una lesión aguda o aparecer después, por artrosis debida a daño articular.

Discapacidad a corto plazo Cuando es ocasionada por lesiones, suele ser temporal, porque en su mayoría son menores [C] y causan discapacidad sólo durante el período requerido para su curación y rehabilitación.

Discapacidad a largo plazo Es la forma más grave y suele deberse a artrosis en el sitio donde se ha sufrido más de una lesión. Veinte años después de jugar futbol americano en el bachillerato, los cambios radiográficos muestran artrosis de la rodilla [E]. En la edad adulta media, la artrosis de la cadera suficientemente grave para requerir la sustitución completa de la articulación es cuatro veces mayor en hombres que han tenido una participación de moderada a alta en actividades deportivas [D]. Cuando estos hombres tuvieron un trabajo demandante desde el punto de vista físico, su riesgo aumentó ocho veces respecto del grupo control [F]. La mayoría de los jugadores de futbol americano universitario que sufrieron lesiones mayores de la rodilla, habían sufrido una lesión de la misma rodilla durante el bachillerato. Aún no se ha determinado si las técnicas modernas de reparación de meniscos y LCA modificarán estas estadísticas. Sin embargo, sin tales reparaciones, son inevitables los malos resultados. Los estudios sugieren que las lesiones por deportes de alto impacto durante la adolescencia probablemente tengan consecuencias adversas en la vida adulta. Estos riesgos deberán sopesarse con los beneficios de la participación en deportes de equipo en el bachillerato.

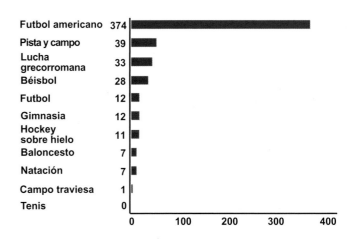

A   Lesiones letales y catastróficas en deportes de bachillerato Con base en las tasas por 100 000 participantes. De Cantu y Mueller (1999)

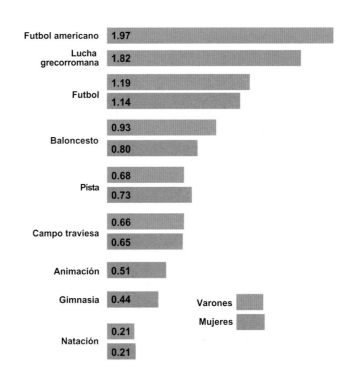

B   Lesiones por atleta en el bachillerato por año en Estados Unidos Tomado de Beachy y cols. (1997)

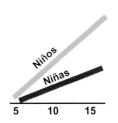

C   Lesiones por grupo etario Tomado de Beachy y cols. (1997)

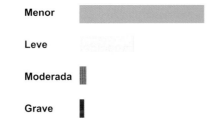

D   Gravedad de la lesión Porcentaje de lesiones por su gravedad. Tomado de Beachy y cols. (1997)

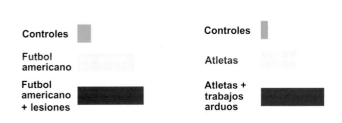

E   Porcentaje relativo con artrosis 20 años después de jugar futbol americano en el bachillerato Tomado de Moretz (1984)

F   Frecuencia relativa de la sustitución total de cadera por antecedente de actividad Tomado de Vingard (1993)

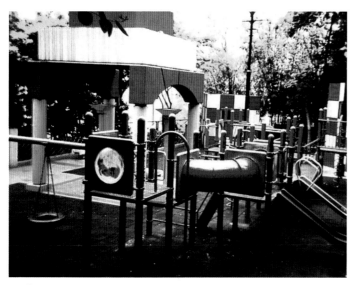

A Superficie dura Esta zona de juegos atractiva para los niños presenta la desventaja grave de tener una superficie de concreto. El niño puede mantenerse más limpio, pero tiene mucha mayor probabilidad de sufrir lesiones con las caídas

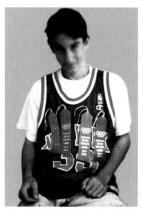

B Atleta sobresaliente con una alteración ortopédica infantil Este niño con pie equino varo se convirtió en un atleta excelente en muchos deportes

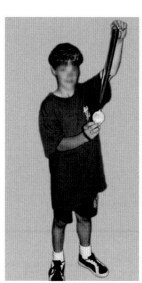
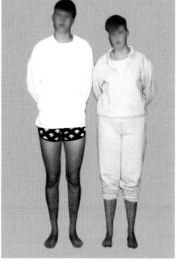

C Atletas de élite Estos pacientes son excelentes atletas. El niño (*izquierda*) presentó displasia de desarrollo de cadera durante la lactancia y se sometió a osteotomía pélvica para la corrección de una displasia acetabular residual. Es un jugador de futbol sobresaliente. El hermano y la hermana (*derecha*) tienen contractura del tendón calcáneo y síndrome de sobreuso secundario; sin embargo, son corredores sobresalientes

Prevención

Se calcula que casi la mitad de las lesiones deportivas son prevenibles. Puesto que los deportes contribuyen con casi el 33% de todas las lesiones infantiles, su potencial de impacto sobre la niñez es enorme. Tanto los factores ambientales como los personales son importantes.

Factores ambientales

Regulación térmica Es de importancia crítica en los niños. Se debe elegir un ambiente fresco cuando sea posible. Se evitan las ropas excesivas y la exposición prolongada a la luz solar. Debe insistirse en la adecuada ingestión de líquidos y verificarse el peso antes y después de la participación en los deportes para vigilar el estado de hidratación.

Superficie de juego Deberá ser tan absorbente de impactos como sea posible [A]. Se debe evitar correr sobre superficies duras. Es necesario insistir en la importancia de las superficies acojinadas para los terrenos de juego y las actividades de campo, donde son frecuentes las caídas.

Vehículos a motor Son peligrosos en las zonas de juego, en especial para el trineo y el ciclismo.

Motivar a los adultos Deben centrarse más en la seguridad que en ganar, y recalcar la importancia de adquirir destrezas deportivas, el valor de la participación en equipo y el tener una experiencia gozosa, además de señalar que la participación a veces implica perder. Aprender a aceptar y manejar el perder constituye una importante lección, que será valiosa durante toda la vida.

Equipos y materiales Deben mantenerse en buen estado y asegurarse de que son de tamaño apropiado y se ajustan al niño.

Atención médica Debe estar presente para la evaluación de la participación e intervención temprana.

Factores individuales

Uso de dispositivos de protección Verificar que sean de tamaño y ajuste apropiados y revisar que los niños usen protección, como cascos, caretas y dispositivos bucales y corporales en sitios vulnerables. También deberán retirarse los cascos cuando los niños no participen en una actividad con riesgo de colisión.

Acondicionamiento apropiado El acondicionamiento que se inicia antes de la temporada mejora la fortaleza, la flexibilidad y la resistencia.

Incrementos Se debe limitar la tasa de incrementos en la carga o las repeticiones al 10% por semana (regla del 10%).

Calzado apropiado Un calzado óptimo proporciona buena tracción y adecuada absorción de los impactos.

Sueño adecuado Quienes duermen al menos 8 h por la noche tienen 70% menos probabilidades de lesionarse que quienes duermen menos.

Control del ambiente deportivo

Valoración médica en la pretemporada Durante la pretemporada se deberá identificar qué trastornos pueden empeorar por la participación en deportes e identificar problemas musculoesqueléticos que pueden mejorarse mediante rehabilitación antes de regresar a la actividad deportiva.

Cobertura médica en los eventos deportivos de alto riesgo Se debe proporcionar cobertura médica para brindar diagnóstico y tratamiento profesional temprano.

Mejor instrucción y destreza de los entrenadores Es un factor importante. Se debe alentar a los entrenadores para que eviten el abordaje utilizado en su propia experiencia infantil, y ayudarles a comprender que la fuente primaria de lesiones de sobreuso es el enfoque "demasiado y muy rápido", no sólo "demasiado". Los entrenadores deberán conducir el avance de la participación en los deportes apropiadamente para evitar poner al atleta joven en riesgo. Un aumento muy rápido incrementa el riesgo de lesión.

Niños con discapacidades ortopédicas

Los pacientes con displasia de cadera, pie equino varo u otras deformidades ortopédicas pueden convertirse en atletas sobresalientes [B]. Ésta es información importante para darle a los padres mientras sus hijos están en tratamiento.

Atletas de élite

Los atletas de élite o sobresalientes pueden presentar problemas musculoesqueléticos [C]. Es una creencia frecuente que para convertirse en atletas de élite se debe empezar el entrenamiento durante la primer década de vida; sin embargo, esto no se ha demostrado.

Los estudios han demostrado que las tasas de lesión en los atletas juveniles de élite son menores que las de los atletas de capacidad promedio. Los atletas sobresalientes son más fuertes y flexibles que sus compañeros. Debido a que muchos avanzarán para participar en deportes de contacto en la adolescencia tardía y edad adulta, tienen riesgo de discapacidad a largo plazo por artrosis más adelante en su vida. El riesgo de artrosis es específico del deporte y mayor para quienes participan en los de contacto.

El atleta juvenil bien enfocado se preocupa por el desempeño en su disciplina. Esto es de beneficio para aumentar su autoestima; promueve un estilo de vida saludable al desalentar el empleo de drogas y tabaco, y la obesidad; y posiblemente le proporcione becas escolares u otros ingresos. Por otro lado, el rendimiento académico, la socialización, las destrezas interpersonales y otras experiencias enriquecedoras se ven sacrificadas. El costo para las niñas puede ser mayor: puede haber irregularidades menstruales, una posible estatura corta y trastornos de alimentación. La preocupación por la delgadez en la gimnasia y el baile crea problemas especiales para las niñas.

Niños especiales

Los pacientes en ambos extremos de la capacidad presentan necesidades especiales. Son vulnerables a la sobreparticipación y subparticipación. Cada uno tiene sus problemas exclusivos. Estos niños tienen especial necesidad de la Declaración de Derechos de Atletas Jóvenes (*Bill of Rights for Young Athletes*), como detalló Sullivan [A].

Niños con discapacidades

Los niños con discapacidades requieren actividad física, tanto o más que los otros. Un objetivo del tratamiento es la normalización de su vida [B]. Esto a menudo requiere esfuerzos especiales por parte de la familia, las organizaciones patrocinadoras y los proveedores de atención médica.

Programas de esquí Son útiles para los niños con deficiencia de extremidades y parálisis cerebral leve.

Deportes en silla de ruedas El baloncesto y las carreras [C], por ejemplo, son opciones excelentes para hacer ejercicio con poco riesgo.

Deportes organizados Para tener éxito, la participación en este tipo de deportes requiere un sistema de apoyo por parte de adultos así como por otros niños. Un ambiente de juego integrado es saludable no sólo para el niño con discapacidad, sino también para sus compañeros de equipo, quienes ganan en comprensión y tienen más probabilidades de hacer amistad con el niño con una discapacidad.

Campos especiales de verano Son eficaces para proveer programas supervisados [D] con apoyo médico.

Programas de cabalgata Son populares, pero requieren supervisión estrecha por parte del adulto para prevenir las caídas. Las asociaciones terapéuticas para la cabalgata ofrecen esta experiencia a precio reducido. Cuando se ejecuta de manera apropiada, esta experiencia es meritoria.

Programas familiares Son los más importantes. Se debe alentar a la familia para incluir a su niño con necesidades especiales en sus actividades normales [E]. Desafortunadamente, las familias a menudo sobreprotegen al niño y limitan sus experiencias y, por lo tanto, lo dañan. Es necesario motivar a las familias para proseguir con las actividades de viaje y físicas que normalmente realizarían y que incluyan a la familia en su totalidad.

Declaración de Derechos de Atletas Jóvenes

1. Derecho a participar en los deportes
2. Derecho a participar en un nivel compatible con la madurez y la capacidad de cada niño
3. Derecho a contar con la dirección de un técnico calificado
4. Derecho a jugar como niño y no como adulto
5. Derecho a compartir el liderazgo y la toma de decisiones en su participación en los deportes
6. Derecho a participar en ambientes seguros y saludables
7. Derecho a la preparación apropiada para la participación en un deporte
8. Derecho a una preparación equivalente para buscar el éxito
9. Derecho a ser tratado con dignidad
10. Derecho a divertirse en los deportes

A   Declaración de derechos De *The Pediatric Athlete*, Sullivan (1988)

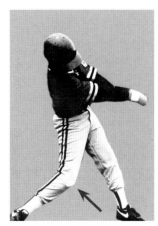

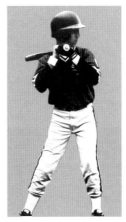

B   Niño con deficiencia de extremidad Este pequeño con amputación suprarrotuliana del miembro inferior derecho es un excelente jugador de béisbol. El único signo que se observa es el borde superior de la prótesis en posiciones inusuales (*flecha*)

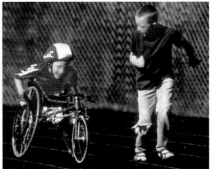

C   Deportes en silla de ruedas Este niño presenta paraplejía y es un atleta sobresaliente

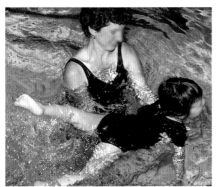

D   Natación Esta niña con artrogriposis está aprendiendo a nadar. La natación puede ser el deporte de toda su vida

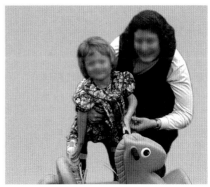

E   Juego Seleccionar un equipo de juego estable, redondeado y de peso ligero, aumenta la seguridad

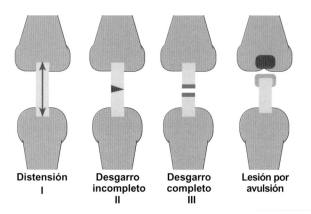

A Gradación de las lesiones ligamentosas Tiene tres categorías. La avulsión con un fragmento óseo (*derecha*) es frecuente en los pacientes pediátricos y no entra en la clasificación numérica

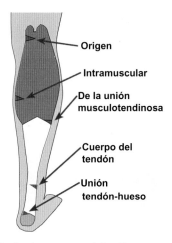

B Lesiones musculotendinosas Pueden ocurrir lesiones de este complejo en diferentes localizaciones

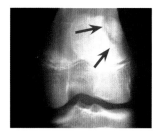

C Rótula bipartita Las lesiones por estrés pueden fragmentar la unión cartilaginosa entre la rótula y el osículo, lo que causa una rotura de la sincondrosis

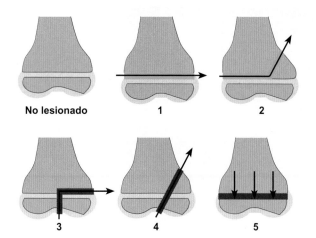

D Clasificación de Salter-Harris de las lesiones del disco de crecimiento Se definen como tipos 1 a 5 con base en el patrón de fractura. Los tipos 1 y 2 (*líneas verdes*) no atraviesan la epífisis y, por lo general, no producen problemas del crecimiento. Los tipos 3 a 5 (*líneas rojas*) pueden causar detención del crecimiento y deformidad progresiva

Tipos de lesiones

Los tipos de lesiones por participación en actividades atléticas incluyen las agudas y las de sobreuso. Las *agudas* son las mismas que ocurren en las actividades no deportivas. Las *lesiones por estrés* son producto de microtraumatismos repetitivos y exclusivas de la medicina deportiva, tema de este capítulo.

Lesiones agudas

Contusiones Son lesiones frecuentes que se curan con rapidez y por completo. Los hematomas secundarios son menos habituales en los niños menores, por un supuesto mayor control hemostático. Las contusiones rara vez llevan a la aparición de miositis osificante, de mayor frecuencia en el cuádriceps crural. Se evita la inmovilización prolongada. Estas lesiones maduran con el tiempo y se pueden confundir con un sarcoma osteogénico.

Lesiones de ligamentos Ya que los ligamentos son dos o tres veces más fuertes que el hueso, en los pacientes pediátricos son frecuentes las fracturas con avulsión durante el crecimiento. Los ligamentos se rompen súbitamente, en contraste con las lesiones epifisarias, que se presentan con cargas de aplicación más lenta. Las lesiones ligamentosas se pueden graduar [A] así:

De grado I Representan lesiones por distensión sin rotura de fibras, que causan hipersensibilidad y edema, pero sin inestabilidad detectable.

De grado II Desgarros parciales que permiten una mayor movilidad, pero con un punto terminal definido.

De grado III Desgarros completos que implican una lesión mayor de los tejidos blandos, incluida la cápsula articular, y que llevan a la inestabilidad de la articulación.

Las lesiones de ligamentos ocurren con mayor frecuencia alrededor del tobillo y la rodilla, y cuando se relacionan con la rotura capsular, producen inestabilidad de la articulación. Pueden coexistir con lesiones óseas, como se observa en las fracturas de la espina de la tibia. Cuando hay avulsión de la espina tibial, el ligamento cruzado anterior se distiende y presenta laxitud residual después de la consolidación ósea.

Lesiones óseas Son agudas y pueden entrar en los mismos patrones que las que se presentan por traumatismos accidentales en circunstancias no atléticas (se cubren en el capítulo 4).

Lesiones musculotendinosas Se pueden presentar en múltiples sitios [B]. Las separaciones completas son raras y suele haber recuperación espontánea, porque no hay discontinuidad.

Roturas de sincondrosis Los centros de osificación accesorios pueden separarse del hueso original, por ejemplo, la rótula bipartita [C], el escafoides tarsiano accesorio y los osículos accesorios bajo los maléolos tibiales.

Lesiones epifisarias Se clasifican por los patrones de fractura [D]. El estrés repetitivo puede dañar al disco de crecimiento de forma única. Las lesiones inducidas por estrés son más frecuentes alrededor de la muñeca y la parte alta del húmero en los pacientes pediátricos. El estrés produce una rotura del disco de crecimiento, como se ve en las lesiones de tipo 5. A diferencia de la fractura usual simple de la epífisis, el disco de crecimiento se ensancha y se torna irregular e hipersensible, pero sin inestabilidad notoria. Tales lesiones pueden causar daño epifisario y alteración del crecimiento. Se observan lesiones de tipo 5 en la epífisis distal del radio en los gimnastas y en la epífisis proximal del húmero en los lanzadores del béisbol.

Sitios frecuentes	Deporte
Epitróclea humeral	De lanzamiento, en especial el béisbol
Apófisis ilíaca	Carreras y baile
Apófisis isquiática	De pista y animación
Polo inferior de la rótula	Baloncesto, deportes de salto, carrera
Tubérculo tibial	De salto, principalmente baloncesto
Apófisis del calcáneo	Futbol, hockey, baloncesto, carrera
Espina de la tibia	Ciclismo

E Sitios de lesiones por tracción Estos son los sitios y las actividades frecuentes que llevan a las lesiones

Lesiones óseas por tracción y compresión Las lesiones por tracción pueden ser agudas o crónicas y causar fractura ósea o inflamación en la unión tendón-hueso [E, página anterior]. Las lesiones por compresión suelen ser crónicas y el ejemplo clásico es el compartimento lateral del codo en la epicondilitis medial del lanzador. El lanzamiento causa compresión tanto del cóndilo humeral como de la cabeza del radio, que puede provocar daño vascular y necrosis ósea.

Osteocondrosis juvenil

Se trata de un grupo heterogéneo de trastornos caracterizados por esclerosis y fragmentación de las epífisis o las apófisis en el cuerpo óseo inmaduro. La osificación irregular puede ser una variante normal o representar un trastorno. Las descripciones clásicas incluyen muchos sitios [A]. Se encuentran más detalles en el capítulo 1.

Osteocondritis disecante

La *osteocondritis disecante* es una necrosis avascular segmentaria del hueso subcondral articular. Estas lesiones son más frecuentes al final del crecimiento y durante la vida adulta temprana y suelen presentarse en articulaciones sujetas a microtraumatismos repetidos. Las lesiones de la osteocondritis disecante pueden ser familiares y presentarse en varios sitios en el mismo paciente.

Hay lesiones que afectan al hueso subcondral y el cartílago de la articulación y se discuten en los capítulos correspondientes con sus diversas localizaciones anatómicas, pero es apropiado comentar algunas características generales con respecto a los deportes, porque las lesiones suelen presentarse en el atleta inmaduro y plantean interrogantes para el tratamiento y la participación en actividades atléticas.

Etiología Las causas probablemente sean múltiples. Los factores predisponentes incluyen vascularidad marginal, posibles factores constitucionales, como coagulopatías, y microtraumatismos repetidos.

Clasificación Las lesiones se pueden clasificar anatómicamente [B] y con base en radiografías o resonancia magnética (RM). Se debe valorar la actividad y el potencial de cicatrización por gammagrafía ósea dinámica en los pacientes más jóvenes.

Localización de las lesiones Las lesiones se presentan en rodilla [C], talón, cóndilo humeral, rótula y cabezas radial y femoral. La osteocondritis disecante de la cabeza femoral puede ser idiopática, pero puede complicar a la enfermedad de Legg-Calvé-Perthes (LCP) y la necrosis avascular secundaria a traumatismos e infecciones.

Historia natural La osteocondritis disecante puede causar discapacidad permanente [E] y es uno de los problemas más graves asociados con los deportes en el atleta joven. El pronóstico es mejor para las lesiones más pequeñas, de inicio temprano y de localización favorable. La mayoría de las lesiones pequeñas en los niños se resuelven de manera espontánea. La discapacidad es más probable ante lesiones grandes en zonas de soporte de peso de las articulaciones, como el cóndilo femoral externo, que avanza hasta la separación [D].

Tratamiento Depende de la edad del paciente y la localización, el tamaño y la etapa de la lesión. En los más jóvenes, las lesiones pequeñas y que son estables pueden requerir sólo tratamiento no quirúrgico, principalmente reposo. Las lesiones inestables más grandes, en especial en localizaciones de soporte de peso, se tratan agresivamente [D]. Véanse los capítulos 9 y 10, respectivamente, para pie y rodilla.

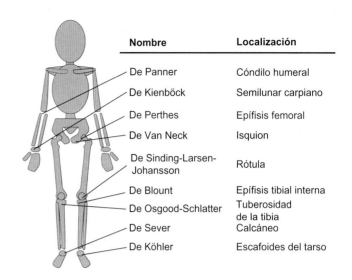

A **Lista clásica de las osteocondrosis** Se muestra el nombre y la localización

Nombre	Localización
De Panner	Cóndilo humeral
De Kienböck	Semilunar carpiano
De Perthes	Epífisis femoral
De Van Neck	Isquion
De Sinding-Larsen-Johansson	Rótula
De Blount	Epífisis tibial interna
De Osgood-Schlatter	Tuberosidad de la tibia
De Sever	Calcáneo
De Köhler	Escafoides del tarso

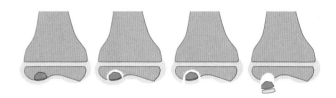

B **Osteocondritis disecante** He aquí las etapas de la enfermedad. Con el tiempo, la lesión puede volverse inestable y finalmente desprenderse al interior de la articulación y convertirse en un cuerpo libre

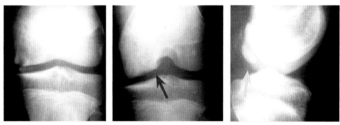

C **Osteocondritis disecante** No se observa lesión en la radiografía AP, pero sí en las vistas sobre la muesca (*flecha roja*) y externa (*flecha amarilla*)

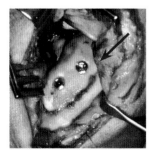

D **Fragmento grande de osteocondritis reducido** La lesión grande se restituyó y fijó con dos tornillos

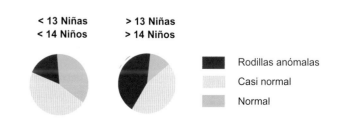

< 13 Niñas
< 14 Niños

> 13 Niñas
> 14 Niños

■ Rodillas anómalas
▦ Casi normal
▨ Normal

E **Edad y evolución de la rodilla en la osteocondritis disecante** Con base en 509 lesiones de osteocondritis disecante de Hefti (1999)

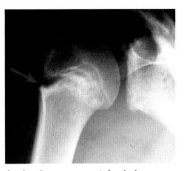

A   Lesiones por estrés de las epífisis Este lanzador adolescente desarrolló una reacción de estrés que causó ensanchamiento de la epífisis humeral proximal (*flecha roja*)

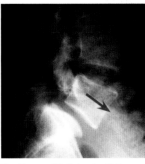

B   Espondilolistesis Este gimnasta tenía dolor dorsal y espondilolistesis de grado I, que se debió a una fractura por estrés a través del pars interarticularis o istmo vertebral

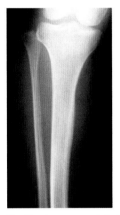
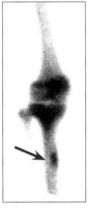
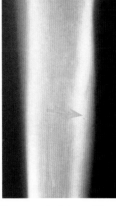

C   Fractura por estrés tibial Una mujer de 17 años, corredora a campo traviesa, había presentado "estrés tibial interno o de la espinilla" durante 3 meses. La porción proximal de la tibia se encontraba hipersensible. Una radiografía simple de tibia (*izquierda*) resultó negativa, en tanto la gammagrafía ósea mostró una zona de aumento de la captación sobre la parte alta de la tibia (*flecha roja*) y la tomografía computarizada presentó esclerosis (*flecha anaranjada*)

Lesiones por sobreuso

Entre el 30 y 50% de las lesiones de atletas inmaduros se deben al sobreuso, que va de casi el 15% en los futbolistas hasta el 50% en los nadadores. Los deportes que requieren actos repetitivos con toda probabilidad son causa de problemas de sobreuso. En comparación con las lesiones agudas, éstas requieren más tiempo para sanar y alejan más tiempo al paciente de las competencias.

La mayoría de las lesiones son resultado de demandas excesivas a un sistema no preparado. La alineación defectuosa de la extremidad, su flexibilidad limitada, las demandas excesivas, así como el equipo y las superficies de juego inapropiados, aumentan los riesgos.

Las lesiones por sobreuso rara vez se presentan en juegos normales de niños. El mecanismo del dolor para protección limita el sobreuso y promueve la recuperación. Este mecanismo a menudo se reprime en los deportes con reglamentación estricta de la niñez. Son factores de riesgo las temporadas largas y la participación en un solo deporte. Un gran porcentaje de la medicina del deporte en los niños trata de la atención de este tipo de trastornos.

Mecanismo

Estas lesiones son producto de cargas submáximas repetitivas. Las lesiones por estos *microtraumatismos* suelen revertirse con el reposo. Los microtraumatismos repetidos sin intervalos de reposo se acumulan y causan lesiones por estrés.

La lesión ósea por estrés crea una progresión de inflamación, edema perióstico y rotura endóstica y cortical. Las lesiones por estrés en los paciens pediátricos incluyen fracturas a través del disco del crecimiento [A] o el hueso [B] y avulsiones del tendón o de las uniones musculares. Pueden también afectar la vascularidad del hueso con la necrosis resultante, como se observa en la osteocondritis disecante. Antes de que ocurra una fractura manifiesta, las lesiones se conocen como *reacciones de estrés*.

Sitios de lesiones por sobreuso

La localización de la lesión depende del estrés creado durante las actividades específicas de cada deporte. Por ejemplo, el dolor de muñeca y dorsal por sobreuso es frecuente en gimnastas, los nadadores presentan dolor de hombro, y los corredores lesiones en los miembros inferiores [C].

Diagnóstico

Debe hacerse un diagnóstico preciso para asegurar que la causa del dolor no sea un problema más grave.

Anamnesis Deberá incluir tipo de actividad deportiva relacionada con el inicio del dolor, entrenamiento (incluyendo su frecuencia y duración), lesiones previas, técnicas o equipos nuevos y si el paciente se encuentra en un período de crecimiento rápido. Se detallan inicio, características, localización y relación de la actividad con el dolor, así como hora del día. Se debe estar al tanto del dolor nocturno, porque puede ser signo de una lesión tumoral.

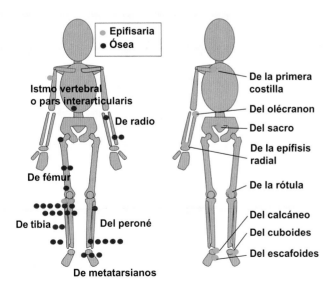

D   Sitios frecuentes y raros de fracturas por estrés en menores Los sitios frecuentes (*puntos rojos y azules*) incluyen fracturas epifisarias y óseas. Los sitios raros de fracturas de estrés (*puntos verdes*) se muestran a la derecha. Cada punto es un caso en la serie. Tomado de Walker (1996)

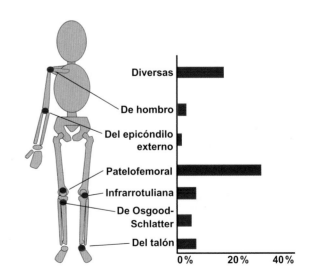

E   Sitios de lesiones por sobreuso Con base en 139 atletas de 9-16 años de edad. Tomado de Dalton (1992)

Gravedad del dolor Con base en los antecedentes, suele ser útil graduar su intensidad:

Dolor de grado I Con actividad excesiva.

Dolor de grado II Con actividad moderada.

Dolor de grado III Con actividades sistemáticas de la vida diaria.

Exploración Se debe localizar el dolor y determinar el sitio de máxima hipersensibilidad, lo que ayudará a establecer el diagnóstico [D y E, página anterior]. La hipersensibilidad localizada en la espina de la tibia es típica de la enfermedad de Osgood-Schlatter, y la del origen de la aponeurosis plantar y la inserción del tendón calcáneo corresponde al frecuente dolor de talón en los niños. Se buscan datos de problemas de mala alineación en los miembros inferiores, como la combinación de antetorsión femoral y torsión tibial externa, o la alineación defectuosa del mecanismo del cuádriceps crural.

Se valora la interacción del o los padres y el paciente. Los padres demasiado entusiastas y controladores pueden agravar el problema. Es motivo de preocupación si el padre habla más que el niño y hace comentarios que no concuerdan con su apariencia. Se pueden usar expresiones tales como "el mejor atleta del equipo", "de mente sólida", o "que juega con el dolor" para describir a un niño desprendido y de aspecto no atlético.

Se debe intentar valorar la actitud del paciente respecto de la educación física: ¿su participación es para él una experiencia positiva o negativa? ¿Exagera su discapacidad para tener una excusa y no participar, minimiza la lesión para disminuir el riesgo de ser enviado a la banca o exagera la lesión para evitar, en primer lugar, su participación forzada y no deseada?

Fracturas por estrés, neoplasias o infecciones La diferenciación no suele ser difícil, pues las fracturas por estrés ocurren en localizaciones específicas y muestran características clínicas y de imagen típicas [A y B]. Se valora el efecto del reposo. *El dolor y la hipersensibilidad de estas fracturas se resuelve o mejora con el reposo en un período de días.* Si las manifestaciones clínicas son atípicas y la diferenciación temprana resulta importante, los estudios de tomografía computarizada (TC) mostrarán la línea de fractura, las gammagrafías óseas permitirán localizar exactamente la lesión y los estudios de laboratorio de proteína C reactiva y velocidad de sedimentación globular ayudarán a descartar infecciones.

Cicatrización Se puede valorar la etapa de cicatrización por RM, estudio que no es apropiado para la detección, pero que puede ser útil en la valoración del avance en casos crónicos.

Tratamiento

El tratamiento de las lesiones por estrés es simple: reposo, y en la mayoría de las situaciones es relativo. Se disminuyen la frecuencia y la magnitud del entrenamiento y se sustituye con otras actividades menos estresantes. El reto es prevenir las recurrencias, lo que requiere comprensión de la causa.

Reposo Si la modificación de la actividad es insuficiente, puede requerirse usar inmovilización mediante un yeso o una férula.

Modificar factores que contribuyen a las lesiones por estrés Por lo general, se clasifican como extrínsecos o intrínsecos [C]. Se deben identificar y modificar estos factores, proveer control del dolor y rehabilitar antes de regresar al paciente a la actividad.

Retorno a los deportes Debe ser gradual y supervisado con cuidado.

Pronóstico Casi todas las lesiones y fracturas por estrés se resuelven con reposo y no causan minusvalía a largo plazo; rara vez son graves.

Fracturas por estrés desplazadas Son raras, pero pueden ocurrir si la actividad continúa incluso cuando hay dolor. Las fracturas más graves incluyen la del cuello femoral y la de tibia.

Espondilolistesis Es frecuente en los gimnastas. El desplazamiento progresa a tal intensidad que se hace necesaria la fusión de las vértebras.

Lesiones del disco de crecimiento Las lesiones de la porción distal del radio en gimnastas y la proximal de la tibia en corredores pueden llevar a una detención del crecimiento y acortamiento óseo.

Osteocondritis disecante Suele causar daño articular permanente, con artritis degenerativa prematura y discapacidad a largo plazo.

Sobrecrecimiento óseo Los casos como la prominencia permanente de la espina de la tibia o la cabeza radial pueden causar discapacidad leve a largo plazo.

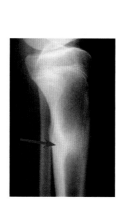
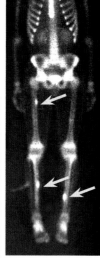

A Imágenes de fracturas por estrés A menudo la localización y el aspecto radiográfico de las fracturas por estrés son diagnósticos en las placas simples, como esta de la tibia proximal (*flecha roja*). Las fracturas por estrés pueden ser múltiples, como se muestra en esta gammagrafía ósea (*flechas amarillas*)

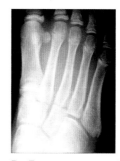
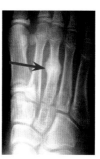

B Fracturas metatarsianas por estrés Este corredor de 14 años de edad se quejó de dolor del pie y mostró hipersensibilidad localizada en el tercer metatarsiano. Las radiografías iniciales fueron negativas (*izquierda*), pero 3 semanas después mostraron la fractura y el callo (*flecha*)

Factores que contribuyen a las lesiones por sobreuso

Extrínsecos

Presión por adultos o compañeros

Técnica deportiva incorrecta

Superficies duras o ásperas

Avance excesivamente rápido del entrenamiento

Muy poco reposo

Equipo inapropiado

Intrínsecos

Debilidad central, mala estabilidad de la cadera, alineación anatómica defectuosa

Factores psicológicos

Acondicionamiento inadecuado

Lesión previa

Crecimiento

Amplitud de movimiento limitada

C Factores que contribuyen a las lesiones de sobreuso en los niños Modificada de DiFioni (1999)

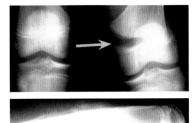

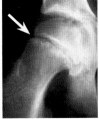

A Errores en el diagnóstico Las fracturas epifisarias (*flecha anaranjada*) pueden confundirse con lesiones de ligamentos. Los tumores malignos (*flecha roja*) pueden confundirse con problemas intrínsecos de la rodilla. El desplazamiento de la epífisis de la cabeza femoral (*flecha amarilla*) puede confundirse con el dolor anterior de la rodilla

Más significativas	Menos significativas
Dolor nocturno	Duración prolongada
Unilateral	Bilateral
Inicio con un traumatismo significativo	Mal localizado
Antecedente de percibir un "chasquido"	Sin hipersensibilidad localizada
Imposibilidad de caminar o correr	Dolor que dura sólo unos segundos
Signos locales de edema	Articulación estable
Duración breve	
Hipersensibilidad localizada	
Inestabilidad	
Derrame articular	

B Características de importancia Manifestaciones que sugieren que el problema es más grave (*izquierda*) o menos grave (*derecha*)

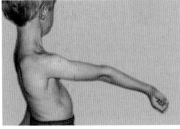

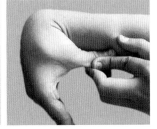

C Laxitud articular Los individuos con hiperlaxitud articular muestran flexión de la muñeca, extensión de dedos e hiperextensión de codos y rodillas excepcionales

Valoración

Es necesario prepararse para las dificultades en la valoración del atleta lesionado. Algunos, temerosos de ser sacados del juego o abandonados por sus compañeros de equipo, pueden subestimar la importancia de su lesión. Los padres pueden tener su propia agenda y recalcar o soslayar el problema. El entrenador puede presionar al jugador para retornar al juego.

Anamnesis

Se deben tener en mente los errores del tratamiento [A]. Uno frecuente es atribuir el problema a un traumatismo, con base en un antecedente de lesión. Las lesiones son parte normal de la actividad diaria de un niño. Muchos tumores e infecciones graves pueden pasarse por alto porque el problema erróneamente se atribuyó a una lesión. Algunas características de la anamnesis son más significativas que otras [B]. El informe de percibir o escuchar un "chasquido" es significativo. Se debe sospechar ante el antecedente de dolor nocturno (por un tumor).

Exploración física

Valorar la laxitud de la articulación Se usa para ayudar a establecer lo que es normal para el menor [C], cuya hiperlaxitud es más frecuente en los niños pequeños y en las niñas. Se observa laxitud excesiva en casi el 5% de los adolescentes y los predispone a los esguinces y las luxaciones articulares. Se explora el lado no lesionado y se considera la laxitud de la articulación del paciente cuando se valora una posible lesión ligamentaria.

Hipersensibilidad y dolor Se deben localizar para ayudar a ubicar el sitio de la lesión. El dolor de rodilla deberá llevar a una revisión de las caderas. Se realizan pruebas de movimiento de rotación en la cadera para descartar a ésta como fuente del dolor.

Movimiento activo Se debe valorar durante el examen físico. El movimiento completo sin defensa suele significar que la parte no está lesionada.

Determinar la inestabilidad mediante la prueba apropiada.

Estabilidad del tobillo Se valora estirando los ligamentos entre la pierna y el pie. Se inmoviliza la pierna e intenta mover el pie hacia adelante [D]. Se debe observar cualquier inestabilidad.

Prueba de Lachman Se valora con la rodilla flexionada a 20°. Una mano sujeta el muslo mientras la otra aplica fuerza anterior y posterior a la parte superior de la pierna [E]. Se determina así la inestabilidad del ligamento cruzado anterior.

Estabilidad del ligamento colateral Deberá valorarse con las rodillas flexionadas a 30° y aplicación de esfuerzo en varo y valgo [F]. Se evalúa la laxitud de la articulación del paciente determinando si es significativa de la laxitud de la rodilla. Se deben catalogar los datos para incluir la calidad del punto terminal.

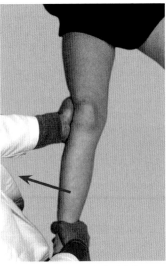

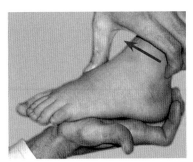

D Estabilidad del tobillo Estabilizar el pie sobre una superficie o en la mano. Intentar desplazar el tobillo (calcáneo) hacia adelante (*flecha*) para demostrar su inestabilidad

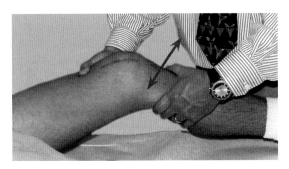

E Prueba de Lachman Flexionar la rodilla hasta un ángulo de alrededor de 20° y aplicar fuerza anterior y posteriormente (*flecha*). Observar cualquier inestabilidad

F Prueba de estabilidad del ligamento colateral interno Flexionar la rodilla 20-30° y aplicar estrés en vago a la rodilla (*flecha*). Observar cualquier inestabilidad

Valorar la flexibilidad Se logra manipulando la articulación o verificando la movilidad. La rigidez suele ser signo de lesión, en tanto el movimiento limitado indica enfermedad [A]. La pérdida de movilidad puede ser causa o efecto de la enfermedad. Se deben ordenar estudios imagenológicos de manera juiciosa.

Estudios imagenológicos

Primero se solicitan radiografías simples, pues son las más disponibles, con menor posibilidad de interpretación errónea y menos costosas. Los estudios radiográficos comparativos a veces son útiles. Cada estudio tiene indicaciones especiales [B]. Las vistas con estrés para diferenciar fracturas de epífisis y lesiones ligamentosas no son necesarias ni apropiadas, pues pueden empeorar la lesión de una epífisis ya traumatizada.

Artroscopia

Se necesitan pocos estudios artroscópicos en los niños en comparación con los adultos. La artroscopia es útil para rodilla, tobillo, codo, hombro y cadera [C], pero se emplea con mayor frecuencia para valorar problemas de rodilla. Debido a que la artroscopia de cadera requiere de distracción articular, se utiliza con menos frecuencia.

Este procedimiento es útil cuando los métodos no invasivos no ofrecen un diagnóstico o el tratamiento puede realizarse simultáneo al procedimiento diagnóstico. La artroscopia de rodilla es apropiada para la hemartrosis traumática relacionada con una inestabilidad; también es útil para la valoración de la osteocondritis disecante de tobillo, rodilla, cadera y codo. La artroscopia permite retirar cuerpos libres en las articulaciones, las reparaciones de meniscos, la reconstrucción de desgarros o avulsiones del ligamento cruzado, y la restitución y fijación de las fracturas y lesiones osteocondrales por osteocondritis disecante.

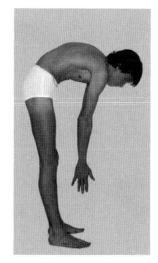

Movimiento limitado	Problema
Flexión anterógrada	De columna
Flexión posterior	Espondilólisis (o espondilolistesis)
Elevación recta de piernas	Espondilólisis (o espondilolistesis)
Tendones de la corva-cuádriceps crural	Enfermedad de Osgood-Schlatter
Cuádriceps crural	Trastornos patelofemorales
Rotación interna de la cadera	Lesiones e inflamación de la cadera
Movimiento subastragalino	Coalición del tarso
Movimiento del codo	Epicondilitis medial del lanzador

A Significado de la limitación del movimiento El movimiento limitado suele vincularse con trastornos específicos. Un niño deberá ser capaz de alcanzar el tercio medio de la tibia al flexionarse hacia adelante

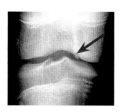

Radiografías convencionales

Se ordenan antes que cualquier otro estudio imagenológico
Osteocondritis disecante (*flecha*)

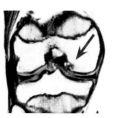

Resonancia magnética

Lesiones de meniscos
Hernia de disco intervertebral
Fractura del complejo disco-anular
Lesiones tempranas por estrés
Puentes epifisarios
Cuerpos libres intraarticulares
Osteocondritis disecante (*flecha*)

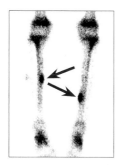

Gammagrafías óseas

Lesiones por estrés (*flecha*)
Fracturas ocultas
Espondilólisis
Osteomielitis

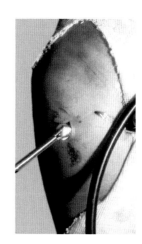

Diagnósticas

Inestabilidad aguda
Cuerpos libres
Osteocondritis disecante
Lesiones de meniscos
Problemas de pinzamiento

Terapéuticas

Retiro de cuerpos libres
Reconstrucción de LCA
Reparación de meniscos
Reparación de lesiones de la osteocondritis disecante

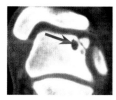

Tomografía computarizada

Fracturas complejas
Lesiones óseas
Osteocondritis disecante (*flecha*)

B Opciones de estudios imagenológicos En este cuadro se muestran los estudios que con toda probabilidad establecerán un diagnóstico

C Indicaciones de la artroscopia Se presentan algunas de las indicaciones diagnósticas y terapéuticas

Principios terapéuticos

El tratamiento de las lesiones deportivas es único en su clase, porque a veces son predecibles y a menudo prevenibles. En ocasiones se complica el manejo por las presiones para el retorno del niño a los deportes, antes de que concluya su recuperación. Es importante, y a veces difícil, ser abogado y protector del niño.

Lesión aguda

La lesión aguda se trata mediante la secuencia RICE [A]. El hielo dentro de una bolsa o vaso de plástico funciona bien, pues disminuye el dolor al mínimo. Se recomienda a la familia discontinuar el frío si la piel se entumece. Este tratamiento inicial está diseñado para minimizar el edema y se continúa durante las primeras 24 h, para después retirarse de forma gradual.

Fármacos antiinflamatorios no esteroides (AINE) Son útiles para disminuir el dolor y la inflamación. Entre las distintas opciones, tolmetina, naproxeno e ibuprofeno son fármacos aceptables para los niños y adolescentes. El ibuprofeno se usa ampliamente porque es económico y de venta libre.

Establecimiento de un diagnóstico

Es necesario asegurar que el diagnóstico sea preciso. Se hacen radiografías de los sitios de hipersensibilidad sobre huesos o articulaciones, así como el seguimiento con estudios imagenológicos adicionales, o se interconsulta. Se debe ser muy cuidadoso para el tratamiento de lesiones alrededor de las articulaciones, como codo y rodilla.

Preparación de la familia y el entrenador

Los pacientes, familiares y entrenadores necesitan informarse con antelación respecto al tiempo de recuperación estimado.

Establecer un plan de tratamiento

Es necesario estructurar un plan para tratar el problema agudo y la rehabilitación [B]. El paciente pediátrico no deberá retornar a su actividad hasta que se hayan resuelto los efectos agudos del traumatismo y los secundarios sobre la fortaleza y resistencia musculares, así como la rigidez articular.

Factores causales Se deben identificar los factores que pueden haber contribuido al problema actual.

Esquemas de entrenamiento Son la causa más frecuente del síndrome de sobreuso y no deberán agregar más del 10% de carga adicional por semana [C]. Debe evitarse la elevación de objetos arriba de la cabeza y las sentadillas completas, y se desalienta la presión excesiva del entrenador o la familia.

Características anatómicas Pueden predisponer al niño a las lesiones. Tales problemas incluyen alineación defectuosa de rotación (torsión femoral y tibial), laxitud de ligamentos articulares, coaliciones del tarso y tendón calcáneo tenso.

Problemas ambientales Deberán identificarse los que contribuyen a la lesión, e incluyen superficie, tamaño y condiciones del equipo.

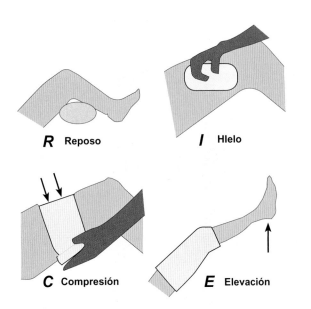

A **Tratamiento RICE de lesiones agudas** *R* corresponde a reposo, *I* a hielo (*ice*), *C* a compresión y *E* a elevación

Plan de tratamiento

1. Tratamiento agudo: RICE
2. Identificación de factores causales:
   De entrenamiento
   Anatómicos
   Ambientales
3. Establecer un plan para modificar estos factores antes de que el niño retorne a la actividad
4. Dar un período adecuado de reposo para la recuperación de una lesión
5. Mantener la fortaleza, resistencia y flexibilidad durante el período de recuperación
6. Reintroducir la actividad de forma progresiva

B **Plan de tratamiento** Incluye cada paso a realizar. Se discute el plan con los entrenadores, supervisores y padres

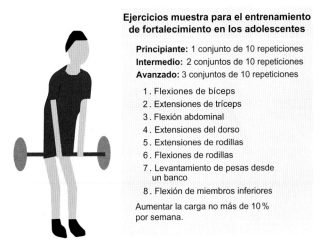

Ejercicios muestra para el entrenamiento de fortalecimiento en los adolescentes

Principiante: 1 conjunto de 10 repeticiones
Intermedio: 2 conjuntos de 10 repeticiones
Avanzado: 3 conjuntos de 10 repeticiones

1. Flexiones de bíceps
2. Extensiones de tríceps
3. Flexión abdominal
4. Extensiones del dorso
5. Extensiones de rodillas
6. Flexiones de rodillas
7. Levantamiento de pesas desde un banco
8. Flexión de miembros inferiores

Aumentar la carga no más de 10% por semana.

C **Programa de entrenamiento de fortalecimiento** Este programa se prescribe a menudo a los adolescentes. Los incrementos semanales deberán limitarse al 10%

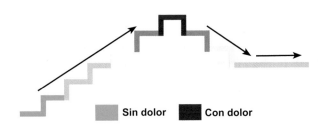

■ **Sin dolor** ■ **Con dolor**

D **Escalera de actividad** Las actividades se aumentan gradualmente (*izquierda, verde*), y si aparecen síntomas de sobreuso (*rojo*), se reducen al máximo nivel en que el menor se mantiene libre de dolor (*derecha, verde*)

Modificación de factores causales Modificar los factores mientras el paciente está en recuperación, para prevenir las recurrencias e insistir en el empleo de técnicas deportivas apropiadas.

Tiempo para la recuperación Se debe dar el tiempo necesario para la recuperación del hueso, el colágeno o el tejido muscular, porque el tiempo, no el tratamiento, es el principal factor para la recuperación. El efecto secundario de atrofia muscular y rigidez articular puede prevenirse mediante un programa de ejercicios. No se debe subestimar la gravedad de las lesiones de tejidos blandos, pues también requieren tiempo considerable para la recuperación.

Atrofia muscular Se debe prevenir durante la convalescencia. Se pone en reposo la parte lesionada, pero se planea un programa de ejercicios para mantener la fortaleza en los grupos musculares no afectados. Se pueden usar ejercicios isométricos alrededor de una parte lesionada. Se evitan los ejercicios que causen dolor.

"Reposo relativo" Esta prescripción implica aminorar el esquema de entrenamiento, pero permite la participación en un nivel más bajo.

Reintroducir las actividades de forma progresiva después de concluir la recuperación. La curación requiere un mínimo de 6 semanas (y a veces más) para huesos, cartílagos, ligamentos y tendones. Se reintroducen las actividades con el modelo por pasos [D, página anterior]. Los deportes se fragmentan en sus componentes y se añaden progresivamente a las repeticiones. Si el nuevo nivel de actividad se realiza sin dolor, se avanza al siguiente. Si el dolor recurre, se retorna al nivel de actividad anterior.

Regreso gradual a la participación en deportes Se agregan tareas específicas del deporte, con aumento creciente de la velocidad antes del retorno del paciente a la práctica deportiva. Después, se inicia con sesiones prácticas.

Retorno a la competencia Se permite sólo después de que concluyan la curación y la rehabilitación. Se debe verificar que los factores causales iniciales se hayan corregido, para evitar que se repita el ciclo.

Entrenamiento de fortalecimiento

Los programas de ejercicios para niños y adolescentes pueden aumentar la fuerza y deberán realizarse para contrarrestar la debilidad muscular, que puede contribuir a producir lesiones mayores. Se elaboran programas agradables y variados. Los niños se aburren rápidamente, por lo que se deben evitar muchas repeticiones. Se sigue estrictamente la regla del 10 % y se disminuye la carga de manera apropiada si aparecen síntomas [D, página anterior]. Se ajusta la fuerza al estado y sitio específicos. Las opciones de ejercicio son de varios tipos:

Ejercicios de cadena cerrada Se llevan a cabo con la mano o el pie inmovilizados.

Ejercicios de cadena abierta Se realizan con la mano o el pie libres.

Ejercicios de amplitud de movimiento Son de tres tipos: pasivo, activo y activo con asistencia.

Isotónico Permite el movimiento libre.

Isométrico Restringe el movimiento.

Isocinético Controla la velocidad de contracción utilizando máquinas ejercitadoras. Por lo general, se prescriben 20-30 repeticiones, que pueden ser de cadena cerrada o abierta. Los ejercicios isocinéticos son los más eficaces, pero requieren equipo especial.

Ejercicios para rehabilitación

Los ejercicios deben prescribirse comprendiendo la terminología [A], que debe ajustarse al paciente pediátrico [B]. Los ejercicios ayudan a mantener o restablecer la fuerza después de una lesión o a preparar al individuo para la demanda de ciertos deportes.

Ortesis y férulas

Proporcionar inmovilización y protección resulta útil después de los esguinces y las fracturas. A menudo se usa un cabestrillo en lugar de un yeso cuando sólo se requiere protección. Las férulas comerciales [C] pueden ser más costosas que los yesos, pero menos que los aparatos ortopédicos a la medida preparados por un especialista en ortesis.

Tríada deportiva de las mujeres

Esta tríada incluye retraso de la menarquia, trastornos de alimentación y osteopenia temprana, problemas que suelen observarse en deportes donde se insiste en el bajo porcentaje de grasa corporal, como la gimnasia, el ballet y la carrera de resistencia.

Denominación	Definición
Fortalecimiento	Uso de métodos de resistencia
Fortalecimiento central	Fortalecimiento de los estabilizadores del tronco
Conjunto	Grupo de repeticiones separado por reposo
Rep.	Abreviatura de repeticiones
Una repetición	En deportes donde se salta, sobre todo el baloncesto
Contracciones concéntricas	El músculo se acorta durante la contracción
Contracciones excéntricas	El músculo se elonga durante la contracción
Contracción isométrica	Longitud del músculo fija durante la contracción
Contracción isocinética	La velocidad de contracción del músculo es fija dentro del rango de movimiento
Ejercicios de resistencia progresiva	Esquema con incremento progresivo en cantidad del peso elevado o el número de repeticiones
Ejercicios pliométricos	Contracciones repetidas concéntricas y exéntricas del músculo
Levantamiento de pesas	Deporte de competición de elevación máxima de peso
Potencia de levantamiento	Máxima capacidad de levantamiento de peso, peso muerto, sentadillas y levantamiento sobre un banco
Fisicoconstructivismo	Juicio del tamaño de los músculos, su simetría y definición para competencias

A Definiciones En este cuadro se proveen definiciones de la AAP. PEDIATRICS 2008 vol. 121:835-840

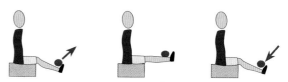

Ejercicios del cuádriceps crural de arco corto

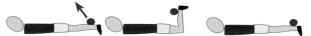

Ejercicios de los tendones de la corva

B Ejercicios Ajustar el programa de ejercicios a las necesidades del niño y adolescente. He aquí algunos ejercicios de prescripción frecuente

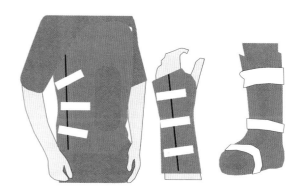

C Tipos de ortesis Las férulas y los aparatos ortopédicos prefabricados suelen ser adecuados. Sus ventajas incluyen ser de menor costo y tener disponibilidad inmediata

Lesión	Descripción
Fractura del boxeador	Fractura distal del quinto metacarpiano
Rodilla del nadador de pecho	Inflamación del ligamento colateral interno o el tendón rotuliano
Burners	Lesión por distensión transitoria del plexo braquial
Hombro de lanzador de ligas menores	Lesión del disco de crecimiento proximal del húmero
Tobillo de bailarina	Inflamación del os trigonum
Tobillo de trotador	Lesión de sobreuso de la inserción del tendón calcáneo
Rodilla de saltador	Tendinitis rotuliana
Epicondilitis medial del lanzador	Lesión de la epitróclea, el cóndilo humeral o la cabeza radial
Pointers	Contusiones sobre la cresta ilíaca
Pulgar de esquiador	Lesión del ligamento colateral cubital
Stingers	Lesión transitoria por distensión del plexo braquial
Codo de tenista	Epicondilitis externa

A Términos que describen lesiones deportivas Estos términos de empleo común se utilizan para describir lesiones frecuentes en diversos deportes. * Término coloquial calcado del inglés que reciben estas lesiones en la práctica deportiva. Los términos *burners* (ardores), *stingers* (punzadas) o *pointers* (punteros) son parte de la jerga propia de los atletas del futbol americano y la lucha grecorromana.

De contacto	Sin contacto
Futbol americano	Tenis
Futbol	Deportes de pista
Boxeo	Voleibol
Hockey sobre hielo	Ciclismo
Lucha grecorromana	Gimnasia
Baloncesto	Patineta
	Esquí
	Patinaje

B Clasificación He aquí una lista de los deportes considerados como de contacto y sin contacto

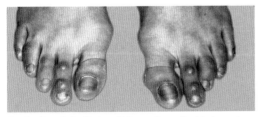

C Dedos de bailarina Nótense las callosidades sobre los segundos dedos

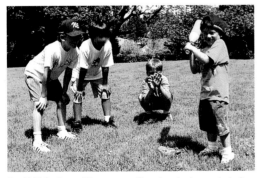

D Béisbol en niños pequeños Las lesiones de baja velocidad en el béisbol rara vez son serias. El riesgo más grave es el del golpe con el bate o la pelota

Problemas específicos por deporte

El conocimiento de las demandas de un deporte, su tradición local y lenguaje especial, ayuda a comprender los problemas de un atleta [A]. Los deportes a menudo se clasifican como con o sin contacto. Los primeros [B] se consideran los que con mayor probabilidad darán lugar a una lesión.

Futbol americano

De alto riesgo. La mayoría de las lesiones en este deporte de máximo riesgo se deben a las colisiones. Se pueden disminuir al mínimo las lesiones catastróficas de la cabeza y el cuello con el uso de un casco bien ajustado y evitando la arremetida como ariete (contacto inicial de la cabeza en el bloqueo o el tacleo). El 25 % de los jugadores de futbol americano presentan obesidad. Las tasas de lesión aumentan con la edad. La artrosis de la rodilla y la cadera a largo plazo son posibles secuelas de lesiones mayores de esas articulaciones. La mayoría de los problemas son producto de lesiones agudas y se deben a daño articular y neurológico, por ejemplo, los *burners* o *stingers*. Se debe tratar de controlar a los entrenadores que presionan e instruir a los padres.

Ballet

De riesgo moderado. Se han informado lesiones específicas que incluyen fracturas por estrés del istmo vertebral, la porción distal de la tibia y la base del segundo metatarsiano: tendinitis de Aquiles, subluxación del cuboides, síndrome de pinzamiento del osículo accesorio del astrágalo y dedos en gatillo. Los dedos de los pies presentan estrés importante [C]. El retraso en la pubertad y el énfasis en la delgadez constituyen problemas para las niñas y pueden llevar a los trastornos de la alimentación. Se debe tener en cuenta que la autoimagen de una bailarina es la de una artista, no la de una atleta, a pesar del grado elevado de demandas atléticas.

Béisbol y sóftbol

De riesgo moderado, dependiendo de la edad del niño [D]. La mayoría de las lesiones agudas se relacionan con "barridas", colisiones o golpes con la pelota o el bate. Casi todas las muertes ocurren por golpes con la pelota en la cabeza, el cuello o el tórax. Las lesiones por sobreuso, como la epicondilitis medial del lanzador, son problemas prevenibles pero potencialmente graves. Las lesiones inusuales incluyen apofisitis del acromion, separación epifisaria distal humeral, persistencia de la epífisis del olécranon y avulsión de la apófisis de la cresta ilíaca mientras se hace el giro con un bate.

Baloncesto

De riesgo moderado. Las lesiones, en comparación con las de otros deportes, ocurren más a menudo, pero suelen ser leves. Las lesiones en niños menores de 12 años implican sobre todo contusiones, esguinces, laceraciones y, en ocasiones, una fractura. Rara vez hay lesiones graves. Las lesiones de los adolescentes son más frecuentes y con mayor probabilidad graves, como contusiones, esguinces y, a veces, fracturas. Los tobillos y las rodillas son las partes que más se afectan. Las lesiones del LCA son las más graves; las del tobillo requieren rehabilitación para prevenir su recurrencia.

Ciclismo

De alto riesgo [B, página siguiente]. Los accidentes más graves se deben a colisiones con vehículos a motor. La prevención es esencial mediante la instrucción del niño, el uso de cascos y evitando vías congestionadas. La discapacidad potencial a largo plazo por lesión cefálica es significativa.

Clavados

De alto riesgo [D, página siguiente]. Hay posibilidad de lesiones de la cabeza y de la columna cervical con cuadriplejía. La atención a la altura del clavado, la profundidad del agua y la técnica es indispensable para su prevención.

Gimnasia

Riesgo moderado. Las lesiones por sobreuso, por lo general, producen espondilólisis [A] y problemas de la muñeca. Se presenta dolor de muñeca en casi el 75% de las gimnastas y cambios radiográficos en la epífisis radial distal en el 25%. Puede haber problemas a largo plazo por detención del crecimiento de la epífisis radial distal y espondilolistesis. La gran atención prestada a la delgadez puede causar trastornos de alimentación y problemas menstruales y del crecimiento en las niñas. Se informó de lesiones por estrés del codo en 19 adolescentes gimnastas de élite.

Los cambios del codo incluyen necrosis avascular de la epífisis del cóndilo humeral, distorsión de la superficie articular y osteocondrosis de la cabeza radial. Los cambios del olécranon son frecuentes, con fragmentación de las epífisis y hasta fracturas por estrés crónicas de Salter tipo 1 del disco de crecimiento.

Específicamente, los períodos rápidos de crecimiento y los niveles superiores de exigencia en entrenamiento y competición parecen tener relación con la susceptibilidad a las lesiones.

Hockey sobre hielo

Riesgo de moderado a elevado. Las lesiones del hombro son frecuentes por colisiones y contusiones con el disco y el bastón. Es indispensable el equipo de protección que ha dado lugar a menos laceraciones faciales. Las lesiones articulares y de la cabeza pueden llevar a problemas a largo plazo.

Equitación

Riesgo de moderado a elevado. Las lesiones se deben al manejo y las caídas del caballo. Son frecuentes las caídas graves, con lesiones y fracturas de cabeza y cuello. Los cascos de protección y el entrenamiento especial para manejar a los caballos pueden disminuir los riesgos. Se propone la equitación como terapéutica para los niños con parálisis cerebral, escoliosis y otros trastornos, pero no hay pruebas de su eficacia.

Área de juegos

El área de juegos puede ser un lugar peligroso para los niños [F]. Características importantes en su diseño incluyen superficies blandas y juegos de poca altura.

Carreras

Riesgo bajo a moderado. Las lesiones por sobreuso son cuantiosas [E], pero rara vez graves. Casi todas las lesiones se previenen con entrenamiento y calzado apropiados, y la selección de una superficie adecuada para correr. Son poco probables las secuelas a largo plazo.

Patineta

De alto riesgo. Los niños de 10-14 años de edad son los más frecuentemente lesionados. Las lesiones no importantes son más frecuentes en los menores de 5 años de edad, por una mayor proporción de lesiones de cabeza y cuello. Los niños sufrieron las lesiones más frecuentes y graves relacionadas con la patineta. Los patrones de lesión observados incluyen las de cabeza y cuello en los niños más pequeños, y las de extremidades, así como más graves de cabeza y cuello, en los de mayor edad. Las lesiones agudas son frecuentes y tienen relación con las patinetas difíciles de controlar, usadas sobre superficies duras, sin supervisión, con potencial de colisión [A, página siguiente]. Los usuarios de patinetas deberán usar equipo de protección y evitar los obstáculos y la alta velocidad. El riesgo de secuelas a largo plazo es moderado y secundario principalmente a las lesiones cefálicas.

Patinaje (lineal)

Riesgo bajo a moderado. Las colisiones y caídas causan fracturas del antebrazo y contusiones. Los patinadores deberán usar equipo de protección. Son poco probables las lesiones a largo plazo.

Esquí

Riesgo de moderado a elevado. Las lesiones por salto y carrera [C] constituyen las de máximo riesgo. Son frecuentes las fracturas de tibia y las lesiones de los ligamentos laterales internos, así como las de pulgar y hombro. Las lesiones por colisión son las más graves, ya que las de cabeza, columna vertebral y extremidades pueden implicar secuelas a largo plazo [B, página siguiente]. Las más frecuentes son las contusiones de la rodilla en los niños y esguinces del ligamento colateral cubital del pulgar en los adolescentes. Conforme aumenta la edad, las lesiones de miembros inferiores disminuyen, pero las de miembros superiores aumentan.

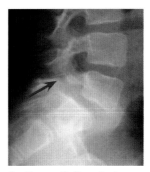
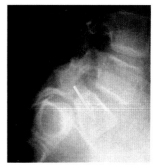

A Espondilolistesis Se muestran desplazamientos de grados 1 (*flecha roja*) y 3 (*flecha amarilla*)

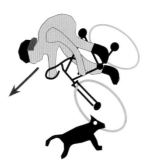

B Ciclismo Los golpes contra objetos o automóviles implican riesgos graves

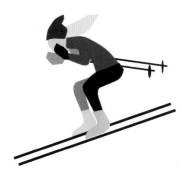

C Carrera de esquí Estas actividades aumentan el riesgo de lesiones graves

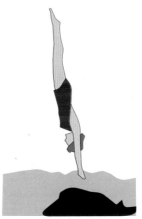

D Clavados El máximo riesgo es el de golpeo con un objeto bajo el agua

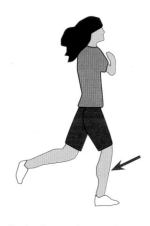

E Lesiones al correr La mayoría ocurren por sobreuso, donde la tibia es vulnerable

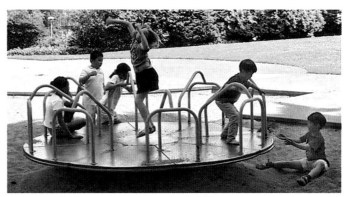

F Equipo de patios de juegos Se disminuye el riesgo al proveer superficies blandas (arena) y equipo de altura limitada, para reducir la distancia de una caída

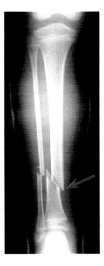
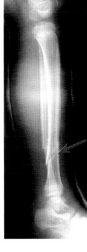

A   Patineta Son frecuentes las fracturas como éstas, tibial y peronea

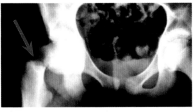
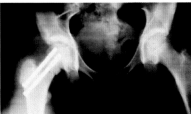

B   Fractura por colisión al esquiar Esta niña de 12 años fue golpeada por un adolescente en el aire. Sufrió esta fractura desplazada del cuello femoral. Se redujo y se fijó con dos tornillos y consolidó. Hay necrosis avascular de la cabeza del fémur en el 33 % de las fracturas del cuello femoral

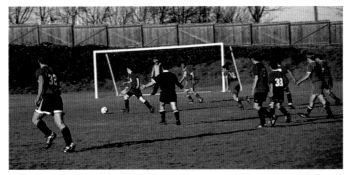

C   Futbol Estos jugadores de bachillerato tienen mayor riesgo de lesión que los de menor edad

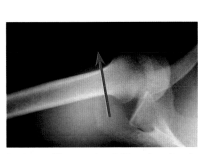
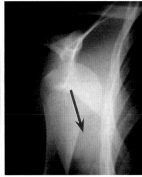

D   Luxación anterior del hombro Son frecuentes las luxaciones del hombro en la lucha grecorromana

Deslizamiento en la nieve (*snowboarding*)

Riesgo de moderado a elevado. Las lesiones se deben a los impactos. Ocurren más lesiones de tobillos y miembros superiores que en el esquí, pero hay menos de rodillas y pulgares por torsión. Los que practican este deporte son más jóvenes, predominantemente hombres, y más a menudo principiantes, respecto de los esquiadores. Con mayor frecuencia sufren esguinces de ligamentos, luxaciones y fracturas, con afección de mano, antebrazo y hombro.

Futbol

Riesgo moderado [C]. Son frecuentes las lesiones por sobreuso de tobillo y rodilla. Las lesiones del LCA son dos a tres veces más frecuentes en las niñas. El riesgo de discapacidad a largo plazo es bajo a moderado y su incidencia aumenta con la edad, con lesiones más frecuentes en las niñas. El 70 % de las lesiones se localizan en los miembros inferiores, en particular en la rodilla (26 %) y el tobillo (23 %). Se informa lumbalgia en el 14 % de los jugadores. Las fracturas, que constituyen el 4 % de las lesiones, son más frecuentes en los miembros superiores. El futbol de salón es el de mayor riesgo.

Natación

Bajo riesgo. Son frecuentes las lesiones por sobreuso de hombro, dorso y rodilla, pero el riesgo de discapacidad a largo plazo es bajo. El buen entrenamiento y la modificación de las brazadas son importantes para prevenir y tratar estos problemas. El dolor de hombro se debe a pinzamiento o inestabilidad. La preparación para la natación resulta óptima entre los 5 y 6 años de edad.

Tenis

De bajo riesgo. Las lesiones agudas afectan los miembros inferiores, donde las más frecuentes son los esguinces. Las lesiones de miembros superiores, a menudo por sobreuso, son prevenibles con el entrenamiento, la técnica de golpeo con la raqueta y el equipo apropiados. El riesgo de discapacidad a largo plazo es bajo.

Trampolín

De muy alto riesgo. La mayoría de las lesiones se presentan por caídas sobre superficies duras a un lado del trampolín. Las lesiones de cabeza y columna cervical son relativamente frecuentes y el potencial de discapacidad a largo plazo, alto. Se debe desalentar a las familias de permitir a los niños jugar en trampolines.

Entrenamiento de fortalecimiento

Riesgo de bajo a moderado. Con supervisión apropiada y bajo peso, este deporte es relativamente seguro. El sobreuso es la causa más frecuente de lesión. Se presentan fracturas distales de radio y cúbito, así como la avulsión de la apófisis ilíaca. Las secuelas a largo plazo son escasas. Parece que la frecuencia de entrenamiento de dos veces por semana es suficiente para inducir un aumento de la fortaleza en los niños.

Lucha grecorromana

De alto riesgo. Ocurren más lesiones en los adolescentes de complexión robusta y durante las competencias que practicando. Los miembros superiores y las rodillas son los sitios más frecuentes de lesión y las luxaciones más a menudo que las fracturas [D]. La mayoría de las lesiones corresponden a esguinces agudos. Son frecuentes las fracturas de la epitróclea, las de estrés de la epífisis del olécranon, las de avulsión escapular y los patrones de lesión inusuales. El riesgo de minusvalía a largo plazo es de bajo a moderado.

Problemas de pie y tobillo

Los problemas de pie y tobillo son frecuentes en casi todos los deportes [A y B]; la mayoría son genéricos y ocurren durante el juego o la participación atlética. Los deportes añaden intensidad a la actividad normal y pueden propiciar alteraciones que de otra manera pasarían inadvertidas. Por ejemplo, una coalición congénita del tarso se mantiene sin detectar, sólo para tornarse dolorosa durante la adolescencia. Algunos problemas causan dolor durante esta etapa y cesan en la edad adulta temprana, cuando disminuye la actividad física. Una niña puede tener dolor anterior de la rodilla al practicar deportes durante su adolescencia, pero se resuelve una vez que inicia la universidad y su actividad física disminuye. La rigidez del tendón calcáneo puede causar estrés añadido a la interfaz tendón-hueso alrededor del calcáneo y causar dolor en un jugador de futbol de 10 años de edad. Se detallan aquí los dos problemas más frecuentes.

Dolor del talón

Es frecuente durante la infancia avanzada y la adolescencia, y puede presentarse en varios niveles [C]. El dolor puede ocurrir en la inserción del tendón de Aquiles al calcáneo o en el origen de la aponeurosis plantar en su inserción a ese hueso. La osificación irregular de la apófisis del calcáneo suele observarse en niños asintomáticos y no es causa de dolor. Una fractura por estrés es causa rara del dolor de talón. Si el trastorno es de algún modo inusual o unilateral, se ordena una radiografía del calcáneo para descartar otros problemas.

Casi todos los problemas del talón se tratan con elevación, acojinamiento y modificación de las actividades. Se debe optar por el manejo más sencillo y eficaz para el dolor. A diferencia de otros problemas por sobreuso, hay resolución con el tiempo y sin discapacidad posterior. Se inicia modificando la actividad, si la familia está de acuerdo. Luego, se recomienda calzado con un talón ligeramente elevado y una suela acojinada. De ser necesario, se agrega una cuña de espuma de poliuretano o de fieltro comprimido, cuyo grosor máximo debe ser de 2 cm en el talón de un zapato alto. Los ejercicios de flexibilidad del tríceps son útiles para prevenir recurrencias y disminuir los síntomas. El calzado para futbol tiene poco acojinamiento, que contribuye a la recurrencia del dolor.

Esguinces del tobillo

Estos esguinces son las lesiones deportivas más frecuentes y se presentan en localizaciones habituales. La mayor parte afecta al complejo ligamentoso colateral lateral [E]. Son frecuentes en los niños y a menudo implican avulsión de fragmentos de hueso o cartílago. Pueden tornarse crónicos y conllevan discapacidad en la edad adulta. Suelen clasificarse en tres grados [D].

Valoración Los esguinces leves dañan sólo la hoja anterior del ligamento colateral lateral. Los esguinces moderados afectan la hoja intermedia (ligamento peroneocalcáneo) y los esguinces graves dañan todo el complejo. Excepto por los esguinces leves con datos clásicos, se ordenan radiografías AP y lateral del tobillo para descartar otros problemas. Debe estarse al tanto de que las lesiones epifisarias SH-1 de la porción distal de la tibia (hipersensibilidad sobre la mitad distal del peroné), los desgarros del retináculo peroneo (hipersensibilidad localizada apenas detrás de la porción distal del peroné) y la hipersensibilidad debajo de la punta del maléolo (os subfibular [B]), pueden sugerir un diagnóstico diferente. Son localizaciones menos frecuentes de los esguinces, los ligamentos laterales internos (mucho más fuertes que los externos) y los ligamentos calcaneocuboideos.

Tratamiento Los esguinces del tobillo son las lesiones deportivas más subtratadas, con la tasa de recurrencia más alta. En los niños pequeños deben considerarse las fracturas de la epífisis tibial SH-1 no desplazadas. Estos esguinces suelen tratarse como leves, pues no producen inestabilidad tardía.

Graduación de los esguinces del tobillo	
1. Atenuación	Edema e hipersensibilidad leves
2. Desgarros parciales	Edema moderado, incapacidad para soportar peso
3. Desgarros completos y discapacidad	Edema notorio, hemorragia e inestabilidad

D Graduación clásica de los esguinces del tobillo

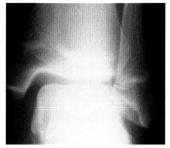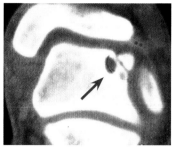

A Osteocondritis disecante del astrágalo Este corredor de 15 años de edad se quejó de dolor del tobillo. Las radiografías mostraron una lesión externa indistinta del astrágalo (*flecha amarilla*). Una TC la muestra bien (*flecha roja*)

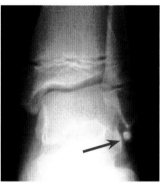

B Os subfibular Este osículo yace apenas debajo de la punta del peroné (*flecha roja*). Una vez que se fracturó la sincondrosis, se torna dolorosa

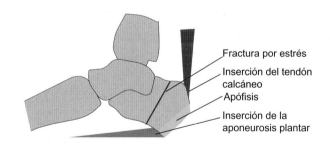

Fractura por estrés
Inserción del tendón calcáneo
Apófisis
Inserción de la aponeurosis plantar

C Sitios de dolor del talón Los sitios frecuentes de dolor del talón incluyen el punto de inserción del tendón calcáneo, la apófisis del calcáneo y la inserción de la aponeurosis plantar. Pueden ocurrir fracturas por estrés en el calcáneo

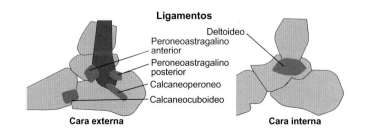

Ligamentos

Deltoideo
Peroneoastragalino anterior
Peroneoastragalino posterior
Calcaneoperoneo
Calcaneocuboideo

Cara externa   Cara interna

E Ligamentos del tobillo Estos ligamentos pueden sufrir un esguince

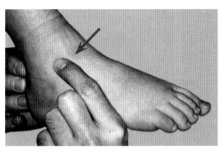

A Esguince del tobillo de grado 1 clásico Este jugador de baloncesto de 15 años de edad se torció su tobillo jugando. Presentaba edema leve y una hipersensibilidad bien localizada apenas delante de la porción distal del peroné, el sitio de inserción del ligamento peroneoastragalino anterior

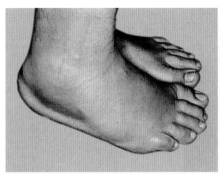

B Esguinces graves El edema intenso, el cambio de coloración del tobillo y las zonas amplias de hipersensibilidad suelen vincularse con las lesiones osteocondrales, que se tratan mejor por inmovilización

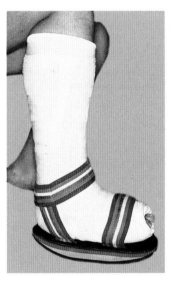

C Inmovilización de los esguinces Se puede lograr con un yeso corto en la pierna, para caminar

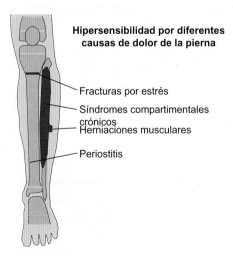

Hipersensibilidad por diferentes causas de dolor de la pierna

Fracturas por estrés

Síndromes compartimentales crónicos
Herniaciones musculares

Periostitis

D Hipersensibilidad en los diferentes tipos de dolor de la pierna La localización de la hipersensibilidad es útil para diferenciar los tipos de dolor a la mitad de la pierna

Tratamiento Incluye RICE por la noche y ejercicios para mantener la fortaleza muscular en el pie y el tobillo durante la convalescencia.

Esguinces leves Presentan edema e hipersensibilidad mínimos. El ejemplo típico es el ligamento peroneoastragalino anterior con hipersensibilidad localizada apenas delante de la porción distal del peroné [A]. Se tratan con rehabilitación para evitar recurrencias. A veces un estabilizador de férulas de aire del tobillo mejora el confort.

Esguinces moderados Implican la presencia de más edema y una zona más amplia de hipersensibilidad, con poca o ninguna inestabilidad. Se tratan con reposo del tobillo con una férula de plástico o yeso durante 2-3 semanas, permitiendo soporte de peso según la tolerancia. Se retorna a las actividades cuando se recupera la fuerza muscular, se resuelve la hipersensibilidad y se restablece la amplitud de movimiento.

Esguinces graves Producen edema intenso y pueden mostrar inestabilidad [B]. El tratamiento de la inestabilidad del tobillo por esguinces es controvertido, pero pueden requerirse reparaciones de la inestabilidad crónica. Se pueden tratar por inmovilización con yeso [C] durante no más de 3 semanas. Se retorna a los deportes con una férula atada al tobillo durante 3 meses.

Retorno a los deportes Se instruyen ejercicios propioceptivos para disminuir el riesgo de lesión recurrente. Se retrasa el retorno hasta que el niño pueda caminar normalmente en línea recta y cambiar de dirección a velocidad completa sin malestar.

Problemas de tibia

Los problemas frecuentes incluyen fracturas (capítulo 4), fracturas por estrés y periostitis tibial. Debido a que el dolor de las piernas y la periostitis de la tibia son frecuentes y a veces son confusos, el tema se detalla a continuación.

Dolor de pierna

El dolor de pierna es causado por una diversidad de trastornos, como periostitis, síndromes compartimentales, fracturas por estrés y herniación muscular. La causa más frecuente es una periostitis en el origen del músculo sóleo en la cara posteromedial de la porción inferior de la pierna.

Valoración Localizar la hipersensibilidad [D] palpando en busca de edema y hernias musculares, y ordenar radiografías AP y laterales de la tibia. Se deben considerar otras posibilidades, como tumores o infecciones.

Periostitis (dolor de tibia o espinilla) Son frecuentes y ocurren en el adolescente ya maduro y con afección bilateral. La hipersensibilidad cubre una superficie más amplia que en la fractura por estrés y se localiza en la cara posterointerna de la porción distal de la tibia, con radiografías negativas.

Fracturas por estrés Son causa de hipersensibilidad localizada en el hueso [E].

Síndromes compartimentales crónicos Son menos frecuentes y se caracterizan por el antecedente de dolor con la actividad, alivio con el reposo y, rara vez, hipersensibilidad y edema en el compartimento afectado.

Hernia muscular Se identifica por palpación de un músculo que protruye, por lo general sobre la cara externa de la pierna en su porción distal.

Tratamiento Con aplicación de los principios terapéuticos estándar de RICE, acondicionamiento gradual, calzado apropiado y AINE.

Determinar la causa subyacente del dolor inicial y modificar sus actividades antes del retorno del adolescente a éstas, para prevenir las recurrencias.

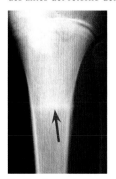
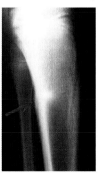

E Fracturas de tibia por estrés Localización típica de las fracturas por estrés de la tibia en la porción proximal posterior (*flechas rojas*). Cuando se presentan fracturas por estrés en la diáfisis tibial, con mayor probabilidad se incluyen en el diagnóstico diferencial de periostitis de la tibia. Este niño presentaba múltiples fracturas por estrés que afectaban al fémur derecho y ambas tibias

Problemas de rodilla

Las lesiones de rodilla son frecuentes y se cubren en el capítulo 10. Puesto que casi todas las lesiones del ligamento cruzado anterior se presentan en los deportes, aquí se discuten junto con su tratamiento.

Insuficiencia del ligamento cruzado anterior

Los desgarros del ligamento cruzado anterior se están haciendo más frecuentes en los adolescentes, en especial en jovencitas que juegan baloncesto o futbol. El tratamiento no quirúrgico suele ser insatisfactorio. Sin reparación, el retorno a las actividades deportivas no es satisfactorio, ya que muchos pacientes sufren lesiones repetidas, que incluyen daño a los meniscos.

Rehabilitación Se inicia con ejercicios, modificación de la actividad y posiblemente aparatos ortopédicos. El uso de estos últimos claramente señala que el problema es real, pero obstaculizan el desempeño y protegen de manera dudosa la rodilla.

Indicaciones de reparación Varias circunstancias hacen apropiada la reparación.

Discapacidad persistente Una vez que concluye la rehabilitación y que la modificación de la actividad ha llegado al límite razonable, si la discapacidad es inaceptable, corresponde la reconstrucción quirúrgica.

Lesión asociada de los meniscos Se reconstruye el ligamento y se repara el menisco durante la misma operación.

Incumplimiento El retorno a los deportes sin reparación pone al paciente en riesgo de una lesión de los meniscos.

Reparación del LCA Se valora la edad ósea y la estadificación por etapas de Tanner para determinar el grado de maduración del paciente. Al momento de reconstruir quirúrgicamente el LCA, cualquier lesión de los meniscos debe ser tratada. Se evita colocar hueso o material de soporte físico alguno a través de una epífisis claramente abierta para prevenir la detención del crecimiento.

Reparaciones extraarticulares Puesto que estas reparaciones no son anatómicas, puede haber distensión y la disección puede dañar la epífisis.

Reparaciones intraarticulares Pueden conservar las epífisis y ser parcialmente transepifisarias por la parte central de la tibia, o por completo transepifisarias a través de fémur y tibia [A]. De preferencia deben usarse tendones de la corva autógenos. Si se realiza en un paciente en crecimiento, se hace seguimiento frecuente de la longitud de la extremidad y los ángulos de la rodilla para diagnosticar con rapidez cualquier trastorno del crecimiento.

Problemas de cadera y muslo

Se observan diversos problemas relacionados con los deportes en la cadera y el muslo. Los más frecuentes, como las fracturas por avulsión, las luxaciones y los deslizamientos agudos de la epífisis femoral proximal, son habituales en los deportes.

El muslo es altamente musculoso y está más protegido que la tibia. También es más difícil de explorar, porque la localización de la hipersensibilidad es menos exacta. Puede haber varios problemas, incluyendo fracturas, contusiones y fracturas por estrés. Las contusiones del cuádriceps crural pueden causar miositis osificante.

Miositis osificante

El traumatismo contuso de la cara anterior del muslo puede causar la formación de un hematoma, que pudiese llevar a la miositis osificante. La lesión aguda se trata por aplicación de RICE. Algunos autores recomiendan la inmovilización en flexión. Se inmoviliza durante 5-7 días y después se alienta la flexión activa de la rodilla. La osificación en el músculo dañado progresa en una secuencia de cambios [B] que a veces es difícil de distinguir de la del sarcoma osteogénico. Las lesiones de la miositis osificante tienden a ser mejor localizadas, a menudo de ubicación en la mitad anterior del muslo, y surgen en el músculo más que en el hueso. Se considera la exéresis en el caso raro de que la masa sea problemática.

Lesiones por sobreuso

Las lesiones por sobreuso de las inserciones musculares pueden presentarse en la misma localización que las lesiones por avulsión [C].

Bursitis

Pueden afectar las bolsas del trocánter mayor e iliopectínea por delante de la articulación de la cadera [C]. Las bursitis se tratan con AINE y reposo.

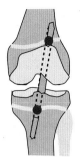
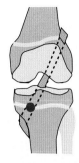
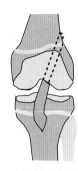

Reconstrucción transepifisaria completa **Reconstrucción transepifisaria parcial** **Reconstrucción con respeto de las epífisis**

A Opciones de reparación del LCA antes de la madurez esquelética La reparación puede extenderse a través de una o ambas epífisis (*círculos rojos*), o respetarlas. Con base en Stanitski (1995)

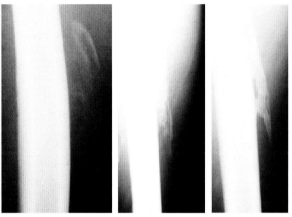

B Miositis osificante Las radiografías seriadas muestran la evolución de la lesión a las 3 y 6 semanas, así como 6 meses después

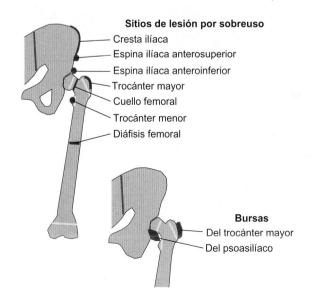

Sitios de lesión por sobreuso
- Cresta ilíaca
- Espina ilíaca anterosuperior
- Espina ilíaca anteroinferior
- Trocánter mayor
- Cuello femoral
- Trocánter menor
- Diáfisis femoral

Bursas
- Del trocánter mayor
- Del psoasilíaco

C Problemas de sobreuso cerca de la cadera Estos problemas incluyen fracturas, apofisitis o bursitis

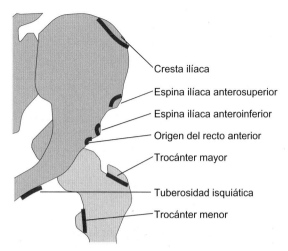

Cresta ilíaca

Espina ilíaca anterosuperior

Espina ilíaca anteroinferior

Origen del recto anterior

Trocánter mayor

Tuberosidad isquiática

Trocánter menor

A   Sitios de lesiones de avulsión cerca de la cadera

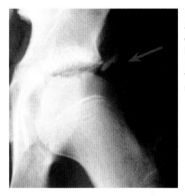

B   Avulsión del origen del recto anterior Hojuela de hueso inserta en el vientre del recto anterior. Había hipersensibilidad sobre la avulsión. El fragmento se consolidó con el tiempo y no hubo discapacidad residual

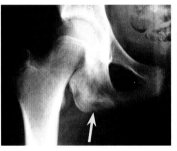

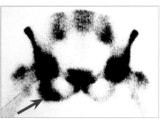

C   Avulsión isquiática Este corredor de 16 años sufrió una avulsión del origen de los tendones de la corva en el isquion. Nótese la prominencia (*flecha amarilla*) y una mayor captación (*flecha roja*) en la gammagrafía ósea. Esta última era innecesaria

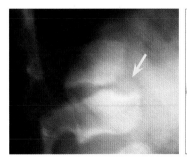

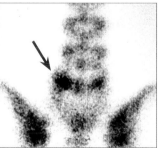

D   Dolor dorsal en un atleta La herniación del núcleo pulposo hacia el cuerpo vertebral causa estenosis del espacio discal (*flecha amarilla*). Estas lesiones pueden ser dolorosas. El defecto radiográfico a veces se llama *nódulo de Schmorl*. Las gammagrafías óseas en la espondilólisis muestran aumento de la captación. El proceso puede ser unilateral (*flecha roja*)

Problemas de pelvis

Lesiones por avulsión

Se observan este tipo de lesiones en diversos lugares de la cadera y la pelvis [A-C]. Se tratan con reposo, pues la consolidación de la fractura se presenta de forma espontánea. Algunos cirujanos recomiendan la reducción de las fracturas de avulsión grandes desplazadas del isquion, pero es motivo de controversia.

Pointers

Los *pointers* son contusiones sobre el borde ilíaco o el músculo glúteo que se ven en deportes como el futbol americano y otros de contacto. Estas lesiones se tratan con RICE y AINE, pero pueden ser de lenta recuperación.

Hernia deportiva (pubalgia atlética)

Una *hernia deportiva* es un esguince o desgarro de tejidos blandos en la parte baja del abdomen o la ingle. Puede ser difícil de diagnosticar y suele tratarse con reposo, fisioterapia y AINE. Rara vez se requiere reparación quirúrgica. Siempre debe diferenciarse de una epifisiolistesis femoral proximal, que requiere diagnóstico y tratamiento inmediatos.

Lesiones por estrés

Osteítis púbica Es un síndrome de sobreuso que ocurre en la adolescencia. La hipersensibilidad se localiza sobre la sínfisis del pubis. La mala alineación del miembro inferior contribuye al problema. Se trata con reposo y AINE.

Puede haber fracturas por estrés de las ramas púbicas El diagnóstico se sospecha por la localización de la hipersensibilidad y se confirma con una gammagrafía ósea positiva.

Problemas de columna vertebral

Las lesiones de la columna vertebral y el dolor dorsal [D] son lesiones deportivas frecuentes que se discuten en el capítulo 12.

Problemas de cuello

Algunas de las lesiones más catastróficas en los deportes implican la columna cervical, aunque son raras. Han disminuido en frecuencia desde la prohibición de las "acometidas en ariete" (uso de la cabeza para contacto en el futbol americano) y con el mejor diseño de los cascos. Casi todas las lesiones de este tipo ocurren en los clavados, con el uso del trampolín y en el futbol americano. La cuadriplejía y la muerte son consecuencias potenciales de estas lesiones.

Stingers y burners

Son lesiones que dan como resultado un dolor ardoroso en el brazo que puede ser transitorio (*stingers*) o persistir varias horas (*burners*). Estas lesiones resultan de la tracción de raíces nerviosas por traumatismos producidos en los deportes. Tienen mayor frecuencia en el futbol americano y en individuos con estenosis congénita del conducto cervical. Estas lesiones se resuelven, pero deberán tomarse como una señal precautoria.

Deportes en los niños con síndrome de Down

A menudo se pide a los médicos asesoría para los niños con trisomía 21 que desean participar en actividades deportivas y tienen riesgo por la inestabilidad de C1-C2 causada por la distensión del ligamento apical y posiblemente hipoplasia de la apófisis odontoides. Los niños con síndrome de Down presentan laxitud extrema de articulaciones y la inestabilidad de C1-C2 es una de las alteraciones más graves de este defecto subyacente. Su evaluación y tratamiento son motivo de controversia.

Valoración Casi el 15% de los niños con síndrome de Down tienen hipermovilidad atlantoaxoidea. El 1-2% muestran manifestaciones neurológicas que incluyen fácil fatigabilidad, una marcha anómala, dolor de cuello, limitación de la movilidad del cuello, tortícolis, incoordinación y torpeza, déficits sensoriales, espasticidad e hiperreflexia. Se ordenan vistas laterales en flexión y extensión del cuello y se mide el intervalo atlantoodontoideo.

Tratamiento Depende de la valoración clínica y radiográfica.

Asintomática y estable Se permite la participación completa; probablemente no se requieran radiografías adicionales.

Hipermóvil y asintomática Es motivo de preocupación si la medida de intervalo atloodontoideo es mayor de 5 mm, y deberá desalentarse la participación en deportes de contacto.

Sintomática Si los pacientes presentan síntomas, se considera la estabilización quirúrgica.

Problemas de miembros superiores

Hombro

Se observan distintas lesiones cerca del hombro. Los nadadores con frecuencia presentan el síndrome de pinzamiento, los jugadores de futbol americano a menudo se lesionan las caras interna o externa de la clavícula [A] y los levantadores de pesas muestran luxación del hombro. Las lesiones por sobreuso de la epífisis humeral superior se registran en los lanzadores en el béisbol (hombro de ligas menores).

Codo

Las lesiones del codo son frecuentes en los deportes. La articulación es vulnerable por su complejidad anatómica y su posición en el miembro superior, donde está sujeta a cargas excesivas.

Epicondilitis medial del lanzador

El codo se sobrecarga fácilmente con el acto de lanzar por arriba de la cabeza o durante los servicios en deportes de raqueta, lo que se agrava por una mala mecánica de lanzamiento cuando se hace con más entusiasmo que destreza. Lo anterior causa una carga excesiva en valgo de la articulación, la cual produce tracción sobre el lado interno y compresión sobre el externo de la articulación del codo [B]. La lesión más frecuente es la de tracción de la epitróclea, origen común de los flexores del antebrazo y los pronadores. Son menos frecuentes pero más graves las lesiones por compresión del cóndilo humeral y la cabeza radial. Las lesiones por compresión suelen presentarse en la adolescencia.

Lesiones de los ligamentos laterales internos de la articulación de la muñeca Se presentan en niños más grandes o adolescentes. Pueden resultar del sobreuso o la rotura. El tratamiento es por reposo y retorno gradual a la actividad.

Lesiones de la epitróclea Pueden causar inflamación o separación franca del húmero. Debido a que la epitróclea es extraarticular, esta lesión es menos grave. La inestabilidad persistente puede requerir estabilización quirúrgica.

Osteocondrosis del cóndilo humeral Es más grave, porque puede llevar al daño de la articulación. La carga de compresión causa lesiones de osteocondritis, que pueden separarse y crear cuerpos libres en la articulación. Este trastorno es diferente de la *enfermedad de Panner*, que se presenta en los niños menores, a menudo asintomática, y que se resuelve de manera espontánea.

Osteocondritis de la cabeza radial Lleva con mayor frecuencia al sobrecrecimiento y la incongruencia de la articulación.

Diagnóstico No suele ser difícil. El niño a menudo es un lanzador en el béisbol, con hipersensibilidad localizada en el sitio del problema, y las radiografías suelen mostrar cambios. La amplitud de movimiento del codo habitualmente está disminuida.

Tratamiento El manejo para las lesiones agudas consiste en aplicar el RICE usual y AINE. Debe insistirse en evitar cualquier lanzamiento durante un lapso de 4-6 semanas. Se alienta al niño a montar bicicleta o correr, como distracción. Es necesario evaluar y corregir la mecánica deficiente de lanzamiento. Los lanzamientos se reintroducen de forma gradual. Al principio se limitan a los de 6-9 metros, y se usa la regla del 10%. Para prevenir recurrencias, se limitan los lanzamientos a un número específico o a cierta cantidad de entradas por juego [C]. El número depende de la edad fisiológica y el estado del niño. Imponer límites a los lanzamientos es muy difícil de hacer cumplir. Si la articulación está dañada, el adolescente deberá cambiar a otro deporte.

Antebrazo, muñeca y mano

El antebrazo se fractura con frecuencia durante las caídas (véase capítulo 4). La muñeca se puede lesionar por sobreuso en la gimnasia. Las lesiones en este deporte pueden dañar la epífisis radial distal, además de causar pinzamientos y fracturas por hiperextensión. Para los problemas de la mano, véase el capítulo 13.

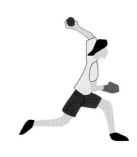

A Fractura distal de la clavícula Este tipo de fractura a través del disco de crecimiento de la porción distal de la clavícula puede confundirse con una separación AC. La clavícula a menudo está desplazada hacia arriba, a través de un desgarro en el periostio. El ligamento coracoclavicular (CC) se mantiene intacto. No se requiere reducción, ya que el remodelado rápidamente corrige la deformidad

Periostio
Clavícula
Ligamento CC
Fractura
Apófisis
coronoides
Escápula

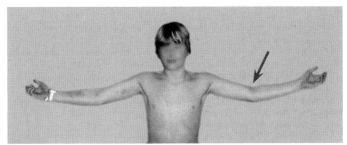

Húmero
Cúbito
Radio

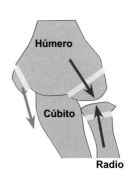

B Epicondilitis medial del lanzador Este adolescente presenta osteocondritis del cóndilo humeral (*flechas rojas*) que causa extensión limitada del codo izquierdo. El acto de lanzar la pelota produce tracción interna (*flecha azul del dibujo superior*), que termina con una avulsión de la epitróclea. Los lanzamientos también provocan compresión lateral del cóndilo humeral y la cabeza radial (*flechas rojas, dibujo superior*)

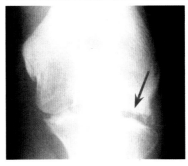

Guías de lanzamiento

Edad
  < 8 años, sólo lanzamiento corto
  > 8 años, lanzamiento más largo
  > 14 años, lanzamiento de curvas
Juegos por semana
  Alrededor de 2
Lanzamientos por juego
  Avanzar desde:
    8 años - 50 lanzamientos
    17 años- 100 lanzamientos

C Guías de lanzamiento He aquí una guía burda. Debe ajustarse al niño. Con base en Whiteside (1999)

GENERAL

Cawley J. The economics of childhood obesity. Health Affairs, 29(3):364-371, 2010.

Faigenbaum AD, Myer GD. Resistance training among young athletes: safety, efficacy and injury prevention effects. Br. J. Sports. Med. 44(1):56-63, 2010.

Halstead ME, Kevin D, Walter KD, Council on Sports Medicine and Fitness. Clinical report: sport-related concussion in children and adolescents. Pediatrics 126(3):597-615, 2010.

König F. Veber freie korper in der gehenken. Dtsch. Z. Chir. 27:90–109, 1888.

Lippi G, Longo UG, Maffulli N. Genetics and sports. Br. Med. Bull. 93(1):27-47, 2010.

Norton C, Nixon J, Sibert J. Playground injuries to children. Arch Dis Child. 89(2):103–108, 2004.

Wilt F, Yessis M. Soviet Theory, Technique and Training for Running and Hurdling. Vol 1. Championship Books, 1984.

TOBILLO

Berndt AL, Harty M. Transchondral fractures (osteochondritis dissecans) of the talus. J. Bone Joint Surg. 41-A:988–1020, 1959.

Flick AB, Gould N. Osteochondritis dissecans of the talus (transchondral fractures of the talus): review of the literature and a new surgical approach for medial dome lesions. Foot Ankle 5:165–185, 1985.

Tol JL, Struijs PAA, Bossuyt PMM, Verhagen RAW, van Dijk CN. Treatment strategies in osteochondral defects of the talar dome: a systematic review. Foot Ankle Int 21:119–126, 2000.

LCA

Frosch, K. H., et al. (2010). "Outcomes and risks of operative treatment of rupture of the anterior cruciate ligament in children and adolescents." Arthroscopy 26(11): 1539-1550.

Lawrence, J. T., et al. (2011). "Degeneration of the knee joint in skeletally immature patients with a diagnosis of an anterior cruciate ligament tear: is there harm in delay of treatment?" Am J Sports Med 39(12): 2582-2587..

Spindler, K. P., et al. (2011). "The prognosis and predictors of sports function and activity at minimum 6 years after anterior cruciate ligament reconstruction: a population cohort study." Am J Sports Med 39(2): 348-359.

van Eck, C. F., et al. (2012). "Prospective analysis of failure rate and predictors of failure after anatomic anterior cruciate ligament reconstruction with allograft." Am J Sports Med 40(4): 800-807.

Wright, R. W., et al. (2011). "Ipsilateral graft and contralateral ACL rupture at five years or more following ACL reconstruction: a systematic review." J Bone Joint Surg Am 93(12): 1159-1165.

Xu, Y., et al. (2013). "Prospective randomized comparison of anatomic single- and double-bundle anterior cruciate ligament reconstruction." Knee Surg Sports

RODILLA

Hefti F, Beguiristain J, Krauspe R. Osteochondritis dissecans: a multicenter study of the European Pediatric Orthopedic Society. J. Pediatr. Orthop. 8(4)-B: 231-245, 1999.

Hui C, Roe J, Ferguson D, Waller A, Salmon L, Pinczewski L. Outcome of anatomic transphyseal anterior cruciate ligament reconstruction in Tanner stage 1 and 2 patients with open physes. Am. J. Sports Med. 40(5):1093-2008, 2012.

Joo SY, Park KB, Kim BR, Park HW, Kim HW. The 'fourin-one' procedure for habitual dislocation of the patella in children: early results in patients with severe generalised ligamentous laxity and aplasis of the trochlear groove. J. Bone Joint Surg. 89(12)-B:1645-1649, 2007.

Kennedy A, Coughlin DG, Metzger MF, Tang R, Pearle AD, Lotz JC, Feeley BT. Biomechanical evaluation of pediatric anterior cruciate ligament reconstruction techniques. Am J Sports Med. 39(5):964-971, 2011.

Kocher MS, DiCanzio J, Zurakowski D, Micheli LJ. Diagnostic performance of clinical examination and selective magnetic resonance imaging in the evaluation of intraarticular knee disorders in children and adolescents. Am. J. Sports Med. 29:292-296, 2001.

Lawrence JT, Argawal N, Ganley TJ. Degeneration of the knee joint in skeletally immature patients with a diagnosis of an anterior cruciate ligament tear: is there harm in delay of treatment? Am J. Sports Med. 39(12):2582-2587, 2011.

MacIntosh DL, Darby TA. Lateral substitution reconstruction. J. Bone Joint Surg. 58-B:142-146, 1976.

MacNab I. Recurrent dislocation of the patella. J. Bone Joint Surg. 34(A)-A:957-967, 1952.

Nelitz M, Dornacher D, Dreyhaupt J, Reichel H, Lippacher S. The relation of the distal femoral physis and the medial patellofemoral ligament. Knee Surg. Sports Traumatol. Arthrosc. 19(12):2067-2071, 2011.

Rohren E, Kosarek FJ, helms CA. Discoid lateral meniscus and the frequency of meniscal tears. Skeletal Radiol. 30:316-320, 2001.

Stanitski CL, Harvell JC, Fu F. Observations on acute knee hemarthrosis in children and adolescents. J. Pediatr. Orthop. 13(4):506-510, 1993.

Vavken P, Murray MM. Treating anterior cruciate ligament tears in skeletally immature patients. Arthroscopy 27(5):704-716, 2011.

Wilson JN. A diagnostic sign in osteochondritis dissecans of the knee. J. Bone Joint Surg. 49(3)-A: 477-480, 1967.

Young R. The external semilunar cartilage as a complete disc. In Cleland J, Mackey JY, Young RB eds, Memoirs and Memoranda in Anatomy, Williams and Norgate, London, 179-187, 1987.

HOMBRO

Bottoni CR, Smith EL, Berkowitz MJ, Towle RB, Moore JH. Arthroscopic versus open shoulder stabilization for recurrent anterior instability. A prospective randomized clinical trial. Am. J. Sports Med. 34(11):1730-1737, 2006.

Dotter WE. Little leaguer's shoulder - fracture of the proximal humeral epiphyseal cartilage due to baseball pitching. Guthrie Clin. Bull. 23:68-72, 1953.

Hovelius L, Augustini BG, Fredin H, Johansson O, Norlin R, Thorling J. Primary Anterior Dislocation of the Shoulder in Young Patients. A Ten-Year Prospective Study. J. Bone Joint Surg. 78(11)-A:1677-1684, 1996.

Pasque CB, McGinnis DW, Griffin LY. Shoulder. In Sullivan JA, Anderson ST (eds), Care of the Young Athlete. Rosemont, IL: American Academy of Orthopaedic Surgeons, and Elk Grove Village, IL: American Academy of Pediatrics, 2000.

CODO

Bennett GE. Elbow and shoulder lesions of baseball players. Am. J. Surg. 98:484–492, 1959.

Diab M, Poston JM, Huber P, Tencer AF. The biomechanical effect of radial shortening on the radiocapitellar articulation. J. Bone Joint Surg. 87(6)-B:879-883, 2005.

Takahara M, Mura N, Sasaki J, Harada M, Ogino T. Classification, treatment, and outcome of osteochondritis dissecans of the humeral capitellum. J. Bone Joint Surg. 89(6)-A:1205-1214, 2007.

OTROS

Goldschneider KR. Complex regional pain syndrome in children: asking the right questions. Pain Res Manag. 17(6):386-390, 2012.

Johnson DP, Eastwood DM, Witherow PJ. Symptomatic synovial plicae of the knee. J. Bone Joint Surg. 75(10)-A:1485-1496, 1993.

Mavor GE. The anterior tibial syndrome. J. Bone Joint Surg. 38(2)-B:513-517, 1956.

Mitchell SW, Morehouse GR, Kean WW. Gunshot Wounds and Other Injuries of Nerves. New York: Lippincott, 1864.

Nallamothu N, Pancholy SB, Lee KR, Heo J, Iskandrian AS. Impact on exercise single-photon emission computed tomographic thallium imaging on patient management and outcome. J. Nucl. Cardiol. 2(4):334-338, 1995.

Pedowitz RA, Hargens AR, Mubarak SJ, Gershuni DH. Modified criteria for the objective diagnosis of chronic compartment syndrome of the leg. Am. J. Sports Med. 18:35–40, 1990.

INFECCIONES

Las infecciones del sistema musculoesquelético son frecuentes [A] y pueden causar discapacidad grave. Con un tratamiento óptimo, se pueden curar prácticamente todas las infecciones, y así prevenir la deformidad y discapacidad.

La prevalencia de la osteomielitis está declinando y cambiando en sus características. Las infecciones de huesos largos causadas por *Staphylococcus aureus* y la artritis infecciosa por *Haemophilus influenzae* se han reducido al mínimo. La osteomielitis ha cambiado de forma, con patrones más complejos e inusuales [B]. Se registra una incidencia creciente de infecciones por cepas resistentes de microorganismos.

Las infecciones son aún importantes y a menudo constituyen un reto, pero la mejoría en los tratamientos hace menos frecuentes y menos aceptables los malos resultados.

Patogenia

La comprensión de la patogenia de las infecciones musculoesqueléticas facilita su tratamiento.

Puertas de entrada

Casi todas las infecciones son hematógenas, con el sitio primario de entrada en el oído, la bucofaringe y los aparatos respiratorio, digestivo o genitourinario [C]. Las infecciones cutáneas, como las que ocurren después de la varicela, las lesiones penetrantes como las de las uñas y las plantas de los pies, o las infecciones por procedimientos quirúrgicos, son menos frecuentes [D]. La extensión de infecciones contiguas es la menos frecuente, aunque son relativamente comunes las infecciones de articulaciones adyacentes en presencia de osteomielitis [B].

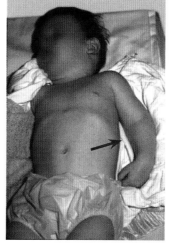

A La infección causa enfermedad sistémica Este lactante presenta artritis infecciosa del codo y está afectado a nivel sistémico

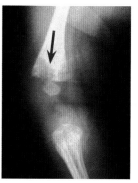

B Diseminación local La infección desde una osteomielitis metafisaria puede diseminarse a las articulaciones adyacentes en el lactante

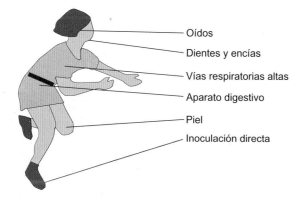

Oídos
Dientes y encías
Vías respiratorias altas
Aparato digestivo
Piel
Inoculación directa

C Puertas de entrada bacterianas

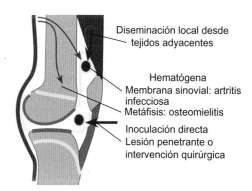

Diseminación local desde tejidos adyacentes

Hematógena
Membrana sinovial: artritis infecciosa
Metáfisis: osteomielitis

Inoculación directa
Lesión penetrante o intervención quirúrgica

D Diseminación a huesos y articulaciones La infección suele ser hematógena, pero puede presentarse por diseminación local o por inoculación directa

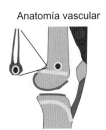
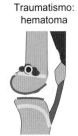

Anatomía vascular

Traumatismo: hematoma

A   Anatomía vascular de las metáfisis Las bacterias pueden acumularse en las asas vasculares de las metáfisis. Los traumatismos con formación de hematomas proveen buenos ambientes para la proliferación bacteriana

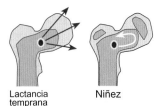

Lactancia temprana

Niñez

B   Diseminación transepifisaria Los vasos transepifisarios permiten la diseminación de la infección desde la metáfisis hasta la articulación (*flechas rojas*). La presencia de la epífisis bloquea esta diseminación (*flecha amarilla*)

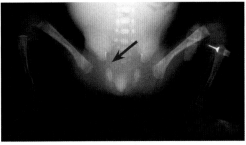

C   Artritis infecciosa neonatal de la cadera Nótese el ensanchamiento del espacio articular. Se trata de un hallazgo tardío

Inóculo

La bacteriemia es un suceso frecuente, pero rara vez causa infección tisular. Cuando se presenta, los huesos y las articulaciones son vulnerables. Se desconoce el motivo de esta vulnerabilidad.

Hueso Suele infectarse en la metáfisis. Se depositan bacterias en las asas capilares adyacentes al disco epifisario. Casi siempre estas bacterias son destruidas rápidamente por fagocitosis. El traumatismo es un factor que disminuye la resistencia al causar la formación de un hematoma [A]. La proliferación bacteriana aumenta por la aparición de una *biopelícula*, que incrementa la adhesión de las bacterias al hueso al proveerles protección de la fagocitosis o los antibióticos.

Articulaciones Se pueden infectar por diseminación hematógena a través de la membrana sinovial, por una lesión penetrante de la articulación, por diseminación directa a partir de la infección contigua o por transporte de bacterias a través de los vasos sanguíneos transepifisarios, presentes en la lactancia temprana, antes de la formación del disco de crecimiento [B]. Esto puede contribuir a la frecuencia de la artritis infecciosa de la cadera en el neonato [C]. En los niños, casi el 33 % de las osteomielitis de huesos largos tienen relación con la artritis infecciosa de la articulación adyacente.

Historia natural de la infección

Es probable que gran parte de las colonias bacterianas se destruyan por mecanismos sistémicos y locales. La posibilidad de su progresión se basa en el equilibrio entre la virulencia del microorganismo y la resistencia del hospedero [D].

Es frecuente la resolución espontánea cuando la resistencia del hospedero rebasa la virulencia del microorganismo.

Osteomielitis subaguda Es menos frecuente. La resistencia del hospedero y la virulencia del microorganismo son casi equivalentes. Un absceso en un hueso forma paredes óseas escleróticas reactivas. No hay equivalente de esta forma subaguda de la artritis infecciosa.

Osteomielitis aguda clásica o artritis infecciosa Resulta del microorganismo virulento y un hospedero normal. El paciente presenta afección sistémica y, si no se trata, puede sufrir una septicemia y morir, o puede ocurrir necrosis ósea local extensa y a continuación osteomielitis crónica.

Hospedero inmunocomprometido Un hospedero debilitado puede permitir el desarrollo de una infección ósea o articular por microorganismos de virulencia relativamente baja, como se observa en trastornos como la enfermedad de células falciformes [E].

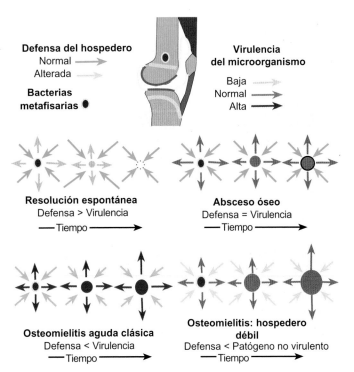

D   Historia natural de la osteomielitis A menudo es determinada por la resistencia del hospedero y la virulencia del microorganismo

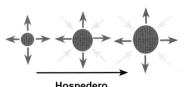

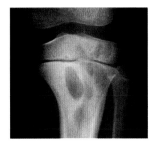

E   Hospedero inmunocomprometido Los microorganismos de baja virulencia pueden causar infecciones cuando la resistencia del hospedero se encuentra mermada

Microorganismos

Los microorganismos que infectan el sistema musculoesquelético son numerosos, variados, continuamente cambiantes y con predilección por el sitio, el tejido y la edad del hospedero [A].

Estafilococos

Estos microorganismos grampositivos son la causa más frecuente de infecciones, aunque su incidencia está declinando; sin embargo, *Staphylococcus aureus* tiene diversas cepas patógenas, y las nuevas pueden ser resistentes a la vancomicina o meticilina. *S. epidermidis* puede causar infección en un hospedero inmunocomprometido.

Estreptococos

Las infecciones estreptocócicas afectan tanto los tejidos blandos como los óseos. Los estreptococos β-hemolíticos son microorganismos patógenos frecuentes. *Streptococcus pneumoniae* puede causar artritis infecciosa. *S. agalactiae* es una causa frecuente de osteomielitis neonatal y *S. pyogenes* es un microorganismo patógeno menos frecuente.

Neisseria meningitidis

La septicemia meningocócica causa problemas ortopédicos agudos y crónicos. La coagulación intravascular diseminada y las infecciones localizadas producen fascitis necrosante aguda y dañan la circulación de las epífisis, lo que origina detención del crecimiento y deformidades de extremidad [B].

Pseudomonas aeruginosa

Este bacilo gramnegativo es condrofílico y una causa frecuente de infecciones de los pies por lesiones penetrantes.

Escherichia coli

Este bacilo gramnegativo es una causa rara de infecciones musculoesqueléticas.

Especies de *Salmonella*

Estos bacilos gramnegativos se aíslan con mayor probabilidad en la osteomielitis secundaria a enfermedad de células falciformes.

Mycobacterium tuberculosis

Este microorganismo acidorresistente presenta resurgimiento, con cepas cuya resistencia a los fármacos es motivo de preocupación. Produce infecciones óseas y de articulaciones en los niños. La espondilitis tuberculosa con cifosis es una deformidad frecuente y grave [C].

Kingella kingae

Este cocobacilo gramnegativo es frecuente en el aparato respiratorio, de lento crecimiento, aerobio y delicado, de difícil cultivo. Sólo recientemente se encontró como causa de infecciones musculoesqueléticas. Sigue siendo susceptible a casi todos los antibióticos.

Haemophilus influenzae

Anteriormente era una causa frecuente de artritis infecciosa en los lactantes, aunque ahora es rara debido a los programas de inmunización.

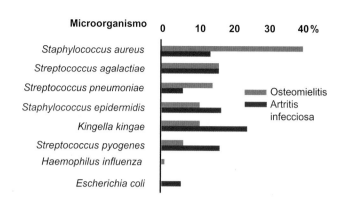

A   Microorganismos infectantes en huesos y articulaciones de niños menores de 36 meses de edad Porcentajes de 30 casos de osteomielitis (*barras azules*) y 30 de artritis infecciosa (*barras rojas*) causadas por diferentes microorganismos. Tomado de datos de Lundy y Kehl (1998)

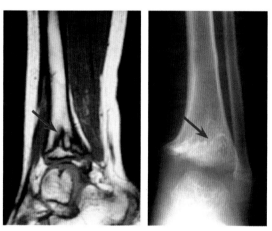

B   Arresto fisario postinfeccioso Este niño con meningococcemia presentó la fusión del disco de crecimiento tibial distal (*flechas*)

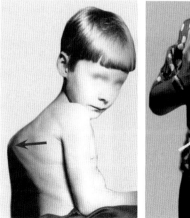
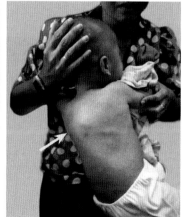

C   Espondilitis tuberculosa con cifosis Era un padecimiento frecuente en el pasado (*flecha roja*) en Estados Unidos, y aún es prevalente en los países en proceso de desarrollo (*flecha amarilla*)

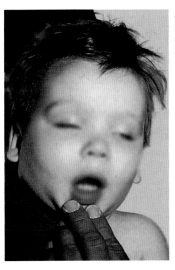

A Niño enfermo Este pequeño presenta enfermedad sistémica por artritis infecciosa. Nótese el letargo y la deshidratación

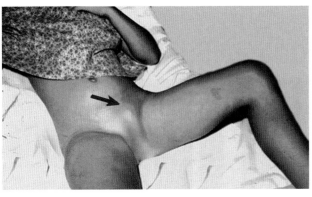

B Celulitis que afecta la cadera Esta niña presenta celulitis en la cadera izquierda (*flecha*). La extremidad se mantiene en posición de flexión y abducción, lo que reduce la presión de los tejidos blandos y disminuye al mínimo las molestias

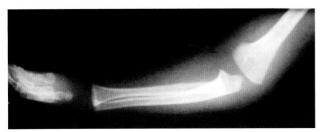

C Edema de tejidos blandos Se observa edema de tejidos blandos en este lactante con artritis infecciosa del codo

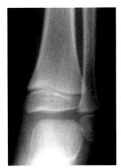 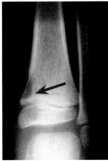

D Retraso de la aparición de osteomielitis en las radiografías Esta radiografía original al inicio de la enfermedad fue normal (*izquierda*). A las 2 semanas (*derecha*) se observa una lesión lítica en la metáfisis (*flecha roja*).

Valoración

Los antecedentes médicos del niño son importantes para la evaluación de cualquier lesión previa o problema médico durante la evolución de la enfermedad actual. La duración de los síntomas en la artritis infecciosa es de importancia para el pronóstico. Las infecciones presentes durante más de 3 días pueden causar daño articular residual, en especial en el neonato. Es importante indagar acerca del tratamiento previo con antibióticos.

Exploración física

En primer término se hace una exploración física completa. ¿Parece enfermo el paciente [A]? La presencia de signos sistémicos distingue la artritis infecciosa de la sinovitis tóxica. ¿Hay movimiento espontáneo? El signo más confiable de artritis infecciosa de la cadera en el recién nacido es una disminución del movimiento espontáneo de la extremidad, que se describe como *seudoparálisis*. El edema, el eritema y el aumento de la temperatura local son signos de inflamación, a menudo debidos a una infección. Es necesario observar la posición de la extremidad. La mayoría de las extremidades infectadas se posicionan con las articulaciones en ligera flexión para disminuir la presión intraarticular. La cadera suele estar en flexión ligera, rotación lateral y abducción [B].

Se observa el grado de edema tisular y los derrames articulares, tratando de localizar zonas de hipersensibilidad alrededor de la rodilla, el tobillo, la muñeca o el codo, para determinar si el problema primario se encuentra en la articulación o en la metáfisis adyacente. Esto es útil para diferenciar entre artritis infecciosa y osteomielitis.

Se desplaza la articulación con suavidad dentro del rango de movimiento para valorar la defensa o la limitación del arco de movimiento. La rotación medial es limitada por la inflamación en la cadera.

Estudios imagenológicos

Radiografías convencionales Pueden mostrar edema [C] y obliteración de los planos de los tejidos blandos, pero nada más durante la etapa temprana de una infección. Se requiere una disminución de la densidad ósea de casi el 30% antes de que se observen cambios radiográficos, lo que suele requerir 10-14 días [D].

Gammagrafías óseas Son útiles para valorar la infección en las etapas tempranas de la enfermedad. Las gammagrafías con tecnecio en la artritis infecciosa suelen resultar "calientes". En la osteomielitis a menudo son calientes o tibias, pero pueden ser frías en las etapas tempranas. En la fase inicial de la enfermedad, la captación puede disminuir y un segmento frío del hueso indica la presencia de una infección grave. En la osteomielitis temprana es útil el estudio en fases. La fase temprana incluye la perfusión vascular, que concuerda con los datos físicos de edema e inflamación. En la segunda fase, o fase ósea, la captación es mayor sobre el sitio de afección. No son necesarias las gammagrafías óseas si ya hay cambios radiográficos. A menudo la gammagrafía es útil para localizar el sitio de afección [E]. Se ordena una gammagrafía de alta resolución si es necesario. Este estudio no se ve afectado por la aspiración ósea o articular.

Estudios de tomografía computarizada por emisión de fotón único (SPECT, de *single photon emission computed tomography*) Son estudios de tomografía óseos para identificar lesiones inflamatorias del hueso.

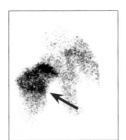 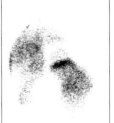

E Osteomielitis proximal del fémur Las gammagrafías óseas ayudan a localizar el sitio de infección. La metáfisis de la porción proximal del fémur de la cadera derecha (*flecha*) muestra mayor captación que la del fémur opuesto. La gammagrafía ósea puede ser útil para determinar el sitio para un drenaje quirúrgico

Ecografía La ecografía de un derrame de la articulación de la cadera [A] puede ser útil si quien la realiza tiene experiencia. Un resultado negativo del estudio no deberá retrasar la punción articular diagnóstica cuando los signos clínicos sugieran la posibilidad de una infección articular. La ecografía también es útil para localizar la formación de abscesos alrededor de los huesos largos, pero está subutilizada.

Estudios de infecciones por resonancia magnética (RM) Pueden ser útiles para localizar un absceso [B]. Los correspondientes a discitis pueden ser alarmantes y quizás lleven al sobretratamiento. Las técnicas de imagen más recientes deben usarse sólo como adyuvantes de las convencionales, ya conocidas.

Estudios por tomografía computarizada (TC) En ocasiones son útiles para valorar una infección profunda, como la de la pelvis. Los estudios por TC y RM sirven para localizar abscesos y planear el abordaje quirúrgico de drenaje.

Estudios de laboratorio

La velocidad de eritrosedimentación o velocidad de sedimentación globular (VSG), la proteína C reactiva (CRP, de *C-reactive protein*) y los cultivos son las pruebas de laboratorio más valiosas. Las determinaciones seriadas son útiles para vigilar la evolución de una infección. El recuento de leucocitos a menudo es normal.

VSG Todavía es valiosa. Después del inicio de la infección, la VSG aumenta lentamente hasta alcanzar un máximo en 3-5 días, y se mantiene elevada durante cerca de 3 semanas cuando el tratamiento tiene éxito [C].

CRP Alcanza el máximo en 2 días y sigue muy de cerca la evolución clínica de la infección. Si el tratamiento tiene éxito, su cifra retorna a lo normal en alrededor de 1 semana.

Cultivos Son indispensables y suelen incluir hemocultivo y cultivos de líquido articular, de herida quirúrgica y muestras de biopsia. Los hemocultivos son positivos en el 30-50% de los pacientes. Cabe recordar que los cultivos negativos son frecuentes, tanto en la osteomielitis como en la artritis infecciosa.

Reacción en cadena de polimerasa (PCR, de *polymerase chain reaction*) Se están aplicando métodos moleculares a la microbiología de las infecciones óseas y articulares. Las técnicas de amplificación con uso de la PCR han mostrado gran sensibilidad y especificidad cuando se usan sondas de ADN para infecciones específicas tales como la tuberculosis y la enfermedad de Lyme. En contextos de infecciones polimicrobianas y en las que se desconoce el posible microorganismo causal, la capacidad de las técnicas moleculares de identificarlo todavía no es superior a la de los cultivos estándar. Una evolución adicional de estas técnicas probablemente aumente su uso en la medicina clínica futura.

Diferenciación respecto de neoplasias

La diferenciación entre infección y neoplasia a veces es difícil. Las infecciones son más frecuentes, en especial en sujetos de menor edad, y a menudo muestran signos de inflamación. La osteomielitis subaguda puede confundirse con el osteoma osteoide, el osteosarcoma, el condrosarcoma, el sarcoma de Ewing, el fibrosarcoma y el granuloma eosinofílico. Si es necesario, se establece el diagnóstico por biopsia, legrado y cultivo. Si la lesión está bien delimitada, esto hace menos probable la presencia de un tumor maligno, por lo que debe considerarse la prescripción de antibióticos orales. Si la lesión se debe a una infección, el tratamiento es tanto diagnóstico como terapéutico.

Granuloma eosinófilo Puede mostrar manifestaciones inflamatorias.

Sarcoma de Ewing La diferenciación de este padecimiento puede constituir un reto importante. Las RM y las gammagrafías óseas son de utilidad [D]. A veces se requieren biopsias y cultivos.

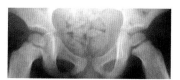
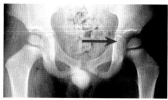
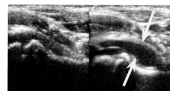

A **Imágenes de una artritis infecciosa** Este niño presentó dolor y reacción de defensa de la cadera. La radiografía inicial (*arriba*) resultó negativa. Los familiares se rehusaron a la realización de una aspiración. Cuando se observó al siguiente día, la radiografía mostró ensanchamiento del espacio articular (*flecha roja*) y la ecografía mostró un derrame articular (*flecha amarilla*)

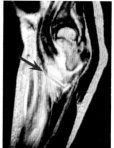
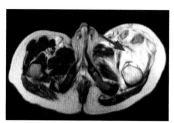

B **RM que muestra un absceso del muslo** Este estudio muestra un absceso masivo de la parte alta del muslo (*flechas*), secundario a una osteomielitis femoral

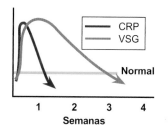

C **Cambios de CRP y VSG con el transcurso del tiempo** Después de una infección musculoesquelética, la CRP declina más rápidamente que la VSG. Basado en Unkilo-Kallio (1993)

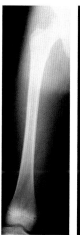
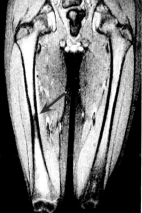
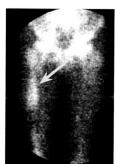

D **Diferenciación entre osteomielitis diafisaria y sarcoma de Ewing** En este niño con osteomielitis, nótese que la radiografía convencional fue negativa (*izquierda*). La diferenciación se ayudó del estudio por RM, que mostró poca afección de los tejidos blandos (*flecha*). La gammagrafía ósea (*flecha amarilla*) mostró que sólo estaba afectado el fémur

Fármaco	Dosis
Oxacilina	150-200 mg/kg/día
Nafcilina	150-200 mg/kg/día
Dicloxacilina	75-100 mg/kg/día
Cefalexina	100-150 mg/kg/día
Cefazolina	100-150 mg/kg/día
Cefotaxima	100-150 mg/kg/día
Cefuroxima	150-200 mg/kg/día
Gentamicina	5-7.5 mg/kg/día
Clindamicina	30-40 mg/kg/día

A Dosis diaria del tratamiento con antibióticos Se presentan algunas generalizaciones para el tratamiento de pacientes pediátricos con más de 1 mes de edad y para niños mayores

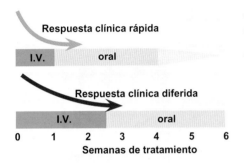

Respuesta clínica rápida

I.V. | oral

Respuesta clínica diferida

I.V. | oral

0 1 2 3 4 5 6
Semanas de tratamiento

B Duración del tratamiento i.v. con antibióticos Basar la duración de uso de los antibióticos parenterales en la respuesta clínica

Enfermedad	Comentario
Artritis infecciosa	7 días i.v., 3-4 semanas en total
Osteomielitis	7 días i.v., 4-6 semanas en total o hasta que la VSG sea normal
Celulitis	10-14 días
Profilaxis quirúrgica	Una sola dosis antes de la incisión

C Duración del tratamiento con antibióticos Estas generalizaciones amplias sirven como una duración promedio del tratamiento

Principios terapéuticos

La terapéutica de las infecciones en los pacientes pediátricos se basa en varios principios que a menudo difieren de los aplicables para los adultos.

Mayor potencial de curación

El potencial de curación de las infecciones es notorio en los niños. Por ejemplo, la discitis suele resolverse con el transcurso del tiempo, haya o no tratamiento. El hueso afectado por la osteomielitis se cura. La infección ósea puede contenerse y localizarse en un absceso residual o puede resolverse por completo sin tratamiento. La osteomielitis crónica puede casi siempre curarse en los menores. Son raras las infecciones de herida quirúrgica en los pacientes pediátricos.

Antibióticos

La selección de un antibiótico es compleja. Debe considerarse la enfermedad, el microorganismo y las características especiales del paciente, que incluyen edad, enfermedades concomitantes y situación familiar. La vía de administración y la duración del tratamiento son otros factores por considerar. El tratamiento inicial deberá ser por vía intravenosa (i.v.) o, cuando el acceso sea difícil, intramuscular (i.m.). Ciertos antibióticos son de uso más frecuente para las infecciones musculoesqueléticas [A y D].

Tratamiento con antibióticos orales Está justificado si la infección es menor, el fármaco tiene buena absorción y la familia es confiable. En casi todas las infecciones graves, puede iniciarse con antibióticos parenterales y cambiar a los orales cuando la enfermedad esté controlada. Antes de cambiar a la vía oral, hay que verificar que se documenten concentraciones sanguíneas adecuadas después de la administración oral y que la familia sea confiable.

Microorganismos resistentes a la meticilina Es necesario considerar la incidencia de infecciones por *Staphylococcus aureus* resistente a meticilina en la comunidad. Si el paciente parece enfermo, la opción consiste en usar la vancomicina de manera empírica, con modificaciones después de contar con el cultivo y el antibiograma.

Tratamiento con antibióticos La duración de este tratamiento es controvertida. Deberán considerarse varios factores para determinarla. Se sopesa la gravedad y el potencial de discapacidad que conlleva la infección, la rapidez de la respuesta al tratamiento [B], las determinaciones seriadas de VSG y CRP, los resultados de los estudios publicados y la edad del niño. Los niños de mayor edad se tratan por un tiempo ligeramente mayor. No obstante, se pueden hacer algunas generalizaciones [C] y modificaciones de acuerdo con la situación. La supuración articular en la artritis infecciosa disminuye la eficacia del tratamiento con antibióticos. Para la selección de la duración y dosis de los antibióticos, se utiliza el *AAP Red Book* [E].

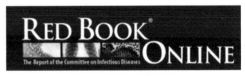

E Véase: http://aapredbook.aappublications.org

Trastorno	Microorganismos	Antibiótico
Septicemia		
Neonato	Estreptococos de los grupos A y B, coliformes	Oxacilina + gentamicina
Lactante	*H. influenzae*, neumococos, meningococos	Ceftriaxona o cefotaxina
Artritis infecciosa		
Neonato	Estreptococos de los grupos A y B, coliformes	Oxacilina + gentamicina
Lactante	*H. influenzae*, neumococos, meningococos	Cefotaxima
Niño	*Staphylococcus aureus*	Nafcilina
Osteomielitis		
Neonato	Estreptococos de los grupos A y B, coliformes	Nafcilina + gentamicina
Lactante/niño	*S. aureus*	Nafcilina
Punción ungular		
A través de zapatos	*Pseudomonas*	Ceftazidima o ticarcilina
Por pie descalzo	*S. aureus*	Nafcilina
Discitis	*S. aureus*	Nafcilina
Fracturas abiertas	*S. aureus*	Nafcilina
Profilaxis quirúrgica	*S. aureus*	Nafcilina

D Antibióticos de uso frecuente para las infecciones musculoesqueléticas

Indicación	Comentario
Absceso	Drenaje abierto
Articulación de la cadera	Drenaje abierto
Otras articulaciones	Drenaje por aspiración
Osteomielitis	Drenaje abierto del absceso
Absceso de Brodie	Drenaje abierto, si es necesario
Secuestro	Exéresis

F Métodos de drenaje Se incluyen los más frecuentes

Drenaje quirúrgico

El drenaje se puede acompañar de una aspiración con aguja, la descompresión artroscópica o procedimientos abiertos [F, página anterior].

Indicaciones El drenaje es necesario siempre que se altere la penetración del antibiótico al sitio afectado. Tal alteración suele ser debida a la presencia de un absceso o la acumulación de pus dentro de una articulación [A]. La alteración de la penetración también puede deberse a una pérdida de vascularidad, como ocurre en la osteomielitis crónica con secuestro, o en tejidos blandos con mala vascularización por trombosis e inflamación aguda. La presencia de un absceso puede demostrarse por exploración clínica, estudios de imagen como la ecografía o RM, aspiración con aguja, o sugerirse por una falta de respuesta clínica al tratamiento con antibióticos. Este fracaso de respuesta a los antibióticos [B] corresponde a la no disminución de la fiebre, el dolor, los signos inflamatorios locales y la CRP durante las primeras 48-72 h, una vez instituido el tratamiento antibiótico. Debe tenerse en mente que esta respuesta fallida también puede deberse a un antibiótico ineficaz o a un niño con inmunosupresión.

Técnica Puede simplemente ser aspiración con aguja [C], como es factible para la mayoría de las articulaciones, artroscopia o drenaje abierto. El drenaje abierto de un absceso por infección aguda requiere únicamente de su evacuación a través de un espacio pequeño en su corteza. Si el absceso se encuentra cerca de un disco de crecimiento, es necesario tener cuidado para evitar lesionar la epífisis [D y E]. Se vigila la posición de la legra por fluoroscopia.

Las técnicas de drenaje de la artritis infecciosa y la osteomielitis se presentan en las siguientes dos páginas.

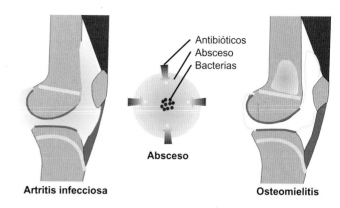

A El absceso protege a las bacterias de los antibióticos El absceso previene la penetración de los antibióticos y, así, protege a las bacterias

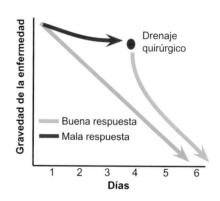

B Indicación de drenaje quirúrgico El fracaso en la respuesta al tratamiento con antibióticos suele ser indicación de un drenaje

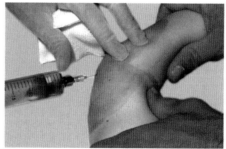

C Aspiración con aguja El drenaje suele ser adecuado para casi todas las articulaciones con artritis infecciosa

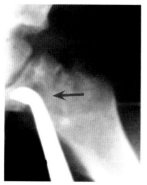
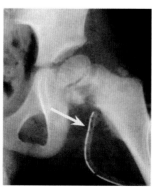

D Drenaje en localizaciones difíciles Vigilar la posición de la legra por fluoroscopia y evitar las epífisis (*flecha roja*). Por lo general, se coloca un tubo de drenaje (*flecha amarilla*)

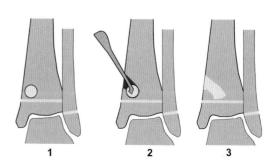

E Drenaje quirúrgico de la osteomielitis aguda o subaguda Esta infección se drena de forma local teniendo cuidado de evitar daños al disco de crecimiento. Con el tiempo, el hueso llenará el defecto

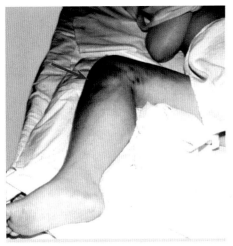

A   Osteomielitis Este niño presenta osteomielitis de la parte alta de la tibia, con un absceso de tejidos blandos relacionado (*flecha*)

Osteomielitis

La *osteomielitis* es una infección ósea [A] que puede ser aguda, subaguda o crónica, y afectar cualquier hueso [B]. La osteomielitis en la época previa a los antibióticos a menudo causaba la muerte o una discapacidad grave. En la actualidad, la osteomielitis sigue siendo un problema relativamente frecuente, pero con un pronóstico mucho mejor.

Historia natural

La historia natural de la osteomielitis depende de la virulencia del microorganismo, la resistencia del hospedero y la edad de inicio [C]. Los patógenos pueden causar la muerte del paciente por septicemia grave o, cuando es localizada, la osteomielitis progresa a la forma crónica. La osteomielitis crónica progresa a través de etapas que incluyen abscesos óseos y de tejidos blandos que causan secuestro [D], drenaje intermitente y una discapacidad de toda la vida. El drenaje crónico puede llevar a la aparición de un carcinoma de células escamosas del trayecto de las fístulas durante la vida adulta.

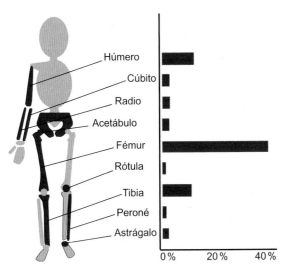

B   Distribución de la osteomielitis De una serie de 66 pacientes que informó Perlman (2000)

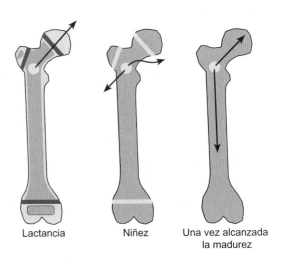

Lactancia   Niñez   Una vez alcanzada la madurez

C   Diseminación de la osteomielitis de acuerdo con la edad La estructura ósea afecta a la diseminación de la osteomielitis (*flechas rojas*). En el lactante, la ausencia de placa epifisaria puede permitir la diseminación a una articulación. En el niño, la vía de menor resistencia es a través de la corteza adyacente a un absceso extramedular. En el adolescente maduro, la corteza gruesa y la ausencia de discos de crecimiento permiten la extensión a través de la cavidad medular

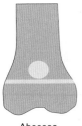

Absceso metafisario

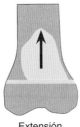

Extensión local

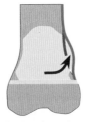

Penetra la corteza para formar un absceso subperióstico

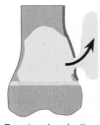

Penetra el periostio para formar un absceso de tejidos blandos

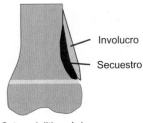

Involucro

Secuestro

Osteomielitis crónica con secuestro

D   Historia natural de la osteomielitis La infección se inicia en la metáfisis. Contenida por el disco de crecimiento, la infección se disemina a través de la metáfisis y después penetra la corteza creando un absceso subperióstico, el cual puede penetrar al periostio y producir un absceso de tejidos blandos. Durante su resolución, se forma hueso nuevo (involucro) alrededor del hueso cortical desvitalizado. Este hueso muerto se llama *secuestro*

Osteomielitis aguda

La osteomielitis aguda produce dolor local, edema, aumento de temperatura, eritema, hipersensibilidad y manifestaciones sistémicas de fiebre y mal estado general. Los datos de laboratorio suelen incluir leucocitosis y elevación de CRP y VSG, estas últimas las más constantes.

Estudios imagenológicos Las radiografías convencionales proveen información de referencia y permiten valorar el edema de tejidos blandos. Puede ser útil una gammagrafía ósea para localizar el sitio de afección. Los estudios de ecografía y RM pueden permitir identificar algún absceso. Para aislar el microorganismo causal, se hace un hemocultivo y se considera la aspiración del sitio de infección. La aspiración tiene el mayor éxito si hay un absceso subperióstico.

Tratamiento Cuando se planea la terapéutica, se debe determinar la etapa de la enfermedad [D, página anterior]. El tratamiento con antibióticos suele tener éxito sin necesidad de drenaje cuando se descubre la osteomielitis tempranamente, antes de que haya ocurrido supuración. Se inicia el tratamiento con antibióticos mientras llegan los resultados de los cultivos. La selección de los antibióticos se hace de manera empírica, tomando en consideración la edad del paciente y la presencia de alguna manifestación especial. En primer término se administran antibióticos por vía parenteral, para asegurar concentraciones sanguíneas eficaces. Se vigila la evolución clínica. Si el antibiótico resulta eficaz contra el microorganismo y no hay supuración, habrá mejoría clínica con disminución de los signos locales de inflamación y las manifestaciones sistémicas. Si tal mejoría no se presenta durante un período de 24-48 h, la causa más probable es la formación de un absceso, que requiere drenaje quirúrgico [A].

Osteomielitis subaguda

La *osteomielitis subaguda* es una infección con duración mayor de 2-3 semanas. A menudo este tipo de osteomielitis es un evento residual de una osteomielitis aguda que se contuvo, pero no se erradicó [B]. El paciente puede mostrar respuesta sistémica nula o escasa, pero experimenta edema, aumento de temperatura e hipersensibilidad locales. A veces las manifestaciones incluyen cojera.

Valoración Las radiografías mostrarán la lesión. El aspecto será variable [D] y puede confundirse con un tumor óseo primario, en especial cuando está afectada la diáfisis y se muestra elevación del periostio. La diferenciación entre infección y sarcoma de Ewing o leucemia no suele ser difícil.

Tratamiento Las lesiones metafisarias clásicas se tratan por antibioticoterapia y drenaje. Se hace drenaje y cultivo si las lesiones son atípicas, cuando haya preocupación en cuanto a una etiología neoplásica, si el niño tiene alteración inmunitaria o si las lesiones o síntomas persisten después del tratamiento con antibióticos [C].

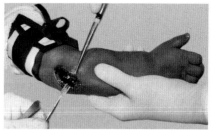 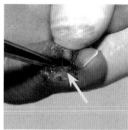

A Drenaje de la osteomielitis Se hace abriendo un espacio en la corteza y explorando el hueso adyacente con una legra (*flecha amarilla*)

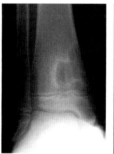 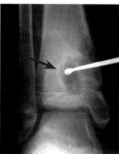 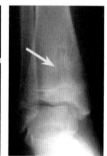 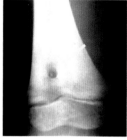

B Osteomielitis subaguda La osteomielitis está contenida en un absceso óseo (*flechas*)

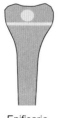 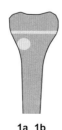 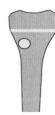 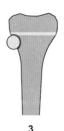 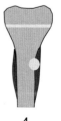 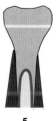 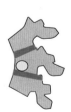

C Drenaje de la osteomielitis tibial distal subaguda persistente La hipersensibilidad e inflamación y los cambios radiográficos indicaron el drenaje quirúrgico. Se evita desplazar la legra a través de la epífisis (*flecha roja*). Verificar si está en proceso de curación 4 semanas después (*flecha amarilla*)

Epifisaria	**1a 1b** Metafisaria en sacabocado	**2** Metafisaria esclerótica	**3** Erosión metafisaria	**4** Erosión diafisaria	**5** Esclerosis diafisaria	Vertebral

D Tipos de osteomielitis subaguda Tomado de Roberts (1982)

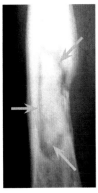
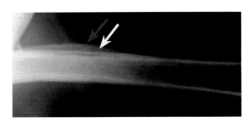

A Osteomielitis diafisaria Nótese el aspecto típico de un secuestro bien establecido en la tibia (*flechas anaranjadas*). Este patrón inusual de osteomielitis de la diáfisis femoral está presente en una niña de 8 años. Hay hueso de neoformación (*flecha roja*) que rodea a un secuestro lineal (*flecha amarilla*) que se retiró quirúrgicamente

Osteomielitis crónica

La osteomielitis aguda no tratada suele tornarse crónica, localizada en un segmento óseo. Los huesos largos tienen la mayor probabilidad de presentar osteomielitis crónica, ya que un segmento de la corteza puede desvascularizarse para formar un secuestro [A]. Los huesos planos, como los de la pelvis, son principalmente porosos, con mejor irrigación sanguínea y menos probabilidades de presentar enfermedad crónica. Los patrones de la osteomielitis crónica son numerosos [B y C].

Tratamiento Requiere secuestrectomía quirúrgica y resección del tejido infectado por desbridamiento óseo y escarificación para permitir el llenado del espacio muerto con tejido viable [D]. En las infecciones muy prolongadas, pueden desarrollarse trayectos sinuosos complejos. El cuadro se valora en el preoperatorio por RM, TC y posiblemente inyección de contraste en el trayecto sinuoso, para determinar su localización, trayectoria y profundidad. Antes de la resección, debe considerarse inyectar colorante en el seno para teñir el tejido infectado [E]. Es necesario planear el abordaje quirúrgico que permita la exéresis de todo tejido infectado y proveer cobertura con antibióticos con base en cultivos preoperatorios del material de la cavidad. Si el periostio es viable, hueso nuevo llenará el defecto óseo creado quirúrgicamente.

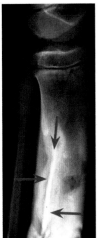
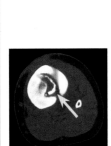
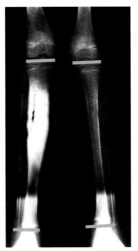
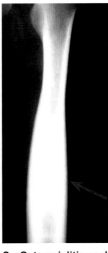

B Osteomielitis crónica en un niño de 12 años El secuestro se muestra claramente en la radiografía lateral (*flechas rojas*) y la TC (*flecha amarilla*). Nótese el sobrecrecimiento y la deformidad en valgo de la tibia derecha (*líneas verdes*)

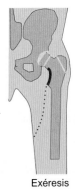

C Osteomielitis esclerosante Toda la diáfisis del fémur se convirtió en una cavidad abscedada en este adolescente

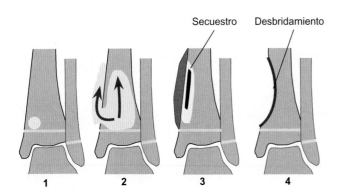

D Desbridamiento óseo y escarificación de la osteomielitis crónica Si la infección se disemina y desvasculariza a un segmento óseo, este tejido muerto se convierte en secuestro (*negro*) bajo el involucro (*café*). Se trata por *desbridamiento* para retirar el secuestro y el tejido infectado. El tejido blando saludable suprayacente llena la oquedad

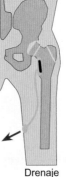
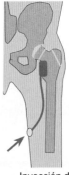

E Desbridamiento quirúrgico El sitio de drenaje de la osteomielitis crónica (porción proximal interna del muslo, *flecha roja*) puede estar distante del secuestro. Se define el trayecto sinuoso y el tejido infectado por una radiografía con colorante azul de metileno. Debe extirparse el secuestro y todo tejido infectado (*rojo*)

Complicaciones de la osteomielitis

Complicaciones sistémicas La osteomielitis no tratada puede llevar a infecciones sistémicas, como la bronconeumonía y la pericarditis infecciosa, con consecuencias que ponen en riesgo la vida.

Complicaciones locales Son raras con el tratamiento actual. Las causadas por deformidad del hueso pueden, por lo general, ser objeto de reconstrucción con resultados satisfactorios, lo que contrasta con las complicaciones de la artritis infecciosa, que a menudo daña las articulaciones sin reconstrucción satisfactoria posible.

Fractura patológica Se trata de una complicación grave de la osteomielitis [A]. A menudo no se aprecia la extensión de la osificación y el niño se da de alta con la extremidad afectada sin protección. Las fracturas patológicas tienen una consolidación lenta y pueden hacerlo en posición deformada. La desosificación resultante de la osteomielitis retrasa la actividad de la infección por 2-3 semanas. Deberá preverse el riesgo de una fractura patológica y aplicar un yeso protector antes de que ocurra la desosificación.

Formación de secuestro Por lo general, se debe a un retraso en el diagnóstico. La secuestrectomía suele ser eficaz y curativa para la enfermedad crónica.

Trastorno del crecimiento Puede deberse a un daño inicial por la infección o el drenaje quirúrgico. Las infecciones que destruyen el disco de crecimiento o la epífisis pueden causar deformidad significativa [B y C].

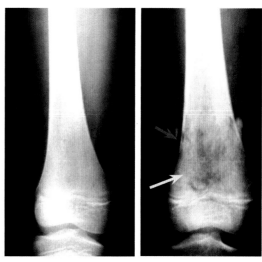

A Fractura patológica que complica una osteomielitis Esta niña se trató sólo con antibióticos por una osteomielitis metafisaria. Sus radiografías en el momento del alta no mostraban desosificación. Retornó 3 semanas después con una fractura patológica (*flecha roja*) a través de la metáfisis desosificada (*flecha amarilla*)

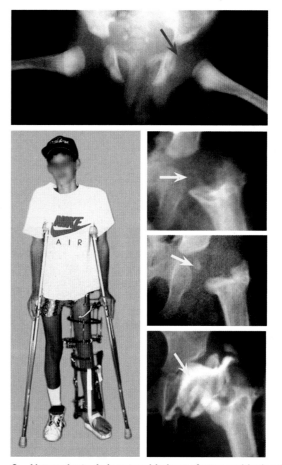

C Alargamiento de la extremidad por efectos residuales de una osteomielitis Este niño presentó osteomielitis de la porción alta del fémur izquierdo en el período neonatal (*flecha roja*). Se dañó el disco de crecimiento con el resultado de una deformidad de la cabeza femoral (*flechas amarillas*) y acortamiento de 8 cm de la extremidad, que se corrigió por la técnica de alargamiento de Ilizarov. El hueso se fragmenta y se separa gradualmente mientras se fija con un estabilizador externo

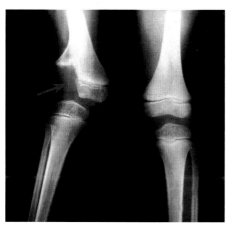

B Rodilla en valgo grave por infección Este niño perdió la mitad externa del disco de crecimiento femoral distal por una osteomielitis en etapas tempranas de la lactancia. La deformidad es progresiva y difícil de corregir

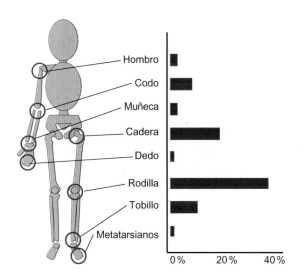

A   Distribución de las artritis infecciosas Tomado de datos de Jackson y Nelson (1982)

Microorganismo	Comentario
Especies de *Staphylococcus*	Las más frecuentes
Especies de *Haemophilus*	Cada vez más raras
Especies de *Streptococcus*	
Especies de *Meningococcus*	Primario o secundario
Especies de *Pneumococcus*	En lactantes
Escherichia coli	En lactantes
Neisseria gonorrhoeae	En adolescentes
Enfermedad de Lyme	
Tuberculosis	Frecuencia creciente
Infecciones micóticas	Endémicas en ciertas zonas
Infecciones víricas	Raras

B   Microorganismos en la artritis infecciosa Se presentan de acuerdo con su frecuencia relativa

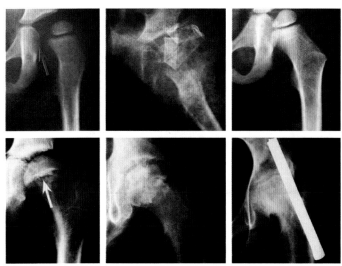

D   Secuencia de una artritis infecciosa tratada tardíamente El tratamiento se difirió. Nótese el ensanchamiento de la articulación (*flecha roja*). Se hizo drenaje abierto, pero a continuación ocurrió necrosis avascular (*flecha amarilla*) y destrucción de la articulación (*flecha anaranjada*). La cadera, en un momento dado, se fusionó

Artritis infecciosa

Se trata de una inflamación por una infección que suele afectar a las articulaciones de tipo sinovial [A]. Muchos agentes microbiológicos pueden causar artritis infecciosa [B], pero en su mayor parte se deben a cepas diversas de especies de *Staphylococcus* y *Streptococcus*, así como a *Kingella kingae*. La artritis infecciosa puede causar deformidad y discapacidad graves, en especial cuando afecta la cadera durante el período neonatal. La articulación se daña por las enzimas producidas por las bacterias y los leucocitos, lo que causa pérdida de proteoglucanos y degradación del colágeno. La inflamación puede causar daño vascular secundario por trombosis o compresión directa de los vasos.

Historia natural

A diferencia de la osteomielitis, que se puede resolver sin tratamiento, la artritis infecciosa causa daño articular [C y D], lo que la hace una enfermedad más grave que la osteomielitis.

Diagnóstico

Las manifestaciones clínicas tienen relación con la edad.

Neonato Estos pacientes con artritis infecciosa pueden mostrar pocos signos clínicos. El dato más constante es una pérdida del movimiento espontáneo de la extremidad y la postura de la articulación en reposo. La cadera se ubica en flexión, abducción y algo de rotación externa. A menudo no hay fiebre y el neonato no tiene aspecto de enfermo.

Artritis infecciosa de lactantes y niños Produce signos locales y sistémicos de inflamación. La articulación se encuentra con edema e hipersensible y el niño se resiste al movimiento. Las infecciones de la cadera dan lugar a limitación de la rotación, un signo útil para separar la artritis infecciosa de la osteomielitis. Las radiografías pueden ser engañosas al principio de la enfermedad [E]. Un resultado negativo del estudio no es significativo. El ensanchamiento de la articulación es notorio. Los estudios ecográficos pueden mostrar derrames articulares. Las gammagrafías óseas muestran una captación ligera a moderadamente aumentada sobre la articulación.

Los estudios de laboratorio más útiles son la VSG y la CPR. La VSG suele estar elevada más allá de 25 mm/h, prueba que no es confiable para el diagnóstico en el neonato.

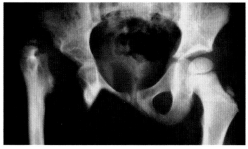

C   Deformidad residual por la artritis infecciosa de la cadera Nótese la deformidad grave o de tipo 4 de Choi (véase E, página siguiente)

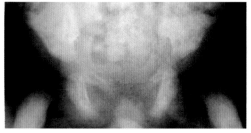

E   Radiografía falsa negativa Se interpretó como negativa y no se dio tratamiento, por lo que la cadera se destruyó por la artritis infecciosa

El diagnóstico de artritis infecciosa se establece por aspiración de la articulación [A], evaluación que deberá hacerse tempranamente, sin retrasarla para obtener una gammagrafía ósea u otros estudios de imagen. El líquido articular en la artritis infecciosa es turbio, con recuentos de leucocitos por arriba de $50\,000/mm^3$ y predominio de polimorfonucleares. Se realiza un frotis con tinción de Gram y cultivo. Los cultivos serán negativos en el 20-30 % de los casos de artritis infecciosa y, por lo tanto, un resultado negativo no descarta una infección articular. Se hace un hemocultivo antes de iniciar el tratamiento con antibióticos.

Diagnóstico diferencial Incluye artritis reactiva postestreptocócica, artritis reumatoide y sinovitis tóxica. Esta última se diferencia al considerar cuatro signos [B]. Si están presentes tres de ellos, el diagnóstico tiene más del 90 % de probabilidades de corresponder a una artritis infecciosa, y no a dicha sinovitis.

Tratamiento
Consiste principalmente en antibioticoterapia y drenaje.

Tratamiento con antibióticos Se inicia con el que estadísticamente tenga las mayores probabilidades de ser eficaz [C]. Después, se puede cambiar el antibiótico con base en los informes del cultivo. Se continúa el tratamiento parenteral durante varios días y se vigila la evolución clínica. Un fracaso en la mejoría sugiere que el antibiótico es ineficaz o que el drenaje fue incompleto. La duración de la antibioticoterapia parenteral deberá basarse en la rapidez de la respuesta clínica para disminuir la fiebre, la inflamación local y la respuesta de CRP. Los esquemas arbitrariamente rígidos prolongan la hospitalización y aumentan los costos y las molestias de los pacientes, sin mejorar los resultados. La mayoría de las artritis infecciosas pueden tratarse con antibióticos parenterales durante 3-21 días, seguidos por antibióticos orales por un total de alrededor de 4 semanas.

Drenaje articular Siempre es necesario y debe hacerse con rapidez.

Aspiración seriada con aguja Es un método frecuente de drenaje. Se aspira cuantas veces sea necesario para mantener la articulación sin pus. La mayoría de las articulaciones deben drenarse varias veces. Si la respuesta a la aspiración con aguja es lenta, se considera el drenaje abierto o por artroscopia.

Drenaje abierto Es obligatorio para la articulación de la cadera. Se considera el drenaje abierto de otras articulaciones si el diagnóstico se retrasa o la situación se complica.

Drenaje por artroscopia Es una opción para las articulaciones grandes en los pacientes pediátricos [D]. Se coloca un tubo de drenaje.

Inmovilización En la artritis infecciosa no es necesaria. Se debe evitar poner al paciente pediátrico bajo tracción, ya que él naturalmente mantendrá la extremidad en la posición de máxima comodidad, es decir, aquélla en la que la presión intraarticular es mínima.

Deformidad residual
Rodilla Tiene mayores probabilidades de tener deformidad residual si la infección ocurre durante la lactancia y se retrasa el tratamiento. Por lo general, se desarrolla una deformidad en valgo o varo por desplazamiento o pérdida de la epífisis. La deformidad suele ser permanente y a menudo progresiva.

Cadera Son frecuentes y variados los cambios isquémicos en la cadera, incluyendo la ausencia o el retraso de la osificación, la pérdida y después el reinicio de la osificación, o la forma más grave, que consiste en la pérdida completa de la cadera o su colapso. En esta forma más grave, puede haber aumento de la deformidad, que varía dependiendo de la extensión del daño del cartílago articular y epifisario [E].

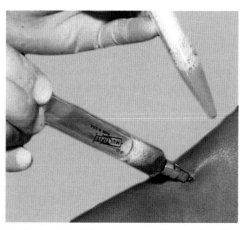

A   Aspiración de la cadera para diagnóstico Se requiere drenaje abierto para la artritis infecciosa de la cadera

Manifestaciones de la artritis infecciosa
Fiebre
Rechazo al soporte de peso en la pierna
CRP > 0.8 mg/dL
VSG > 40 mm/h
Leucocitos > $12\,000/mm^3$

B   Signos para diferenciar entre artritis infecciosa y sinovitis tóxica de la cadera Si están presentes tres de estos cuatro signos, el diagnóstico tiene un 90 % de probabilidad de ser una artritis infecciosa. Tomado de Kocher (1999)

Edad	Microorganismo	Antibiótico	Dosis
Neonato	Estreptococo del grupo B S. aureus E. coli	Cefotaxima	150 mg/kg/día
Lactante	S. aureus Estreptococo del grupo A Neumococo	Nafcilina	150-200 mg/kg/día
Niño	S. aureus	Nafcilina	150-200 mg/kg/día

C   Tratamiento de la artritis infecciosa con antibióticos por grupo de edad Se clasifican el microorganismo infectante usual y el antibiótico apropiado por grupo de edad

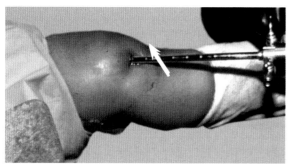

D   Drenaje artroscópico de la artritis infecciosa de la rodilla Se trata de un método aceptable de drenaje

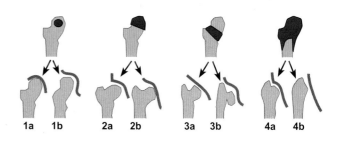

E   Clasificación de las secuelas de la artritis infecciosa de la cadera En esta clasificación se muestra que la necrosis inicial (*rojo*) determina la gravedad de la deformidad final. Tomado de Choi (1990)

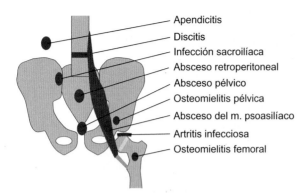

Apendicitis
Discitis
Infección sacroilíaca
Absceso retroperitoneal
Absceso pélvico
Osteomielitis pélvica
Absceso del m. psoasilíaco
Artritis infecciosa
Osteomielitis femoral

A Sitios de infección en la pelvis Considerar estas posibilidades en el diagnóstico diferencial

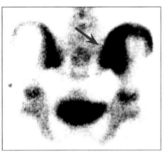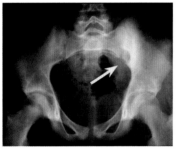

B Infección de la articulación sacroilíaca Las radiografías iniciales fueron negativas, pero una gammagrafía ósea mostró afección de la articulación sacroilíaca (*flecha roja*). Las radiografías de 1 mes después muestran un absceso óseo (*flecha amarilla*)

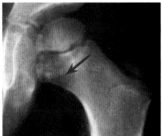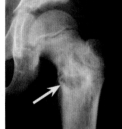

C Osteomielitis proximal del fémur Estas lesiones pueden ser líticas (*flechas rojas*), o cuando son crónicas se tornan más escleróticas (*flecha amarilla*)

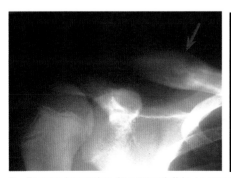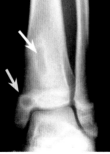

D Formas inusuales de osteomielitis La osteomielitis crónica de la clavícula produce sobreproliferación ósea con un aspecto quístico, a menudo confundido con una neoplasia (*flecha roja*). Rara vez se presentan lesiones en las epífisis (*flecha amarilla*). También había una lesión metafisaria (*flecha blanca*)

Infecciones pélvicas

La combinación de dolor de cadera o flanco, cojera y fiebre, sugiere una infección pélvica [A]. Debido a que estas infecciones son de localización profunda, es más difícil su ubicación por exploración física que las de las extremidades. Cada infección tiene algunas características exclusivas que ayudan al diagnóstico.

Valoración

La infección se puede localizar por exploración física La hipersensibilidad y el dolor en el dorso o el abdomen sugieren discitis o un problema abdominal. La limitación de la rotación de la cadera sugiere una artritis infecciosa. La hipersensibilidad sobre las articulaciones sacroilíacas o la porción proximal del fémur puede ayudar a localizar el proceso en esos sitios. La realización de un tacto rectal puede ayudar a definir el sitio del problema.

Estudios imagenológicos Suelen ser necesarios. La gammagrafía ósea es la de mayor utilidad para localizar la infección [B, izquierda]. La TC puede mostrar edema de tejidos blandos. La ecografía quizás muestre cambios inflamatorios en los músculos.

Laboratorio La proliferación de *Staphylococcus aureus* en una muestra tomada de un absceso pélvico indica que el proceso es de origen musculoesquelético. La proliferación de flora fecal sugiere una causa intraabdominal, que justifica hacer estudios adicionales.

Diagnóstico diferencial

Artritis infecciosa de la cadera Requiere de tratamiento urgente. El dolor a la rotación pasiva de la pierna sugiere el diagnóstico, que se confirma por aspiración. Se necesita drenaje abierto con urgencia.

Absceso del músculo psoasilíaco Causa dolor y una posición en flexión de la cadera. La extensión es dolorosa. Los abscesos del psoasilíaco pueden diagnosticarse fácilmente por ecografía o TC y se tratan por drenaje retroperitoneal percutáneo.

Infección de la articulación sacroilíca o el hueso adyacente Se muestran mejor por gammagrafía ósea [B]. Se trata con antibioticoterapia. Generalmente no es necesario el drenaje.

Osteomielitis pélvica Puede presentarse en diversos sitios. Se localiza por gammagrafía ósea, y se demuestra cualquier absceso por ecografía o TC. El tratamiento es con antibióticos. Si no hay respuesta, se considera la aspiración con imagen.

Osteomielitis femoral Es un trastorno muy serio, con posibilidades de afectar el crecimiento o las articulaciones [C]. Suele requerir drenaje abierto.

Formas inusuales de osteomielitis

Osteomielitis de la clavícula

La clavícula con osteomielitis desarrolla engrosamiento y cambios quísticos, que le dan el aspecto de una neoplasia [D, izquierda]. La TC puede mostrar un absceso óseo, que puede drenarse. Los cultivos quizás resulten negativos. Debe considerarse una osteomielitis multifocal recurrente crónica en el diagnóstico diferencial. Las infecciones bacterianas se tratan con drenaje y antibióticos contra estafilococos.

Osteomielitis epifisaria

La osteomielitis hematógena primaria rara vez afecta en primer término las epífisis [D, derecha]. La infección puede diseminarse a través del disco de crecimiento desde su origen metafisario. La erosión epifisaria que permitió la diseminación transepifisaria suele curar sin formación de un puente de epífisis. Las excepciones son la meningococcemia y las infecciones graves con tratamiento diferido.

Osteomielitis por especies de *Salmonella*

Se observan osteomielitis por especies de *Salmonella* y *Staphylococcus aureus* en niños con enfermedad de células falciformes [A, página siguiente]. La infección se caracteriza por su distribución poliostótica, afección diafisaria extensa, involucro masivo y complicaciones frecuentes por el estado inmunitario comprometido y la mala circulación sanguínea en el hueso. Se trata con descompresión y antibióticos parenterales.

Infecciones de tejidos blandos

Estreptococos del grupo A

Las infecciones por estreptococos del grupo A pueden causar celulitis, abscesos, artritis infecciosa o aponeurotitis necrosante extensa.

Síndrome de choque tóxico

El síndrome de choque tóxico se debe a una toxina elaborada por tipos diferentes de *S. aureus* y estreptococos. Se ha informado el síndrome casi 2 semanas después de la realización de operaciones ortopédicas y debajo del yeso en los niños. Casi la mitad de los casos no están relacionados con la menstruación. Las manifestaciones características incluyen fiebre elevada, vómitos, diarrea, exantema, hipotensión, faringitis, cefalea y mialgias. El tratamiento se dirige a controlar los efectos de la toxicidad.

Polimiositis

Los abscesos musculares son infrecuentes, ya que los músculos esqueléticos son resistentes a las infecciones bacterianas. Una bacteriemia origina un absceso muscular [B]. En algunos casos, ciertas circunstancias subyacentes disminuyen la resistencia. Sin tratamiento, la inflamación generalizada se vuelve focal, con formación de un absceso en 2-3 semanas. El niño se torna progresivamente más enfermo con el potencial de morir. Suele ocurrir *piomiositis tropical* en los niños anémicos y desnutridos.

Etapa inicial El niño llega al médico con un dolor mal localizado y fiebre. Los sitios más frecuentes de afección son la cadera y el muslo. Están presentes los signos de infección clínicos y de laboratorio. La radiografía muestra edema de tejidos blandos, la gammagrafía ósea aumento de la captación del isótopo [C], y la RM es de máxima especificidad diagnóstica. Se trata con antibióticos parenterales contra estafilococos.

Etapa supurativa El niño muestra más signos sistémicos e hipersensibilidad focal. La RM muestra el absceso muscular. Se confirma el diagnóstico y determina el microorganismo causal por aspiración del absceso y cultivo. En algunos casos esto es adecuado, pero la mayoría requieren drenaje quirúrgico.

Enfermedad de Lyme

La artritis de Lyme en los niños puede simular otras artritis pediátricas. La historia natural de la enfermedad de Lyme no tratada en los niños puede incluir una infección aguda seguida por crisis de artritis y después queratitis, dolor articular sutil o encefalopatía crónica. Se trata con amoxicilina, doxiciclina y ceftriaxona. Concluido el tratamiento, cabe esperar la resolución en 2-12 semanas y el pronóstico es excelente.

Heridas por punción

Las infecciones del pie a menudo ocurren por punción. El ejemplo típico es una herida por punción ungueal del pie. Cuando esto tiene lugar a través de los zapatos, el microorganismo infectante es una especie de *Pseudomonas*. Las heridas por punción en otras circunstancias suelen deberse a especies de *Staphylococcus*. La presencia de material extraño, como una astilla de madera, puede identificarse más fácilmente por ecografía [D]. El retiro de cuerpos extraños a menudo es más difícil de lo esperado.

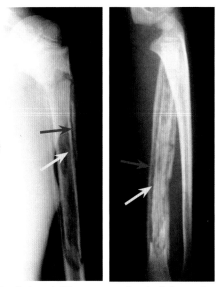

A   Osteomielitis por especies de *Salmonella* en la enfermedad de células falciformes Esta osteomielitis produce la formación subperióstica extensa de hueso nuevo (*flechas rojas*) que rodea por completo a la diáfisis original (*flechas amarillas*)

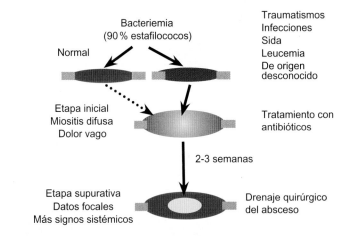

B   Historia natural de la polimiositis La historia natural de esta infección incluye sus etapas celulítica y supurativa

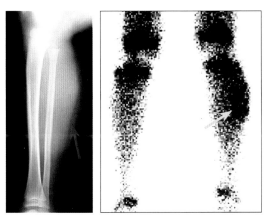

C   Polimiositis Nótese el edema de tejidos blandos (*flecha roja*) y el aumento de la captación del isótopo por el músculo (*flecha amarilla*) en la gammagrafía

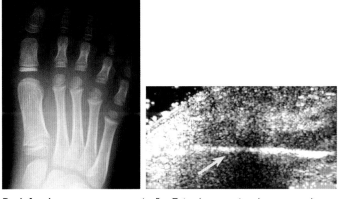

D   Infecciones por cuerpo extraño Este pie presenta edema, pero sin cambios óseos. La ecografía muestra una astilla de madera (*flecha amarilla*)

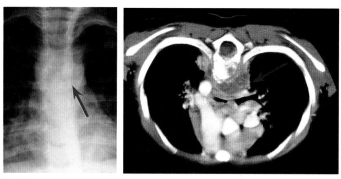

Costillas 7%
Columna vertebral 50%
Pelvis 12%
Cadera y fémur 10%
Rodilla y tibia 10%

A Distribución de la tuberculosis musculoesquelética

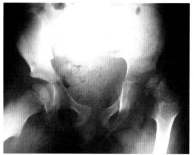

B Abscesos paravertebrales por tuberculosis Los abscesos se pueden observar tanto en la radiografía de tórax como en la TC (*flechas rojas*)

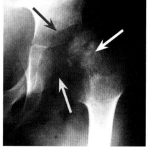

C Infección de la cadera por tuberculosis Nótese que la infección afecta a la porción proximal del fémur (*flecha blanca*), la articulación (*flecha amarilla*) y el acetábulo (*flecha roja*)

Tuberculosis

Cada vez se presentan más casos nuevos de tuberculosis en todo el mundo, lo que se debe a un número creciente de personas con supresión inmunitaria, cepas de *Mycobacterium tuberculosis* resistentes a fármacos, una población que envejece y trabajadores de atención sanitaria más expuestos. La tuberculosis musculoesquelética afecta con mayor frecuencia a la columna vertebral [A].

Tuberculosis vertebral

En los niños, la infección suele afectar sólo a los huesos [B], dejando intactos el disco y las placas terminales cartilaginosas, lo que mejora el pronóstico y permite la corrección espontánea de la cifosis con el crecimiento. El tratamiento médico es el principal. Se administra a todos los pacientes al menos tres fármacos durante un período prolongado.

Tratamiento quirúrgico Es controvertido. Las indicaciones indiscutibles incluyen un déficit neurológico significativo, progreso del déficit neurológico o la cifosis a pesar del tratamiento médico adecuado, o afección de la función pulmonar por el absceso.

Osteomielitis tuberculosa

En los niños pequeños puede vincularse con la vacunación con el bacilo Calmette-Guerin (BCG). Suelen cursar afebriles y presentan edema y malestar locales, que pueden alterar la función. Son frecuentes la leucocitosis leve y un aumento de la VSG. La CRP suele ser normal. Las radiografías muestran lesiones metafisarias con edema de tejidos blandos. Se tratan con drenaje quirúrgico y cierre inmediato de la herida. Se evita dejar las heridas abiertas para prevenir la formación de fístulas, y se proporciona quimioterapia contra la tuberculosis durante casi 1 año.

Artritis fímica

En contraste con la artritis piógena, la tuberculosis causa desintegración articular lenta y progresiva, con afectación en ambos lados de la articulación [C]. El tratamiento suele requerir la administración de antibióticos, la desbridación de la articulación y el cierre de la piel sobre los tubos de drenaje. Puede requerirse la estabilización posterior de la articulación por medio de artrodesis.

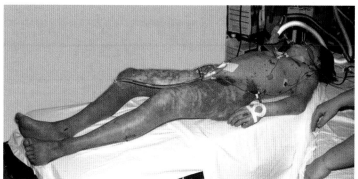

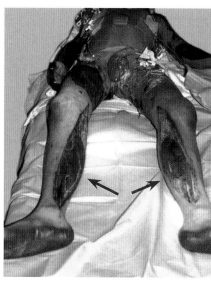

D Fascitis necrosante Este niño de 12 años presentó meningococcemia y afección de las cuatro extremidades. A pesar de las fasciotomías (*flechas*), las extremidades se tornaron gangrenosas. El proceso tuvo un desenlace mortal

Infecciones meningocócicas

El esquema de vacunación para las infecciones por meningococos puede disminuir su prevalencia.

Púrpura fulminante

El cuadro clínico incluye una afección premonitoria, aparición rápida de fiebre, estado de choque y coagulación intravascular diseminada, que da como resultado un daño extenso de tejidos blandos con síndromes compartimentales y necrosis cutánea, más evidentes en las extremidades [D, página anterior]. El tratamiento requiere desbridación intensiva y fasciotomías, así como manejo de sostén para la insuficiencia orgánica múltiple. Pueden requerirse amputaciones múltiples de las extremidades gangrenosas.

Osteomielitis multifocal meningocócica

Esta infección es única, porque a menudo afecta al disco de crecimiento y causa fusiones de epífisis y deformidades graves [A y B].

Osteomielitis crónica no bacteriana

La *osteomielitis crónica no bacteriana* es un trastorno inflamatorio óseo estéril, posiblemente por autoinmunidad o una etiología autoinflamatoria [C y D]. No se trata de una infección, pero se incluye en este capítulo ya que suele confundirse con la osteomielitis bacteriana.

Diagnóstico

El inicio suele ser a mitad de la infancia, casi dos de cada tres pacientes afectados son niñas, aproximadamente la mitad presenta una enfermedad concomitante autoinmunitaria (frecuente en sus familias) y muestra más lesiones óseas. Éstas se localizan con mayor frecuencia en la región metafisaria de los huesos tubulares y la clavícula, pero pueden presentarse también en la columna vertebral, el isquion, el pubis y la articulación sacroilíaca. Hay esclerosis e hiperostosis progresivas, sobre todo en la clavícula y en ocasiones la tibia, el fémur, el metatarso, el isquion y el pubis, a semejanza de la osteomielitis bacteriana esclerosante. Es menos frecuente la afección unilateral [C].

Tratamiento

La antibioticoterapia es ineficaz. Por lo general, los antiinflamatorios no esteroideos constituyen el tratamiento ideal. Más recientemente se ha comunicado el tratamiento inmunosupresor con metotrexato, corticoesteroides e inhibidores del factor de necrosis tumoral como un manejo más eficaz. Con el empleo de este tratamiento, a los 2 años casi la mitad de los niños experimentarán una remisión. Otros autores recomiendan el tratamiento con bisfosfonatos.

Pronóstico

El pronóstico a largo plazo es bueno. Las fracturas patológicas pueden complicar el tratamiento. Son raros el sobrecrecimiento óseo y las deformidades.

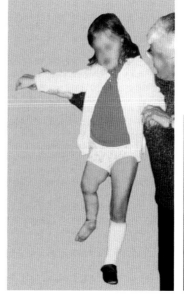
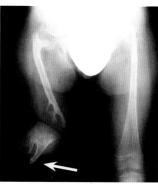

A   Meningococcemia con lesión del disco de crecimiento Esta niña desarrolló meningitis y meningococcemia. La osteomielitis por meningococo dañó el disco de crecimiento y causó un acortamiento residual importante de la pierna derecha. Se hizo una amputación infrarrotuliana para hacer posible la adaptación de una prótesis (*flecha amarilla*)

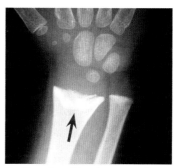

B   Arresto epifisario por meningococcemia Nótese la esclerosis y el acortamiento del radio

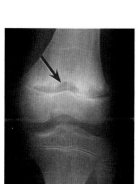
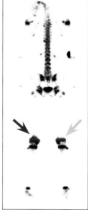
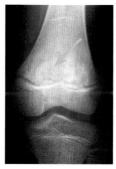

C   Osteomielitis unilateral crónica no bacteriana Nótese la afección unilateral de la metáfisis distal del fémur derecho (*flechas rojas*). El fémur izquierdo (*flechas verdes*) no estaba afectado

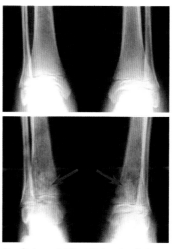

D   Osteomielitis bilateral crónica no bacteriana Esta forma atípica de osteomielitis produce lesiones óseas simétricas en etapas tempranas, antes de que aparezcan signos radiográficos (*arriba*), y 2 meses después, cuando se observan cambios metafisarios extensos (*abajo, flechas rojas*)

Abernethy LJ, Lee YC, Cole WG. Ultrasound localization of subperiosteal abscesses in children with late-acute osteomyelitis. J Pediatr Orthop 1993:13:766.

Appel M, Pauleto AC, Cunha LA. Osteochondral sequelae of meningococcemia: radiographic aspects. J Pediatr Orthop 2002 Jul-Aug;22(4): p511-6.

Aroojis AJ, Johari AN. Epiphyseal separations after neonatal osteomyelitis and septic arthritis. J Pediatr Orthop 2000 Jul-Aug;20(4): p544-9.

Bickels J, Ben-Sira L, Kessler A, et al. Primary pyomyositis. J Bone Joint Surg Am 2002;84-A:2277–86.

Bos CF, et al. Late sequelae of neonatal septic arthritis of the shoulder. J Bone Joint Surg 1998:80B:645.

Brodie BC. An account of some cases of chronic abscess of the tibia. Med Chir Trans. 1832;17:239-49

Brook I. Microbiology and management of infectious gangrene in children. J Pediatr Orthop 2004 Sep-Oct;24(5): p587-92.

Cavalier R, Herman MJ, Pizzutillo PD, Geller E. Ultrasound-guided aspiration of the hip in children: a new technique. Clin Orthop 2003 Oct;(415): p244-7.

Chambers JB, Forsythe DA, Bertrand SL, Iwinski HJ, Steflik DE. Retrospective review of osteoarticular infections in a pediatric sickle cell age group. J Pediatr Orthop 2000 Sep-Oct;20(5): p682-5.

Choi IH, et al. Sequelae and reconstruction after septic arthritis of the hip in infants. J Bone Joint Surg 1990:72A:1150.

Dhillon MS, Nagi ON. Tuberculosis of the foot and ankle. Clin Orthop 2002 May;(398): p107-13.

Duffy CM, Lam PY, Ditchfield M, Allen R, Graham HK. Chronic recurrent multifocal osteomyelitis: review of orthopaedic complications at maturity. J Pediatr Orthop 2002 Jul-Aug;22(4): p501-5.

Ezra E, Cohen N, Segev E, Hayek S, Lokiec F, Keret D, Wientroub S. Primary subacute epiphyseal osteomyelitis: role of conservative treatment. J Pediatr Orthop 2002 May-Jun;22(3): p333-7.

Garron E, Viehweger E, Launay F, Guillaume JM, Jouve JL, Bollini G. Nontuberculous spondylodiscitis in children. J Pediatr Orthop 2002 May-Jun;22(3): p321-8.

Giedion, A., Holthusen, W., Masel, L. F., Vischer, D. Subacute and chronic 'symmetrical' osteomyelitis. Ann. Radiol. 15: 329-342, 1972.

Girschick HJ, Zimmer C, Klaus G, Darge K, Dick A, Morbach H. Chronic recurrent multifocal osteomyelitis: what is it and how should it be treated? Nature Clinical Practice Rheumatology 3:733-738, 2007.

Gram, HC. "Über die isolierte Färbung der Schizomyceten in Schnitt- und Trockenpräparaten". Fortschritte der Medizin (in German) 1884, 2: 185–189.

Grimes J, Carpenter C, Reinker K. Toxic shock syndrome as a complication of orthopedic surgery. J Pediatr Orthop 1995:15:666.

Gristina AG, Shibata Y, Giridhar G, Kreger A, Myrvik QN. The glycocalyx, biofilm, microbes, and resistant infection. Semin Arthroplasty. 1994 Oct;5(4):160-70.

Grogan DP, et al. Chondro-osseous growth abnormalities after meningococcemia. A clinical and histopathological study. J Bone Joint Surg 1989:71A:920.

Hammond PJ, Macnicol MF. Osteomyelitis of the pelvis and proximal femur: diagnostic difficulties. J Pediatr Orthop B 2001 Apr;10(2): p113.-9.

Harrington P, Scott B, Chetcuti P. Multifocal streptococcal pyomyositis complicated by acute compartment syndrome: case report. J Pediatr Orthop B 2001 Apr;10(2): p120-2.

Harris NH, Kirkaldy-Willis WH. Primary subacute pyogenic osteomyelitis. J Bone Joint Surg Br. Aug 1965;47:526-32.

Hodgson AR, Stock FE, Fang HS, Ong GB. Anterior spinal fusion. The operative approach and pathological findings in 412 patients with Pott's disease of the spine. Br J Surg 48:172-178, 1960.

Jaberi FM, Shahcheraghi GH, Ahadzadeh M. Short-term intravenous antibiotic treatment of acute hematogenous bone and joint infection in children: a prospective randomized trial. J Pediatr Orthop 2002 May-Jun;22(3): p317-20.

Jung ST, Rowe SM, Moon ES, Song EK, Yoon TR, Seo HY. Significance of laboratory and radiologic findings for differentiating between septic arthritis and transient synovitis of the hip. J Pediatr Orthop 2003 May-Jun;23(3): p368-72.

Khachatourians AG, Patzakis MJ, Roidis N, Holtom PD. Laboratory monitoring in pediatric acute osteomyelitis and septic arthritis. Clin Orthop 2003 Apr;(409): p186-94.

Kim HK, Alman B, Cole WG. A shortened course of parenteral antibiotic therapy in the management of acute septic arthritis of the hip. J Pediatr Orthop 2000 Jan-Feb;20(1): p44-7.

Kocher MS, Mandiga R, Zurakowski D, Barnewolt C, Kasser JR. Validation of a clinical prediction rule for the differentiation between septic arthritis and transient synovitis of the hip in children. J Bone Joint Surg Am 2004 Aug;86-A(8): p1629-35.

Konyves A, Deo SD, Murray JR, Mandalia VI, Von Arx OA, Troughton AH. Septic arthritis of the elbow after chickenpox. J Pediatr Orthop B 2004 Mar;13(2): p114-7.

Kucukkaya M, Kabukcuoglu Y, Tezer M, Kuzgun U. Management of childhood chronic tibial osteomyelitis with the Ilizarov method. J Pediatr Orthop 2002 Sep-Oct;22(5): p632-7.

Lowden CM, Walsh SJ. Acute staphylococcal osteomyelitis of the clavicle. J Pediatr Orthop 1997:17:467.

Luhmann SJ, Jones A, Schootman M, Gordon JE, Schoenecker PL, Luhmann JD. Differentiation between septic arthritis and transient synovis of the hip in children with clinical prediction algorithms. J Bone Joint Surg Am 2004 May;86-A(5): p956-62.

Lundy DW, Kehl DK. Increasing prevalence of Kingella kingae in osteoarticular infections in young children. J Pediatr Othrop 1998:18:262

Maraqa NF, Gomez MM, Rathore MH. Outpatient parenteral antimicrobial therapy in osteoarticular infections in children. J Pediatr Orthop 2002 Jul-Aug;22(4): p506-10.

Odio CM, Ramirez T, Arias G, AbdelNour A, Hidalgo I, Herrera ML, Bolan W, Alpizar J, Alvarez P. Double blind, randomized, placebo-controlled study of dexa- methasone therapy for hematogenous septic arthritis in children. Pediatr Infect Dis J. 22(10):883–8, 2003.

Orlicek SL, Abramson JS, Woods CR, Givner LB. Obturator internus muscle abscess in children. J Pediatr Orthop 2001 Nov-Dec;21(6): p744-8.

Peltola H, Unkila-Kallio L, Kallio MJ. Simplified treatment of acute staphylococcal osteomyelitis of childhood. The Finnish Study Group. Pediatrics 1997; 99(6): 846-50.

Perlman MH, Patzakis MJ, Kumar PJ, Holtom P. The incidence of joint involvement with adjacent osteomyelitis in pediatric patients. J Pediatr Orthop 2000 Jan-Feb;20(1): p40-3.

Piehl FC, Davis RJ, Prugh SI. Osteomyelitis in sickle cell disease. J Pediatr Orthop 1993:13:225.

Pott P. The chirurgical works of Percivall Pott, F.R.S., surgeon to St. Bartholomew's Hospital, a new edition, with his last corrections. 1808. Clin Orthop Relat Res. May 2002;4-10.

Rasool MN. Hematogenous osteomyelitis of the calcaneus in children. J Pediatr Orthop 2001 Nov-Dec;21(6): p738-43.

Rasool MN. Osseous manifestations of tuberculosis in children. J Pediatr Orthop 2001 Nov-Dec;21(6): p749-55. Roderick MR, Ramanan AV. Chronic recurrent multifocal osteomyelitis. Adv Exp Med Biol. 2013;764:99-107 Rose CD, et al. Pediatric Lyme arthritis: clinical spectrum and outcome. J Pediatr Orthop 1994:14:238.

Scott RJ, et al. Acute osteomyelitis in children: a review of 116 cases. J Pediatr Orthop 1990:5:649.

Segev E, Hayek S, Lokiec F, Ezra E, Issakov J, Wientroub S. Primary chronic sclerosing (Garre's) osteomyelitis in children. J Pediatr Orthop B 2001 Oct;10(4): p360-4. Skaggs DL, Kim SK, Greene NW, Harris D, Miller JH. Differentiation between bone infarction and acute osteomyelitis in children with sickle-cell disease with use Lower Limb / Topic Heading X8X9 of sequential radionuclide bone-marrow and bone scans. J Bone Joint Surg Am 2001 Dec;83-A(12): p1810-3.

Song J, Letts M, Monson R. Differentiation of psoas muscle abscess from septic arthritis of the hip in children. Clin Orthop 2001 Oct;(391): p258-65.

Spiegel DA, et al. Pyomyositis in children and adolescents: report of 12 cases and review of the literature. J Pediatr Orthop 1999:19:143.

Tong CW, et al. The conservative management of acute pyogenic iliopsoas abscess in children. J Bone Joint Surg 1998:80B:83.

Tudisco C, et al. Influence of chronic osteomyelitis on skeletal growth: analysis at maturity of 26 cases affected during childhood. J Pediatr Orthop 1991:11:358.

Tuson CE, Hoffman EB, Mann MD. Isotope bone scanning for acute osteomyelitis and septic arthritis in children. J Bone Joint Surg 1994:76B:306.

Unkila-Kallio L, Kallio MJ, Peltola H. The usefulness of C-reactive protein levels in the identification of concurrent septic arthritis in children who have acute hematogenous osteomyelitis. A comparison with the usefulness of the erythrocyte sedimentation rate and the white blood-cell count. J Bone Joint Surg 1994:76A:848.

Walsh S, Phillips F. Deep vein thrombosis associated with pediatric musculoskeletal sepsis. J Pediatr Orthop 2002 May-Jun;22(3): p329-32.

Wang MNH, et al. Tuberculous osteomyelitis in young children. J Pediatr Orthop 1999:19:151.

Willis AA, Widmann RF, Flynn JM, Green DW, Onel KB. Lyme arthritis presenting as acute septic arthritis in children. J Pediatr Orthop 2003 Jan-Feb;23(1): p114-8.

Wilson B. "Necrotising Fasciitis". Am Surg 18 (4): 416–31, 1952.

Yokoe DS, Mermel LA, Anderson DJ, et al. A compendium of strategies to prevent healthcare-associated infections in acute care hospital. Infect Control Hosp Epidemiol 2008:29:S12-S21.

TUMORES

CAPÍTULO 7

C ada año se diagnostican en Estados Unidos cerca de 2 000-3 000 nuevos casos de cáncer en el sistema musculoesquelético. Se calcula que el número de tumores benignos es casi 10 veces mayor. Un diagnóstico oportuno de un tumor maligno disminuye las probabilidades de metástasis y aumenta de manera notoria las tasas de supervivencia.

Valoración

Los tumores se evalúan por anamnesis del paciente, la realización de una exploración física cuidadosa y la obtención de los estudios de laboratorio e imagenológicos necesarios. El diagnóstico de un tumor suele hacerse por la presencia de dolor, una masa o una fractura patológica. También puede ser un hallazgo incidental [A].

Antecedentes

Los tumores suelen presentarse como masas de tejidos blandos, producen dolor o causan discapacidad. A menudo es difícil determinar cuánto tiempo ha estado presente una masa por la anamnesis. Con frecuencia una lesión grande, como un osteocondroma de crecimiento lento, no se percibe hasta poco antes de la consulta. La familia puede concluir incorrectamente que el tumor había crecido antes con rapidez.

Dolor Es el índice más confiable del momento de inicio de un tumor. Debe indagarse acerca del inicio, la evolución, la gravedad y las características del dolor. Es frecuente el dolor nocturno, tanto de los tumores malignos como de algunos benignos, como el osteoma osteoide. Las lesiones malignas producen dolor que aumenta durante un período de semanas o meses. El dolor nocturno en el adolescente es en especial preocupante y deberá valorarse primero con una radiografía convencional. Un inicio abrupto de dolor por lo general se debe a una fractura patológica, que se presenta con mayor frecuencia a través de quistes óseos que, por lo general, se encuentran en el húmero y el fémur.

Edad Determinar la edad del paciente resulta de utilidad. Una lesión ósea en un niño menor de 5 años posiblemente se deba a una infección o a un granuloma eosinófilo. Los tumores de células gigantes y los osteoblastomas se presentan ya avanzada la segunda década de la vida.

Origen étnico Es necesario consignar el origen étnico, ya que los individuos de ascendencia negra rara vez presentan sarcoma de Ewing.

Exploración

La exploración inicial suele hacerse por una masa o dolor. Algunas lesiones, como los osteocondromas, suelen ser múltiples. Se buscan asimetrías, deformidad o edema, y se palpa en busca de masas. Si hay una presente, es necesario determinar su tamaño, valorar su hipersensibilidad y consignar cualquier inflamación relacionada. Los tumores malignos, por lo general, son firmes, no causan hipersensibilidad y pueden producir signos de inflamación.

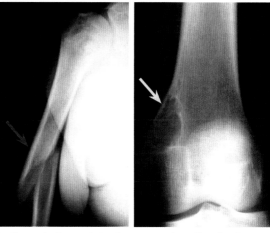

A Presentaciones de los tumores en los niños Las formas más frecuentes de presentación son: una masa, como en el osteocondroma (*flecha verde*); dolor, como en el osteoma osteoide (*flecha anaranjada*); una fractura patológica, como en el osteosarcoma (*flecha roja*); o como hallazgo incidental, como este fibroma no osificante pequeño (*flecha amarilla*)

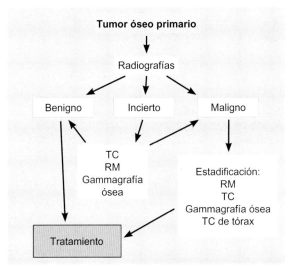

A   Diagrama de flujo para los estudios imagenológicos ante los tumores óseos primarios

Estudios imagenológicos

Los estudios imagenológicos se deben ordenar con un plan en mente [A]. Se empieza con radiografías de buena calidad. Las radiografías convencionales siguen siendo la herramienta básica para el diagnóstico. Es necesario considerar varias características en la evaluación.

Localización   Las lesiones tienden a aparecer en ubicaciones típicas con respecto al hueso involucrado [B] y su localización [A, página siguiente].

Efecto de la lesión   Observar el efecto de la lesión en el tejido circundante [C, página siguiente].

Efecto de la lesión en el hueso   Las lesiones bien definidas en sacabocado son características del granuloma eosinófilo. Las lesiones osteolíticas son típicas en las radiografías de la mayoría de los tumores; pocas son osteogénicas.

Efecto sobre el hueso adyacente normal   Es útil para determinar la invasividad de la lesión. Un aspecto irregular, como apolillado, sugiere una lesión maligna o una infección. Una lesión que expande la corteza adyacente suele ser benigna y típica de los quistes óseos aneurismáticos.

Características diagnósticas   Ofrecen orientación sobre la agresividad de la lesión. Los márgenes escleróticos indican que la lesión es de larga duración y benigna. La reacción perióstica sugiere un origen maligno, traumático o infeccioso.

Imágenes especiales   Considerar tipos especiales de radiografías convencionales, como las de tejido blando o detalles óseos [B, página siguiente].

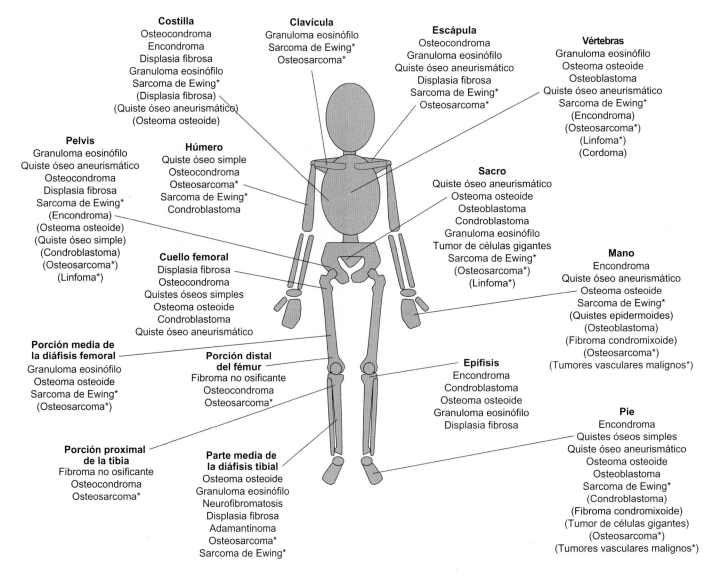

B   Tipos de tumor por sitio   Los tumores menos frecuentes en cada sitio se colocan entre paréntesis. Los asteriscos (*) indican tumores malignos. Con base en Adler y Kozlowski (1993)

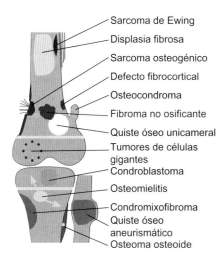

A Localizaciones típicas de varios tumores Nótese su ubicación en las epífisis, metáfisis o diáfisis

- Sarcoma de Ewing
- Displasia fibrosa
- Sarcoma osteogénico
- Defecto fibrocortical
- Osteocondroma
- Fibroma no osificante
- Quiste óseo unicameral
- Tumores de células gigantes
- Condroblastoma
- Osteomielitis
- Condromixofibroma
- Quiste óseo aneurismático
- Osteoma osteoide

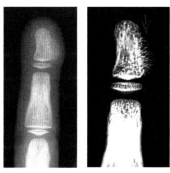

B Radiografías de alta resolución En comparación con las radiografías convencionales (*izquierda*), nótese el aumento del detalle óseo que muestra la radiografía de alta resolución (*flecha roja*)

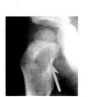 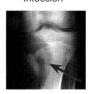

Bordes en sacabocado
Granuloma eosinófilo
o quiste óseo

Destructivo
Bordes mal definidos
Tumor maligno
Infección

Agresivo
Atraviesa las epífisis
Tumor maligno
Infección

  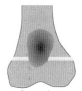

Efecto de la lesión sobre el hueso Destrucción ósea por un granuloma eosinófilo en un lactante (*flecha verde*); lesión destructiva en el sarcoma osteogénico (*flecha amarilla*); y sarcoma osteogénico agresivo, que fácilmente atraviesa la epifisis (*flecha roja*)

Bordes escleróticos
Tumores óseos benignos
Fibroma no osificante
Granuloma eosinófilo

Expansivo
Quiste óseo
aneurismático
benigno

Hueso reactivo
Diagnósticos variables
Sarcoma osteogénico
Granuloma eosinófilo
Infección

 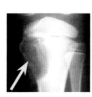

Efecto de la lesión sobre el tejido adyacente normal Nótense los bordes escleróticos en el fibroma no osificante (*flecha verde*), la expansión de la corteza en el quiste óseo aneurismático (*flecha amarilla*) y la notoria reacción perióstica en un granuloma eosinófilo (*flecha roja*)

Vidrio esmerilado
Displasia fibrosa
diafisaria

Moteado
Tumor de
cartílago

Osteoblástico
Tumores varios

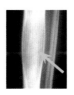 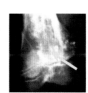 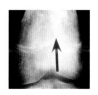

Características diagnósticas especiales de la lesión Nótese el aspecto de vidrio esmerilado de la displasia fibrosa (*flecha verde*), la calcificación moteada en un tumor cartilaginoso (*flecha amarilla*), y las características de un sarcoma osteogénico osteoblástico (*flecha roja*)

C Características diagnósticas de las radiografías convencionales Obsérvese el efecto de las lesiones sobre el hueso (*arriba*), el efecto de los tejidos adyacentes normales (*porción media*) y las características especiales para el diagnóstico (*porción inferior*)

Estudios especiales Pueden resultar indispensables para establecer el diagnóstico [A].

Tomografía computarizada (TC) Es útil para valorar lesiones de la columna vertebral o la pelvis. Los estudios pulmonares por TC son altamente sensibles respecto de las metástasis pulmonares.

Resonancia magnética (RM) Es la herramienta de diagnóstico más costosa y limitada en los niños pequeños por la necesidad de sedación o anestesia. Sin embargo, es la más sensible para hacer un diagnóstico temprano, y excelente para la caracterización de los tejidos y la estadificación de los tumores, por lo que deberá utilizarse en todo tumor maligno de tejidos blandos y óseos.

Gammagrafías óseas Son el siguiente recurso útil de diagnóstico. Ayudan a determinar si una lesión es solitaria o hay otras. Es importante observar la captación por la lesión. Un estudio frío o fresco sugiere que la lesión es inactiva y tal vez sólo se requiera observación. Los estudios tibios son frecuentes en las lesiones benignas. Los estudios calientes sugieren que la lesión es muy activa y que puede ser maligna o benigna, como un osteoma osteoide. Se requiere biopsia o exéresis.

Tomografía por emisión de positrones (PET, de positron emission tomography) Es costosa, pero útil para evaluar los tumores malignos de tejidos blandos y óseos, en especial su respuesta a la quimioterapia.

Laboratorio

Hemograma completo Es útil para la evaluación íntegra, en general, y de mucha ayuda en el diagnóstico de leucemia.

Proteína C reactiva (CRP, de *C-reactive protein*) Elevada en los trastornos inflamatorios.

Velocidad de sedimentación globular (VSG) A menudo se eleva en el sarcoma de Ewing, la leucemia, los linfomas, el granuloma eosinófilo y la infección. Los valores de VSG aumentan más lentamente y los incrementos persisten durante mayor tiempo que los de la proteína C reactiva.

Fosfatasa alcalina Puede estar elevada en el osteosarcoma, el sarcoma de Ewing, el linfoma y los tumores óseos metastásicos. La utilidad de este estudio es limitada por la elevación natural de su concentración durante el crecimiento, en especial en la adolescencia.

Biopsia

Es un procedimiento crítico para el tratamiento y deberá ser realizado a conciencia por un cirujano experimentado. En la mayoría de los casos es apropiada una biopsia abierta. Está indicada la biopsia con aguja para lesiones localizadas en sitios inaccesibles o en circunstancias especiales. La biopsia deberá dar una muestra adecuada del tejido afectado y éste deberá enviarse para cultivo, a menos que la lesión sea claramente neoplásica. El procedimiento de biopsia no deberá comprometer los correspondientes de la reconstrucción subsiguiente.

Las biopsias pueden ser incisionales, excisionales o compartimentales. La biopsia excisional es apropiada para las lesiones benignas, como el osteoma osteoide, y para otras donde se conoce el diagnóstico antes del procedimiento y se puede resecar totalmente la lesión.

Estadificación

La estadificación de los tumores malignos proporciona un medio para establecer el pronóstico, que depende del grado de la lesión (potencial de metástasis), su extensión y tamaño, y la respuesta a la quimioterapia. La extensión de la lesión se clasifica en cuanto a si es extracompartimental o intracompartimental [B] y si hay alguna metástasis. Un conocimiento de la respuesta a la quimioterapia ayuda al cirujano a determinar lo apropiado de los procedimientos de rescate de la extremidad y qué tan amplios deben ser los bordes quirúrgicos para evitar recurrencias locales después de la resección.

Diagnóstico diferencial

Diferenciación de la miositis osificante A veces es difícil la diferenciación de los tumores óseos respecto de la miositis osificante. Las lesiones por miositis osificante presentan hueso reactivo, que tiene mayor actividad en los márgenes. Los estudios por RM rara vez son necesarios, pero mostrarán una lesión inflamatoria con un núcleo tumoral.

Diferenciación de las neoplasias, las infecciones y los traumatismos A veces un niño es llevado al médico con dolor e hipersensibilidad sobre un hueso largo (por lo general, la tibia o el fémur). La radiografía puede ser negativa o mostrar sólo ligera elevación del periostio. El diagnóstico diferencial suele incluir osteomielitis, una fractura por estrés o el sarcoma de Ewing. La evaluación suele requerir exploración física cuidadosa, radiografías, gammagrafía ósea, RM y una determinación de VSG y CRP.

A   Valoración por imagen Este niño presentaba dolor de pie y una radiografía negativa (*arriba a la izquierda*). Un mes después, se le atendió por un incremento del dolor nocturno. En esa ocasión una gammagrafía ósea mostró aumento de la captación (*flecha amarilla*); la radiografía, mayor densidad del calcáneo (*flecha roja*); y la TC, erosión del calcáneo (*flecha anaranjada*), en tanto la RM mostró afección extensa de la médula ósea (*flecha blanca*). Por estos datos se sospechó un sarcoma de Ewing

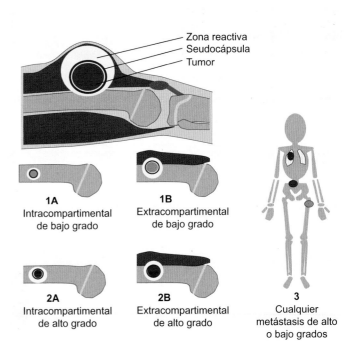

B   Clasificación por estadios de los tumores musculoesqueléticos Se determina por el grado y la extensión de la lesión. Las lesiones intracompartimentales son aquéllas dentro de un espacio aponeurótico entre la fascia profunda y el hueso; también hay lesiones intraarticulares y aquéllas dentro del hueso. Con base en Wolf y Enneking (1996)

Zona reactiva
Seudocápsula
Tumor

1A Intracompartimental de bajo grado

1B Extracompartimental de bajo grado

2A Intracompartimental de alto grado

2B Extracompartimental de alto grado

3 Cualquier metástasis de alto o bajo grados

Quistes óseos unicamerales

Los *quistes óseos unicamerales* (QOU), *simples* o *solitarios* son lesiones frecuentes de causa desconocida que, en general, se presentan en la parte alta del húmero o el fémur [A]. Las teorías de su etiología incluyen un defecto en la formación del hueso endocondral o una hemodinámica alterada por obstrucción venosa, que causa aumento de la presión interósea y la formación de un quiste lleno de líquido amarillo y revestido por una cápsula fibrosa [B].

Diagnóstico

Los QOU se diagnostican con mayor frecuencia por primera vez cuando se ven complicados por dolor o una fractura patológica [C]. Su aspecto radiográfico suele ser característico. Las lesiones por lo general son metafisarias, expanden el hueso, tienen bordes bien definidos, producen poca reacción y parecen quísticos, con tabiques irregulares. A veces se puede ver un fragmento de hueso cortical (el llamado *signo de la hoja caída*) en el fondo de la cavidad.

Quistes activos Protruyen sobre el disco de crecimiento y se presentan en los niños menores de 10-12 años de edad. Tienen más probabilidades de recurrir después del tratamiento y se relacionan con la detención del crecimiento, que pudiese ser consecencia de una fractura.

Quistes inactivos Están separados del disco de crecimiento por hueso normal y suelen presentarse en los adolescentes de más de 12 años.

Fracturas A menudo son el signo de presentación. A veces es difícil discernir la línea de la fractura.

Principios del tratamiento

El tratamiento se ve complicado por las recurrencias. La historia natural de estos quistes es de tornarse asintomáticos después de la maduración esquelética. El objetivo del tratamiento es disminuir al mínimo la discapacidad cuando hay posibilidad de que los quistes se fracturen. Estas lesiones no son precancerosas.

Quistes humerales Se coloca un cabestrillo al paciente para permitir que la fractura consolide y restablecer la estabilidad. Rara vez el efecto del traumatismo es de curación permanente del quiste. Se considera tratar el quiste con una serie de inyecciones [D] de esteroides, médula ósea o matriz ósea. Algunos médicos recomiendan eliminar la adhesión por inyecciones forzadas o perforando los tabiques con un trocar. La recurrencia se puede tratar por inyecciones repetidas o legrado e injerto de hueso autógeno o de banco. Las opiniones difieren en cuanto a qué tan agresivamente debe tratarse una recurrencia.

Quistes femorales Son mucho más difíciles de tratar por la carga que soporta el hueso. Se planea el legrado e injerto del quiste y se estabiliza la fractura con un tutor intramedular flexible. Las complicaciones incluyen la consolidación defectuosa, con coxa vara y la necrosis avascular en las fracturas de cuello desplazadas. Esta fijación es permanente y puede prevenir fracturas adicionales, incluso si se presenta la formación recurrente de otro quiste. Un abordaje alternativo es la inyección, seguida por protección con un yeso en espica de protección durante 6 semanas.

Quistes calcáneos Son asintomáticos y se pueden tratar por observación. Los casos sintomáticos o en expansión pueden resolverse mejor por legrado e injerto óseo. Las lesiones pequeñas se pueden tratar mediante inyección [E].

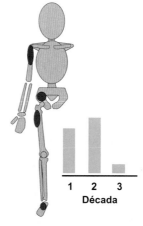

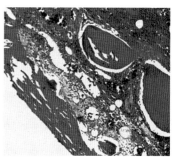

A Quistes óseos unicamerales Se muestran las localizaciones frecuentes (*rojo*) y el patrón de edad de la afección (*azul*)

B Revestimiento del quiste óseo unicameral Se muestra el revestimiento sinovial de la pared de un quiste

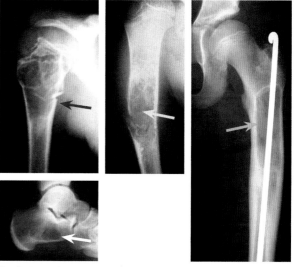

C Quistes óseos unicamerales en varias localizaciones Obsérvense los quistes activos (*flecha roja*) e inactivos (*flecha amarilla*) típicos, con fracturas. Se muestra la fijación intramedular con cilindro flexible de un quiste femoral superior (*flecha anaranjada*). Un sitio adicional frecuente de aparición del quiste es el calcáneo (*flecha blanca*)

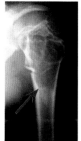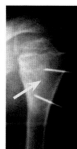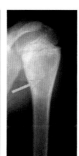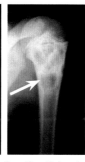

D Tratamiento por inyección de esteroides Localización clásica de un quiste óseo unicameral. Este niño de 12 años presentó dolor en la parte alta del brazo derecho; una radiografía mostró el quiste típico con fractura patológica (*flecha roja*). La lesión se trató por inyección de esteroides (*flecha amarilla*) con cicatrización satisfactoria (*flecha anaranjada*). Un año después, el quiste recurrió (*flecha blanca*), pero no a un grado que requiriese tratamiento adicional

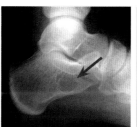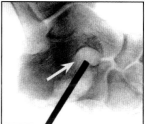

E Quiste óseo unicameral pequeño del calcáneo Este niño de 14 años se quejó de dolor y presentó cojera. Los rayos X mostraron una pequeña lesión quística (*flecha roja*) que se trató por perforación de la corteza y los tabiques con un trocar e inyección de médula ósea (*flecha amarilla*)

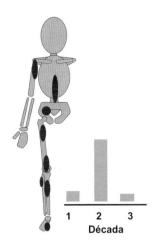

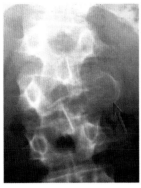

A Quistes óseos aneurismáticos Se muestran las localizaciones frecuentes (*rojo*) y el patrón de edad de la afección (*azul*)

B Quiste óseo aneurismático de la columna vertebral

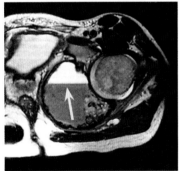

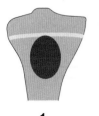

C Quiste óseo aneurismático de la pelvis Nótese la lesión extensa (*flecha roja*) y el nivel de líquido (*flecha amarilla*) en la RM

Quistes óseos aneurismáticos

Se considera al quiste óseo aneurismático (QOA) un seudotumor posiblemente secundario a una hemorragia subperióstica o interósea, o una lesión transicional secundaria a algún tumor óseo primario.

Diagnóstico

Por lo general, se llega al diagnóstico por la combinación de localización de la lesión, edad del paciente [A] y su aspecto en las radiografías convencionales [B]. Los QOA son lesiones quísticas excéntricas, expandibles, con una alta tasa de recurrencias. Se presentan en diversos patrones y a veces son difíciles de diferenciar de los quistes óseos simples [D].

Actividad de la lesión También puede valorarse el grado de actividad por el aspecto de los márgenes de la lesión.

Quistes inactivos Presentan márgenes intactos bien definidos.

Quistes activos Exhiben márgenes incompletos, pero la lesión está bien definida.

Quistes agresivos Muestran poca formación reactiva de hueso y márgenes mal definidos.

Otras imágenes Suelen necesitarse, en especial ante quistes agresivos. Los niveles de líquido son frecuentes y pueden observarse por TC o RM [C].

Tratamiento

Los QOA se tratan con base en la edad del paciente, así como el sitio y el tamaño de la lesión.

Columna vertebral Alrededor del 10-30% de los QOA se presentan en la columna vertebral. Se observan con mayor frecuencia en los segmentos cervical y torácico. Las lesiones surgen en elementos posteriores, pero pueden extenderse para afectar el cuerpo de las vértebras. Se estudian los elementos posteriores por TC y RM en el preoperatorio. La posible necesidad de un abordaje combinado, de exéresis completa y estabilización, así como el riesgo de recurrencias, complican el tratamiento.

Huesos largos Las opciones incluyen la exéresis completa por legrado, dejando íntegro un segmento cortical, legrado con crioterapia o mediante un taladro mecánico.

Pelvis Casi todas las lesiones se tratan por legrado e injerto óseo. Algunos autores recomiendan la embolización selectiva. Hay que estar preparados para una pérdida sanguínea cuantiosa.

Complicaciones La hemorragia puede constituir un problema significativo.

Recurrencias Pueden requerir un tratamiento más intensivo, que posiblemente incluya una exéresis más amplia. Se espera una tasa de recurrencias del 20-30% después de un legrado. Las recurrencias son un 10-60% mayores en los niños menores de 10 años de edad.

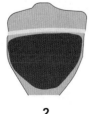

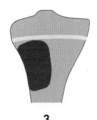

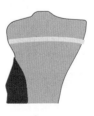

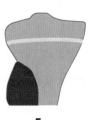

D Clasificación de los quistes óseos aneurismáticos Los tipos 1 a 5 corresponden a diversos patrones frecuentes de lesión de los huesos largos. Con base en Capanna y cols. (1985)

Tumores fibrosos

Defectos fibrocorticales

Los defectos fibrocorticales (o *metafisarios fibrosos*), lesiones fibrosas que constituyen el tumor óseo de mayor frecuencia, se presentan en los niños sanos, no producen síntomas, se resuelven espontáneamente y constituyen hallazgos incidentales. Aparecen en la inserción de un tendón o ligamento, cerca del disco de crecimiento epifisario, lo que puede tener relación con la etiología. Pueden tener un aspecto característico que es excéntrico y metafisario, con bordes escleróticos ondulados. Estas lesiones a menudo causan preocupación, que en ocasiones lleva a un tratamiento inapropiado. Por fortuna, tienen un aspecto radiográfico característico, que suele ser diagnóstico. Son pequeños, de localización cortical y bien delineados por sus bordes escleróticos. Suelen resolverse espontáneamente en un período de 1-2 años.

Fibromas no osificantes

Una versión más grande del defecto fibrocortical se denomina *fibroma no osificante*. Estas lesiones están presentes en localizaciones típicas y suelen diagnosticarse durante la adolescencia [A]. Son metafisarios, excéntricos, con bordes escleróticos ondulados [B y C] y pueden fracturarse cuando son grandes o están presentes en ciertas localizaciones. La mayoría se tratan mediante inmovilización con yeso. Con el transcurso del tiempo, se presenta la resolución de la lesión. Rara vez está indicado el legrado y el injerto óseo, a menos de que la lesión sea inusualmente grande o si ocurre una fractura a través de ella con un traumatismo mínimo.

Displasia fibrosa

La displasia fibrosa incluye distintos trastornos caracterizados por una lesión ósea común. La fibrosis neoplásica sustituye al hueso y lo debilita, lo que causa fracturas y, a menudo, una deformidad progresiva. Las costillas y el fémur proximal son sitios frecuentes de aparición y la lesión se presenta con mayor frecuencia en los adolescentes [D].

La displasia fibrosa puede ser monostótica o poliostótica. La forma poliostótica es más grave y con mayores probabilidades de causar deformidad, que a menudo es más pronunciada en el fémur, donde se observa a veces una deformidad en "cayado de pastor" [E] y puede mostrar afección extensa de la diáfisis femoral. Rara vez la displasia fibrosa se relaciona con lesiones cutáneas en "café con leche" y pubertad precoz, como se describe en el síndrome de Albright.

El tratamiento médico con fármacos que inhiben la actividad de los osteoclastos no se ha usado ampliamente en los niños, pero ofrece una alternativa del tratamiento quirúrgico.

El tratamiento quirúrgico de la displasia fibrosa implica reforzamiento del hueso debilitado mediante la colocación intramedular de tutores óseos flexibles. Los tutores intraóseos se dejan en su lugar de manera indefinida para prevenir fracturas y la progresión de la deformidad [E].

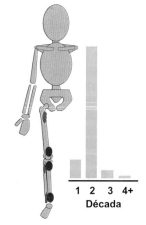

A   Fibroma no osificante Se muestran las localizaciones frecuentes (*rojo*) y menos frecuentes (*gris*). En *azul* se señala el patrón de afección, de acuerdo con la edad

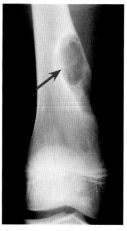

B   Fibroma no osificante de la porción distal del fémur

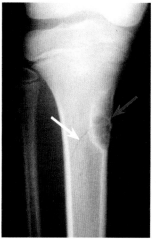
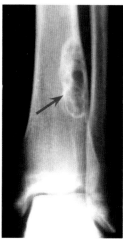

C   Fibroma no osificante típico Se presentan sus manifestaciones y localizaciones típicas (*flechas rojas*). Nótese la línea de fractura (*flecha blanca*) a través de la porción proximal de la tibia con origen en el fibroma

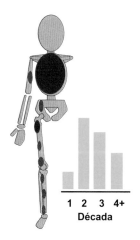

D   Displasia fibrosa Se muestran las localizaciones frecuentes (*rojo*) y menos frecuentes (*gris*). En *azul* se señala el patrón de afección con respecto a la edad

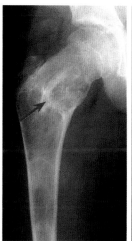
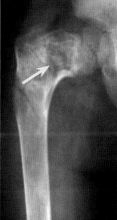
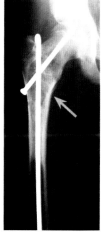

E   Displasia fibrosa de la porción proximal del fémur Estos pacientes muestran un fémur con riesgo de deformidad (*flecha roja*), deformidad en varo (*flecha amarilla*) y fijación intramedular para prevenir la deformidad (*flecha naranja*)

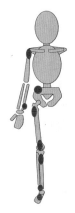

A Localizaciones frecuentes de los osteocondromas solitarios

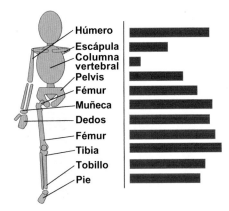

B Osteocondromas familiares múltiples Nótese la amplia afección. Con base en datos de Jesús García (1996)

Húmero
Escápula
Columna vertebral
Pelvis
Fémur
Muñeca
Dedos
Fémur
Tibia
Tobillo
Pie

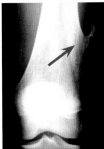

C Localización típica de las lesiones sintomáticas Las lesiones cercanas a la rodilla con frecuencia se irritan y son dolorosas (*flechas rojas*)

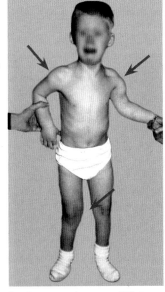

D Osteocondromas múltiples Este niño presenta múltiples lesiones (*flechas*)

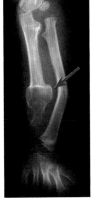

E Deformidades frecuentes que causan alteración del crecimiento Son habituales cerca de la muñeca (*flecha roja*) y el tobillo (*flecha amarilla*)

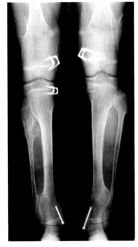

F Corrección de la deformidad Corrección del valgo de rodilla y tobillo por colocación de grapas y tornillos en el maléolo interno

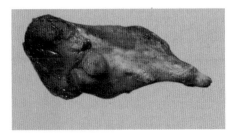

G Osteocondroma resecado Esta lesión era grande e irregular

Tumores cartilaginosos benignos

Osteocondroma

Los osteocondromas (exostosis osteocartilaginosas) incluyen lesiones solitarias [A] y múltiples [B]. Esta última forma es heredada, pero se cree debida a una mutación o una pérdida de dos genes supresores de tumores (*EXT 1* y *2*). Las lesiones a veces aparecen después de la quimioterapia y radioterapia. La mayoría de los tumores se presentan por osificación endocondral bajo una cubierta de cartílago.

Diagnóstico Los osteocondromas suelen notarse por primera vez como masas dolorosas cuando se lesionan durante los juegos [C]. Estas lesiones a menudo son pedunculadas, pero también pueden ser sésiles. Posiblemente crezcan hasta un gran tamaño. Los osteocondromas son tan característicos en su aspecto, que el diagnóstico se hace por radiografías convencionales.

Osteocondromas solitarios Estas lesiones, localizadas con frecuencia en las metáfisis de los huesos largos, son de aparición esporádica y se presentan como una masa, a menudo cerca de la rodilla. Cuando afectan a la columna vertebral, pueden causar compromiso neurológico.

Osteocondromas múltiples La osteocondromatosis múltiple común [D] es heredada con un patrón autosómico dominante y es más habitual en los niños. Las lesiones múltiples cerca de la muñeca y el tobillo suelen causar deformidad progresiva [E]. Otras causan deformidades en valgo cerca de la rodilla.

Tratamiento Depende de la localización y el tamaño del tumor.

Dolor Es la indicación más frecuente de exéresis [G]. A menudo se retiran varias lesiones en un solo proceso quirúrgico. Las complicaciones de la exéresis incluyen neuropraxia peronea, laceraciones arteriales, síndromes compartimentales y fracturas patológicas.

Rodilla en valgo Se puede tratar por hemiepifisiodesis medial de fémur distal o tibial proximal [F] en la edad infantil avanzada.

Discrepancia de longitud de extremidades Puede requerir corrección por epifisiodesis.

Deformidades de la muñeca Son resultado del retraso del crecimiento y la curvatura de la porción distal del cúbito. El tratamiento de estas deformidades es complejo y controvertido. Los estudios en adultos muestran sorprendentemente que hay dolor y discapacidad funcional escasos, considerando la magnitud de la deformidad y el aspecto grotesco.

Deformidades del tobillo Son producto del retraso del crecimiento de la porción distal del peroné, que produce tobillo en valgo. Los estudios en adultos muestran discapacidad significativa y sugieren que la prevención o corrección del valgo tibioastragalino deberá realizarse en una etapa infantil avanzada o la adolescencia. Debe considerarse la resección del osteocondroma y una osteotomía en cuña abierta de la porción distal de la tibia para corregir el valgo. Cuando se identifican en la niñez, se puede considerar colocar un tornillo maleolar interno [F] para prevenir una deformidad excesiva. Las deformidades suelen ser complejas y su corrección quirúrgica debe individualizarse.

Pronóstico Muy rara vez se maligniza y transforma en condrosarcoma durante la vida adulta, que con mayor frecuencia corresponde a lesiones solitarias que afectan a los huesos planos. Ello ocurre en promedio unos 20 años antes que los condrosarcomas primarios. La mayoría de los tumores son de bajo grado. Debido a que la malignización es muy rara, no es apropiada la resección profiláctica de las exostosis.

Encondromas

Son tumores cartilaginosos que se localizan dentro del hueso, habituales en las falanges y los huesos largos, y que aumentan de frecuencia durante la niñez [A]. Pueden producir la característica clásica de los tumores cartilaginosos de calcificación puntiforme en su interior [B].

Tipos Existen varios tipos diferentes de encondromas.

Lesiones solitarias Se presentan con mayor frecuencia en las manos [C] y los pies. Se indican exéresis e injertos si las lesiones causan alguna discapacidad.

Enfermedad de Ollier Es un trastorno generalizado con encondromas cartilaginosos como una de sus características. Los niños con esta enfermedad a menudo presentan acortamiento y deformidades en varo de las extremidades [B], que afectan un lado del esqueleto. Aldrededor del 25% presenta condrosarcoma en la etapa adulta.

Síndrome de Maffucci Es un trastorno raro con hemangiomas subcutáneos y encondromas múltiples. No es rara su transformación maligna en la edad adulta.

Fibroma condromixoide

Se trata de un tumor óseo primario raro que se presenta sobre todo cerca de la rodilla durante la segunda década de la vida. El aspecto radiográfico suele ser característico [D], con una posición excéntrica, un borde esclerótico con lobulaciones y tabiques prominentes. Se tratan con resección local e injerto.

Condroblastoma

Estos raros tumores se presentan en las epífisis de los huesos largos, a menudo durante la adolescencia [E], y con mayor frecuencia en la porción alta de húmero, fémur y tibia. Pueden confundirse con infección o artritis. Son agresivos y proclives a las recidivas. Se tratan con legrado exhaustivo y posiblemente crioterapia o fenolización e injerto óseo. Las lesiones quirúrgicas del disco de crecimiento o el cartílago articular se deben a la localización yuxtaarticular del proceso. Se preve una recurrencia local en casi el 20% de las lesiones.

Displasia epifisaria hemimélica

La *displasia epifisaria hemimélica* (enfermedad de Trevor) es un tumor cartilaginoso raro que surge del disco de crecimiento o el cartílago articular [F]. Los sitios más frecuentes de afección son las porciones distales de tibia y fémur. Las lesiones suelen comprometer un lado de la epífisis y mostrar afección en niveles múltiples de la misma extremidad. El diagnóstico es difícil al principio, ya que la lesión es especialmente cartilaginosa y con imágenes mal definidas en las radiografías convencionales. La RM es útil para mostrar la extensión del tumor y separar la lesión de la epífisis normal o el cartílago articular. Se extirpan las lesiones extraarticulares e intraarticulares y se corrige la deformidad secundaria, por osteotomía, de ser necesario. Es frecuente la recurrencia del tumor debido a su localización periarticular y afección extensa del hueso adyacente. A menudo se requieren resecciones múltiples durante la niñez.

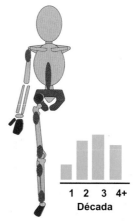

A Encondromas Se muestran sus localizaciones frecuentes (*rojo*) y menos frecuentes (*gris*). El patrón de edad para la afección se presenta en *azul*

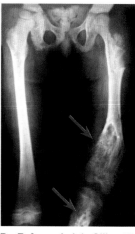

B Enfermedad de Ollier Nótense las lesiones extensas de la porción distal del fémur y la tibia (*flechas rojas*) con acortamiento y deformidad en varo

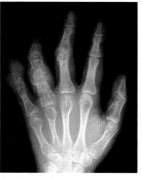

C Encondromas múltiples Nótese la afección extensa de varios dedos

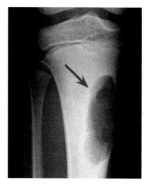

D Fibroma condromixoide Nótense sus características distintivas

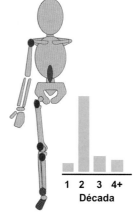

E Condroblastoma En la ilustración se muestran las localizaciones frecuentes (*rojo*) y menos frecuentes (*gris*). Se señala en *azul* el patrón de edad para la afección. Con base en Schuppers (1998). Las radiografías (*abajo*) muestran las localizaciones típicas en las epífisis del trocánter mayor (*flecha roja*) y la porción proximal de la tibia (*flecha blanca*). Nótese que la lesión proximal de la tibia es agresiva, ya que ha atravesado la epífisis (*flecha amarilla*)

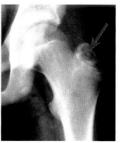
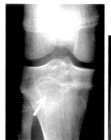
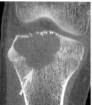

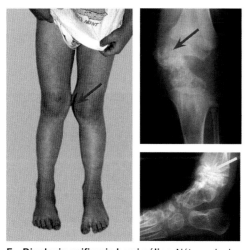

F Displasia epifisaria hemimélica Nótese el edema de la rodilla (*flechas rojas*) y la afección del tobillo (*flecha amarilla*)

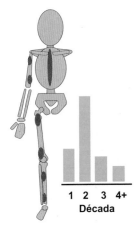

Osteoma osteoide

Este tumor benigno productor de hueso y altamente vascularizado induce una reacción corporal intensa y se caracteriza por su patrón de dolor. Se presenta más a menudo en los huesos largos durante la segunda década de la vida [A].

Diagnóstico El dolor suele presentarse por la noche, es bien localizado, y a menudo se alivia con ácido acetilsalicílico. Las lesiones de la columna vertebral se presentan en sus elementos posteriores y pueden causar escoliosis secundaria. Las lesiones son hipersensibles, y cuando están cercanas a una articulación, producen su inflamación, que tal vez se confunda con una artritis primaria. Las lesiones pueden causar hemidesosificación por dolor crónico y cojera [B]. El aspecto radiográfico suele ser característico en las lesiones bien establecidas. Un nido radiolúcido es rodeado por hueso reactivo [C]. La gammagrafía ósea es diagnóstica, con captación intensa localizada en el nido. Se ordenan imágenes de RM y TC para valorar por completo la lesión.

Tratamiento Las nuevas opciones terapéuticas complementan el abordaje tradicional de exéresis abierta.

Antiinflamatorios Las lesiones suelen resolverse durante el transcurso de muchos años, una opción rara vez aceptable para las familias.

Ablación percutánea Se prefiere en la mayoría de los casos, con uso de TC para la localización y radiofrecuencia para la ablación [D].

Exéresis abierta Es una opción razonable, pero conlleva un riesgo significativo de resección incompleta y recurrencia local.

Osteoblastoma

Este tumor benigno productor de hueso es similar al osteoma osteoide, pero más grande, y presenta diferencias claras. El dolor es menos intenso y no se alivia con el ácido acetilsalicílico. Las lesiones no están rodeadas por tejido reactivo y aparecen en la columna vertebral y los huesos largos con mayor frecuencia durante la segunda década de la vida [E]. El 33 % de estas lesiones se presentan en la columna vertebral [F], producen dolor dorsal y a menudo escoliosis, y a veces hipersensibilidad localizada. Los estudios de laboratorio son normales. La TC y las gammagrafías óseas son de utilidad. A veces es difícil diferenciar esta lesión del osteosarcoma. Las lesiones raquídeas son las más difíciles de tratar por la arteria vertebral adyacente en las lesiones de la columna cervical. Se tratan por resección completa. Se espera una tasa de recurrencias de alrededor del 20-30 %.

A Osteoma osteoide Se muestran las localizaciones de mayor (*rojo*) y menor (*gris*) frecuencia. El patrón de edad para la afección se observa en *azul*

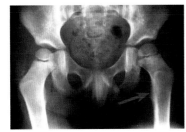

B Osteoma osteoide Nótese la hemidesosificación de la pelvis izquierda y el fémur, que se debe a dolor y cojera durante un período de meses por una lesión femoral proximal

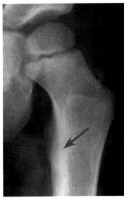

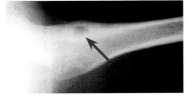

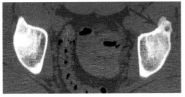

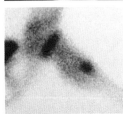

C Osteoma osteoide de la porción proximal del fémur Las lesiones son frecuentes en esta localización. Nótese el nido típico (*flecha roja*) rodeado por tejido reactivo. Las lesiones se encuentran muy "calientes" en una gammagrafía ósea (*flecha amarilla*)

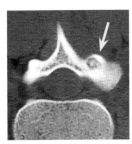

D Termorregulación del osteoma osteoide Esta lesión de los elementos posteriores (*flecha amarilla*) se localizaba en un sitio ideal para la ablación percutánea. Se realizó termocoagulación bajo guía por imágenes de TC (*flecha roja*)

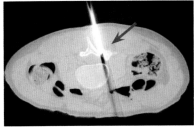

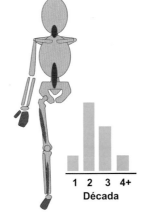

E Osteoblastoma Se muestran las localizaciones frecuentes (*rojo*) y menos frecuentes (*gris*). El patrón de edad de la afección se presenta en *azul*

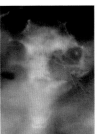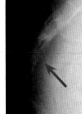

F Osteoblastoma del sacro

Tumores óseos diversos

Granuloma eosinófilo

El granuloma eosinófilo es la forma localizada de la histiocitosis de células de Langerhans o histiocitosis X.

Diagnóstico El pico máximo de incidencia es entre los 1 y 3 años de edad [A]. Se ha descrito al tumor como "el gran imitador" de los tumores óseos. Las lesiones son dolorosas y se confunden con mayor frecuencia con la osteomielitis y a veces con el sarcoma de Ewing. Las lesiones a menudo parecen "en sacabocado" en las radiografías convencionales [B y C], pero en ocasiones despiertan reacciones periósticas que sugieren un sarcoma. El niño puede presentar fiebre leve y elevación de VSG y CRP, lo que dificulta la diferenciación del proceso respecto de infecciones. Se considera ordenar radiografías de cráneo, porque se trata del sitio más frecuente de afección ósea. A veces el diagnóstico se debe establecer por biopsia.

Tratamiento La historia natural es de resolución espontánea durante un período de muchos meses. Las opciones terapéuticas incluyen la simple observación, la inmovilización para mejorar el confort y disminuir el riesgo de fracturas patológicas, la inyección de esteroides, el legrado limitado o la radioterapia.

Lesiones de columna vertebral Causan colapsos (vértebras planas) y, a veces, afección neurológica. Se trata por observación o inmovilización en aparatos ortopédicos. En la actualidad se necesita un legrado para acelerar la resolución.

Lesiones de huesos largos de las extremidades Cuando son suficientemente grandes, pueden conllevar un riesgo de fractura patológica. El legrado y la protección con yeso pueden ser apropiados.

Tumores de células gigantes

Los tumores de células gigantes (TCG) son agresivos y en ocasiones se presentan en los adolescentes. Las lesiones suelen ser metafisarias o epifisarias, excéntricas, expansivas, y muestran poca esclerosis o reacción perióstica [D]. Estos tumores invaden localmente y a menudo recurren. Se tratan por legrado, termoablación e injerto. Debe darse un seguimiento cuidadoso, porque se observan recurrencias en cerca del 25% de los casos.

Neurofibroma

La neurofibromatosis produce una alteración patológica amplia [E], que incluye escoliosis, seudoartrosis de huesos largos, lordoescoliosis torácica, protrusión del acetábulo y un crecimiento óseo anómalo (véanse detalles en el capítulo 12).

Hemangioma óseo

Se presenta a menudo en las vértebras o el cráneo, pero también puede aparecer en las extremidades [F]. Las lesiones son difusas y sugieren un tumor maligno [G]. Se necesita resección amplia y las recurrencias son frecuentes.

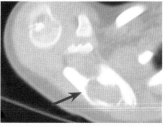

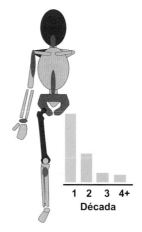

A   Granuloma eosinófilo Se muestran las localizaciones de mayor (*rojo*) y menor (*gris*) frecuencia. El patrón de edad de la afección se presenta en *azul*

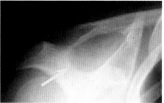

B   Granuloma eosinófilo de la escápula Se muestra la lesión por TC (*flecha roja*) y radiografía convencional (*flecha amarilla*)

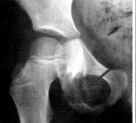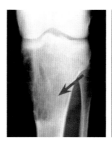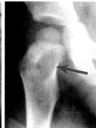

C   Granuloma eosinófilo en distintas localizaciones

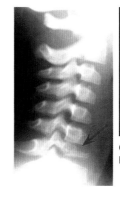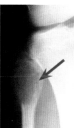

D   Tumor óseo de células gigantes Estas lesiones (*flechas*) ocurrieron poco después de terminar el crecimiento. Nótese la ausencia de reacción perióstica

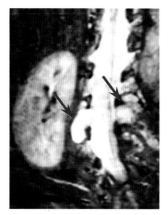

E   Neurofibromatosis Obsérvese la ectasia de la duramadre (*flechas rojas*)

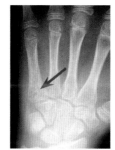

F   Hemangioma óseo Afectó al quinto metacarpiano, que clínicamente estaba doloroso y con un aspecto radiográfico en proceso de destrucción (*flechas rojas*)

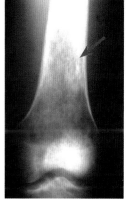

G   Hemangiomas de hueso Estas lesiones (*flecha*) a menudo son difíciles de diferenciar de las lesiones malignas

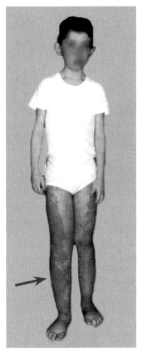

A Hemangioma Este niño presenta el síndrome de Klippel-Weber-Trenaunay con hemangioma extenso e hipertrofia de la extremidad (*flecha roja*)

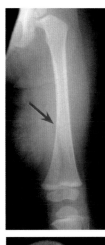

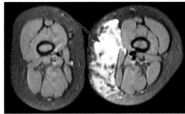

B Hemangioma extenso del muslo Esta gran lesión afecta buena parte de los músculos internos del muslo (*flechas rojas*)

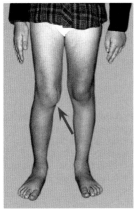

C Hemangioma sinovial Esta niña tenía edema de rodilla con derrames sanguinolentos frecuentes. Se requirieron resecciones repetidas durante un período de muchos años

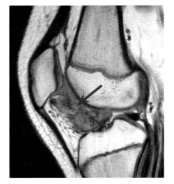

D Sinovitis vellosonodular pigmentada Esta lesión se presentó con dolor y edema de la articulación

Tumores benignos de tejidos blandos

Hemangiomas

Los hemangiomas son frecuentes durante la infancia; pueden ser parte de un trastorno sistémico [A] o una lesión aislada [B].

Diagnóstico Las manifestaciones clínicas dependen de la localización y el tamaño de las lesiones. Las subcutáneas suelen presentar hipersensibilidad local, mientras que las intramusculares causan dolor y plenitud, y las lesiones muy grandes o múltiples pueden provocar sobrecrecimiento o deformidad ósea.

Estudios imagenológicos Es diagnóstica la calcificación puntiforme de la lesión. La TC y RM son de mucha utilidad para el diagnóstico y la planeación preoperatorios.

Tratamiento Muchos pacientes son objeto de diagnóstico clínico y se tratan de forma sintomática. Las lesiones grandes y muy dolorosas pueden requerir resección, que suele ser difícil, ya que están mal definidas y pueden ser extensas. Son frecuentes las recurrencias.

Hemangioma sinovial

El hemangioma de la rodilla es causa de dolor y hemartrosis recurrente en el grupo de edad pediátrica [C]. El diagnóstico puede retrasarse y el trastorno diagnosticarse erróneamente como una alteración interna de la rodilla. Históricamente han ocurrido retrasos muy prolongados del diagnóstico. Las radiografías convencionales muestran edema de tejidos blandos. La RM suele ser diagnóstica. Las lesiones difusas son difíciles de extirpar por artroscopia y a menudo se requiere exéresis abierta amplia. Son frecuentes las recurrencias.

Sinovitis vellosonodular pigmentada

Estas lesiones son raras en los niños y deberán considerarse en el diagnóstico diferencial de la hemartrosis de articulaciones. Se presentan en lugares variados y pueden afectar articulaciones [D] y vainas tendinosas, ser multifocales y presentarse como quistes poplíteos. Se tratan por sinovectomía total. Las recurrencias son frecuentes.

Fibroma plantar

Pueden presentarse fibromas en lactantes con una masa en la porción anteromedial del cojinete del talón. La mayoría se mantienen pequeños y asintomáticos, algunos desaparecen, pero la mayor parte persisten, y cuando son dolorosos requieren exéresis.

En el paciente pediátrico, los fibromas plantares suelen presentarse como engrosamiento nodular de la aponeurosis plantar [E]. Se debe observar para determinar el potencial de crecimiento. Se resecan las lesiones que aumenten de volumen. Hay que estar al tanto de las imágenes de mitosis que son frecuentes en la muestra. Las recurrencias son habituales y el sobretratamiento también. La diferenciación de los fibrosarcomas y los tumores desmoides es difícil.

Otros tumores

Existe una amplia gama de tumores distintos en la niñez que incluyen lipomas [F], linfangiomas y tumores benignos fibrosos.

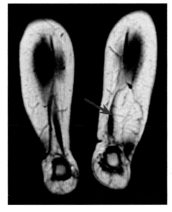

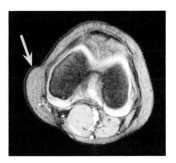

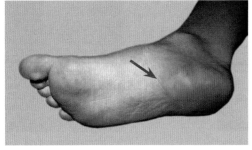

E Fibromatosis plantar Nótese el engrosamiento de la planta del pie con engrosamiento suprayacente de la piel

F Lipoma Nótese el gran lipoma (*flecha roja*) de la porción distal de la pierna en un lactante de 16 meses y la lesión más típica y de menor tamaño en una localización subcutánea (*flecha amarilla*) en un niño

Tumores malignos de tejidos blandos

Contribuyen con casi el 7% de los tumores malignos de los niños. Cerca de la mitad corresponde a rabdomiosarcomas. Estos tumores malignos de tejidos blandos se dividen en cinco categorías generales [A]. Las características que sugieren que una lesión de tejidos blandos es maligna incluyen firmeza, profundidad, falta de hipersensibilidad y diámetro mayor de 5 cm.

Rabdomiosarcoma

Es un sarcoma del músculo esquelético. Se trata del sarcoma de tejidos blandos pediátrico más frecuente [B]. Los tumores de extremidades constituyen el 20% de los casos y conllevan un peor pronóstico.

Las lesiones son firmes, no son hipersensibles y se ubican dentro del compartimento muscular [C]. Se presentan durante la niñez y envían metástasis a los nódulos linfáticos, y posteriormente al hueso. Se tratan por exéresis total y quimioterapia. La expectativa de supervivencia a 5 años es del 65-75%.

Tumores fibrosos malignos

Los tumores desmoides o la fibromatosis en ocasiones se consideran benignos. Sin embargo, debido a su elevada tasa de recurrencia, a veces se catalogan como fibrosarcomas de bajo grado. La mayoría se presentan en las extremidades y crean una masa de tejido blando y a veces erosión o deformidad del hueso adyacente [D]. La historia natural de la fibromatosis es variable; las lesiones suelen recurrir y presentan remisión espontánea. Las fibromatosis rara vez envían metástasis o causan la muerte.

Se tratan por resección total, cuando es posible. Si los márgenes quirúrgicos libres no pueden lograrse sin sacrificar la extremidad o su función, la resección excisional es una alternativa aceptable. La participación de la quimioterapia adyuvante es motivo de controversia. La radioterapia es eficaz pero a menudo se complica por detención del crecimiento cuando el campo de irradiación incluye los discos de crecimiento óseos.

Sarcoma sinovial

Estos tumores se presentan más a menudo en adolescentes [E] y adultos. La mayoría se presentan en los miembros inferiores. El tumor se puede confundir con un quiste sinovial. Suelen ocurrir metástasis primarias hacia los nódulos linfáticos regionales o los pulmones. Se tratan por quimioterapia, resección no mutilante y radiación. La expectativa de supervivencia es del 70-80%.

Tumores de células redondas azules

Incluyen los tumores primitivos del neuroectodermo, los sarcomas de Ewing de tejidos blandos y los tumores de Askin. Estos últimos son tumores de células redondas que afectan el eje central y la pared del tórax.

Sarcomas diversos

Sarcomas de la vaina nerviosa periférica Se registra degeneración maligna en el 5-10% de los pacientes con neurofibromatosis (NF1). Deberán documentarse las lesiones crecientes en estos pacientes por RM y ser objeto de exéresis o biopsia.

Otros sarcomas Incluyen una variedad de tumores [F]: leiomiosarcoma, liposarcoma, angiosarcoma y muchos más.

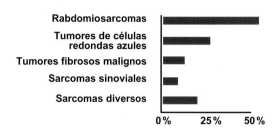

A   Sarcomas de tejidos blandos Tomado de datos de Conrad y cols. (1996)

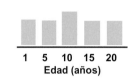

B   Distribución de edad del rabdomiosarcoma Estos tumores son frecuentes durante la lactancia y la niñez temprana

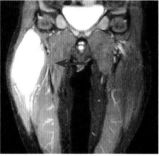
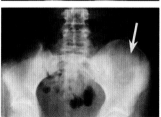

C   Rabdomiosarcomas Estos tumores se desarrollan dentro de los compartimentos musculares (*flecha roja*). Rara vez se diseminan a los huesos (*flecha amarilla*)

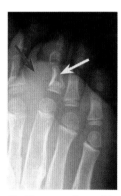

D   Tumores desmoides Nótese la gran masa de tejidos blandos (*flecha roja*) y la deformación de la segunda falange proximal (*flecha amarilla*)

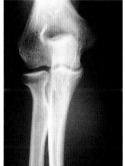
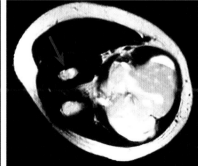

E   Sarcoma sinovial Esta lesión en un niño de 16 años afectó la articulación del codo y se observa mal en las radiografías convencionales, pero fácilmente en las RM (*flecha roja*)

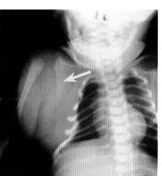
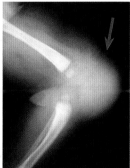

F   Cáncer de tejidos blandos en los lactantes El liposarcoma (*flecha roja*) y el fibrosarcoma (*flecha amarilla*) mostrados se convirtieron en lesiones masivas

Manifestación	Osteosarcoma	Sarcoma de Ewing
Dolor con la actividad	85 %	64 %
Dolor nocturno	21 %	19 %
Antecedentes de traumatismos menores	47 %	26 %
Tumor palpable	39 %	34 %
Diagnóstico: tendinitis	31 %	21 %
Diagnóstico diferido	9 semanas	19 semanas

A   Manifestaciones de presentación de los tumores óseos de la niñez Se muestran las diferencias en el cuadro clínico de los dos tumores óseos más frecuentes de la niñez. Con base en Widhe B y Widhe T. JBJS 82A:667, 2000

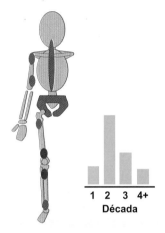

B   Osteosarcoma Se muestran las localizaciones frecuentes (*rojo*) y menos frecuentes (*gris*). En *azul* se muestra la edad de inicio

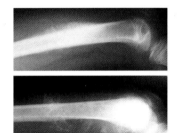

C   Aspecto radiográfico clásico del osteosarcoma Estos estudios muestran las características osteogénicas clásicas de la lesión en su localización más frecuente

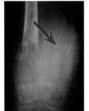
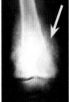
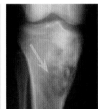
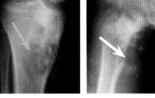

D   Aspecto radiográfico diverso del osteosarcoma Las lesiones pueden ser destructivas (*flecha roja*), osteogénicas (*flecha amarilla*), mostrar un aspecto de apolillado (*flecha anaranjada*), o características osteoblásticas y osteolíticas combinadas (*flecha blanca*)

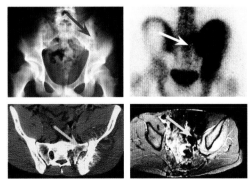

E   Sarcoma osteogénico de la pelvis Nótese que la lesión no es fácil de identificar en las radiografías convencionales (*flecha roja*), pero la imagen es bien demostrada por gammagrafía ósea (*flecha blanca*), TC (*flecha anaranjada*) y RM (*flecha amarilla*)

Tumores óseos malignos

El diagnóstico temprano de los tumores óseos malignos es un factor importante para mejorar la supervivencia. Deberán tenerse en mente las características del osteosarcoma y el sarcoma de Ewing en el momento de presentarse [A]. Una anamnesis y exploración física cuidadosas son importantes. Hay que tener en cuenta que el antecedente de dolor suele ser intermitente, en especial con el sarcoma de Ewing, y también es frecuente el engañoso antecedente de traumatismos menores. Casi el 33 % de los pacientes se presentan con una masa palpable.

Osteosarcoma

El sarcoma osteogénico es el tumor maligno más frecuente del hueso. Se observan osteosarcomas primarios en niños y adolescentes, con una incidencia máxima a la edad de 14 años.

Diagnóstico El osteosarcoma, por lo general, se presenta durante la segunda década de la vida y suele ocurrir cerca de la rodilla [B]. El dolor con las actividades y una masa palpable a menudo son datos tempranos. En ocasiones el paciente acude con una fractura patológica.

Para el dolor que dura más de 6 semanas, debe considerarse la valoración mediante radiografías o estudios de VSG y CRP. Las radiografías pueden mostrar las características típicas de una lesión osteogénica [C], que pueden ser osteolíticas u osteogénicas en la metáfisis ósea [D]. Las gammagrafías óseas permiten identificar otros sitios afectados. Son útiles la TC y RM para valorar los componentes óseos y tejidos blandos de la lesión, y estadificar el tumor [E]. La imagen histopatológica [F] muestra células tumorales con formación primitiva de matriz ósea.

Variantes Existen diferentes tipos de osteosarcomas, que difieren también en su pronóstico.

Osteosarcoma paraostal Son lesiones bien diferenciadas que se desarrollan en la superficie del hueso, como en la metáfisis femoral posterior, con poca o ninguna afección medular. Se tratan por resección local amplia.

Osteosarcoma perióstico Se presenta en huesos largos tubulares, en especial la tibia y el fémur. En contraste con el osteosarcoma paraostal, el perióstico es menos diferenciado y tiene un peor pronóstico.

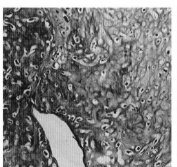
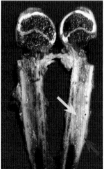

F   Patología del osteosarcoma Esta microfotografía (*izquierda*) muestra células tumorales y formación de matriz ósea primitiva. La muestra macroscópica de la parte proximal del húmero de un adolescente (*derecha*) exhibe un tumor intramedular (*flecha amarilla*) y formación perióstica de hueso nuevo (*flecha roja*)

Sarcoma de Ewing

El sarcoma de Ewing es el segundo tumor óseo maligno de mayor frecuencia en la niñez.

Diagnóstico El tumor tiene mayor incidencia en la segunda década de la vida [A] y se presenta más frecuentemente en la pelvis, el fémur y la tibia [B]. Estos tumores producen dolor y a veces aparecen con una masa de tejidos blandos. La lesión suele ser diafisaria [C] y osteolítica o de carácter permeativo. Las gammagrafías óseas y la RM son de utilidad. Puesto que el tumor puede causar fiebre, leucocitosis, anemia y elevación de la VSG, se puede confundir con osteomielitis. El diagnóstico se confirma por biopsia. Se trata de un tumor de células redondas muy maligno [D].

Tratamiento Los principios de tratamiento son similares tanto para el osteosarcoma como para el sarcoma de Ewing [E]. En general, este último se trata principalmente por quimioterapia y resección, y a menudo por radioterapia adyuvante.

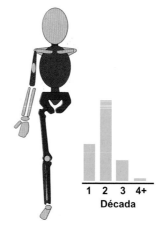

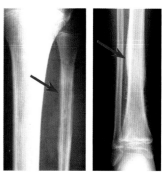

A Sarcoma de Ewing Se muestran las localizaciones de mayor (*rojo*) y menor (*gris*) frecuencia. En *azul* se presenta la edad de inicio

B Características radiográficas típicas del sarcoma de Ewing Nótese la localización diafisaria con reacción perióstica

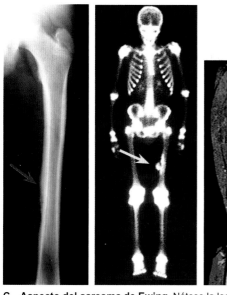

C Aspecto del sarcoma de Ewing Nótese la localización diafisaria (*flecha roja*) y la gammagrafía ósea positiva (*flecha amarilla*) con afección amplia de tejidos blandos (*flecha azul*)

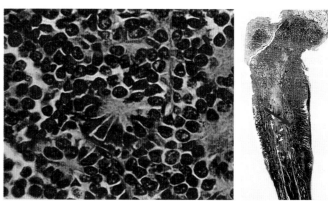

D Histopatología del sarcoma de Ewing Microfotografía (*izquierda*) que muestra células tumorales redondas, pequeñas. Nótese la destrucción cortical y la extensión extracortical de la porción proximal del fémur (*flecha a la derecha*)

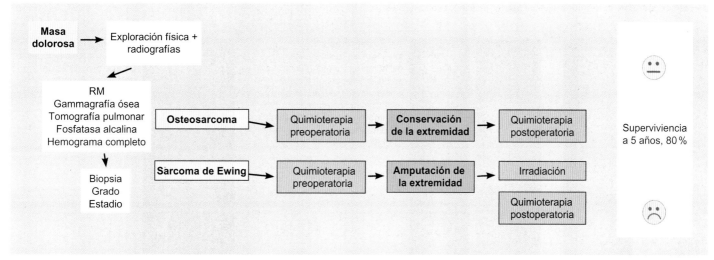

E Esquema terapéutico Se muestra el tratamiento de los casos típicos de osteosarcoma y sarcoma de Ewing

Fármaco	Nombre comercial	Comentario
Doxorrubicina	Adriamicina	Antibiótico citotóxico
Metotrexato		Antimetabolito
Cisplatino		Metal pesado
Ciclofosfamida	Cytoxan	Como mostaza nitrogenada
Ifosfamida		Citoxano sintético
Vincristina		Alcaloide
Bleomicina		Glucopéptido citotóxico
Actinomicina D	Dactinomicina	Antibiótico

A Fármacos para quimioterapia Se usan juntos en diversos esquemas para tratar los tumores malignos en los pacientes pediátricos

Contraindicaciones de los procedimientos de conservación de extremidad

Discrepancia calculada de longitud del miembro inferior > 8 cm en un niño inmaduro

Biopsia obtenida inapropiadamente o complicaciones en el sitio de toma

Mala respuesta a la quimioterapia preoperatoria

Infección mayor en el campo quirúrgico

Afección extensa de los tejidos blandos o el músculo por el tumor

Fractura patológica con hematoma que se extiende más allá de los límites compartimentales

Penetración de estructuras neurovasculares mayores por el tumor e imposibilidad de una derivación vascular

B Contraindicaciones relativas del rescate de la extremidad Se considera el tratamiento por amputación cuando estén presentes estas manifestaciones. Con base en DiCaprio MR y Friedlaender GE, JAAOS 11:25, 2003

Resultado	Amputación	Conservación de extremidad
Recurrencia local	5-10%	5%
Supervivencia	70%	70%
Función	Aceptable	Buena
Coste inicial	Bajo	Elevado
Coste a largo plazo	Mayor	Menor, si no hay complicaciones

C Comparación de resultados de la amputación y los procedimientos de conservación de extremidad Nótese que los resultados son similares

Tratamiento de los tumores óseos malignos

Hay algunos principios generales aplicables a la mayoría de las lesiones.

Quimioterapia Suele usarse quimioterapia [A] en esquemas de 3-5 fármacos durante un período de 9-12 meses. Por lo general, se administra un tercero en el preoperatorio durante 4-6 semanas y el resto después de la resección durante 6-9 meses adicionales.

Opciones quirúrgicas Se elige con base en la discusión con el paciente y la familia. Los resultados de diversos procedimientos suelen ser comparables y la selección se hace de la mejor forma con base en las características del tumor. Los procedimientos de conservación de la extremidad [A, página siguiente] tienen la mejor aceptación por los niños y la familia y se han vuelto el estándar de atención para la mayoría de los pacientes.

Procedimientos de amputación o conservación de extremidad
Cada método tiene sus indicaciones y contraindicaciones [B]. Los resultados funcionales son casi iguales. Los pacientes tratados por amputación presentan calificaciones funcionales algo menores, pero experimentan menos complicaciones de la intervención quirúrgica [C].

Endoprótesis El tratamiento modular con prótesis está ganando apoyo con el transcurso del tiempo. Las prótesis modernas son fuertes, ligeras y no reactivas [D]. La rehabilitación puede comenzar de inmediato y su aceptación es buena. Las infecciones y el aflojamiento son los problemas principales. Se presentan también problemas con las inserciones tendinosas y ligamentarias. Las sustituciones cerca de la rodilla, en especial en la parte proximal de la tibia, son las más problemáticas y muestran las más altas tasas de fracaso. Entre el 30 y 40% de los pacientes requieren revisiones en la primera década siguiente a la restitución. La mayoría de las infecciones y problemas de aflojamiento se pueden resolver por revisión.

Endoprótesis expandible En los niños proporciona la opción de mantener longitudes de extremidad equivalentes. El diseño provee 6-9 cm con una expansión de 1.5-2 cm mediante procedimientos mínimamente invasivos. Las mejorías en el diseño permiten una mayor excursión y un diseño estable.

Aloinjertos Los aloinjertos pueden ser intercalares, osteoarticulares o compuestos, combinados con endoprótesis. La falta de consolidación es el problema más frecuente [E]. Estos aloinjertos nunca se incorporan por completo, pero se estabilizan con el transcurso del tiempo, lo que provee una mejor función a largo plazo, haciéndolos una buena opción para las personas jóvenes con tumores diafisarios de huesos largos. Además, las inserciones de tendones y ligamentos son más satisfactorias que con las endoprótesis. Aunque los aloinjertos intercalares tienen los mejores resultados, se pueden considerar las reconstrucciones osteoarticulares, en especial cerca de la rodilla. Debido a la capacidad de inserción de tendones y ligamentos, su uso alrededor de la rodilla tiene ventajas sobre las endoprótesis. Los resultados de los aloinjertos pueden mejorar por tipificación tisular en el futuro.

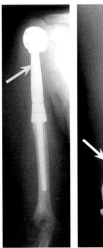
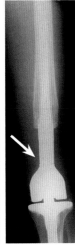
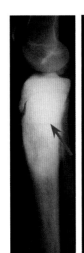
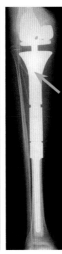

D Endoprótesis Se muestran las restituciones del húmero proximal (*flecha amarilla*) y la porción distal del fémur (*flecha blanca*). La resección del osteosarcoma proximal de la tibia (*flecha roja*) se trató con una endoprótesis tibial proximal (*flecha verde*)

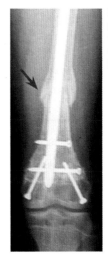

E Aloinjerto Este aloinjerto intercalar muestra falta de consolidación (*flecha*) en su unión proximal

Plastia de rotación Es la opción más eficaz en cuanto a consumo de energía se refiere, indicado para niños menores de 10 años con tumores extensos. Las complicaciones son pocas y el resultado permite el ajuste de una prótesis duradera y funcional. La mayoría de los niños tienen buena participación en los deportes. La principal desventaja es la complejidad de la reconstrucción y el aspecto final de la extremidad. Se recomiendan las reuniones preoperatorias con otros pacientes que se han sometido a la operación. Aunque no está de moda, algunos autores sugieren que el procedimiento tiene una mejor indicación en niños que en niñas.

Otras alternativas Incluyen injertos vascularizados, transporte óseo para alargamiento y artrodesis. Estas opciones se consideran con menor frecuencia, pero pueden usarse ante necesidades específicas.

El tratamiento de los tumores malignos es difícil, ya que la enfermedad es potencialmente letal. Las opciones son numerosas, lo que hace necesario integrar el tratamiento y ajustarlo a las características únicas de cada paciente.

Leucemia

Alrededor del 20 % de los niños con leucemia presentan dolor óseo y es atendida por primera vez por el ortopedista o reumatólogo. Las manifestaciones frecuentes incluyen dolor óseo, dolor y edema articulares, marcha antálgica, linfadenopatía leve y hepatoesplenomegalia, así como una fiebre moderada. Los datos radiográficos incluyen osteopenia difusa, bandas metafisarias, formación de nuevo hueso perióstico [B], esclerosis y una combinación de características de esclerosis y lisis. Los datos habituales de laboratorio incluyen elevación de VSG o CRP, trombocitopenia, anemia, disminución de neutrófilos, aumento de linfocitos y células inmaduras en el frotis de sangre periférica. El diagnóstico se confirma con una biopsia de médula ósea.

Tumores óseos metastásicos

Los tumores primarios más frecuentes son el neuroblastoma, seguido por el rabdomiosarcoma [C]. Los tumores metastásicos hacia huesos tienen mayores probabilidades de afectar el esqueleto axial [D]. Las más frecuentes son las metástasis vertebrales en la columna lumbar, en tanto la afección torácica y cervical es menos frecuente. Los tumores primarios que más frecuentemente presentan metástasis de la columna vertebral son el neuroblastoma y el astrocitoma. Las complicaciones de las metástasis raquídeas incluyen parálisis, fracturas patológicas y cifoescoliosis. Debe valorarse a los pacientes con neuroblastoma y sarcoma de Ewing en cuanto a enfermedad metastásica ósea por TC, RM, gammagrafía o biopsia de médula ósea. La afección extensa de hueso es un dato relativamente tardío [E].

Opciones de rescate de una extremidad

Endoprótesis modular

Aloinjerto

Aloinjerto osteoarticular

Aloinjerto: composiciones protésicas

Prótesis expandibles

Plastia de rotación

Transporte óseo (alargamiento)

Injertos vascularizados

Artrodesis

A   Opciones de conservación de la extremidad   Considerar estas opciones de rescate de una extremidad

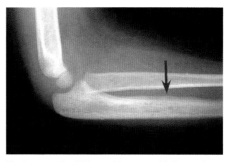

B   Leucemia   Nótese el hueso perióstico en la porción proximal del cúbito (*flecha*)

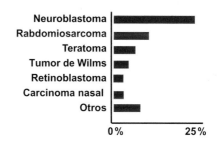

C   Tumores que producen metástasis esqueléticas   Tomado de datos de Leeson y cols. (1985)

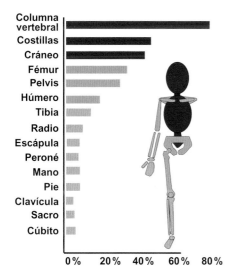

D   Sitio y frecuencia de las metástasis esqueléticas   Tomado de datos de Leeson y cols. (1985)

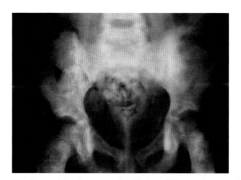

E   Neuroblastoma metastásico   Nótense las metástasis extensas en la pelvis y la porción proximal de los fémures

TUMORES ÓSEOS BENIGNOS

Bell SN, Campbell PE, Cole WG, Menelaus MB. Tibia vara caused by focal fibrocartilaginous dysplasia: Three case reports. J. Bone Joint Surg. 67-B:780-784, 1985.

Bergstrand H. Uber eine eigenartige, warscheinlich bisher nicht beschriebene osteoblastische Krankheit in den langen Knochen in der Hand und des Fusses. Acta Radiol. 11:596-613, 1930.

Bianco, P., Riminucci, M., Majolagbe, A., Kuznetsov, S. A., Collins, M. T., Mankani, M. H., Corsi, A., Bone, H. G., Wientroub, S., Spiegel, A. M., Fisher, L. W., Robey, P. G. Mutations of the GNAS1 gene, stromal cell dysfunction, and osteomalacic changes in non-McCune-Albright fibrous dysplasia of bone. J. Bone Miner. Res. 15:120-128, 2000.

Campanacci M, Ruggieri P, Gasbarrini A, Ferraro A, Campanacci L. Osteoid osteoma. Direct visual identification and intralesional excision of the nidus with minimal removal of bone. J. Bone Joint Surg. 81-B:814-819, 1999.

Canavese F, Soo BC, Chia SK, Krajbich JI. Surgical outcome in patients treated for hemangioma during infancy, childhood, and adolescence: a retrospective review of 44 consecutive patients. J. Pediatr. Orthop. 28(3):381- 386, 2008.

Couture, J., Mitri, A., Lagace, R., Smits, R., Berk, T., Bouchard, H.-L., Fodde, R., Alman, B., Bapat, B. A germline mutation at the extreme 3-prime end of the APC gene results in a severe desmoid phenotype and is associated with overexpression of beta-catenin in the desmoid tumor. Clin. Genet. 57:205-212, 2000.

Garg S, Mehta S, Dormans JP. Langerhans cell histiocytosis of the spine in children: long-term follow-up. J. Bone Joint Surg. 86-A(8):1740-1750, 2004.

Godette GA, O'Sullivan M, Menelaus MB. Plantar fibromatosis of the heel in children: a report of 14 cases. J. Pediatr. Orthop. 17(1):16-17, 1997.

Geschickter CF, Keasbey LE. Tumors of blood vessels. Am. J. Cancer 23:568-591, 1935.

Green JA, Bellemore MC, Marsden FW. Embolization in the treatment of aneurysmal bone cysts. J. Pediatr. Orthop. 17(4):440-443, 1997.

Guille JT, Kumar SJ, MacEwen GD. Fibrous dysplasia of the proximal part of the femur. Long-term results of curettage and bone-grafting and mechanical realignment. J. Bone Joint Surg. 80-A:648-652, 1998.

Jaffe H., Liechtenstein L. Non-osteogenic fibroma of the bone. Am. J. Pathol. 18:205-221, 1942.

Jaffe HL, Lichtenstein L. Solitary unicameral bone cyst with emphasis on the roentgen picture, the pathologic appearance and the pathogenesis. Arch. Surg. 44:1004-1025, 1942.

Kolodny A. Bone sarcoma: the primary malignant tumors of bone and the giant cell tumor. Surg. Gynec. Obstet. 44(1):214-241, 1927.

Mammano S, Candiotto S, Balsano M. Cast and brace treatment of eosinophilic granuloma of the spine: long- term follow-up. J. Pediatr. Orthop. 17(6):821-827, 1997.

Möller E, Mandahl N, Mertens F, Panagopoulos I. Molecular identification of COL6A3-CSF1 fusion transcripts in tenosynovial giant cell tumors. Genes Chromosomes Cancer 47(1):21-5, 2008.

Ramirez AR, Stanton RP. Aneurysmal bone cyst in 29 children. J. Pediatr. Orthop. 22(4):533-9, 2002.

Scaglietti O, Marchetti PG, Bartolozzi P. The effects of methylprednisolone acetate in the treatment of bone cysts. Results of three years follow-up. J. Bone Joint Surg. 61-B(2):200-204, 1979.

Stanton RP, Abdel-Mota'al MM. Growth arrest result- ing from unicameral bone cyst. J. Pediatr. Orthop. 18(2):198-201, 1998.

TUMORES BENIGNOS DE CARTÍLAGO

Chew DK, Menelaus MB, Richardson MD. Ollier's disease: varus angulation at the lower femur and its management. J. Pediatr. Orthop. 18:202-208, 1998.

Codman EA. Epiphyseal chondromatous giant cell tumors of the upper end of the humerus. Surg. Gynecol. Obstet. 52:543, 1931.

Dadfarnia T, Velagaleti GV, Carmichael KD, Eyzaguirre E, Eltorky MA, Qiu S. A t(1;9)(q10;q10) translocation with additional 6q23 and 9q22 rearrangements in a case of chondromyxoid fibroma. Cancer Genet. 204(12):666-670, 2011.

Jaffe HL, Lichtenstein L. Chondromyxoid fibroma of bone: a distinctive benign tumor likely to be mistaken especially for chondrosarcoma. Arch. Path. 19:541-551, 1943.

Konishi E, Nakashima Y, Iwasa Y, Nakao R, Yanagisawa A. Immunohistochemical analysis for Sox9 reveals the cartilaginous character of chondroblastoma and chondromyxoid fibroma of the bone. Hum. Pathol. 41(2):208-213, 2010.

Purandare NC, Rangarajan V, Agarwal M, Sharma AR, Shah S, Arora A, Paradar DS. Integrated PET/CT in evaluating sarcomatous transformation in osteochondro- mas. Clin. Nucl. Med. 34(6):350-354, 2009.

Yasuda T, Nishio J, Sumegi J, Kapels KM, Althof PA, Sawyer JR, Reith JD, Bridge JA. Aberrations of 6q13 mapped to the COL12A1 locus in chondromyxoid fibroma. Mod. Pathol. 22(11):1499-1506, 2009.

TUMORES MALIGNOS DE TEJIDOS BLANDOS

Barr FG, Galili N, Holick J, Biegel JA, Rovera G, Emanuel BS. Rearrangement of the PAX3 paired box gene in the paediatric solid tumour alveolar rhabdomyosarcoma. Nat. Genet. 3:113-117, 1993.

Deshmukh R, Mankin H.J, Singer S. Synovial sarcoma: The importance of size and location for survival. Clin. Orthop. 419:155-161, 2004.

Galili N, Davis RJ, Fredericks WJ, Mukhopadhyay1 S, Rauscher FJ III, Emanuel BS, Rovera G, Barr FG. Fusion of a fork head domain gene to PAX3 in the solid tumour alveolar rhabdomyosarcoma. Nat. Genet. 5:230-235, 1993.

Kawai A, Woodruff J, Healey JH. Brennan MF, Antonescu CR, Ladanyi M. SYT-SSX gene fusion as a determinant of morphology and prognosis in synovial sarcoma. N. Engl. J. Med. 338(3):153-160, 1998.

Shapiro DN, Sublett JE, Li B, Downing JR, Naeve CW. Fusion of PAX3 to a member of the forkhead family of transcription factors in human alveolar rhabdomyosarcoma. Cancer Res. 53:5108-5112, 1993.

Sharp, R., Recio, J. A., Jhappan, C., Otsuka, T., Liu, S., Yu, Y., Liu, W., Anver, M., Navid, F., Helman, L. J., DePinho, R. A., Merlino, G. Synergism between INK4a/ARF inactivation and aberrant HGF/SF signaling in rhabdomyosarcomagenesis. Nature Med. 8:1276-1280, 2002.

Stout AP. Rhabdomyosarcoma of the skeletal muscles. Ann. Surg. 123:447-472, 1946.

TUMORES ÓSEOS MALIGNOS

Batson OV. The function of the vertebral veins and their role in the spread of metastasis. Ann. Surg. 112(1):138-149, 1940.

Delattre O, Zucman J, Melot T, Garau XS, Zucker J-M, Lenoir GM, Ambros PF, Sheer D, Turc-Carel C, Triche TJ, Aurias A, Thomas G. The Ewing family of tumors — a subgroup of small-round-cell tumors defined by specific chimeric transcripts. N. Engl. J. Med. 331:294-9, 1994. 1996.

Ottaviani G, Jaffe N. The etiology of osteosarcoma. Cancer Treat. Res. 152:15-32, 2009.

Pasic I, Shlien A, Durbin AD. Recurrent focal copy-number changes and loss of heterozygosity implicate two noncoding RNAs and one tumor suppressor gene at chromosome 3q13.31 in osteosarcoma. Cancer Res. 70(1):160-71, 2010.

Schimke RN, Lowman JT, Cowan AB. Retinoblastoma and osteogenic sarcoma in siblings. Cancer 134:2077- 2079, 1974.

OTROS TUMORES

Abe T, Tomatsu T, Tazaki K. Synovial hemangioma of the knee in young children. J. Pediatr. Orthop. 11-B(4):293-297, 2002.

Müller H, Horwitz A, Kuhl J. Acute lymphoblastic leukemia with severe skeletal involvement: a subset of childhood leukemia with a good prognosis. Pediatr. Hematol. Oncol. 15(2):121-133, 1998.

OTROS

Adler C-P, Kozlowski K. Primary Bone Tumors and Tumorous Conditions in Children: Pathologic and Radiologic Diagnosis. Springer-Verlag, Berlin, 1993.

Cheng EY, Thompson RC. New developments in the staging and imaging of soft-tissue sarcomas. J. Bone Joint Surg. 81-A(6):882-891, 1999.

Enneking WF, Spanier SS, Goodman MA. A system for the surgical staging of musculoskeletal sarcoma. Clin. Orthop. 153:106-120, 1980.

Lowry PA, Carstens MC. Occult trauma mimicking metastases on bone scans in pediatric oncology patients. Pediatr. Radiol. 27:114-118, 1997.

Malkin D, Li FP, Strong LC, Fraumeni JF, Nelson CE, Kim DH, Kassel J, Gryka MA, Bischoff FZ, Tainsky MA. Germ line p53 mutations in a familial syndrome of breast cancer, sarcomas, and other neoplasms. Science 250:1233-1238, 1990.

Mankin HG, Lange TA, Spanier SS. The hazards of biopsy in patients with malignant primary bone and soft-tissue tumors. J Bone Joint Surg. 64-A:1121-1127, 1982.

Mirels H. Metastatic disease in long bones. A proposed scoring system for diagnosing impending pathologic fractures. Clin. Orthop. 249:256-264, 1989.

MIEMBRO INFERIOR CAPÍTULO 8

En este capítulo se cubren los problemas de uno o más segmentos de los miembros inferiores e incluyen algunos de los problemas más frecuentemente atendidos en la clínica de ortopedia infantil [A].

Desarrollo del miembro inferior

Su normalidad muestra una amplia variedad, tanto en diferencias de crecimiento de niños y niñas [A] como en el momento de aparición de la osificación [B y C]. Los primordios o yemas del miembro inferior aparecen durante la cuarta semana de la vida embrionaria (véase capítulo 1).

Osificación

La osificación aparece en primer término en los centros primarios [B] antes del nacimiento. Los centros de osificación secundarios surgen durante la lactancia y la niñez [C].

Crecimiento

El crecimiento de los miembros inferiores ocurre antes en las niñas que en los niños. A diferencia del crecimiento de la columna vertebral, los miembros inferiores muestran sólo un pequeño brote de crecimiento secundario [D]. La mayor parte del crecimiento del pie se presenta antes de los 10 años.

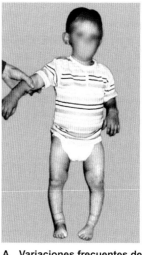

A Variaciones frecuentes del desarrollo Esta niña (*izquierda*) presenta anteversión femoral y este niño (*arriba*) muestra rodilla vara fisiológica

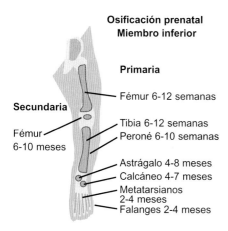

**Osificación prenatal
Miembro inferior**

Primaria

Fémur 6-12 semanas

Secundaria

Fémur 6-10 meses

Tibia 6-12 semanas
Peroné 6-10 semanas

Astrágalo 4-8 meses
Calcáneo 4-7 meses
Metatarsianos 2-4 meses
Falanges 2-4 meses

B Osificación prenatal Se muestra la línea de tiempo para la aparición de los centros de osificación primarios y secundarios en miembros inferiores. Con base en Caffey (1967)

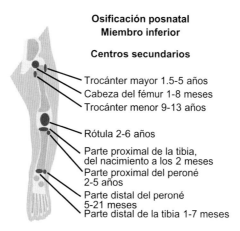

**Osificación posnatal
Miembro inferior**

Centros secundarios

Trocánter mayor 1.5-5 años
Cabeza del fémur 1-8 meses
Trocánter menor 9-13 años

Rótula 2-6 años

Parte proximal de la tibia, del nacimiento a los 2 meses
Parte proximal del peroné 2-5 años
Parte distal del peroné 5-21 meses
Parte distal de la tibia 1-7 meses

C Osificación posnatal de epífisis Se muestra el rango de edad para la aparición de los centros de osificación epifisaria en el miembro inferior. En este rango, la osificación de las niñas ocurre antes que en los niños. Con base en Caffey (1967)

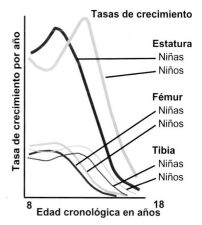

Tasas de crecimiento

Tasa de crecimiento por año

Estatura
Niñas
Niños

Fémur
Niñas
Niños

Tibia
Niñas
Niños

8   18
Edad cronológica en años

D Tasas de crecimiento Se muestran las tasas de crecimiento anual de niñas y niños para la estatura, así como las longitudes femoral y tibial. Con base en Anderson (1963)

Claudicación o cojera

La *claudicación* o *cojera* es la marcha anómala que, por lo general, se debe a dolor, debilidad o deformidad. La cojera es un hallazgo significativo cuya causa deberá establecerse [A]. Debe recordarse que una cojera indolora en un niño en edad preescolar puede deberse a displasia de desarrollo de cadera.

Valoración

Por lo general, se puede hacer un diagnóstico presuncional a partir de los antecedentes y la exploración física. La edad es un factor importante que se debe considerar durante la evaluación.

Antecedentes   En primer término se indaga acerca del inicio de la claudicación [B]. ¿Cuándo se observó por primera vez la cojera? ¿Se relacionó el inicio con una lesión o enfermedad? ¿Fue gradual o abrupta? Si la claudicación ha estado presente desde la lactancia, se pregunta sobre antecedentes del desarrollo, porque los niños con trastornos neuromusculares muestran un desarrollo motor diferido.

Observación   Por lo general, permite determinar el tipo de cojera. Se retira la ropa exterior para permitir la visualización completa de los miembros inferiores. Se mira al niño caminar en el pasillo de la clínica [C] para observar tres fases: (1) General. Se buscan anomalías evidentes: ¿qué lado parece anormal? ¿Es de duración equivalente la fase de apoyo en cada lado? ¿Hay una desviación externa del hombro? ¿Se observa circunducción? (2) Se estudia cada miembro inferior de manera *individual*, buscando los cambios más sutiles: ¿Está presente el patrón de marcha normal talón-punta? ¿Alcanzan las rodillas la extensión completa durante la fase de apoyo? ¿Cómo se conduce la mano? En la hemiplejía se observa elevación del brazo. (3) Se hace un diagnóstico presuncional y, después, una observación final para asegurarse que este diagnóstico sea compatible con las características de la claudicación.

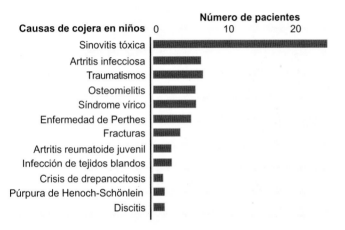

A   Causas de cojera en 60 pacientes pediátricos   Datos de Choban y Killian (1990)

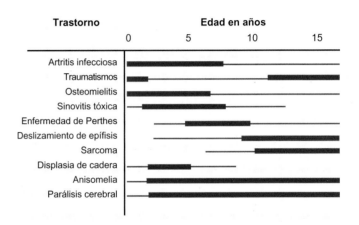

B   Causas de cojera por edad   Las causas de cojera tienen relación con la edad del niño. Las líneas rojas finas muestran el rango y las gruesas el correspondiente de edad más frecuente de la afección

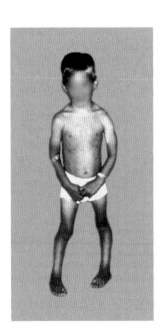

C   Observación en el pasillo
Se debe valorar la claudicación mediante el estudio de la marcha del niño mientras camina en el pasillo de la clínica

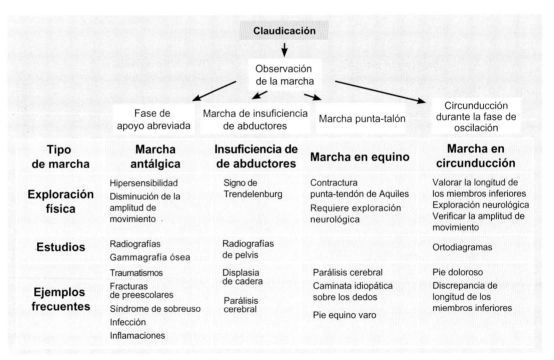

D   Algoritmo para la evaluación de la claudicación   Se muestran las principales causas de cojera. En primer término, se puede hacer una clasificación general por observación. Las causas exactas se establecen por exploración física y estudios de laboratorio

Tipos de cojera

Los tipos frecuentes de cojera se pueden clasificar en cuatro grupos [D, página anterior].

Marcha antálgica Se trata de una cojera por dolor. La característica más notoria es una fase de apoyo abreviada en el lado afectado. Para disminuir al mínimo las molestias, se reduce el tiempo de soporte de peso en el lado afectado. Se dice que el paciente pediátrico "prefiere" un lado o el otro. El término "preferir" es ambiguo, porque se puede usar para describir el lado afectado o el no afectado. Se ubica la localización anatómica del problema al precisar el sitio de hipersensibilidad, la defensa articular y la limitación del movimiento. La cadera es el sitio más frecuentemente afectado [A]. Se hace seguimiento por radiografías. A menudo son de utilidad un hemograma completo, la velocidad de sedimentación globular (VSG) o la proteína C reactiva (CRP, de *C-reactive protein*). Si las radiografías resultan negativas, se ordena una gammagrafía ósea para localizar el problema [B y C].

Marcha con insuficiencia de los músculos abductores Ocurre por la debilidad causada, por lo general, por una displasia de la cadera o un trastorno neuromuscular. La marcha con insuficiencia de los músculos abductores se caracteriza por la desviación externa del hombro hacia el o los lados afectados. En la marcha normal, los músculos abductores se contraen durante la fase de apoyo para mantener el equilibrio de la pelvis y el avance lineal del centro de gravedad del cuerpo. Si los abductores están débiles, la pelvis se inclina y desciende en el lado sin soporte durante la fase de apoyo. Para mantener el centro de gravedad sobre el pie, el hombro se desvía hacia el lado débil, lo que se conoce como *claudicación por insuficiencia de abductores* o *marcha de Trendelenburg*. La debilidad de los abductores se demuestra por la prueba o signo de Trendelenburg, positivo cuando la pelvis desciende sobre el lado sin apoyo al pararse sobre un solo miembro inferior. La causa de la insuficiencia de abductores suele establecerse por radiografía de la pelvis en bipedestación y una exploración neurológica.

Marcha en equino La marcha en equino se debe a una contractura talón-tendón de Aquiles (calcáneo), que suele ser secundaria a parálisis cerebral, deformidad residual de pie equino varo o rigidez idiopática talón-tendón de Aquiles. Independientemente de la etiología, la contractura causa una secuencia de "punta a talón" durante la fase de apoyo en el lado afectado. En el menor, el pie equino suele vincularse con una "rodilla en hiperextensión", deformidad que se presenta durante la fase de apoyo. Se documenta evaluando el rango de dorsiflexión del tobillo con la rodilla extendida. El tobillo debería estar con más de 10° de dorsiflexión. En caso de deformidad en equino, se requiere una exploración neurológica exhaustiva. Puede confundirse con una marcha por miembro inferior corto debido a displasia de desarrollo de cadera.

Marcha en circunducción Permite que un miembro inferior funcionalmente más largo avance durante la fase de oscilación. La circunducción suele deberse a un trastorno doloroso cerca del pie o el tobillo, porque requiere menos movimiento de este último y hace más cómoda la marcha.

Tratamiento

La cojera puede ser causada por algo tan simple como la presencia de una piedra en el zapato, o por algo tan grave como la leucemia o el sarcoma osteogénico. Por lo tanto, no se pueden hacer generalizaciones acerca del tratamiento. En ocasiones no se puede determinar la causa de la cojera. Si el diagnóstico es incierto, debe revalorarse al niño cada semana hasta que el problema se resuelva o se llegue a uno preciso.

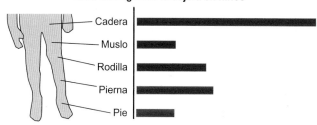

Sitio de origen de la cojera en niños

A   Origen de la cojera en 60 pacientes pediátricos pequeños Datos de Choban y Killian (1990)

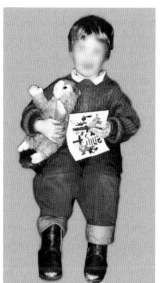

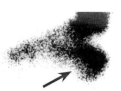

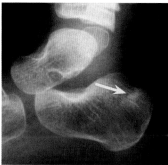

B   Utilidad de la gammagrafía ósea en la valoración de la claudicación Este niño presenta una cojera antálgica con resultados negativos de la exploración física, las radiografías y la VSG. La gammagrafía ósea mostró aumento de la captación sobre el calcáneo (*flecha roja*), que sugirió una lesión por estrés que se confirmó por radiografía 2 semanas después, donde se observan signos de una fractura por estrés (*flecha amarilla*). El niño había estado bajo estrés por tener que caminar de manera prolongada en un centro comercial

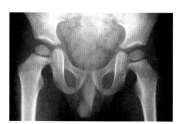

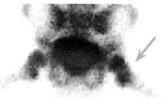

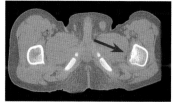

C   Cojera oculta por osteomielitis Este niño de 2 años se quejaba de dolor nocturno y presentaba una cojera sutil en el día. Las radiografías resultaron negativas y la gammagrafía ósea mostró ligero aumento de la captación en la parte alta del fémur (*flecha anaranjada*). La TC mostró un defecto intracortical (*flecha roja*). Se hizo la diferenciación respecto de un osteoma osteoide por su resolución con tratamiento antibiótico

Característica	Dolor por crecimiento	Problema grave
Antecedentes		
Duración prolongada	A menudo	Por lo general no
Dolor localizado	No	A menudo
Dolor bilateral	A menudo	Rara vez
Altera la actividad	No	Frecuentemente
Causa cojera	No	A veces
Salud general	Buena	Posible enfermedad
Exploración física		
Hipersensibilidad	No	Tal vez
Defensa	No	Tal vez
Disminución de la amplitud de movimiento	No	Tal vez
Laboratorio		
Hemograma	Normal	± Anómalo
VSG	Normal	± Anómalo
CRP	Normal	± Anómalo

A   Diferenciación entre dolores por el crecimiento y problemas más graves Las características de los dolores por crecimiento suelen ser tan precisas que rara vez se requieren estudios especiales

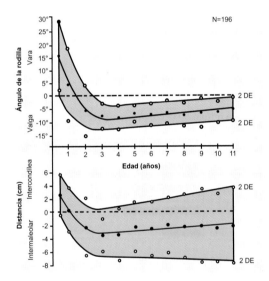

B   Valores normales para el ángulo de la rodilla Se muestran los valores normales del ángulo de la rodilla y las distancias intermaleolar e intercondílea. Tomado de Heath y Staheli (1993)

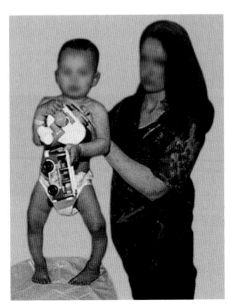

C   Curvatura fisiológica de los miembros inferiores Este lactante de 18 meses presenta una curvatura moderada

Dolor de piernas

Los dolores de las piernas o por crecimiento son idiopáticos, malestares benignos de los miembros inferiores que se presentan en el 15-30% de los niños. El cuadro tiene mayor frecuencia en las niñas y suele presentarse por la noche con afección principal de los miembros inferiores. El trastorno no causa discapacidad funcional o signos objetivos y se resuelve de manera espontánea sin secuelas residuales. Se desconoce la causa, pero las teorías no documentadas al respecto incluyen las etiologías genética, funcional o estructural (hipermovilidad). Los dolores de los miembros inferiores siguen a las cefaleas y los dolores gástricos como los más frecuentes durante la infancia.

Cuadro clínico

El diagnóstico diferencial de los dolores de los miembros inferiores incluye gran parte de los trastornos del dolor que afectan al sistema musculoesquelético en los niños. El diagnóstico se hace por exclusión [A].

Antecedentes El dolor de los miembros inferiores suele ser vago, mal localizado, bilateral y nocturno, y rara vez altera la actividad. El trastorno no afecta la marcha o la salud general. Un antecedente de larga duración es el más constante para el diagnóstico de dolores de los miembros inferiores. Esta duración prolongada es útil para separar el proceso de problemas más graves, que con el paso del tiempo, por lo general, originará datos objetivos.

Exploración física inicial ¿El paciente parece presentar una enfermedad sistémica? ¿Hay deformidad o rigidez? ¿Cojea el niño?

Hipersensibilidad Se palpan sistemáticamente los miembros inferiores y el tronco en busca de hipersensibilidad.

Movimiento articular ¿Está restringido o con defensa el movimiento articular? Verificar la simetría de la rotación interna de las caderas.

Diagnóstico diferencial

El dolor nocturno puede deberse también a un tumor, como el osteoma osteoide, el sarcoma de Ewing o el osteogénico. El dolor tumoral es más localizado, a menudo vinculado con una masa de tejidos blandos, progresión, y que ocurre, por lo general, a una edad infantil más avanzada que los dolores por crecimiento.

Tratamiento

Si los antecedentes son atípicos para dolores de miembros inferiores o se encuentran signos a la exploración, se requieren estudios de laboratorio e imagen. Si los resultados son negativos, se hace el diagnóstico presuncional de dolores del crecimiento o de miembros inferiores. Se provee tratamiento sintomático con aplicación de calor y analgésicos. Se debe alentar a la familia en cuanto a la evolución benigna y autolimitada del trastorno, pero recordando que si las manifestaciones clínicas cambian, el niño deberá ser revalorado.

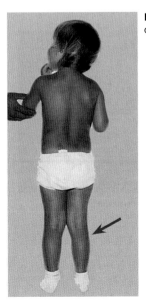

D   Piernas en "X" fisiológicas Esta niña de 3 años presenta piernas en "X" fisiológicas

Rodillas vara y valga

Son deformidades del plano frontal de la rodilla cuyo ángulo queda fuera del rango normal ± 2 desviaciones estándar (DE) de la media. Las variaciones del ángulo de la rodilla que entran en el rango normal de movimiento se conocen como *piernas arqueadas* o *en "O"*, o variaciones fisiológicas [A]. El rango de cambios normales del ángulo de la rodilla se modifica con la edad [B, página anterior]. La curvatura externa de la tibia es frecuente durante el primer año, las piernas encorvadas son habituales durante el segundo año [C, página anterior] y las piernas en "X" son las más notorias entre los 3 y 4 años de edad [D, página anterior]. Las deformidades en varo o valgo se clasifican ya sea como "focales", como ocurre con la tibia vara, o "generalizadas", como se observa en el raquitismo.

Valoración

Antecedentes Se indaga acerca del inicio. ¿Hubo alguna lesión o enfermedad? ¿Está progresando la deformidad? ¿Están disponibles las fotografías o radiografías anteriores para su revisión? ¿Está el paciente en un buen estado de salud general? ¿Provee la familia una alimentación normal? ¿Están afectados otros miembros de la familia?

Exploración física Se inicia con una exploración física general. ¿Tiene el niño una estatura y proporciones corporales normales? La estatura corta es frecuente en el raquitismo y varios síndromes. ¿Se encuentran presentes otras deformidades? ¿Es simétrica la deformidad [B]? ¿La deformidad es localizada o generalizada? ¿Es equivalente la longitud de los miembros inferiores? El acortamiento y la deformidad del ángulo de la rodilla pueden deberse a lesiones epifisarias o a algún problema del desarrollo, como la hemimelia peronea. Se mide el perfil rotacional. Las deformidades en los planos frontal y transverso a menudo coexisten; hay que hacer una clara separación. Luego se mide la deformidad. Con la rótula en orientación directa hacia adelante se mide el ángulo de la rodilla con un goniómetro y se determina la distancia intermaleolar o intercondílea. ¿Aumenta la deformidad cuando el niño se pone de pie? Si los ligamentos laterales se encuentran laxos, como en la acondroplasia, la deformidad en varo empeora en posición erecta.

Laboratorio Si el paciente presenta una deformidad generalizada, se ordena un tamiz metabólico que incluya calcio, fósforo, fosfatasa alcalina y creatinina más hematocrito.

Estudios imagenológicos Si los datos sugieren la posibilidad de una base patológica para la deformidad, se ordena una radiografía simple AP de los miembros inferiores [C]. Si los ligamentos se encuentran laxos, se pide la radiografía con el paciente en bipedestación, ubicado con la rodilla directamente hacia adelante [C]. Se utiliza una placa suficientemente grande para incluir fémures y tibias en toda su longitud. Suele requerirse un chasis y película de 36 pulgadas. Se debe estudiar la radiografía en busca de datos de raquitismo, tibia vara y otros problemas. Es necesario medir el ángulo metáfisis-diáfisis de la porción superior de la tibia (véase D, p. 142). Los valores por arriba de 11° son compatibles con la tibia vara, pero no diagnósticos. Se mide el ángulo cadera-rodilla-tobillo (eje mecánico) y se concluye la evaluación con otros estudios imagenológicos, si es necesario. Para las deformidades óseas, es útil una radiografía lateral. Los estudios por tomografía computarizada (TC) o resonancia magnética (RM) pueden ayudar a identificar y medir un puente epifisario. Se documenta la deformidad por fotografía. Una serie de fotografías provee un registro gráfico del cambio con respecto al tiempo.

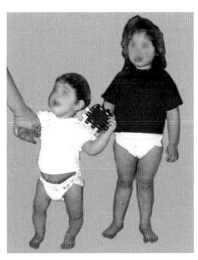

A Encorvamiento fisiológico de los miembros inferiores y piernas en "X" Estos hermanos no gemelos muestran la secuencia donde el niño en edad preescolar presenta piernas arqueadas y la niña, de mayor edad, presenta piernas en "X"

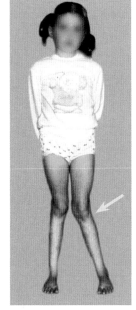
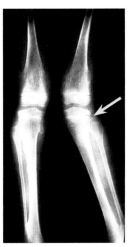

B Rodilla valga patológica La deformidad es asimétrica y se debe a osteocondromatosis (*flechas amarillas*)

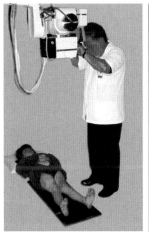
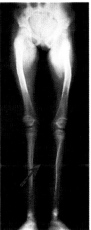
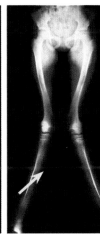

C Posicionamiento para las radiografías La niña se coloca cuidadosamente para asegurar un estudio preciso. El ubicarla para incluir las dos piernas dentro de la misma proyección de la radiografía (*flecha roja*) da como resultado una mala información. En la misma paciente, nótese la diferencia con un estudio en posición apropiada (*flecha amarilla*)

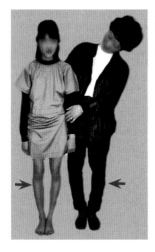

A   Rodilla vara familiar Los individuos asiáticos tienden a presentar un encorvamiento fisiológico más notorio que otros grupos

Diagnóstico

Es necesario seguir un plan [D y E]. Primero se hace la diferenciación entre las formas fisiológicas y patológicas [A y B]. En el caso de estas últimas, debe considerarse el uso de categorías etiológicas distintas [C]. Las causas son múltiples y por lo general el diagnóstico no es difícil.

Valoración

Eje mecánico Se obtiene una radiografía en bipedestación a lo largo de los miembros inferiores. Es necesario verificar que el paciente se encuentre con las rótulas directamente en posición anterior al momento de la exposición. Se traza el eje del fémur y la tibia conectando el centro de la cabeza femoral con el centro de la epífisis femoral distal [A, página siguiente]. Se traza una segunda línea entre el punto medio de las epífisis superior e inferior de la tibia. Se marcan las superficies articulares y se mide qué tan en valgo o varo están las rodillas.

Sistema por zonas En una radiografía de longitud completa, se traza una línea entre la cabeza del fémur y el tobillo. Luego se observa la posición de la rodilla en relación con el eje [B, página siguiente].

Característica	Fisiológica	Patológica
Frecuencia	Frecuente	Rara
Antecedentes familiares	Suelen ser negativos	Puede ocurrir en familias
Alimentación	Normal	Puede ser anómala
Salud	Buena	Otras anomalías musculoesqueléticas
Inicio	Segundo año para la curvatura Tercer año para las piernas en "X"	Fuera de la secuencia normal A menudo avanza
Efecto del crecimiento	Sigue un patrón normal	Variable
Estatura	Normal	Menos del percentil 5
Simetría	Simétrica	Simétrica o asimétrica
Gravedad	De leve a moderada	A menudo por fuera de ±2 DE

B   Diferenciación fisiológica y patológica de la rodilla vara

Causa	Rodilla valga	Rodilla vara
Congénita	Hemimelia peronea	Hemimelia tibial
Displasia	Osteocondrodisplasias	Osteocondrodisplasias
Del desarrollo	Piernas en "X" > 2 DE	Encorvamiento > 2 DE Tibia vara
Traumatismo	Sobrecrecimiento Detención epifisaria parcial	Detención epifisaria parcial
Metabólica	Raquitismo	Raquitismo
Osteopénica	Osteogénesis imperfecta	
Infección	Lesión del disco de crecimiento	Lesión del disco de crecimiento
Artritis	Artritis reumatoide (rodilla)	

C   Clasificación del ángulo patológico de la rodilla Se presentan las causas de las rodillas vara y valga

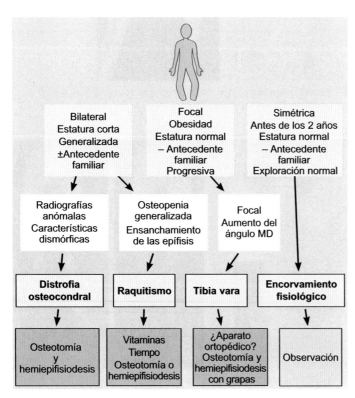

D   Valoración de la rodilla vara o piernas arqueadas En este diagrama de flujo se muestra la diferenciación de las causas frecuentes de cambio en el ángulo de la rodilla

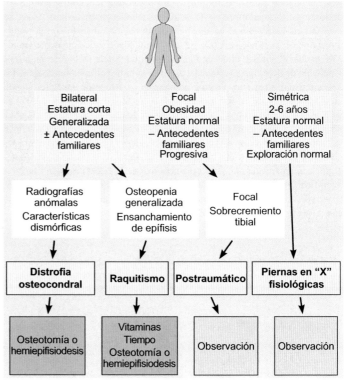

E   Valoración de la rodilla valga o piernas en "X" Este diagrama de flujo muestra la diferenciación de las causas frecuentes de cambio en el ángulo de la rodilla

Principios terapéuticos

La vasta mayoría de los niños presentan miembros inferiores curvos o piernas en "X" y se resolverán espontáneamente. Si las distancias intracondíleas e intramaleolares son mayores de 8 cm, debe considerarse una interconsulta.

Estas variaciones fisiológicas se documentan con una fotografía y se cita al paciente nuevamente en 3-6 meses para su seguimiento. No se requieren radiografías. Si el problema es patológico, se establece la causa y, después, las opciones terapéuticas.

Tratamiento no quirúrgico El tratamiento con cuñas en los zapatos no es eficaz y deberá evitarse. Se pueden usar aparatos ortopédicos largos para miembros inferiores en caso de tibia vara temprana, pero su eficacia es incierta. Deben evitarse los aparatos ortopédicos a largo plazo para circunstancias como el raquitismo resistente a la vitamina D, porque su eficacia no es clara y hay minusvalía considerable por el tratamiento con estos dispositivos.

Opciones de corrección quirúrgica Incluyen osteotomía o procedimientos de crecimiento controlado por hemiepifisiodesis o engrapado unilateral de las epífisis. Los objetivos del tratamiento quirúrgico son: (1) corregir el ángulo de la rodilla, (2) colocar las superficies articulares de la rodilla y el tobillo en posición horizontal, (3) mantener la igualdad de la longitud de los miembros inferiores, y (4) corregir cualquier deformidad concomitante. Para alcanzar estos objetivos, se requiere planeación preoperatoria.

Osteotomías correctivas Se realizan tan cerca del sitio de la deformidad como sea práctico.

Traslado de la osteotomía Puede requerirse para colocar la articulación dentro de un eje mecánico.

Osteotomías de niveles múltiples A menudo se requieren ante deformidades generalizadas por trastornos metabólicos y osteocondrodistrofias. Debe sopesarse el número de osteotomías con los riesgos.

Deformidad recurrente Es posible en ciertas circunstancias, por lo que debe retrasarse la corrección tanto como sea posible, para disminuir el número de procedimientos requeridos durante la infancia.

Rodillas valga y vara idiopáticas

La deformidad en valgo con una distancia intermaleolar mayor de 8-10 cm se observa con mayor frecuencia en las niñas con obesidad, una deformidad que rara vez causa discapacidad funcional; el problema es principalmente estético. Cuando es grave, con una distancia intermaleolar mayor de 15 cm, debe considerarse la corrección quirúrgica por hemiepifisiodesis o engrapado. Se ordena una radiografía en bipedestación y se estructura el eje mecánico. Deben determinarse los sitios de la deformidad. En la mayoría de los casos, la porción distal del fémur es la de máxima deformidad cerca del sitio apropiado de corrección.

Las deformidades en varo aparecen con mayor frecuencia en individuos asiáticos [A, página anterior]. La deformidad en varo puede ser familiar. El aumento del riesgo de artritis degenerativa de la rodilla es incierto. Esta deformidad rara vez requiere corrección quirúrgica. Su forma grave se trata por engrapado o hemiepifisiodesis.

Rodilla valga postraumática

La rodilla valga postraumática es resultado del sobrecrecimiento de la metáfisis tibial proximal después de una fractura en la niñez temprana [C]. El valgo puede deberse también a desnutrición o interposición de tejidos blandos en la fractura.

Historia natural La deformidad se desarrolla durante los primeros 12-18 meses de edad por sobrecrecimiento tibial después de una fractura, que viene seguido por una disminución muy gradual del valgo durante un período de años. En la mayoría de los pacientes, la corrección es adecuada y no se necesita operación quirúrgica.

Tratamiento Las fracturas tibiales proximales se tratan por corrección de cualquier alineación defectuosa e inmovilización con yeso de toda la longitud del miembro inferior aplicado con moldeamiento suave en varo. Debe documentarse la reducción y posición con una placa larga que incluya toda la tibia. Se instruye a la familia en cuanto al potencial de esta fractura de causar una deformidad secundaria, que no se puede prevenir. Se debe evitar la osteotomía temprana porque la recurrencia es frecuente y la deformidad suele resolverse espontáneamente con el tiempo. Es necesario alentar a la familia en el sentido de que la rodilla no se dañará por la deformidad. Si la deformidad persiste, se corrige por osteotomía o por hemiepifisiodesis temporal o definitiva cerca del final del crecimiento.

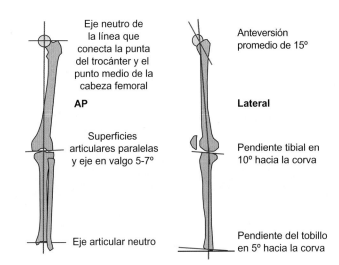

A Eje mecánico normal de los miembros inferiores Se presentan cifras promedio. Con base en Paley y Tetsworth (1992)

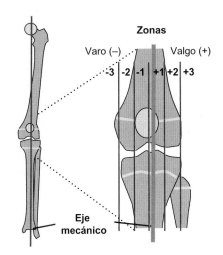

B Sistema de zonas para valorar el eje mecánico La zona en la que entra el eje mecánico se clasifica como (–) para varo y (+) para valgo y en tercios con valores que van de 1 a 3. Con base en Stevens y cols. (1999)

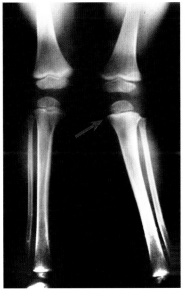

C Rodilla valga postraumática Esta deformidad se debe al sobrecrecimiento de la tibia después de una fractura proximal de su metáfisis

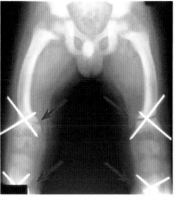
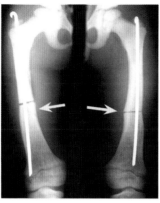

A   Corrección quirúrgica de la deformidad por raquitismo Suele requerirse corrección en niveles múltiples (*flechas rojas*). En algunos casos se puede usar fijación intramedular (*flechas amarillas*)

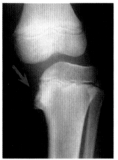
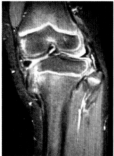
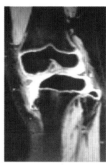

B   Tibia vara Estas imágenes son de un niño de 6 años con deformidad moderada. Nótese la deformidad y la subluxación interna del fémur sobre la tibia, como se observa de pie y caminando

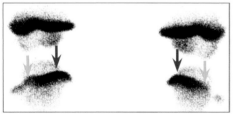

C   Gammagrafía ósea Muestra tempranamente aumento de la captación en la cara interna de la epífisis proximal de la tibia (*flechas rojas*) en comparación con el lado externo (*flechas anaranjadas*). Esto puede ser útil para diferenciar la curvatura fisiológica de la tibia vara temprana

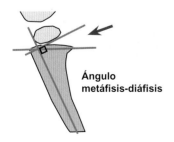

D   Ángulo metáfisis-diáfisis Este ángulo (*flecha roja*) se mide habitualmente en tibias varas

Raquitismo

Se sospecha raquitismo en un niño con rodilla valga creciente, estatura corta y antecedente de una alimentación inusual o presencia de deformidades similares en otros miembros de la familia. El raquitismo produce una rodilla valga generalizada con encorvamiento de la diáfisis y rarefacción de las epífisis. Las bajas concentraciones de calcio y fósforo con fosfatasa alcalina alta son datos de laboratorio que confirman el diagnóstico. Se documenta la gravedad mediante una radiografía de 36 pulgadas de todo el fémur y la tibia, midiendo el ángulo cadera-rodilla-tobillo y la zona del eje mecánico.

Primero se trata por envío del paciente a un endocrinólogo para optimizar el tratamiento médico del raquitismo. A pesar del tratamiento médico óptimo, las deformidades suelen persistir en las formas del padecimiento resistentes a la vitamina D.

Ortesis La utilidad de estos dispositivos es motivo de controversia, ya que cuando su uso es a largo plazo, imponen una mayor carga al paciente pediátrico y no han mostrado utilidad.

Intervención quirúrgica De ser posible, se retrasa la corrección hasta etapas avanzadas de la niñez para el engrapado o la adolescencia para la osteotomía. La corrección al final del crecimiento disminuye el riesgo de recurrencias. Si la deformidad es grave, puede requerirse corrección en la niñez [A]. La osteotomía se planea mediante radiografías largas y recortes. Debe vendarse el miembro inferior libre para visualizar lo adecuado de la corrección, y se corrige en uno o más niveles en cada segmento óseo del plan preoperatorio. El paciente debe inmovilizarse durante casi 10 semanas, ya que la consolidación puede ser ligeramente más lenta que lo normal.

Si la corrección quirúrgica se hace antes del término del crecimiento, son frecuentes las recurrencias, que ocurren con mayor rapidez en el niño pequeño.

Tibia vara

La *tibia vara* o *enfermedad de Blount* es un trastorno del crecimiento que afecta el disco de crecimiento de la porción proximal de la tibia, y produce una deformidad en varo localizada [B]. La incidencia es mayor si el niño es de raza negra, presenta obesidad, tiene familiares afectados y reside en ciertas localizaciones geográficas como el sureste de Estados Unidos. Se desconoce la causa, pero se planteó la hipótesis de que en individuos susceptibles el estrés mecánico daña el disco de crecimiento proximal interno y convierte unas piernas curvas fisiológicas en tibia vara.

Valoración Se observan dos patrones clínicos de tibia vara y en las radiografías en etapa infantil temprana es difícil de diferenciar de las curvaturas fisiológicas.

Ángulo metáfisis-diáfisis Suele usarse este ángulo que muestra considerable superposición entre pacientes con tibia curva fisiológica o tibia vara [D]. Si el ángulo rebasa 15°, es posible la tibia vara. Se hace la diferenciación mediante seguimiento por radiografías cada 3-6 meses. La deformidad en varo fisiológica suele mejorar después del segundo cumpleaños del paciente. La tibia vara progresa y muestra cambios metafisarios diagnósticos.

Gammagrafía ósea Rara vez se requiere pero mostrará captación aumentada en el lado interno de la epífisis proximal de la tibia [C].

Estudios por RM Muestran deformación considerable, que puede ser útil para el tratamiento de la deformidad compleja.

Etapas de Langenskiöd Se trata de etapas de la enfermedad [E] con transición de una a la siguiente, en el transcurso del tiempo.

Etapas de Langenskiöld

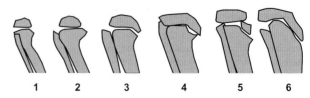

E   Clasificación de Langenskiöld Suele usarse esta clasificación, pero a veces es difícil de aplicar

Tratamiento Se basa en la etapa de la tibia vara [E, página anterior] y la edad del niño.

Aparatos ortopédicos Las deformidades leves pueden resolverse sin tratamiento, por lo que es incierto el efecto beneficioso de estos dispositivos. A menudo se usan ortesis para tratar las etapas 1 y 2 de la enfermedad. Si se decide el tratamiento, se ordena un aparato de todo lo largo del miembro inferior con una rodilla fija que incorpore la carga del valgo. El aparato deberá usarse durante el juego activo y por la noche.

Corrección quirúrgica Se puede lograr la corrección quirúrgica por osteotomía o mediante crecimiento controlado para corregir la deformidad, que puede lograrse por una hemipifisiodesis permanente o por un procedimiento de engrapado reversible.

Osteotomía del niño Si la tibia vara progresa o se atiende por primera vez en etapas 3 y 4, está indicada la osteotomía, la cual debe realizarse antes de los 4 años de edad, de ser posible [A]. Las deformidades de las etapas 5 y 6 son más complejas y pueden requerir una osteotomía de doble nivel para corregir tanto la rodilla vara como la incongruencia articular. También debe valorarse la forma de la porción distal del fémur, ya que la deformidad en varo o valgo puede contribuir a la afección. La torsión tibial interna también es una deformidad asociada frecuente. Se corrigen el varo y la torsión por una cuña de cierre simple con rotación, o con una osteotomía oblicua. También se corrige el ángulo muslo-pie hasta casi +10° y se sobrecorrige el varo por casi 10° de valgo. Es necesario utilizar un torniquete estéril de manera que se pueda observar el miembro inferior completo para asegurar la corrección apropiada. Se libera la aponeurosis del compartimento anterior para disminuir el riesgo de un síndrome compartimental, y se fija la osteotomía con clavos cruzados y se complementa la fijación con un yeso de todo el miembro inferior.

Hemipifisiodesis Puede ser una alternativa de la osteotomía para las deformidades en etapas 2 o 3.

Resección del puente epifisario Rara vez se sospecha de un puente epifisario en la afección unilateral de la niñez media a avanzada. Los estudios por TC o RM confirman la presencia del puente. Se reseca el puente, se llena el defecto con grasa y se corrige la deformidad tibial por osteotomía.

Intervención quirúrgica en el adolescente La corrección quirúrgica en el niño mayor o adolescente suele verse complicada por la obesidad. Se estabiliza la osteotomía con un fijador externo, lo que provee inmovilización adecuada sin necesidad de un yeso y brinda la opción de ajustar la alineación durante el período postoperatorio [B].

Hemipifisiodesis temporal Representa un método práctico para la corrección. Sus desventajas son la cicatriz más grande, el riesgo de expulsión de las grapas y una segunda operación para su retiro. Su ventaja es la simplicidad. Se colocan las grapas (por lo general dos), se hace seguimiento cuidadoso del paciente y, una vez corregida la deformidad, se retiran. Si las grapas se colocan por fuera del periostio, cabe esperar que se reinicie el crecimiento. El sistema zonal suele usarse con frecuencia para determinar la necesidad de corrección. Una deformidad en zona 3 puede ser indicación de engrapado. Suele ocurrir un rebote después del retiro de las grapas, lo que contrarresta algo de la corrección, por lo que debe corregirse algo de más en previsión de este problema frecuente, en especial en los niños menores de 12 años de edad.

Hemipifisiodesis definitiva Con la programación oportuna, la hemipifisiodesis tiene varias ventajas. La cicatriz es corta y el procedimiento simple y definitivo. Bowen desarrolló una tabla para ayudar la programación [C]. Es indispensable un seguimiento cuidadoso porque la deformidad parece estar destinada a la sobrecorrección, por lo que se hace necesario detener toda la epífisis.

Programación No es relevante el momento del engrapado. Cuando se logra la corrección, se retiran las grapas. La programación de la epifisiodesis es crítica y se han perfeccionado tablas para ayudar a calcular el momento apropiado.

Pronóstico Depende de la gravedad, la etapa y el tratamiento. La recurrencia del varo y el acortamiento creciente son frecuentes durante la niñez. La deformidad articular persistente a menudo lleva a una artritis degenerativa en la vida adulta.

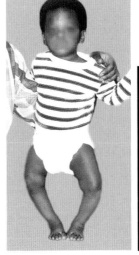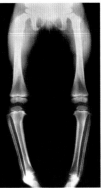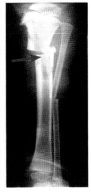

A   Tibia vara infantil Esta enfermedad suele ser bilateral y puede causar deformidad, que requiere corrección por osteotomía (*flecha roja*)

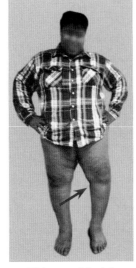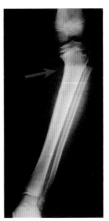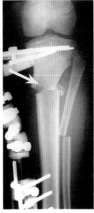

B   Tibia vara del adolescente Esta forma suele ser unilateral (*flechas rojas*) y, por lo general, requiere corrección quirúrgica. La fijación externa a menudo es una opción excelente de corrección quirúrgica (*flecha amarilla*)

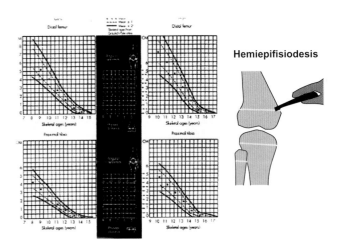

Hemiepifisiodesis

C   Tabla para la programación de la hemiepifisiodesis Esta tabla se creó para la corrección oportuna de las deformidades anguladas. Tomado de Bowen (1985)

Nivel	Normal	Deformidad
Términos	Versión dentro de la media ± 2 DE	Torsión > 2 DE respecto de la media
Tibia	Versión tibial	Torsión tibial Interna (TTI) Externa (TTE)
Fémur	Versión femoral Anteversión Retroversión	Torsión femoral Interna (TFI) Externa (TFE)

A **Terminología de las variantes de rotación** Se describen las variantes normales y las deformidades mediante diferentes términos

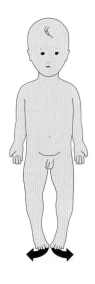

B **El miembro inferior rota hacia afuera con la edad** Tanto el fémur como la tibia rotan hacia afuera con el crecimiento. La anteversión femoral declina y la versión tibial se hace más externa

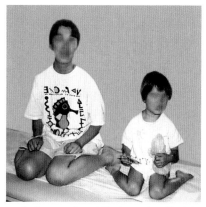

C **Torsión femoral interna que afecta a madre e hija** La evaluación del progenitor suele revelar un patrón de rotación similar al presente en el niño

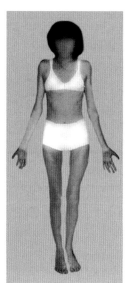

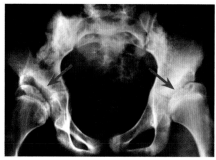

D **La rotación asimétrica de la cadera requiere mayor evaluación** Esta niña de 12 años se atendió por desviación interna de los dedos. Las características de rotación fueron anómalas y mostraron asimetría de la correspondiente de la cadera. Una radiografía de la pelvis mostró displasia bilateral grave de la cadera (*flechas*). Se hizo la corrección quirúrgica de la displasia de cadera

Torsión

Los problemas de alineación con los dedos hacia adentro o hacia afuera a menudo preocupan a los padres y con frecuencia dan lugar a una variedad de tratamientos del paciente pediátrico. El tratamiento de los problemas de torsión se facilita por una terminología clara, un diagnóstico preciso, el conocimiento de la historia natural de la deformidad de torsión y una comprensión de la eficacia de las opciones terapéuticas.

Terminología

Versión Describe las variaciones normales en la rotación del miembro inferior [A]. La versión tibial es la diferencia angular entre el eje de la rodilla y el transmaleolar. La tibia normal presenta rotación externa. La *versión femoral* es la diferencia angular entre los ejes transcervical y transcondíleo. El fémur normal se encuentra en anteversión.

Torsión Describe una variación más allá de ± 2 DE respecto de la media, se considera anómala y se describe como "deformidad". La torsión femoral interna (TFI), o *antetorsión*, y la torsión femoral externa (TFE), o *retrotorsión*, describen la rotación femoral anormal. La torsión tibial interna (TTI) y la externa (TTE) describen la rotación anómala de la tibia.

La deformidad de torsión puede ser *simple*, si afecta sólo un nivel, o *compleja*, si afecta a múltiples segmentos; estas últimas pueden ser *aditivas* o *compensadoras*. Por lo tanto, las torsiones tibiales y femorales internas son aditivas. En contraste, la torsión tibial externa y la femoral interna son compensatorias.

Desarrollo normal

El miembro inferior rota al interior durante la séptima semana del desarrollo fetal para llevar el dedo gordo hacia la línea media. Con el crecimiento, la anteversión femoral declina desde casi 30° al nacer hasta 10° al alcanzar la madurez [B]. Los valores para la anteversión son mayores en la mujer y en algunas familias [C]. Con el crecimiento, la tibia rota hacia afuera desde casi 5° al nacer hasta una media de 15° al alcanzar la madurez. Puesto que el crecimiento se vincula con la rotación externa en ambos segmentos, femoral y tibial, la torsión interna de la tibia y la anteversión femoral en los niños mejoran con el tiempo. En contraste, la torsión tibial externa suele empeorar con el crecimiento.

Valoración

Aunque el diagnóstico de las deformidades por torsión se puede hacer sólo por exploración física, los antecedentes son útiles para descartar otros problemas y evaluar la extensión de la discapacidad.

Antecedentes Se indaga acerca del inicio, la gravedad, la discapacidad y el tratamiento previo del problema. Es necesario obtener los antecedentes del desarrollo. Un retraso en la marcha puede sugerir un trastorno neuromuscular. ¿Hay antecedentes familiares de un problema de rotación? A menudo, los problemas de rotación son heredados y el estado del progenitor predice el futuro del paciente pediátrico.

Exploración física inicial Se lleva a cabo esta prueba para descartar una displasia de cadera así como problemas neurológicos como la parálisis cerebral.

Características de la rotación Provee la información necesaria para establecer el nivel y la intensidad de cualquier problema de torsión. Deben registrarse los valores en grados para ambos lados, derecho e izquierdo. Se evalúa en cuatro pasos:

Observar al paciente caminando y corriendo Calcular el ángulo de progresión del pie durante la marcha [A, página siguiente]. Se trata de la diferencia angular entre el eje del pie y la línea de progresión. Este valor se calcula observando al menor caminar por el pasillo de la clínica. Debe calcularse el grado promedio de desviación interna o externa de los dedos. Se asigna un valor negativo a la marcha con los dedos hacia adentro. Una desviación interna de los dedos de –5 a –10° es leve, de –10 a –15°, moderada, y de más de –15°, grave. Se pide al paciente que corra, y el que presente antetorsión femoral puede mostrar un patrón de carrera "en batidora" con las piernas girando hacia afuera durante la fase de oscilación.

Valorar la versión femoral Se lleva a cabo mediante la medición de la rotación de la cadera [B, página siguiente]. Se miden la rotación externa e interna con el paciente en decúbito prono y las rodillas flexionadas en ángulo recto a nivel de la pelvis. Se valoran ambos lados al mismo tiempo. La rotación interna normalmente es menor de 60-70°. Si la rotación de la cadera es asimétrica, se evalúa con una radiografía [D].

Versión tibial cuantitativa Por valoración del ángulo muslo-pie (AMP) [D], con el niño en decúbito prono y la rodilla flexionada en ángulo recto, corresponde a la diferencia angular entre el eje del pie y el del muslo. Con la AMP se miden los estados de rotación de tibia y retropié. El ángulo transmaleolar (ATM) corresponde a la diferencia de ángulo entre el eje transmaleolar y el del muslo. Esta es una medida de la rotación tibial. La diferencia entre ATM y AMP es una medida de la rotación del retropié. El rango normal de AMP y ATM es amplio, y las cifras medias aumentan conforme lo hace la edad. Para estas mediciones, es crítica la posición del pie. Debe dejarse que el pie se ubique en una posición natural y evitar su colocación manual, ya que esto posiblemente cause errores en la valoración.

Valoración del pie En cuanto a la aducción del antepié. El borde externo del pie normalmente es recto. La convexidad del borde externo y la aducción del antepié son características de la aducción metatarsiana. Un pie evertido o plano puede contribuir a la desviación de los dedos hacia afuera. Debe incluirse a ambos en las características de la rotación.

A partir de la exploración física inicial y las características de la rotación, se establece el nivel y la gravedad de la deformidad de torsión [C].

Estudios especiales

Se ordenan estudios imagenológicos especiales si la rotación de la cadera es asimétrica o si el problema de rotación es tan grave que se está considerando su corrección quirúrgica. En general, las imágenes especiales para documentar problemas de rotación no son muy útiles. Antes de la corrección quirúrgica, se obtienen imágenes de la anteversión grave para descartar una displasia de cadera y para medir el grado de anteversión femoral. Las mediciones se pueden hacer por TC o radiografías en dos planos. La anteversión suele rebasar 50° en los niños cuyo trastorno es suficientemente grave para requerir su corrección quirúrgica.

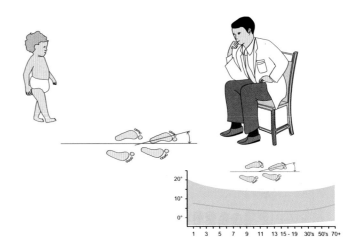

A   Ángulo de progresión de la marcha El ángulo de progresión de la marcha se calcula observando al niño caminar. Se muestra el rango normal en *verde*

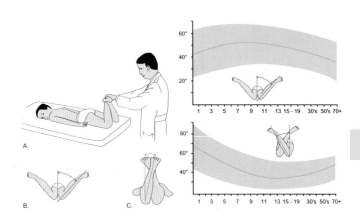

B   Rotación de la cadera Se valora la rotación de la cadera con el niño en decúbito prono (A). Se mide la rotación interna (B) y la rotación externa (C). Se muestran los rangos normales en *verde*

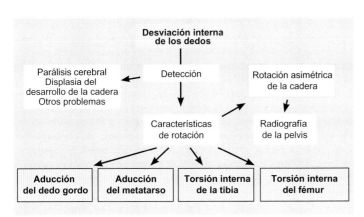

C   Diagramas de flujo para la valoración de la desviación interna y externa de los dedos Con la exploración física inicial y el perfil rotacional, suele ser posible establecer el diagnóstico con facilidad

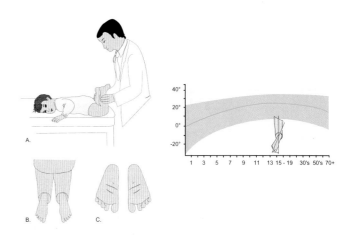

D   Valoración del estado de rotación de la tibia y el pie El estado de rotación de la tibia y el pie se valora mejor con el niño en decúbito prono (A), que permite que los pies se ubiquen en una posición de reposo natural. El eje muslo-pie (B) y la etapa del pie (C) se determinan fácilmente. Se muestra en *verde* el rango normal

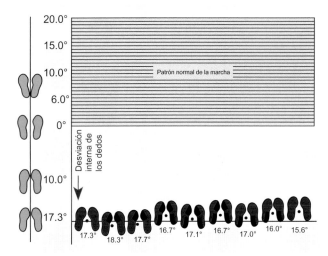

20.0°
15.0°
10.0°
6.0°
0°
10.0°
17.3°

Patrón normal de la marcha

Desviación interna de los dedos

17.3°　18.3°　17.7°　16.7°　17.1°　16.7°　17.0°　16.0°　15.6°

A　Ineficacia de los calzos en el zapato　Se colocan varios calzos (se muestran en *negro*). Se presentan las cifras medias de desviación interna de los dedos del pie en cada calzo y de controles sin calzos. Tomado de Knittle y Staheli (1976)

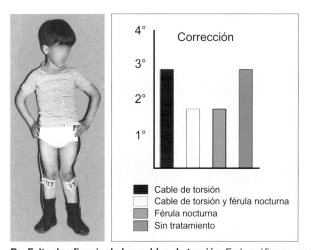

Corrección

4°
3°
2°
1°

■ Cable de torsión
□ Cable de torsión y férula nocturna
■ Férula nocturna
■ Sin tratamiento

B　Falta de eficacia de los cables de torsión　En la gráfica se compara la eficacia de diversos "tratamientos" y el niño con anteversión no tratado. Estas intervenciones no arrojaron diferencia en la anteversión femoral medida antes y después del tratamiento. Tomado de Fabry y cols. (1973)

Principios terapéuticos

El primer paso es establecer un diagnóstico correcto. En el tratamiento de los problemas de rotación, el reto más frecuente es abordarlo eficazmente con la familia. Puesto que los miembros inferiores rotan hacia afuera con el tiempo, la desviación interna de los dedos se corrige espontáneamente en la vasta mayoría de los pacientes pediátricos. Así, simplemente esperar a esta resolución espontánea es lo mejor para el menor. Intentar controlar las posiciones de caminar, sentarse o dormir del niño es imposible. Tales intentos sólo crean frustración y conflicto entre padres e hijos.

Las insertos o calzos en el zapato son ineficaces [A]. De manera similar, los aparatos ortopédicos durante el día con cables de torsión sólo limitan las actividades de caminar y correr del paciente [B]. Las férulas nocturnas que rotan hacia afuera los pies se toleran mejor y no interfieren con los juegos del menor, pero probablemente no otorguen beneficio a largo plazo.

Así, el mejor tratamiento es la observación. Es necesario que la familia esté convencida de que la sola observación es apropiada. Esto requiere de una evaluación cuidadosa, instrucción, apoyo y seguimiento. Deberá informarse a la familia que sólo rara vez persiste un problema de torsión. Menos del 1% de las deformidades por torsión de fémur y tibia persisten y pueden requerir corrección quirúrgica en etapas avanzadas de la niñez. La necesidad de osteotomía rotacional es rara y el procedimiento resulta eficaz.

Lactantes

La desviación de los dedos hacia afuera puede deberse al pie plano con talón valgo o, más a menudo, a una contractura de las caderas en rotación externa o una combinación de ambos procesos. La desviación de los dedos hacia adentro puede deberse a la aducción del dedo gordo, del antepié o la torsión tibial interna.

Contractura de la cadera en rotación externa　Puesto que las caderas se encuentran con rotación externa dentro del útero, es normal la rotación externa de la cadera. Cuando el lactante se coloca erecto, sus pies pueden desviarse hacia afuera [C], lo que tal vez preocupe a los padres. A menudo sólo un pie se desvía hacia afuera, por lo general el derecho. El pie con desviación hacia afuera es el más normal. El miembro inferior opuesto, aquél que se considera normal por los padres, suele presentar aducción del metatarso o torsión medial de la tibia.

Hallux aducto　Se ha descrito al dedo gordo en aducción como espasticidad del abductor del dedo gordo y dedo "en búsqueda". Se trata de una deformidad dinámica por una sobretracción relativa del músculo abductor del dedo gordo, que ocurre durante la fase de apoyo de la marcha [D]. Esto puede vincularse con la aducción de los metatarsianos. El trastorno se resuelve de forma espontánea cuando la maduración del sistema nervioso permite mayor precisión del equilibrio muscular alrededor del pie. No se requiere otro tratamiento.

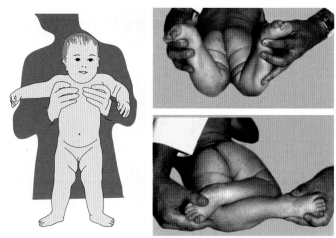

C　Desviación fisiológica de los dedos del lactante hacia afuera　La desviación de los dedos hacia afuera durante la lactancia temprana suele ser causada por una contractura de las caderas en rotación externa. En este lactante, la rotación interna se limita a casi 30° (*fotografía superior*), en tanto la rotación externa es de casi 80° (*fotografía inferior*). Esto produce una rotación externa del miembro inferior (*ilustración*), que se resuelve espontáneamente

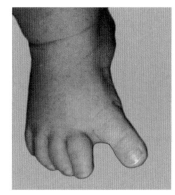

D　Dedo gordo del pie "en búsqueda"　Se trata de una deformidad dinámica por una sobreactividad del músculo abductor del dedo gordo del pie

Aducción del antepié Describe a un espectro de deformidades del pie caracterizado por desviación interna del antepié en grados diferentes [A]. El pronóstico tiene clara relación con la rigidez. El trastorno se detalla en el capítulo 9.

>**Metatarso aducto** Ciertas deformidades flexibles ocurren por limitación del espacio intrauterino. Como otras deformidades, por lo general se resuelven de manera espontánea con el tiempo. La mayoría se resolverá en el primer año y el resto durante la niñez. Se trata con observación y aliento a los padres [B]. No se requieren aparatos ortopédicos, yesos, calzado especial o ejercicios.

>**Metatarso varo** La aducción rígida del antepié tiende a persistir. Esta forma es rara en comparación con el metatarso aducto. La deformidad se caracteriza por rigidez, con la formación de un surco en la planta del pie. La historia natural es de resolución espontánea incompleta. La deformidad no causa discapacidad funcional o es motivo de juanetes. Produce un problema estético y, cuando es grave, un problema con el ajuste del calzado.

Es necesario distinguirlo del raro pie en serpentina. Cabe recordar que se presenta en pacientes con articulaciones laxas y se caracteriza por una aducción notoria del antepié y valgo del retropié.

La mayoría de los progenitores desean que se corrija la deformidad, lo que suele hacerse con yesos largos seriados, con inicio casi a los 6 meses de edad [B]. Se aplican los yesos a intervalos de 1-2 semanas hasta que se corrija la deformidad. En niños mayores de 2 años de edad, a veces es eficaz la corrección con yeso, pero resulta más difícil tolerar para el menor y de aceptar para las familias.

La corrección quirúrgica se indica muy ocasionalmente, ya que el metatarso en varo no produce discapacidad funcional o deformidades secundarias.

Niños en edad preescolar

La desviación de los dedos hacia adentro es frecuente durante el segundo año de la vida, que suele observarse cuando el niño empieza a caminar. Esta desviación de los dedos al interior se debe a una torsión interna de la tibia o una aducción del metatarso o del dedo gordo.

Torsión tibial interna (TTI) Es la causa más frecuente de desviación de los dedos hacia adentro. Suele ser bilateral [C]. La TTI unilateral tiene mayor frecuencia en el lado izquierdo [D]. Lo mejor es el tratamiento por observación. Suelen prescribirse las férulas nocturnas de Fillauer y Denis Browne, pero no tienen utilidad a largo plazo; su resolución ocurre con o sin tratamiento. Deben evitarse los aparatos ortopédicos y las modificaciones del calzado en el día, porque pueden hacer más lento el correr del niño y dañar su autoimagen.

Se observa una corrección espontánea, pero a menudo requiere 1-2 años. Se informa a la familia acerca del tiempo requerido para la corrección en años, no en semanas o meses.

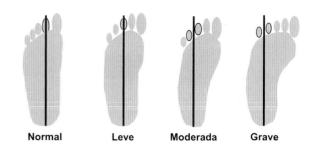

Normal   **Leve**   **Moderada**   **Grave**

A Graduación de la gravedad de la aducción del antepié Proyectar una línea que divida a la mitad el talón. Normalmente corresponde al segundo dedo. La línea proyectada a través de los dedos queda sobre el dedo 3 en los casos leves de deformidad, entre los dedos 3 y 4 en los moderados y entre los dedos 4 y 5 en los graves. Tomado de Bleck (1983)

	Aducción	**Varo**
0-6 meses	Observación	Observación
6-24 meses	Observación	Tratamiento con yeso
> 24 meses	Observación, según necesidad	Puede intentarse usar una escayola

B Tratamiento de las desviaciones en aducción y varo Tratar estos problemas con base en la edad y la rigidez

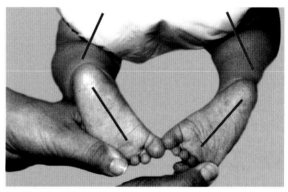

C Torsión tibial interna bilateral Los ángulos muslo-pie son negativos (*líneas rojas*) en ambos miembro inferiores

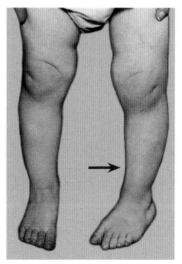

D Torsión tibial interna unilateral La torsión tibial interna a menudo es asimétrica y, por lo general, peor en el lado izquierdo (*flecha*)

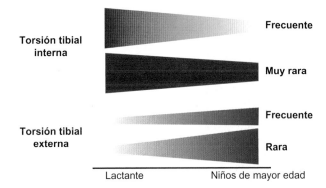

A   Comparación de la historia natural de la torsión tibial interna y externa Como la tibia rota hacia afuera con el crecimiento, la rotación interna mejora y la externa puede empeorar. La torsión suficientemente grave para requerir una osteotomía tibial desrotadora es más frecuente con las deformidades en rotación externa

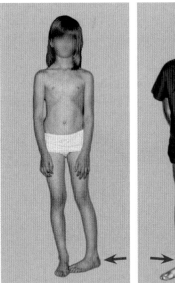
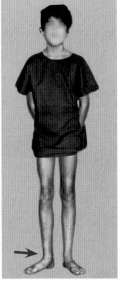

B   Torsión tibial persistente Las deformidades de rotación no siempre se resuelven con el tiempo. Estas niñas muestran torsión tibial persistente (*flechas*), que causó suficiente discapacidad para requerir una osteotomía de rotación tibial para su corrección

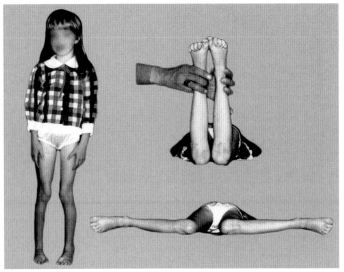

C   Torsión femoral interna Esta niña presenta torsión femoral interna. Su rodilla ve hacia adentro en bipedestación. La rotación lateral es de 0° (*arriba*) y la rotación interna de 90° (*abajo*)

Niños en edad escolar

La desviación interna de los dedos suele deberse a una anteversión femoral y, rara vez, a una torsión tibial interna persistente. Ya avanzada la infancia, la desviación externa de los dedos puede deberse a una torsión femoral externa o torsión tibial externa. La historia natural es que, junto al crecimiento, ocurra una corrección en rotación externa, que a menudo corrige la torsión tibial interna y empeora la torsión tibial externa [A].

Torsión tibial interna Avanzada la niñez, es menos frecuente que la externa. La TTI también puede requerir corrección quirúrgica si la deformidad persiste y produce una discapacidad funcional significativa, así como deformidad estética en el niño de más de 8 años de edad [B]. Puede estar indicada la corrección quirúrgica si el ángulo muslo-pie presenta rotación interna mayor de 10°.

Torsión tibial externa Debido a que la tibia normalmente rota hacia afuera con el crecimiento, la TTI por lo general mejora, pero la TTE empeora con el transcurso del tiempo [A y B, derecha, y A, página siguiente]. La TTE puede vincularse con dolor de la rodilla, que aumenta en la articulación patelofemoral y supuestamente se debe a una mala alineación de la rodilla y la línea de progresión. Esta mala alineación tiene mayor notoriedad cuando la TTE se combina con TFI. La rodilla presenta rotación interna y el tobillo rotación externa, ambos fuera de alineación con la línea de progresión, lo que produce un "síndrome de mala alineación", circunstancia que da lugar a una marcha ineficaz y dolor de la articulación patelofemoral.

Anteversión femoral o torsión femoral interna Suele observarse por primera vez en los grupos de 3-5 años de edad y es más frecuente en las niñas [C]. Por lo general, se observa una deformidad residual leve en los padres de los niños afectados. El paciente con torsión femoral medial se sienta en posición "W", se para con las rodillas en rotación medial (piernas en "X") y corre torpemente ("en batidora"). La rotación interna de la cadera aumenta más allá de 70°. La TFI es leve si la rotación interna de la cadera es de 70-80°, moderada si es de 80-90° y grave si es mayor de 90°. La rotación externa de la cadera se reduce de manera correspondiente, ya que su arco total suele ser de casi 90-100°.

La anteversión femoral suele tener mayor gravedad entre los 4 y 6 años de edad y después se resuelve [D], producto de una disminución de la anteversión femoral y de la rotación lateral de la tibia. En el adulto, la anteversión femoral no causa artritis degenerativa y rara vez culmina con discapacidad.

La anteversión femoral no se ve afectada por el tratamiento no quirúrgico. La persistencia de la deformidad grave después de los 8 años de edad puede requerir corrección por osteotomía de rotación femoral.

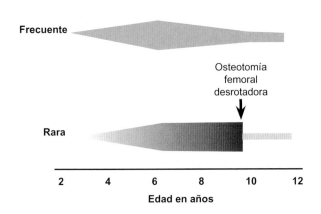

D   Evolución clínica de la anteversión femoral La anteversión femoral se hace más evidente en la clínica durante la lactancia y niñez temprana. La deformidad suele ser más grave a los 4-6 años de edad y se resuelve independientemente del tratamiento. Rara vez la deformidad es grave y fracasa en su mejoría, requiriendo osteotomía de rotación para su corrección

Retroversión femoral (torsión femoral externa) Puede ser más significativa de lo que normalmente se aprecia. La retroversión es más frecuente en los pacientes con epifisiolistesis femoral proximal. Supuestamente la fuerza de cizallamiento de la epífisis aumenta. La retroversión se relaciona con una artritis degenerativa más importante y una marcha con los dedos hacia afuera. El problema de la marcha no es suficientemente grave para justificar una corrección quirúrgica.

Corrección quirúrgica

La osteotomía desrotadora es eficaz para corregir las deformidades de torsión de la tibia o el fémur [B]. Está indicada sólo en el niño de mayor edad, de más de 8-10 años, que presenta deformidad estética y funcional significativa y con una deformidad aislada que se encuentra más allá del rango normal de 2 DE. El problema del niño deberá ser suficientemente grave para justificar los riesgos del procedimiento, que nunca se considerará "profiláctico".

Corrección femoral La osteotomía femoral desrotadora se realiza mejor en la porción intertrocantérica. Ahí, la recuperación es rápida, la fijación tiene máxima seguridad y la cicatrización es menos obvia, por lo que en caso de presentarse una mala consolidación, es la menos notoria. Se requiere por lo general una corrección de rotación de casi 50°.

Corrección tibial La osteotomía desrotadora de tibia se realiza de la mejor forma en la porción supramaleolar [B]. La rotación correcta lleva el ángulo muslo-pie hasta casi 10-15°.

Síndrome de mala alineación rotacional

Este síndrome suele incluir las torsiones tibial externa y femoral interna. El eje de flexión de la rodilla no coincide con la línea de progresión. Los problemas patelofemorales de dolor y, rara vez, luxación, se presentan a continuación.

Debe tratarse de la manera más conservadora. Muy rara vez se necesita corrección quirúrgica, que es una operación mayor, por lo general, a cuatro niveles (ambas tibias y fémur bilateral). El sitio de la osteotomía tibial puede ser distal (el más seguro) o proximal. Se ha informado de osteotomías desrotadoras de tibia efectuadas apenas por arriba del tubérculo de la tibia.

Rara vez el síndrome de mala alineación rotacional se relaciona con trastornos graves patelofemorales, como las luxaciones congénitas [C]. La corrección es compleja y puede requerir tanto osteotomía como la reconstrucción de los tejidos blandos.

Pronóstico

Los efectos a largo plazo de las deformidades rotacionales han mostrado que las de rotación externa tienen muchas mayores probabilidades de vincularse con discapacidad que las de torsión interna.

Torsión tibial interna Esta deformidad rara vez ocurre en niños mayores. No se ha encontrado en relación con problema significativo alguno. La deformidad leve puede aumentar el arranque en la carrera al mejorar el impulso de salida.

Torsión tibial externa Se han vinculado cambios degenerativos de la rodilla, osteocondritis disecante o inestabilidad patelofemoral, con la torsión tibial externa. Se trata de la deformidad rotacional que con mayor probabilidad requiere corrección quirúrgica. Una combinación de obesidad, pie plano y torsión tibial externa se ha relacionado con el dolor del pie en la adolescencia. La torsión tibial externa es una deformidad secundaria frecuente que se observa en los trastornos paralíticos como la mielodisplasia.

Anteversión femoral Los adultos con anteversión leve a moderada no presentan discapacidad funcional en comparación con controles. No se ha encontrado vínculo entre la anteversión y la osteoartritis de la cadera.

Retroversión femoral La retroversión puede aumentar el riesgo de epifisiolistesis femoral proximal y se ha vinculado con artritis degenerativa de la cadera.

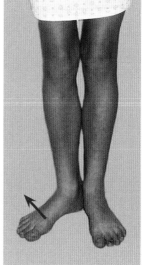
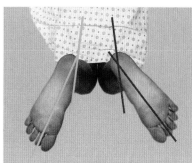

A   Torsión tibial externa A menudo es unilateral. Cuando es asimétrica, suele ser peor en el lado derecho (*flecha roja*). Nótese que el ángulo muslo-pie es más externo en el lado derecho (*líneas rojas*)

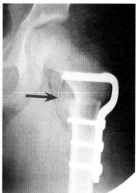

B   Osteotomías desrotadoras Las osteotomías desrotadoras suelen hacerse a niveles supramaleolar tibial o intertrocantérico femoral (*flechas rojas*). Las osteotomías tibiales se fijan con clavos transcutáneos cruzados y un yeso a lo largo de todo el miembro inferior. Las osteotomías femorales se fijan con clavos y un yeso o una placa angulada

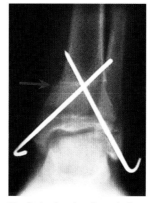
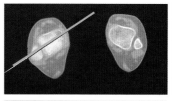
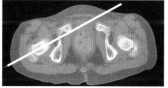
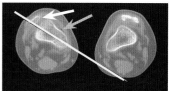

C   Mala alineación rotacional con luxaciones rotulianas Este estudio por TC es de un niño con luxación de la rótula (*flecha blanca*) desplazada de su posición normal (*flecha anaranjada*). Nótese la mala alineación rotacional con torsión tibial externa (*línea azul*), rotación interna del eje de la rodilla (*línea amarilla*) y anteversión femoral (*línea blanca*)

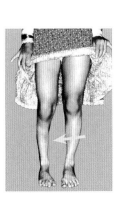
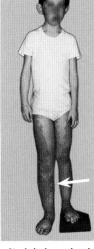

A   Discrepancias de longitud de los miembros inferiores Esta niña tiene un miembro inferior derecho más corto por debilidad secundaria a poliomielitis (*flecha amarilla*). El niño ha crecido de más en la pierna derecha (*flecha blanca*) por el síndrome de Klippel-Weber-Trenaunay

Categoría	Corta	Larga
Congénita	Aplasia Hipoplasia Displasia de cadera Pie equino varo	Hiperplasia
Neurogénica	Parálisis Desuso	Simpatectomía
Vascular	Isquemia Enfermedad de Perthes	Por fístula arteriovenosa
Infecciosa	Lesión epifisaria	Estimulación
Tumores	Afección epifisaria	Lesiones vasculares
Traumática	Lesión epifisaria Consolidación defectuosa	Estimulación por fractura Distracción

B   Causas de discrepancia de la longitud de los miembros inferiores Causas frecuentes de longitud aumentada o disminuida de los miembros inferiores

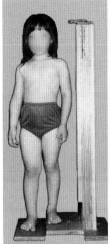
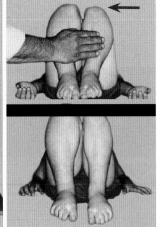

C   Discrepancia de la longitud de los miembros inferiores En esta niña, el miembro inferior derecho presenta hipertrofia. Nótese que la tibia es más larga y de diámetro mayor. El miembro inferior izquierdo es más proporcional en cuanto a su tamaño con el resto del cuerpo, y más corto tanto en el fémur como en la tibia. Compárense las longitudes femorales con los pies arriba de la superficie (*flecha roja*), así como las longitudes tibiales con los pies sobre la superficie (*flecha amarilla*)

Discrepancia de la longitud de miembros inferiores

La discrepancia de la longitud de los miembros inferiores o *anisomelia* puede ser *estructural* [A] o *funcional*. La anisomelia funcional es secundaria a contracturas articulares, lo que produce una discrepancia aparente en la longitud. Pueden presentarse discrepancias estructurales en cualquier sitio del miembro inferior o la pelvis. A menudo sólo se miden las discrepancias de la tibia o el fémur. Deberá incluirse la altura del pie y la pelvis en el cálculo de la disparidad total. Las discrepancias de 1 cm o más se consideran significativas.

Etiología
Son numerosas las causas de anisomelia [B]. Las discrepancias menores se observan en el pie equino varo, la displasia de cadera y la enfermedad de Perthes. Las diferencias mayores se detectan en la agenesia de tibia, peroné o fémur.

Historia natural
La evolución de la anisomelia es determinada por la causa. La inhibición o aceleración que causa formas progresivas de anisomelia varía de acuerdo con la etiología. La inhibición del crecimiento por defectos congénitos suele ser constante y hace factible predecir la disparidad final. La inhibición o aceleración de los trastornos vasculares, infecciosos o neoplásicos son variables. Por ejemplo, la aceleración del crecimiento puede vincularse con osteomielitis diafisaria crónica. La aceleración ocurre sólo cuando la infección es activa.

Marcha
El efecto sobre la marcha depende de la magnitud de la discrepancia y la edad del paciente. Los niños compensan discrepancias por flexión de la rodilla en el lado largo o parándose en equino en el lado corto, lo que nivela la pelvis. Las discrepancias son compensadas por alteración de la función. El miembro inferior largo puede hacer una cegadora durante la fase de oscilación o saltar sobre éste durante la fase de apoyo, lo que produce una elevación y un descenso del cuerpo y consume más energía que una marcha normal.

Efectos adversos
Se han sobrevalorado los efectos adversos de la anisomelia. La diferencia de longitud de los miembros inferiores en la niñez no conlleva un mayor riesgo de escoliosis estructural o dolor dorsal en la edad adulta.

Valoración
Se debe calcular la altura proyectada del paciente y el grado de acortamiento en el momento de la madurez esquelética, si no se trata. Esta evaluación requiere una exploración física completa, una búsqueda de la causa, la valoración clínica y radiográfica de la gravedad, y una determinación de la edad ósea. Se necesitan evaluaciones seriadas durante el crecimiento para mejorar su precisión. A partir de los antecedentes, se determina si el paciente ha sido lesionado o experimentó alguna enfermedad musculoesquelética.

Exploración física inicial Se busca cualquier asimetría y alteración en las proporciones corporales. En los preescolares se explora en cuanto a una displasia de desarrollo de cadera. ¿Afecta la asimetría sólo a los miembros inferiores? ¿Es el lado largo el normal o el anómalo? A veces, el sobrecrecimiento hace del lado largo el anormal. ¿Hay hemihipertrofia o hemihipoplasia? La hemihipertrofia [A, derecha] es importante de detectar porque a veces se vincula con el tumor de Wilms. El dato de hemihipertrofia deberá dar lugar a una evaluación por ecografía abdominal. La hemihipoplasia suele deberse a hemiparesia por parálisis cerebral. A menudo estos problemas subyacentes son más significativos que la discrepancia de longitud misma. Se observa al niño caminando. ¿Hay pie equino, salto, circunducción o insuficiencia de los abductores? Hay que valorar el miembro inferior anómalo para determinar el o los sitios de la discrepancia. ¿Tienen la misma longitud los pies? ¿Son equivalentes los segmentos tibial y femoral? ¿Son los antebrazos de longitud equivalente? ¿Hay alguna anomalía vinculada? ¿Es simétrico el movimiento de las articulaciones? Se debe determinar si la diferencia se encuentra en el fémur, la tibia o una combinación [C].

Medidas clínicas de la discrepancia Es necesario valorar la diferencia de longitud de los miembros inferiores colocando bloques de grosor conocido bajo el lado corto hasta que la pelvis se encuentre nivelada. El paciente a menudo percibirá cuando se establece la asimetría. Por este método se valoran todos los segmentos, incluidos pie y pelvis.

Métodos imagenológicos Se ordenan estudios imagenológicos para medir las discrepancias y determinar cualquier deformidad ósea o articular vinculada. Las mediciones radiográficas incluyen la telerradiografía con una sola exposición o los ortodiagramas que requieren múltiples exposiciones en la misma placa, que pueden ser de longitud total sobre una placa de 36 pulgadas, o telescopados en una placa de 17 pulgadas [A]. Para el lactante y el niño pequeño, se ordena una telerradiografía porque proporciona una detección excelente de otros problemas, como la displasia de cadera, requiere sólo una exposición y no necesita cooperación del paciente. Deberán hacerse suficientes estudios seriados para proveer la documentación adecuada a fin de predecir con precisión la discrepancia en el momento de la madurez y de la epifisiodesis, que no necesitan realizarse de forma anual. Si se detecta la discrepancia en el lactante, se hace el estudio de referencia tempranamente y se repite alrededor de los 3, 6 y 9 años de edad.

Edad ósea Es la más imprecisa de las determinaciones. A menudo los resultados se dan con una calificación de ± 2 años. El estándar de valoración es el atlas de Gruelich-Pyle. Es correcto calcular las edades óseas durante un período de varios años y promediar cualquier diferencia respecto de la edad cronológica para mejorar su confiabilidad.

Estatura al momento de la maduración esquelética La estatura proyectada en el momento de la maduración esquelética a veces es útil para planear la corrección de la anisomelia. El acortamiento es más factible para el individuo de estatura alta, en tanto la elongación puede ser más aceptable para el de estatura corta. El cálculo se puede hacer comparando la estatura del paciente pediátrico con la edad ósea para determinar un percentil, que se proyecta hasta la madurez para calcular la estatura del adulto.

Cálculo de la discrepancia en el momento de la maduración La discrepancia en el momento de la maduración corresponde a la suma de la discrepancia actual y la acumulada durante el período de crecimiento restante. La discrepancia actual se valora por medidas clínicas y radiográficas. La discrepancia correspondiente al crecimiento restante debe calcularse con base en el porcentaje de retraso del crecimiento (o de su aceleración).

Estatura mínima aceptable (EMA) Corresponde a la estatura más corta que sería aceptable para la familia, lo que se basará en diferencias raciales, sociales, culturales, individuales y familiares. Como punto de inicio para la discusión, se establece la EMA a 2 DE por debajo de la media o casi 165 cm en los hombres y 150 cm en las mujeres [B]. El establecimiento de la EMA implica una integración de temas complejos, como el valor que la familia da a la conservación de la estatura, sopesada con los mayores riesgos de la elongación del miembro inferior con respecto al acortamiento.

Principios terapéuticos

El objetivo del tratamiento es nivelar la pelvis al equilibrar la longitud de los miembros inferiores sin imponer un riesgo excesivo, morbilidad o reducción de la estatura. La gravedad de la discrepancia determina el abordaje terapéutico general.

Gravedad Los grados de acortamiento pueden clasificarse para ayudar a planear el tratamiento. Estos valores tienen influencia de la estatura mínima aceptable, según se determina durante la valoración. Para las discrepancias graves, se inicia con una elongación. Se valora el avance y después se considera la epifisiodesis para concluir la corrección.

Elevaciones del calzado Pueden ser útiles en discrepancias mayores de 2-3 cm [C]. Las elevaciones causan problemas en el niño. Pueden hacer el zapato más pesado y menos estable y suelen ser fuente de retraimiento. Las elevaciones implican una declaración clara: "tengo una discapacidad", que puede ser lesiva para la autoimagen del niño y la posición que ocupa entre sus compañeros. Debido a que no hay efecto lesivo inmediato o tardío de la anisomelia no compensada, la elevación debe mejorar lo suficiente la función para compensar los problemas inherentes de su uso. Caminar sin la elevación no dañará al niño. Las elevaciones pueden aplicarse dentro del zapato o sobre el talón. Se ordena que sean tan poco notorias y ligeras como sea posible. Se puede aplicar una corrección dentro del zapato de mejor manera en uno de corte alto. Debe considerarse colocar 1 cm por dentro y otro sobre el talón. Se ordenan las elevaciones planas cuando sea posible, ya que un menor volumen implica mayor estabilidad, menos notoriedad y menor peso del dispositivo. Para disminuir aún más el tamaño de la elevación, se ordena una que deje una corrección de casi 2 cm menos que la disparidad.

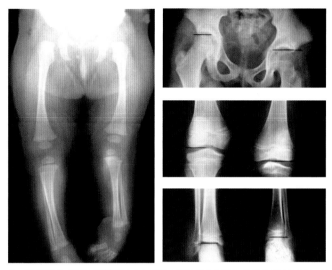

A Medidas radiográficas La radiografía larga (*izquierda*) es la mejor para los niños pequeños. El ortodiagrama (*derecha*) es más preciso para los niños mayores

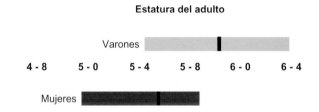

B Distribución de la estatura normal del adulto Se muestra la cifra media en negro, con el rango ± DE en *azul* para varones y en *rojo* para mujeres

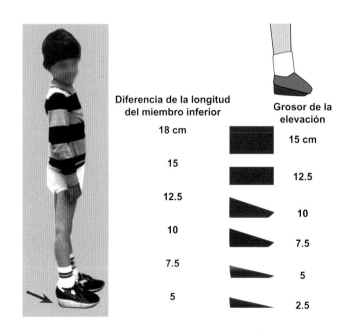

C Elevaciones del calzado Conviene usar calzas para disminuir al mínimo su tamaño y peso. Para las discrepancias grandes, se requieren elevaciones en bloque. Se debe mantener la corrección por debajo de la discrepancia real para disminuir al mínimo la discapacidad relacionada con la elevación

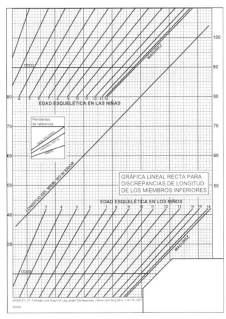

A   Gráfica de línea recta de Moseley En este método se usa la representación gráfica de los datos para calcular la edad de la epifisiodesis

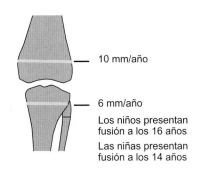

B   Método aritmético para predecir el efecto de las epifisiodesis Se muestra la velocidad de crecimiento por año de las partes inferior del fémur y superior de la tibia

10 mm/año

6 mm/año

Los niños presentan fusión a los 16 años

Las niñas presentan fusión a los 14 años

Momento de la corrección

El objetivo terapéutico habitual consiste en corregir la discrepancia de la longitud del miembro inferior hasta un rango de 1.5 cm con el del lado opuesto, manteniendo el miembro inferior largo como tal. Debido a su simplicidad, eficacia y seguridad, la epifisiodesis sigue siendo el medio más eficaz de corregir discrepancias entre 2 y 5 cm.

El momento de la epifisiodesis determina el grado de corrección y en la actualidad se usan cinco métodos para la programación.

Método simple Es útil para hacer un cálculo burdo de la discrepancia en el momento de la madurez, respecto de la de origen congénito. Esto se basa en la suposición de que el retraso del crecimiento es homogéneo. Por ejemplo, un niño con una discrepancia congénita de 3 cm casi ha alcanzado la mitad de la estatura de adulto proyectada a los 2 años de edad. Por lo tanto, en el momento de la maduración esquelética es probable que la discrepancia sea de casi 6 cm.

Método de la gráfica de línea recta de Moseley Requiere una gráfica especial para cada paciente [A]. El método es descriptivo y tiene la ventaja de promediar las edades óseas.

Método aritmético Se basa en las tasas promedio de crecimiento y la edad cronológica. En promedio, el fémur distal contribuye con 0.95 cm de crecimiento por año y la tibia proximal con 0.6 cm por año [B]. Las niñas concluyen su crecimiento a los 14 años de edad y los niños a los 16 años. Este método se usa para la planeación a largo plazo.

Método de multiplicación de Paley Permite la predicción de una discrepancia eventual y el momento apropiado de la corrección por una epifisiodesis contralateral. Esta programación se hace por pasos:

Predecir la disparidad en el momento de la maduración Aplicar la fórmula apropiada con base en que la deformidad sea congénita o adquirida, para determinar la disparidad en el momento de la maduración. Para esto se hace uso de tablas de multiplicador que son diferentes para niños y niñas [C].

Determinar el momento de la epifisiodesis Aplicar una fórmula especial para calcular el momento de la corrección.

Abordaje de Mosca En este método se combinan elementos clave de los métodos aritmético y de multiplicación.

Principios Se asume que en la vasta mayoría de los pacientes con detención adquirida, ésta es total y el efecto se puede calcular por el método aritmético.

Se debe tener en mente que la epifisiodesis contralateral sólo detendrá la disparidad progresivamente creciente y no la disminuirá. El tratar con una disparidad presente requiere la aceptación de la disparidad actual, lo que agrega otro nivel a la epifisiodesis, o realizar un acortamiento o procedimiento de elongación.

Calcular la disparidad en el momento de la madurez Determinar la discrepancia actual. Se debe nivelar la pelvis colocando bloques de grosor conocido bajo el pie del miembro inferior corto. Se toma una radiografía de pie de la pelvis. A partir de este estudio, se mide la diferencia en el nivel de las cabezas femorales. Se combinan la altura del bloque y las medidas radiográficas para establecer la diferencia total de longitud del miembro inferior, discrepancia que incluye la disparidad en longitud de fémur, tibia y pie. Determinar la diferencia en el momento de la madurez multiplicando la diferencia medida por el factor de multiplicador (M) [C].

Calcular la edad para la epifisiodesis Se usa el método aritmético [B] para determinar la edad apropiada para la epifisiodesis. Para aumentar la precisión de la programación, conviene ajustar ligeramente las cifras de potencial de crecimiento con base en la estatura del niño y la familia. Si la familia es de estatura alta, el fémur distal puede crecer 11 mm en lugar de 10 mm por año. De manera similar, si la familia es de estatura corta, este crecimiento puede ser de sólo 8 o 9 mm.

Ejemplo En un paciente pediátrico de estatura promedio con disparidad calculada de 3 cm en el momento de la maduración, se debe realizar una epifisiodesis femoral distal a los 13 años de edad en un niño o a los 11 años en una niña.

MIEMBRO INFERIOR Multiplicador para NIÑOS				MIEMBRO INFERIOR Multiplicador para NIÑAS			
Edad (años + meses)	M	Edad (años + meses)	M	Edad (años + meses)	M	Edad (años + meses)	M
Al nacer	5.080	7 + 6	1.520	Al nacer	4.630	6 + 0	1.510
0 + 3	4.550	8 + 0	1.470	0 + 3	4.155	6 + 6	1.460
0 + 6	4.050	8 + 6	1.420	0 + 6	3.725	7 + 0	1.430
0 + 9	3.600	9 + 0	1.380	0 + 9	3.300	7 + 6	1.370
1 + 0	3.240	9 + 6	1.340	1 + 0	2.970	8 + 0	1.330
1 + 3	2.975	10 + 0	1.310	1 + 3	2.750	8 + 6	1.290
1 + 6	2.825	10 + 6	1.280	1 + 6	2.600	9 + 0	1.260
1 + 9	2.700	11 + 0	1.240	1 + 9	2.490	9 + 6	1.220
2 + 0	2.590	11 + 6	1.220	2 + 0	2.390	10 + 0	1.190
2 + 3	2.480	12 + 0	1.180	2 + 3	2.295	10 + 6	1.160
2 + 6	2.385	12 + 6	1.160	2 + 6	2.200	11 + 0	1.130
2 + 9	2.300	13 + 0	1.130	2 + 9	2.125	11 + 6	1.100
3 + 0	2.230	13 + 6	1.100	3 + 0	2.050	12 + 0	1.070
3 + 6	2.110	14 + 0	1.080	3 + 6	1.925	12 + 6	1.050
4 + 0	2.000	14 + 6	1.060	4 + 0	1.830	13 + 0	1.030
4 + 6	1.890	15 + 0	1.040	4 + 6	1.740	13 + 6	1.010
5 + 0	1.820	15 + 6	1.020	5 + 0	1.660	14 + 0	1.000
5 + 6	1.740	16 + 0	1.010	5 + 6	1.580		
6 + 0	1.670	16 + 6	1.010	Modificado de Dror Paley et al., *JBJS Am* 2009			
6 + 6	1.620	17 + 0	1.000				
7 + 0	1.570	Longitud a la madurez = L ¥ M					

C   Multiplicadores del miembro inferior Estas tablas se usan para predecir las longitudes menores del miembro inferior para niños y niñas al final del crecimiento. Cortesía de Paley y cols. (2000)

Corrección

Se planea el tratamiento con base en la edad del diagnóstico, su gravedad, la estatura proyectada en el momento de la madurez y otros factores especiales [C].

Acortamiento óseo Es un método relativamente seguro y eficaz para corregir discrepancias en el paciente después de la edad en que es posible la corrección por epifisiodesis. Los procedimientos de acortamiento cerrados son hoy el estándar de tratamiento [A].

Engrapado o epifisiodesis temporal Es apropiado como medio de alcanzar una epifisiodesis sólo cuando no es posible calcular el momento adecuado de realizarla por dificultades de lectura de la edad ósea y graficación del crecimiento.

Epifisiodesis definitiva Es el mejor método para corregir la mayoría de las discrepancias de entre 2 y 5 cm. El método tradicional deja una cicatriz larga. En los métodos percutáneos más recientes se utiliza una legra [B] o una perforación para retirar el disco de crecimiento.

Elongación Se ha practicado durante 90 años como medio de corrección de la anisomelia. En las últimas dos décadas, la aplicación mundial de un método de 50 años de antigüedad disminuyó los riesgos e hizo más eficaz el procedimiento [D]. Esta mayor eficacia depende principalmente de la osteogénesis mejor lograda por la aplicación de los principios biológicos establecidos a través de la investigación.

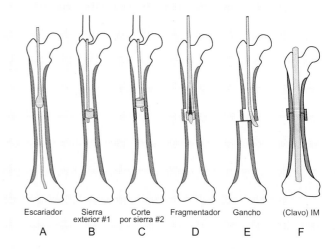

| Escariador | Sierra exterior #1 | Corte por sierra #2 | Fragmentador | Gancho | (Clavo) IM |
| A | B | C | D | E | F |

A Acortamiento femoral cerrado Se retira un segmento de fémur con una sierra colocada a través del conducto medular desde arriba. Se corta un segmento, se disgrega y desplaza, y después se fija el fémur con un clavo intramedular. Tomado de Winquist (1986)

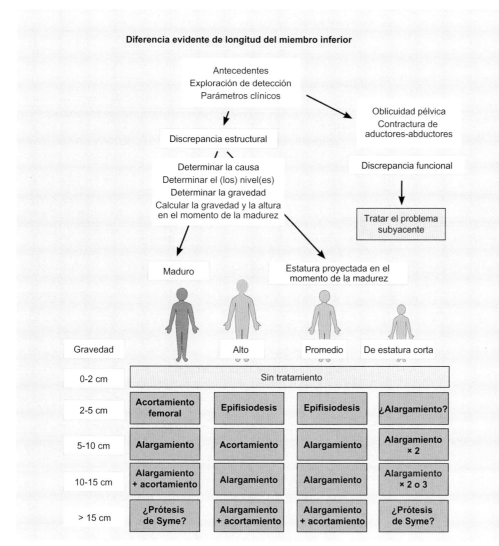

Diferencia evidente de longitud del miembro inferior

Antecedentes
Exploración de detección
Parámetros clínicos

Oblicuidad pélvica
Contractura de aductores-abductores

Discrepancia estructural

Determinar la causa
Determinar el (los) nivel(es)
Determinar la gravedad
Calcular la gravedad y la altura en el momento de la madurez

Discrepancia funcional

Tratar el problema subyacente

Maduro

Estatura proyectada en el momento de la madurez

Gravedad	Maduro	Alto	Promedio	De estatura corta
0-2 cm	Sin tratamiento			
2-5 cm	Acortamiento femoral	Epifisiodesis	Epifisiodesis	¿Alargamiento?
5-10 cm	Alargamiento	Acortamiento	Alargamiento	Alargamiento × 2
10-15 cm	Alargamiento + acortamiento	Alargamiento	Alargamiento	Alargamiento × 2 o 3
> 15 cm	¿Prótesis de Syme?	Alargamiento + acortamiento	Alargamiento + acortamiento	¿Prótesis de Syme?

C Diagrama de flujo de tratamiento por discrepancia de la longitud de miembros inferiores
El tratamiento se basa en la edad en el momento del diagnóstico, su gravedad y la altura proyectada en el momento de la madurez esquelética

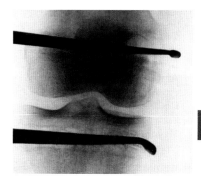

B Epifisiodesis Se retiran los discos de crecimiento con una perforación con cánula que se complementa con una legra

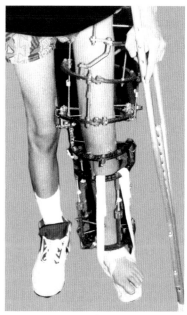

D Elongación con aparato de Ilizarov

Deficiencias de miembros inferiores

Las deficiencias de los miembros inferiores son deformidades raras. El diagnóstico y la evaluación se cubren en el capítulo 2. El tratamiento de las deficiencias del miembro inferior es complejo, pues requiere corregir la equiparación de longitud, estabilizar articulaciones inestables y arreglar deformidades angulares y de rotación. El tratamiento prudente implica un abordaje equilibrado, que sopese los resultados estéticos y funcionales con los riesgos y costos de la intervención quirúrgica.

Principios terapéuticos

Diagnóstico Establecer un diagnóstico preciso. Se deriva al paciente a una clínica pediátrica de tratamiento de deficiencias de miembros inferiores, así como a un genetista. Deben considerarse otros problemas.

Estrés familiar Se deben abordar el trauma y los sentimientos de culpa de la familia, y ser positivos. La mayoría de los niños pueden tener una infancia relativamente normal, alcanzar la independencia y ser un adulto productivo.

Planeación Se debe estructurar una estrategia de tratamiento y ajustar el plan para abordar las deformidades exclusivas del niño y los valores sociales y culturales de la familia.

Preferencias familiares Es necesario estar preparado para abordar las preferencias familiares para la elongación respecto de la amputación, incluso para las deformidades que se tratan mejor por conversión y ajuste de prótesis. También hay que prepararse para el impacto de la información en Internet, los grupos de apoyo y el de otros parientes sobre la toma de decisiones.

Grupos de apoyo Alentar a la familia a discutir el tratamiento con otros en grupos de respaldo y centros médicos.

Crecimiento Se debe estar preparado para el efecto del crecimiento.

Amputación Este procedimiento es bien tolerado en los niños pero los aspectos de compañeros y familiares a menudo complican la terapéutica.

Dolor El paciente pediátrico rara vez presentará dolor fantasma después de una amputación.

Mayores demandas Los menores imponen demandas físicas mayores a las prótesis.

Tratamiento de la deformidad

Conservar la longitud y los discos de crecimiento.

Estabilizar las articulaciones proximales, cuando sea posible.

Rescatar la articulación de la rodilla, de ser posible.

Complejidad Es necesario estar preparado para abordar problemas diferentes a la deficiencia del miembro inferior, ya que las deformidades a menudo son complejas.

Alargamiento Calcular a grandes rasgos la magnitud prevista del acortamiento en el momento de la madurez para planear el tratamiento [A].

Prever el alargamiento a casi el 20-25 % de la longitud ósea con cada procedimiento.

Realizar desarticulaciones en lugar de amputaciones transóseas cuando sea posible, para prevenir el sobrecrecimiento diafisario.

Coordinar el tratamiento quirúrgico y protésico de manera reflexiva.

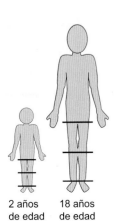

A Crecimiento ante deficiencias congénitas Nótese que el porcentaje de acortamiento del miembro inferior se mantiene constante durante el crecimiento ante las deficiencias congénitas

2 años de edad   18 años de edad

Deficiencias tibiales

La deficiencia tibial es una hipoplasia o aplasia congénita de la tibia. Se clasifica la deformidad con base en la extensión de la pérdida [B]. Esta deficiencia puede ser genética. Se deriva al paciente a un genetista para interconsulta y asesoramiento. El tratamiento se basa en lo adecuado del segmento tibial superior.

Segmento tibial superior adecuado

Se centraliza el peroné bajo la tibia y desarticula en el tobillo, cerca del año de edad. Debe acoplarse al niño a una prótesis de Syme.

Inadecuación del segmento tibial superior

Se trata mejor por desarticulación de la rodilla y ajuste de prótesis en etapas avanzadas de la lactancia o tempranas de la niñez.

Deficiencias femorales

La deficiencia femoral congénita incluye una variedad de deformidades que pueden vincularse con la deficiencia peronea [A, página siguiente]. Algunos autores dividen el trastorno en defectos proximales (deficiencia focal femoral proximal) y los que afectan a la diáfisis femoral [B, página siguiente].

Historia natural

Los lados normal y anómalo se mantienen proporcionalmente iguales durante el crecimiento. La discrepancia de la longitud de los miembros inferiores es la fuente más evidente de problemas. Son menos obvias, pero a menudo significativas, las inestabilidades articulares de cadera y rodilla. Es menos importante una deformidad en rotación externa del fémur.

Valoración

Se estudia la forma del acetábulo, la de osificación proximal del fémur y su longitud. Se clasifica la deformidad de forma tradicional [C, página siguiente] o simplemente como *corta* o *muy corta*.

Deformidad

La deficiencia localizada femoral proximal incluye un número de deformidades de los miembros inferiores y se considera cada una como parte de un tratamiento general.

Longitud Se trata de un problema importante. Se calcula la discrepancia en la madurez para guiar el tratamiento. La decisión terapéutica se basa en su gravedad.

Articulación de la cadera Se predice el estado de la cadera con base en el volumen del acetábulo. Un acetábulo deficiente sugiere que la cadera será inestable durante la elongación. Los grados leves de displasia son corregibles. Se debe estar al tanto de que la articulación inestable de la cadera pone en riesgo el éxito de la elongación femoral.

Fémur proximal Una forma bulbosa de la porción superior del fémur sugiere que está completo, pero con deformidad en varo y osificación lenta. En contraste, una porción superior del fémur puntiforme y esclerótica sugiere una deficiencia más grave. Se realiza una artrografía tempranamente para determinar la alteración patológica [D, página siguiente] y se corrige el varo de manera precoz para favorecer la osificación. La ausencia congénita de los ligamentos cruzados es frecuente y requiere estabilización de la rodilla durante la elongación femoral.

Programación de la corrección

La deformidad femoral proximal se corrige durante el primer año de vida. Se acoplan prótesis temporales para los 2 años de edad. Se pueden iniciar las elongaciones por etapas tan pronto como en el segundo año de vida. Las plastias de rotación se retrasan hasta casi los 4 años de edad.

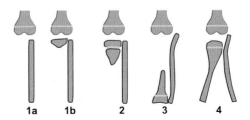

1a   1b   2   3   4

B Clasificación de las deficiencias tibiales Con base en Jones, Barnes y Lloyd-Roberts (1978)

Deficiencias peroneas

Las deformidades peroneas [E] son las deficiencias del miembro inferior de mayor frecuencia; ocurren de forma esporádica y rara vez tienen una base genética.

Patología

Hay una ausencia parcial o completa del peroné [F]. Un análogo fibroso puede sustituir al peroné óseo. El acortamiento peroneo causa inestabilidad extrema del tobillo. Las deformidades tibiales pueden incluir acortamiento, encorvamiento anterior y deformidad en valgo. Las deformidades del pie incluyen ausencia de las porciones externas, fusiones astragalocalcáneas y tobillo equino.

Historia natural

El acortamiento es progresivo, pero sigue siendo proporcional en comparación con el lado opuesto, normal. La inestabilidad del tobillo causa deformidad y dolor en la segunda década de la vida. La rodilla en valgo puede causar discapacidad, y la debida al acortamiento es proporcional a la gravedad de éste.

Tratamiento

Primero se clasifica el tipo de deformidad. Se calcula aproximadamente el acortamiento esperado en el momento de la maduración esquelética. El tratamiento quirúrgico es determinado en gran parte por la extensión de las deficiencias del pie y la inestabilidad del tobillo. El tratamiento de la deformidad suele ser menos difícil que el atender eficazmente a la familia.

Abordaje de la familia Las familias suelen tener dificultades para aceptar la amputación y el tratamiento con prótesis de Syme, incluso ante deformidades graves. A menudo desean retrasar la decisión con la esperanza de que una nueva tecnología mejore o haga innecesaria la amputación, o diferirla hasta que el niño pueda participar en la toma de la decisión. Por lo general, la familia utiliza la comunicación electrónica con otras familias y pueden elegir visitar centros donde se ofrecen procedimientos complejos de reconstrucción. Si la familia no puede tomar una decisión, se proporciona una prótesis especial que pueda incorporar el pie, en tanto se realiza.

Tratamiento quirúrgico Se planea la amputación ya avanzado el primer año, apenas antes del momento en que el paciente normalmente se pararía y caminaría. Se realiza una operación de Syme o de Boyd. El valor de la resección del análogo peroneo es motivo de controversia. Se corrige la tibia vara significativa para facilitar el ajuste de la prótesis y el caminar. Es mejor retrasar la elongación hasta la mitad de la niñez. Puede requerirse una elevación de calzado antes de la elongación. Ésta debe ser ligera, lo menos molesta y de alrededor de 2.5 cm menos de altura que la necesaria para nivelar la pelvis.

La rodilla en valgo es una deformidad relacionada con frecuencia. Cuando es significativa, se corrige por engrapado femoral distal interno en una etapa avanzada de la niñez o por una osteotomía femoral distal.

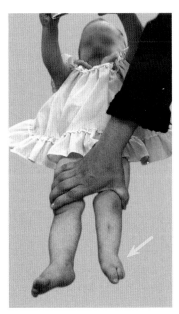

E   Deformidad de pie con deficiencia del peroné La deformidad del pie no se puede corregir

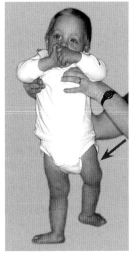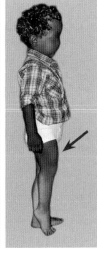

A   Deficiencia femoral congénita Nótese el acortamiento y la rotación externa

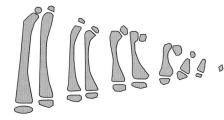

B   Espectro del fémur congénitamente corto En esta figura se muestra la amplia variación de las deformidades incluidas en esta clasificación. Con base en Hamanishi (1980)

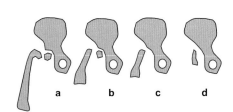

C   Clasificación de Aitken de la deficiencia focal femoral proximal

a   b   c   d

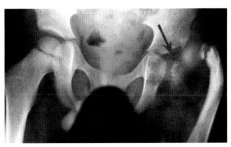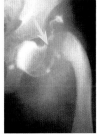

D   Deficiencia localizada femoral proximal de tipo b Nótese el acetábulo bien desarrollado (*flecha roja*). La artrografía muestra el cuello femoral no osificado (*flecha amarilla*) y una deformidad grave en varo

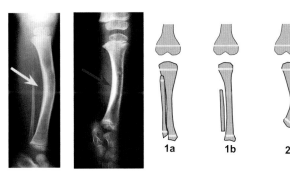

1a   1b   2

F   Clasificación de la deficiencia del peroné Ejemplos clínicos del tipo 1b (*flecha amarilla*) y el tipo 2 (*flecha roja*). Tomado de Achterman y Kalamchi (1979)

COJERA O CLAUDICACIÓN

Sutherland DH, Olshen R, Cooper L, Woo SLY: The development of mature gait. J Bone Joint Surg.1980, 62-A:336–353.

DOLORES DE MIEMBRO INFERIOR

Naish JM, Apley J. Growing pains: a clinical study of non-arthritic limb pain in children. Arch Dis Child. 1951;26:134-140.

TORSIÓN

Delgado ED, Schoenecker PL, Rich MM, Capelli AM. Treatment of severe torsional malalignment syndrome. J Pediatr Orthop 1996:16:484.

Fuchs R, Staheli LT. Sprinting and intoeing. Journal of Pediatric Orthopedics,1996; 16(4): 489-91.

Staheli LT, Corbett M, Wyss C, King H. Lower-extremity rotational problems in children. Normal values to guide management. Journal of Bone & Joint Surgery 1985; 67(1)A: 39-47.

RODILLAS EN VALGO Y VARO

Davids JR, Blackhurst DW, Allen BL. Radiographic evaluation of bowed legs in children. J Pediatr Orthop 2001 Mar-Apr;21(2): p257-63.

Davids JR, Blackhurst DW, Allen Jr BL. Clinical evaluation of bowed legs in children. J Pediatr Orthop B 2000 Oct;9(4): p278-84.

Heath CH, Staheli LT. Normal limits of knee angle in white children--genu varum and genu valgum. J Pediatr Orthop. 1993 Mar-Apr;13(2):259-62.

Vankka E, Salenius P. Spontaneous correction of severe tibiofemoral deformity in children. Acta orthop. scand. 53:567-570, 1982.

ENFERMEDAD DE BLOUNT

Blount WP. Tibia vara. Osteochondrosis deformans tibiae. J Bone Joint Surg. 1937;19:1-29.

Blount WP, Clarke GR. Control of bone growth by epiphyseal stapling, a preliminary report. J Bone Joint Surg Am. 1949;31:464-78.

Gushue DL, Houck J, Lerner AL. Effects of childhood obesity on three dimensional knee joint biomechanics during walking. J Pediatr Orthop. 2005;25:763-8.

Langenskiöld A. Tibia vara; (osteochondrosis deformans tibiae); a survey of 23 cases. Acta Chir Scand. 1952;103:1-22.

Levine AM, Drennan JC. Physiological bowing and tibia vara. The metaphysealdiaphyseal angle in the measurement of bowleg deformities. J Bone Joint Surg Am.1982;64:1158-63.

Rab GT. Oblique tibial osteotomy for Blount's disease (tibia vara). J Pediatr Orthop. 1988;8:715-20.

Smith SL, Beckish ML, Winters SC, Pugh LI, Bray EW. Treatment of late-onset tibia vara using Afghan percutaneous osteotomy and Orthofix external fixation. J Pediatr Orthop. 2000;20:606-10.

van Huyssteen A, Hastings C, Olesak M, Hoffman E. Double-elevating osteotomy for late-presenting infantile Blount's disease. J Bone Joint Surg Br. 2005;87:710-5.

Westberry DE, Davids JR, Pugh LI, Blackhurst D. Tibia vara: results of hemiepiphyseodesis. J Pediatr Orthop B. 2004;13:374-8.

OSTEOCONDROSIS

Osgood R. Lesions of the tibial tubercle occurring during adolescence. Boston Med and Surg J.1903;148:114-7.148114 1903.

Schlatter C. Verletzungen des schnabelförmigen Fortsatzes der oberen Tibiaepiphyse. Beitr Klin Chir.1903;38:874-87.38874 1903.

LUXACIÓN CONGÉNITA DE LA RODILLA

Curtis B, Fisher RL. Congenital hyperextension with anterior subluxation of the knee: Surgical management and long term observations. J Bone Joint Surg. 1969 51-A:255-69.

LUXACIÓN CONGÉNITA DE LA RÓTULA

Stanisavljevic S, Zemenick G, Miller D. Congenital, irreducible, permanent lateral dislocation of the patella. Clinical Orthopaedics & Related Research 1976 (116): 190-9.

QUISTE POPLÍTEO

Wilson PD, Eyre-Brook AL, Francis JD. A clinical and anatomical study of the semimembranosus bursa in relation to popliteal cyst. J Bone Joint Surg. 1938 20-A:963–984.

RÓTULA BIPARTITA

Scapinelli R: Blood supply of the human patella: Its relation to ischaemic necrosis after fracture. J Bone Joint Surg. 1967, 49-B:563-570.

DISCREPANCIA DE LA LONGITUD DEL MIEMBRO INFERIOR

Anderson, M.; Messner, M. B.; and Green, W. T.: Distribution of lengths of the normal femur and tibia in children from one to eighteen years of age. J. Bone and Joint Surg., 46-A: 1197-1202, Sept. 1964.

Canale ST, Russell TA, Holcomb RL. Percutaneous epiphysiodesis: experimental study and preliminary clinical results. J Pediatr Orthop. 1986 Mar-Apr;6(2):150-6.

Green WT, Wyatt GM, Anderson M: Orthoroentgenography as a method of measuring the bones of the lower extremities. J Bone Joint Surg 1946;28:60-65.

Greulich WW, Pyle SI: Radiographic Atlas of Skeletal Development of the Hand and Wrist, 2nd edition. Stanford, CA: Stanford University Press, 1959.

Gross RH: Leg length discrepancy: How much is too much? Orthopedics 1978;1:307-310.

Gurney B, Mermier C, Robergs R, Gibson A, Rivero D. Effects of Limb-Length Discrepancy on Gait Economy and Lower-Extremity Muscle Activity in Older Adults. J Bone Joint Surg Am. 2001;83:907–915.

Ilizarov GA. Transosseous Osteosynthesis. Theoretical and Clinical Aspects of the Regeneration and Growth of Tissue. Springer-Verlag, Berlin, 1992.

Little DG, Nigo L, Aiona MD. Deficiencies of current methods for the timing of epiphysiodesis. J Pediatr Orthop. 1996 Mar-Apr;16(2):173-9.

Moseley CF: A straight-line graph for leg-length discrepancies. J Bone Joint Surg Am 1977;59:174-179.

Paley D, Bhave A, Herzenberg JE, Bowen JR. Multiplier Method for Predicting Limb-Length Discrepancy. J Bone Joint Surg Am, 2000 Oct 01;82(10):1432-1432.

Phemister DB. Operative arrestment of longitudinal growth of bones in the treatment of deformities. J. Bone and Joint Surg. 15:1-13, 1933.

Song KM, Halliday SE, Little DG: The effect of limb-length discrepancy on gait. J Bone Joint Surg Am 1997;79:1690-1698.

Westh RN, Menelaus MB: A simple calculation for the timing of epiphyseal arrest: A further report. J Bone Joint Surg Br 1981;63:117-119.

Winquist RA. Closed intramedullary osteotomies of the femur. Clin Orthop Relat Res. 1986 Nov;(212):155-64\
Nordsletten L, Holm I, Steen H, Bjerkreim I. Muscle function after femoral shortening osteotomies at the subtrochanteric and mid-diaphyseal level. A follow-up study. Arch Orthop Trauma Surg. 1994;114(1):37-9.

HEMIMELIA

Achterman C, Kalamchi A. Congenital deficiency of the fibula. Journal of Bone & Joint Surgery -British Volume 1979; 61-B(2): 133-7.

Aitken GT. Proximal femoral focal deficiency. A congenital anomaly. Subcommittee on Child Prosthetics Problems Committee on Prosthetics Research and Development, Division of Engineering of the National Research Council, National Academy of Sciences, 1968.

Frantz CH, O'Rahilly R. Congenital skeletal limb deficiencies. J. Bone Joint Surg. 43A:1202-1210, 1961.

Gillespie R, Torode IP. Classification and management of congenital abnormalities of the femur. J Bone Joint Surg (Br) 1963; 65(557-68).

Jones D, Barnes J, Lloyd-Roberts GC. Congenital aplasia and dysplasia of the tibia with intact fibula. J Bone Joint Surg (Br) 1978;60:31-9.

Stevens, C. A., Moore, C. A. Tibial hemimelia in Langer-Giedion syndrome--possible gene location for tibial hemimelia at 8q. Am. J. Med. Genet. 85: 409-412, 1999.

CURVATURA

Andersen KS. Congenital pseudarthrosis of the leg. Late results. Journal of Bone & Joint Surgery - American Volume 1976;58(5):657-62.

Ghanem I, Damsin JP, Carlioz H. Ilizarov technique in the treatment of congenital pseudarthrosis of the tibia. J Pediatr Orthop 1997:17:685.

Johnston CE. Congenital pseudarthrosis of the tibia: results of technical variations in the charnley-williams procedure. J Bone Joint Surg Am 2002 Oct;84-A(10): p1799-810.

Keret D, Bollini G, Dungl P, Fixsen J, Grill F, Hefti F, Ippolito E, Romanus B, Tudisco C, Wientroub S. The fibula in congenital pseudarthrosis of the tibia: the EPOS multicenter study. European Paediatric Orthopaedic Society (EPOS). J Pediatr Orthop B 2000 Apr;9(2): p69-74.

Ohnishi I; Sato W; Matsuyama J; Yajima H; Haga N; Kamegaya M; Minami A; Sato M; Yoshino S; Oki T; Nakamura K. Treatment of congenital pseudarthrosis of the tibia: a multicenter study in Japan. J Pediatr Orthop. 2005;25:219-24.

Pappas AM. Congenital posteromedial bowing of the tibia and fibula. Journal of Pediatric Orthopedics 1984; 4(5): 525-31.

Romanus B; Bollini G; Dungl P; Fixsen J; Grill F; Hefti F; Ippolito E; Tudisco C; Wientroub S. Free vascular fibular transfer in congenital pseudoarthrosis of the tibia: results of the EPOS multicenter study. European Paediatric Orthopaedic Society (EPOS). J Pediatr Orthop B. 2000;9:90-3.

Las variaciones del desarrollo del pie son frecuentes, por lo que constituyen una fuente habitual de preocupación en la familia y un motivo común para el envío al ortopedista.

Desarrollo

Crecimiento

El primordio del miembro inferior se forma alrededor de las 4 semanas de gestación y el pie lo hace durante las siguientes 4 semanas [A], alcanzando su longitud de adulto más temprano que el resto del cuerpo [B]. La mitad de la longitud del pie del adulto se alcanza entre los 12 y 18 meses de edad. Por comparación, se alcanza la mitad de la estatura del adulto a los 2 años y la mitad de la longitud del miembro inferior a los 3 o 4 años de edad. El crecimiento rápido del pie requiere cambios frecuentes de calzado en la infancia y la niñez.

Desarrollo del arco

El arco longitudinal del pie se desarrolla conforme avanza la edad [C]. Lo plano del pie del lactante se debe a una combinación de abundante grasa subcutánea y laxitud articular, frecuentes a esa edad. La laxitud articular permite el aplanamiento del arco cuando el lactante se pone de pie y la grasa oculta su arco longitudinal.

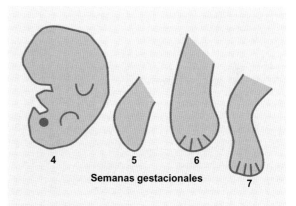

A Desarrollo fetal del pie El primordio del miembro inferior aparece alrededor de las 4 semanas de gestación y el pie está bien formado alrededor de las 7 semanas

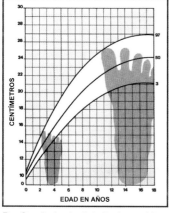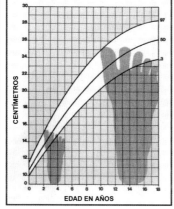

B Crecimiento del pie Las gráficas de Dimeglio muestran el crecimiento del pie de niñas (*izquierda*) y niños (*derecha*). Nótese que el crecimiento del pie presenta un avance más temprano que el de la estatura

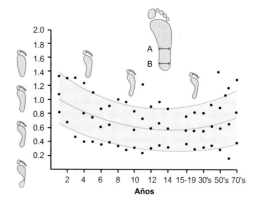

C Desarrollo del arco El arco longitudinal del pie se desarrolla con el crecimiento durante la niñez. Nótese el amplio rango de normalidad. El pie plano se encuentra dentro del rango normal. Tomado de Staheli y cols. (1987)

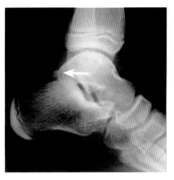
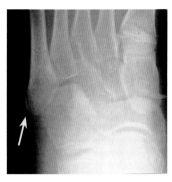

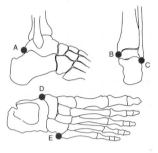

A Centros accesorios frecuentes de osificación en el pie (A) *Os trigunum* (*flecha blanca*), (B) osículo maleolar interno, (C) osículo subfibular o subperoneo, (D) escafoides accesorio (a menudo doloroso) y (E) *os vesalianum*. Una apófisis se puede confundir con un osículo accesorio (*flecha amarilla*)

Variabilidad normal

Son frecuentes los centros de osificación accesorios en el pie [A]. La mayoría se fusionan con el centro primario y se vuelve parte del osículo original; otros se mantienen separados, por lo general adheridos al hueso original por cartílago o tejido fibroso. Estos osículos son clínicamente importantes porque pueden confundirse con una fractura y posiblemente se tornen dolorosos cuando se altera la sindesmosis o la sincondrosis. Tales alteraciones suelen involucrar al escafoides accesorio y un osículo por debajo del maléolo externo.

El pie en los trastornos sistémicos

La evaluación del pie es útil para el diagnóstico correspondiente de trastornos constitucionales. Por ejemplo, se observa polidactilia en la displasia condoectodérmica. Se encuentran uñas con displasia en el síndrome uña-rótula.

Nomenclatura

Para aclarar esta discusión, se definen por separado los términos que describen el movimiento articular contra los que describen las deformidades [B]. La posición anatómica se considera neutra. A menudo las deformidades se designan simplemente describiendo el movimiento y añadiendo a continuación el término *deformidad*. Así, por "articulación subastragalina fija en inversión" se hace referencia a una *deformidad en inversión*. Nótese que la descripción de la posición del dedo gordo del pie es incongruente con la terminología estándar. El punto de referencia es el centro del pie, no el centro del cuerpo, por lo que la posición del dedo gordo hacia la línea media del cuerpo se conoce como *abducción*.

Tanto huesos como articulaciones pueden estar deformados. Por ejemplo, la desviación interna del cuello del astrágalo se presenta en el pie equino varo, lo que contribuye a la deformidad en aducción. La deformidad articular suele deberse a rigidez con fijación en una posición no funcional. Debe limitarse el uso de los términos *varo* y *valgo* para describir las deformidades.

Valoración

Antecedentes familiares

La forma del pie suele ser una característica familiar [C]. Si la deformidad se encuentra presente en un adulto, interrogarlo acerca de su discapacidad puede ayudar a tratar el problema del niño.

Exploración física inicial

Se realiza una exploración física inicial, observando la espalda en busca de datos de un disrafismo raquídeo que pudiese contribuir al pie cavo. Se valora también la laxitud articular [D], ya que puede ser la causa de un pie plano flexible.

Sitio	Movimiento	Deformidad
Articulación del tobillo	Flexión	En equino
	Extensión	Del talo
Articulación subastragalina	Inversión	Talón varo
	Eversión	Talón valgo
Articulación mediotarsiana	Aducción	En aducción
	Abducción	En abducción
	Flexión	En cavo
	Extensión	En pie de mecedora
	Pronación	De pronación
	Supinación	De supinación
Dedo gordo del pie	Abducción	Dedo gordo varo
	Aducción	Dedo gordo valgo
	Flexión	En flexión
	Extensión	En extensión
Dedos del pie	Flexion	En flexión
	Extension	En extensión

B Nomenclatura para los movimientos normales de articulación y las deformidades Los movimientos y las deformidades deberán describirse de manera independiente

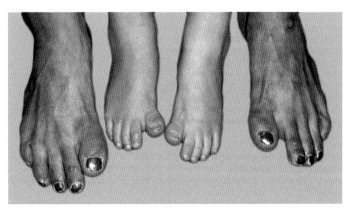

C Dedo gordo varo familiar Nótese la misma deformidad de los pies de madre e hija

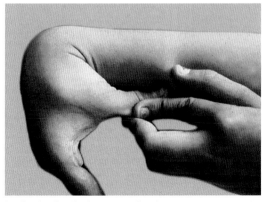

D Laxitud articular generalizada El pulgar de este niño se puede oponer fácilmente al antebrazo. También presenta un pie plano flexible

Exploración del pie

El diagnóstico de la mayoría de los trastornos del pie se puede hacer durante la exploración física. Los huesos y las articulaciones del pie tienen poco tejido blando que los oculte, por lo que resulta sencillo observar deformidades y edema. Además, fácilmente se establece la localización del punto de máxima hipersensibilidad (PMH).

Observación

Se inspecciona la piel de la planta del pie en busca de signos de carga excesiva [A y B]. La carga excesiva que produce callos no es normal en los niños. Los sitios frecuentes de carga excesiva incluyen las cabezas de los metatarsianos, en la base del quinto metatarsiano y debajo de la cabeza del astrágalo. Las deformidades que originan callos posiblemente causen dolor en la adolescencia.

Se observa el pie con el paciente en bipedestación y se precisa la altura del arco longitudinal. A continuación, se pide al menor que se pare sobre los dedos. Se establece un arco longitudinal en aquel con pie plano flexible [C]. Con el niño sentado y los pies colgando también aparece un arco longitudinal en los pacientes con pie plano flexible.

Amplitud de movimiento

Se mide la amplitud de movimiento de los dedos y las articulaciones subastragalina y del tobillo, y se valora la movilidad articular subastragalina por la amplitud de movimiento de inversión y eversión. Debe explorarse el movimiento del tobillo con la rodilla tanto flexionada como extendida y con la articulación subastragalina en alineación neutra [D]. Deberá ser posible la dorsiflexión hasta al menos 20° con la rodilla flexionada y 10° con la rodilla extendida.

Palpación

Por palpación se determina si hay alguna hipersensibilidad. La localización del PMH es especialmente útil en el pie, porque en gran parte es subcutáneo. El PMH a menudo es diagnóstico, o al menos útil para tomar decisiones en cuanto a ordenar estudios imagenológicos.

Estudios imagenológicos

Siempre que sea posible, las radiografías de los pies deben tomarse con el niño en bipedestación [E]. Si se indican radiografías, se piden en proyecciones AP y lateral. Si el movimiento subastragalino está limitado, deberá agregarse una imagen oblicua para descartar cualquier coalición calcaneoescafoidea. El tobillo deberá valorarse con radiografías AP y lateral. Se ordena una vista de la "mortaja" si se sospecha un problema como la osteocondritis disecante del astrágalo. Otras vistas especiales, como las de flexión-extensión, pueden ser útiles. Las radiografías se comparan con los estándares publicados para pacientes pediátricos. El rango normal es amplio y cambia con la edad [F]. La tomografía computarizada (TC) es útil para valorar la articulación subastragalina en cuanto a datos de coalición astragalocalcánea. Las gammagrafías óseas sirven para confirmar el diagnóstico de una osteocondrosis, como en la enfermedad de Freiberg; su resultado será anómalo antes de que se observen cambios en las radiografías. La resonancia magnética (RM) es útil para evaluar tumores.

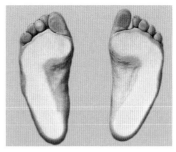
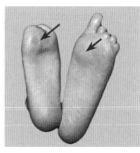

A Superficie de contacto de la planta del pie Nótese la distribución amplia del peso sobre las plantas de estos pies normales. El niño está parado sobre una superficie de cristal

B Explorar la planta del pie en cuanto a signos de carga excesiva Nótense los callos bajo las cabezas metatarsianas de ambos pies en este niño con malformaciones congénitas de los dedos del pie

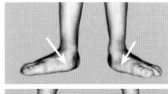
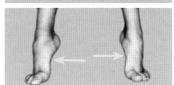

C Pie plano flexible El arco longitudinal ausente en bipedestación (*flechas blancas*) aparece al pararse sobre las puntas de los dedos (*flechas amarillas*)

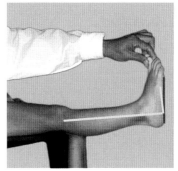
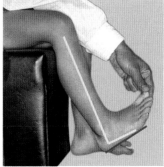

D Evaluación de la dorsiflexión del tobillo El ángulo recto (*amarillo*) es la posición neutra. Valorar la dorsiflexión (*líneas rojas*) con la rodilla extendida y flexionada para determinar el sitio y la gravedad de las contracturas del tríceps

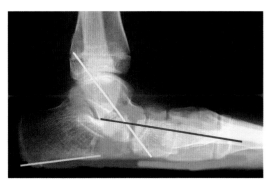

E Radiografías en bipedestación Permiten una evaluación más sistemática. En el adolescente con deformidad en pie en "serpentina", la inclinación astragalina (*línea amarilla*), el eje de los metatarsianos (*línea roja*) y el ángulo de inclinación del calcáneo (*línea anaranjada*) se miden con facilidad

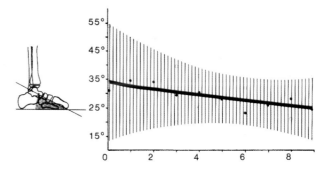

F Inclinación del astrágalo por edades La zona sombreada representa dos desviaciones estándar por arriba y debajo de la media (*línea gruesa*). Nótese que los valores cambian con la edad y que el rango normal es muy amplio. Tomado de Vander Wilde y cols. (1988)

Categoría	Trastorno
Traumatismo	Fractura
	Esguince
	Lesión de tejidos blandos
	Síndrome de sobreuso
Infecciones	Osteomielitis
	Artritis infecciosa
	Herida punzante por clavos
	Uña enterrada
Artritis	Degenerativa
	Reumatoide juvenil
	Pauciarticular
Osteocondritis	Enfermedad de Freiberg
	Enfermedad de Köhler
	Enfermedad de Sever
Dolor por pinzamiento	Síndrome del os trigunum
	Compresión anterior del tarso
Roturas de sindesmosis	Astrágalo accesorio
	Osículo maleolar interno
	Osículo maleolar externo
Trastornos idiopáticos	Osteocondritis disecante
	Síndrome del tunel del tarso
	Distrofia simpática refleja
Deformidades	Juanete
	Juanetillo o juanete de sastre
	Coalición del tarso
	Pie en serpentina
	Pie plano con contractura del tendón calcáneo
	Prominencia del calcáneo
	Pie cavo
	Pie equino varo recurrente

A Clasificación del dolor del pie Se pueden colocar por categorías las causas de dolor del pie para su clasificación y diagnóstico

Dolor de pie

El dolor de pie en los niños es frecuente y variado [A y B]. Durante la primera década de vida, suele deberse a problemas traumáticos e inflamatorios, como lesiones, infecciones y, rara vez, por alguna deformidad. En la segunda década, el dolor a menudo es secundario a una deformidad.

La causa de este tipo de dolor con frecuencia puede determinarse por los antecedentes y la exploración física. La ubicación del PMH es particularmente útil en el pie, porque sus estructuras son subcutáneas y fáciles de explorar [C]. Esta localización a menudo permite hacer un diagnóstico presuncial.

Traumatismos

Fracturas ocultas por estrés o fatiga Las fracturas sin antecedente de traumatismo no son raras en los lactantes y niños pequeños. Pueden considerarse como parte del espectro de la fractura de los niños en edad de caminar. Las fracturas de cuboides, calcáneo y metatarsianos se pueden identificar por gammagrafía ósea.

Tendinitis-fascitis El microtraumatismo repetitivo es una fuente frecuente de dolor del talón en los pacientes pediátricos. Tiene mayor frecuencia alrededor del calcáneo, ya sea en la inserción del tendón de Aquiles o en la de la aponeurosis plantar.

Infecciones

Las infecciones de los pies son relativamente frecuentes. La artritis infecciosa afecta por lo general el tobillo y en ocasiones otras articulaciones del pie. Puede ocurrir osteomielitis en el calcáneo y otros huesos del tarso. La infección puede ser hematógena o iatrógena (punciones del talón para toma de muestra sanguínea) o resultado de heridas penetrantes por punción con clavos.

Heridas por punción con clavos Las heridas por punción con clavos son frecuentes [A y B, página siguiente] y pueden complicarse con osteomielitis [C, página siguiente]. Casi el 5% de las penetraciones por clavos se infectan, pero menos del 1% causan osteomielitis. Las heridas por punción bajo los metatarsianos son originadas con mayor probabilidad por artritis infecciosa por especies de *Pseudomonas*. Las infecciones en el talón, por lo general, son provocadas por especies de *Staphylococcus* y *Streptococcus*.

Tratamiento inicial Se explora el pie y se retira cualquier material extraño que protruya. La palpación del trayecto de la herida es molesta y no aporta muchos datos. Debe actualizarse la inmunización frente al tétanos. Se informa a la familia en cuanto al riesgo de infección y la necesidad de regresar al consultorio si aparecen signos al respecto. Por lo general, en las infecciones se mostrarán signos varios días después de la lesión e incluyen aumento de las molestias, edema del dorso del pie y fiebre.

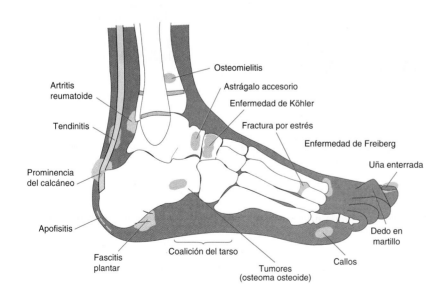

Osteomielitis
Artritis reumatoide
Astrágalo accesorio
Enfermedad de Köhler
Tendinitis
Fractura por estrés
Enfermedad de Freiberg
Prominencia del calcáneo
Uña enterrada
Apofisitis
Dedo en martillo
Fascitis plantar
Coalición del tarso
Callos
Tumores (osteoma osteoide)

B Localización del dolor en el pie Debido a que el pie es, en gran parte, subcutáneo, la localización de la hipersensibilidad con frecuencia ayuda a establecer el diagnóstico

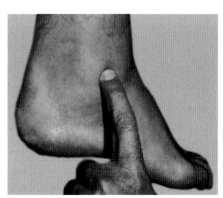

C Punto de máxima hipersensibilidad El tobillo se encuentra hinchado y hay hipersensibilidad apenas delante de la porción distal del peroné, típicos de un esguince

Tratamiento de la infección Se ordena un cultivo de la secreción de la herida y se obtiene una radiografía AP del pie como estudios de referencia. El momento de inicio de los signos de una infección sugiere al agente causal. Si el intervalo entre la penetración y la infección es de 1 día, el microorganismo con toda probabilidad será una especie de *Streptococcus*. Si el intervalo es de 3-4 días, es más probable que su origen sea una especie de *Staphylococcus*, y cuando es de 1 semana, una de *Pseudomonas*. Los niños con infecciones por especies de *Pseudomonas* suelen estar usando zapatos en el momento de la penetración. La desbridación quirúrgica y el drenaje están indicados en todas las infecciones por especies de *Pseudomonas*. El drenaje también está indicado en toda infección que no mejora pronto con el tratamiento antibiótico.

Uñas del pie enterradas Las uñas enterradas [D] son fuente de infecciones frecuentes resultado de una combinación de predisposición anatómica, corte inapropiado de las uñas del pie y traumatismos. Las lesiones y los zapatos o medias que constriñen pueden iniciar una infección. En pacientes susceptibles a presentar este problema, la uña es anómala, a menudo con una mayor curvatura lateral hacia su lecho.

Tratamiento de las infecciones agudas El tratamiento se elige con base en la gravedad de la inflamación. La irritación leve sólo requiere un corte apropiado de las uñas y zapatos con buen ajuste. Las uñas deberán cortarse en ángulos rectos. Se evita recortarlas hasta crear un extremo convexo; se debe instruir a la familia sobre el corte de uñas con el fin de crear un extremo cóncavo que deje los bordes con extensión más allá de la piel y así prevenir que se entierren. Los tejidos blandos se elevan respecto de la placa ungueal con una mota de algodón. Debe evitarse la compresión forzada y repetir esto varias veces, si es necesario, para elevar los tejidos blandos inflamados respecto de la placa ungueal. Si la inflamación es más intensa, se indica reposo, elevación de la extremidad, protección de lesiones, humidificación para limpiar y promover el drenaje, y quizás se requieran antibióticos.

Tratamiento de las infecciones crónicas Las lesiones persistentes y graves requieren tratamiento quirúrgico. El tejido de granulación hipertrófico crónico se extirpa y puede requerirse el retiro de la porción externa de la uña junto con un segmento de su matriz para evitar recurrencias.

Artritis pauciarticular

La artritis pauciarticular puede presentarse con dolor de pie en el lactante o niño pequeño. Una cojera o claudicación, un ángulo limitado de movimiento del tobillo o subastragalino, y el edema de más de 6 semanas de duración, sugieren este diagnóstico [E]. En contraste con la artritis infecciosa, parece como que la pauciarticular debería doler más de lo que el paciente refiere, dado que el dolor suele ser mínimo.

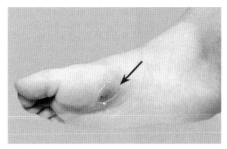

A   Herida de punción por clavo El eritema de una herida de punción por clavo (*flecha*) señala el sitio de ingreso del artefacto y el edema es más evidente en el dorso del pie

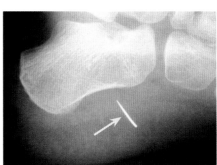
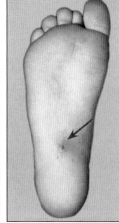

B   Perforación por aguja en el talón La radiografía (*izquierda*) muestra una aguja rota. La fotografía (*derecha*) muestra el sitio de entrada de la aguja y la inflamación circundante

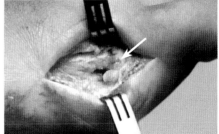
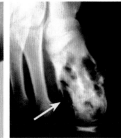

C   Osteomielitis crónica Una herida por punción con un clavo a través del zapato fue seguida por esta infección que involucró al hueso y la articulación (*flecha blanca*). La articulación se destruyó. Es evidente la osteomielitis crónica del primer metatarsiano (*flecha amarilla*) en la radiografía

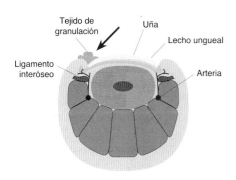

D   Uña enterrada en el pie Tejido blando inflamado alrededor de la uña enterrada (*flecha roja*). La fotografía muestra el aspecto clínico habitual (*flecha blanca*)

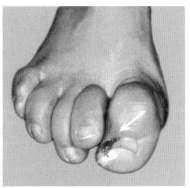
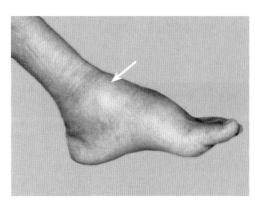

E   Artritis del tobillo Este niño presenta artritis pauciarticular que afecta al tobillo

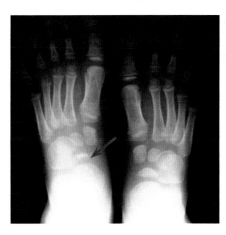

A   Enfermedad de Köhler en un niño de 5 años El escafoides tarsiano del pie izquierdo presenta esclerosis (*flecha*) y es sitio de hipersensibilidad

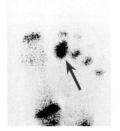

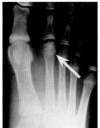

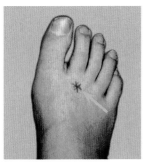

B   Enfermedad de Freiberg Suele presentarse hipersensibilidad sobre la cabeza del segundo metatarsiano en esta enfermedad. Se observan cambios mínimos en la radiografía (*flecha amarilla*), y la gammagrafía ósea indica aumento de la captación sobre la cabeza del segundo metatarsiano (*flecha roja*). La fotografía muestra el punto de máxima hipersensibilidad (*flecha verde*)

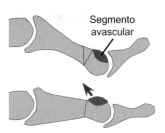

Segmento avascular

C   Osteotomía metatarsiana por dolor secundario a la deformidad de Freiberg En este procedimiento, se retira de la articulación el segmento avascular de la cabeza del metatarsiano

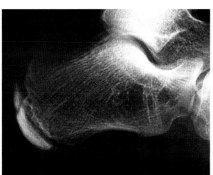

D   Apófisis del calcáneo En el niño normal, esta apófisis a menudo muestra esclerosis y fragmentación

Osteocondritis

Enfermedad de Köhler La osteocondritis del escafoides tarsiano, también conocida como *enfermedad de Köhler*, es una necrosis avascular que se presenta con mayor frecuencia en niños entre los 3 y 10 años de edad [A]. También ocurre rara vez en niñas de 2-4 años de edad. La enfermedad produce inflamación, hipersensibilidad localizada, dolor y cojera. Los cambios radiográficos dependen de la etapa de la enfermedad; el escafoides muestra colapso y aumento de la densidad. A continuación, hay desosificación parcial y, finalmente, se reconstituye el escafoides. Puesto que la curación se presenta de forma espontánea, sólo se requiere un tratamiento sintomático. Si el dolor constituye un problema significativo, se inmoviliza el pie con un yeso o escayola corta de pierna durante 6-8 semanas para disminuir la inflamación y proveer alivio del dolor. Los estudios de seguimiento a largo plazo no muestran discapacidad residual.

Enfermedad de Freiberg La osteocondritis de la cabeza metatarsiana, también conocida como *enfermedad* o *infarto de Freiberg*, es una necrosis avascular segmentaria idiopática de la cabeza de un metatarsiano. Se presenta con mayor frecuencia en niñas adolescentes de 13-18 años y afecta al segundo metatarsiano. Son frecuentes el dolor y la hipersensibilidad localizados [B]. Si se atiende al paciente tempranamente, una gammagrafía ósea exhibirá un aumento de la captación y permitirá establecer el diagnóstico. Más tarde, las radiografías mostrarán irregularidad de la superficie articular, esclerosis, fragmentación y, finalmente, reconstitución. El sobrecrecimiento residual y la irregularidad articular pueden llevar a cambios degenerativos y la persistencia del dolor. Se trata con reposo e inmovilización para disminuir la inflamación. Una ortesis para aliviar el peso de la cabeza del metatarsiano afectada, las plantillas rígidas para disminuir el movimiento de la articulación e incluso un yeso corto de pierna para caminar, pueden ser útiles. Para el dolor intenso y persistente se requerirá corrección quirúrgica. Las opciones abarcan desbridación articular, artroplastia excisional (de la falange proximal), artroplastia de interposición con uso del extensor largo común de los dedos y osteotomía en dorsiflexión [C] del metatarsiano (a menudo la mejor opción).

Enfermedad de Sever También conocida como *osteocondrosis apofisaria del calcáneo*, suele diagnosticarse por dolor en el talón y manifestaciones radiográficas de fragmentación y esclerosis de la apófisis del calcáneo. Estos cambios radiográficos ocurren por lo general en niños asintomáticos [D] y el trastorno se resuelve con el transcurso del tiempo. Casi todo dolor del talón en los niños se debe a inflamación de la inserción de la fascia plantar o el tendón calcáneo.

Dolor por pinzamiento

Síndrome del *os trigunum* La compresión de este huesecillo en los bailarines a menudo produce dolor del pie.

Pinzamiento mediotarsiano El dolor a la mitad del pie a veces se debe a la compresión de los bordes articulares, con frecuencia secundaria a coaliciones del tarso o contracturas del tendón calcáneo [E].

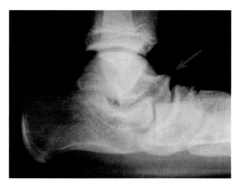

E   Pinzamiento Se observa una curvatura del astrágalo a manera de pico, relacionada con un tendón calcáneo ceñido y su pinzamiento

Rotura de sindesmosis

La rotura de la sindesmosis entre el huesecillo primario y un segundo centro de osificación (huesecillo accesorio) es causa frecuente de dolor del pie en niños y adolescentes. Esta rotura es equivalente a la lesión por estrés de la inserción cartilaginosa o fibrosa. Se torna dolorosa e hipersensible [A], a menos que la cicatrización sea completa. El trastorno suele recurrir.

Escafoides accesorio Corresponde a un centro de osificación agregado en la cara interna del escafoides tarsiano que se presenta en casi el 10% de la población y se mantiene como centro de osificación separado en casi el 2%. Se clasifican en tres tipos [B]. El tipo 1 rara vez causa síntomas. El tipo 2 con mayor probabilidad incluye dolor por rotura de la sincondrosis. Las roturas son frecuentes durante la niñez avanzada y la adolescencia, probablemente por traumatismo repetido. Esta rotura causa dolor e hipersensibilidad localizada. El tipo 3 produce una prominencia que, cuando es grande, puede causar irritación de la piel suprayacente.

El dolor se trata con un yeso corto de pierna o férula. Si el dolor persiste, puede requerirse exéresis del escafoides accesorio. Simplemente se extirpa el huesecillo y una porción del escafoides primario elongado a través de una incisión longitudinal de las fibras del tendón tibial posterior [C]. Debe evitarse el procedimiento quirúrgico de Kidner, más amplio, que requiere redirigir el tendón si no mejoran los resultados.

Osículos maleolares Existen centros de osificación bajo los maléolos interno y externo. Los huesecillos persistentes bajo el maléolo externo causarán dolor con mayor probabilidad [D]. Primero se trata por inmovilización en yeso. Rara vez se requiere exéresis o estabilización por fijación interna.

Trastornos idiopáticos

Síndrome del túnel tarsiano El dolor de pie, el signo de Tinel sobre el túnel tarsiano, las disestesias y un trastorno neurológico tardío, sugieren el diagnóstico. Este síndrome difiere en los pacientes pediátricos. Por lo general, se trata de una niña que camina con el pie en varo; puede elegir usar muletas y a menudo necesita una liberación quirúrgica.

Distrofia simpática refleja Este síndrome suele afectar las extremidades inferiores de las niñas [E]. Se considera el diagnóstico cuando el pie presenta edema, rigidez, frialdad y dolor, en general. Es frecuente un antecedente de lesión. La valoración del dolor por el niño es exagerada y no concuerda con los antecedentes o los datos de exploración física. Véase el capítulo 3 para el tratamiento.

Deformidades del pie

Las deformidades del pie pueden causar dolor por compresión sobre prominencias óseas [F] o alteración de la mecánica. El dolor por deformidad suele no ser difícil de detectar.

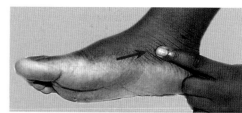

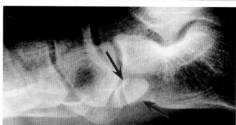

A Escafoides accesorio El escafoides accesorio se localiza en la cara interna del pie (*flechas*), a menudo produce una prominencia, y en ocasiones es doloroso

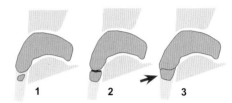

B Clasificación de los escafoides accesorios El tipo 2 presenta rotura de la sincondrosis (*arco rojo*) y el tipo 3 produce una prominencia (*flecha*)

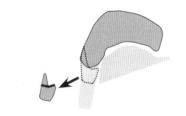

C Exéresis del escafoides accesorio Se extirpa el huesecillo de tipo 2 doloroso, dejando el tendón tibial posterior inserto en el escafoides (*flecha*)

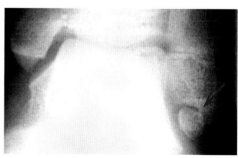

D *Os subperoneo* Este huesecillo era doloroso y no mejoró con el yeso, por lo que en un momento dado requirió fusión y fijación con un tornillo

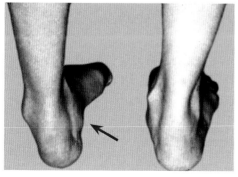

E Distrofia simpática refleja Esta deformidad en varo en el pie izquierdo se debe a una distrofia simpática refleja

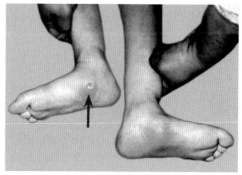

F Deformidades del pie en un niño con espina bífida La prominencia de la cabeza del astrágalo causó úlcera de la piel en el pie con disminución de la sensibilidad

Deformidades	Trastornos
Polidactilia	Displasia condroectodérmica
	Síndrome de Carpenter
	Síndrome otopalatodigital
Sindactilia	Síndrome de Apert
Hipoplasia de metatarsianos	Acondrogenesia
	Síndrome de braquidactilia
Dedo gordo ancho	Displasia acromesomélica

A Síndromes vinculados con deformidades de los dedos de los pies

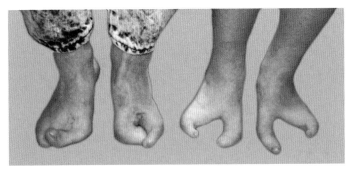

B Deformidades de pie hendido Están presentes tanto en el padre como en el hijo. Sus principales problemas son las dificultades para el ajuste del calzado y el aspecto inusual

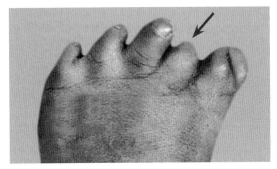

C Microdactilia

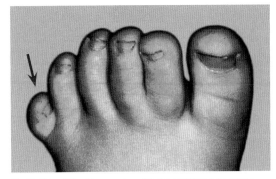

E Polidactilia Causa un problema estético y de ajuste del calzado. La exéresis del dedo gordo accesorio es apropiada en etapas avanzadas del primer año de la vida

Deformidades de los dedos de los pies

Trastornos generalizados

Si se encuentra deformidad del dedo de un pie, se revisan cuidadosamente las manos y los pies del paciente y de los padres. Estas deformidades a veces son manifestaciones de un trastorno generalizado [A].

Deformidad de pie hendido

Esta rara deformidad se transmite como rasgo autosómico dominante, suele ser bilateral y a menudo afecta las manos y los pies [B]. Es menos frecuente una forma no heredada, y generalmente unilateral. Esto causa problemas de ajuste del calzado, y se corrige al final de la lactancia o en la niñez por osteotomía y aproximación de tejidos blandos.

Microdactilia

A menudo se encuentran dedos pequeños en la displasia de Streeter y pueden ser secundarios a hipotensión intrauterina, que causa circulación insuficiente hacia los dedos [C]. No se requiere tratamiento.

Sindactilia

Tiene mayor frecuencia entre el segundo y el tercer dedo del pie. Suele ser bilateral y a menudo familiar. La fusión de los dedos de los pies no causa discapacidad funcional y no se requiere tratamiento. Se debe buscar algún problema subyacente si hay afección de más de dos localizaciones.

Polidactilia

La *polidactilia* o presencia de dedos supernumerarios es frecuente [D]. De mayor frecuencia en las niñas y en individuos de raza negra, a veces se hereda como rasgo autosómico dominante. En la mayoría de los casos afecta al dedo pequeño y la duplicación de la falange proximal, con un bloque metatarsiano o una cabeza metatarsiana anchos. El dedo supernumerario se extirpa en el primer año cuando el pie ya es suficientemente grande para hacer simple la exéresis y, por lo tanto, antes de que el lactante se percate del problema. El procedimiento se planea para disminuir al mínimo la cicatriz, establecer un contorno normal del pie y evitar alteraciones del crecimiento. Las duplicaciones centrales a menudo causan ensanchamiento permanente del pie. Son más probables los malos resultados de las duplicaciones del dedo gordo con desviación en varo persistente y las deformidades complejas (E y F).

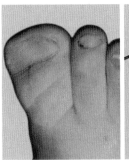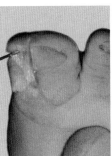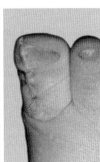

D Exéresis de un dedo gordo bífido Se retira la mitad del dedo gordo. A veces es difícil la exéresis de una polidactilia compleja

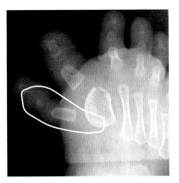

F Epífisis en "C" o en corchete o falange delta Las deformidades del dedo gordo pueden ser complejas. En este caso, la epífisis metatarsiana (*arco amarillo*) se continúa con ambos dedos gordos. Se debe extirpar el dedo accesorio y la porción adyacente del disco de crecimiento

Dedos en rizo

Los dedos en rizo [A] son frecuentes durante la lactancia y producen deformidades de flexión y rotación en los dedos dos a cinco. La deformidad casi siempre se resuelve de manera espontánea. Rara vez se requiere tenotomía de los flexores en los pacientes que persisten después de los 4 años de edad.

Dedos en garra

Los dedos en garra suelen vincularse con un pie cavo, y a menudo son secundarios a un problema neurológico. La corrección suele ser parte del tratamiento del complejo del pie cavo.

Dedos en martillo

Son secundarios a una deformidad fija en flexión de la articulación interfalángica proximal [B]; la articulación distal puede estar fija o ser flexible. El trastorno suele ser bilateral, familiar, y con mayor frecuencia afecta al segundo dedo, y menos a menudo al tercero y cuarto. Está indicada la corrección quirúrgica en la adolescencia si la deformidad produce dolor o problemas de ajuste del calzado. Se corrige por liberación de los tendones flexores y fusión de la articulación interfalángica proximal.

Dedos en mazo

Los dedos en mazo se deben a una deformidad fija en flexión de la articulación interfalángica distal. Se trata de deformidades raras.

Dedos supraductos

Son frecuentes. Suele resolverse la superposición del segundo, tercer y cuarto dedos con el transcurso del tiempo. El quinto dedo supraducto tiene más probabilidades de ser permanente [C] y causar un problema con el ajuste del calzado. El quinto dedo supraducto suele ser bilateral y familiar. Si el dedo superpuesto se torna fijo, persistente, y causa problemas de ajuste del calzado, está indicada la corrección quirúrgica. Se corrige con el procedimiento de alineación de tejidos blandos de Butler [D], lo cual implica una doble incisión en mango de raqueta, el alargamiento del tendón extensor, la liberación de la contractura articular y la reparación de la piel con el dedo trasladado a una posición más plantar y lateral.

Hipertrofia

Se observa hipertrofia [E] en los niños con el síndrome de Proteus, neurofibromatosis o malformación vascular, o puede presentarse como deformidad aislada. La mayoría de los pacientes presentan acumulación anómala del tejido adiposo, y otros, fibrosis endoneural y perineural, así como proliferación neural y vascular. El tratamiento es difícil. Suelen requerirse epifisiodesis, disminución de volumen, resección en rayo y amputaciones a través de la articulación. Las recurrencias son frecuentes y existe la necesidad de realizar varios procedimientos quirúrgicos durante la niñez para facilitar el ajuste del calzado.

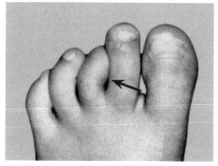

A   Dedos en rizo Esta deformidad puede afectar uno o más dedos y suele resolverse espontáneamente

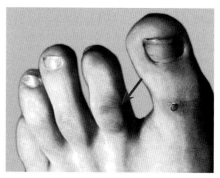

B   Dedo en martillo La deformidad en flexión fija de la articulación interfalángica proximal del segundo dedo causa un callo (*flecha*) que se forma sobre el dedo

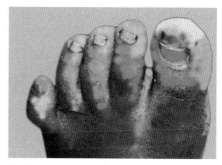

C   Dedo superpuesto Este quinto dedo superpuesto persistió y requirió corrección quirúrgica

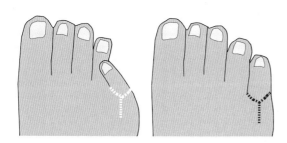

D   Corrección quirúrgica del quinto dedo supraducto A través de una incisión en mango de raqueta (*línea blanca*) y alargamiento del tendón extensor y la cápsula, se corrige la deformidad y se cierra la piel manteniendo la corrección (*línea roja*)

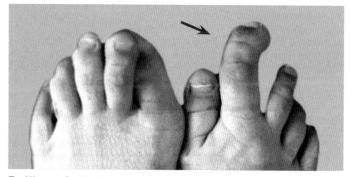

E   Hipertrofia El sobrecrecimiento puede causar problemas graves de ajuste del calzado y requiere resección, epifisiodesis o amputación

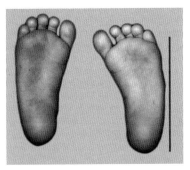

A Metatarso aducto Una convexidad del borde externo del pie (*línea roja*) es la característica más constante de la deformidad

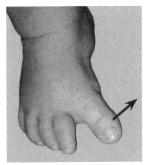

B *Hallux varus* Deformidad dinámica que se resuelve con el transcurso del tiempo

Antepié aducto

Metatarso aducto y varo

La aducción del antepié es la forma más frecuente de deformidad del pie y se caracteriza por presentar una convexidad de su cara externa [A] o una abducción dinámica del dedo gordo [B]. Las deformidades entran en cuatro categorías [C].

Metatarso aducto Es una deformidad posicional intrauterina frecuente. Puesto que se vincula con la displasia de cadera, en el 2% de los casos es indispensable su valoración cuidadosa. El metatarso en aducción es frecuente, flexible, benigno y se resuelve de manera espontánea.

Metatarso varo Es una deformidad rígida rara que a menudo persiste y requiere corrección con yeso. El metatarso varo no produce discapacidad ni juanete, pero sí problemas estéticos y, en ocasiones, de ajuste del calzado.

Pie en "serpentina" Se discute en la siguiente página.

Hallux varus Es una deformación dinámica por sobreactividad del abductor del dedo gordo. A veces se llama "dedo en búsqueda". El trastorno mejora espontáneamente y no requiere tratamiento.

Tratamiento

Se valora mediante exploración física inicial, prueba de rigidez y consideración de la edad del niño [D]. El metatarso en aducción se trata mediante documentación y observación [E].

Tipo	Etiología	Comentarios
Metatarso en aducción	Deformidad posicional intrauterina tardía	Forma frecuente, el 90% se resuelve espontáneamente
Metatarso varo	¿Posición intrauterina de inicio más temprano?	A menudo rígida Requiere corrección con yeso
Pie en serpentina	Laxitud articular generalizada familiar	Retropié valgo Mesopié en abducción Antepié en aducción Dificultad de tratamiento
Abducción del dedo gordo del pie	Se desconoce	Deformidad dinámica Se resuelve espontáneamente

C Tipos de aducción del antepié y deformidad en varo El diagnóstico del metatarso aducto debe incluir la forma rígida, la forma no resuelta y el pie en "serpentina"

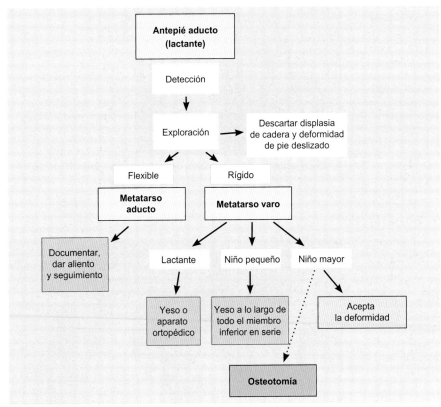

D Pasos en el tratamiento de la aducción del antepié

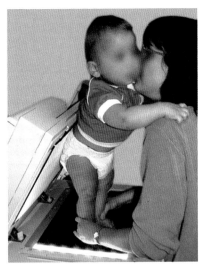

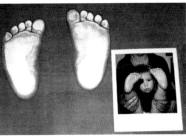

E Imágenes del pie en aducción Se registra la forma del pie del lactante en una fotocopiadora. Se compara la impresión obtenida con una fotografía

El metatarso varo se trata mediante yesos en serie [A y B] o aparatos ortopédicos. Son útiles los aparatos muslopodálicos en el niño en edad preescolar. Los yesos seriados tienen los resultados más eficaces. La deformidad cede mucho más rápidamente cuando el yeso se extiende por arriba de la rodilla en flexión.

La siguiente técnica es útil hasta alrededor de los 5 años de edad. Primero se aplica un yeso corto en el miembro inferior. Conforme fragua, se moldea el antepié en abducción y el retropié en ligera inversión-varo. Finalmente, mientras se sujeta el yeso corto en rotación neutra y con la rodilla flexionada casi 30°, se extiende el yeso para incluir el muslo. Este yeso largo del miembro inferior permite caminar y brinda una corrección eficaz.

En el niño de mayor edad, puede ser mejor aceptar la deformidad, ya que no causa discapacidad. Si se selecciona una corrección quirúrgica, se realiza por abertura de una cuña y cierre con osteotomías en cuña del cuboides. Se evita intentar la corrección por capsulotomía u osteotomía metatarsiana, ya que son frecuentes sus complicaciones tempranas y tardías.

Pie en "serpentina"

También denominado *pie en "Z"* y *deslizado*, corresponde a una variedad de deformidades complejas que incluyen flexión plantar del retropié, abducción del mesopié y aducción del antepié [D]. Suele haber un tendón calcáneo rígido en los casos con síntomas. Se observa pie en "Z" en los niños con mielodisplasia; a veces es familiar, pero suele corresponder a deformidades aisladas. Se observa una variedad de intensidades. Algunos médicos describen al pie equino varo sobrecorregido como pie en serpentina. Los pies en "Z" idiopáticos pueden persistir y causar discapacidad durante la adolescencia y la vida adulta.

El pie en serpentina idiopático en los niños pequeños se trata mediante yesos seriados iniciales, con corrección del antepié aducto, en tanto se evita cuidadosamente cualquier estrés por eversión en el retropié. Debe documentarse el efecto del crecimiento sobre la deformidad, que, en su mayor parte, persistirá. La corrección se planea ya avanzada la niñez, con elongación del tendón calcáneo y osteotomías. Se elonga el calcáneo y la cuña interna por osteotomías en cuña de apertura [C].

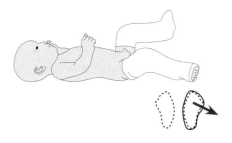
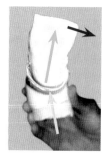

A Yesos muslopodálicos por metatarso varo Este tratamiento del metatarso varo es de máxima eficacia, ya que la rodilla en flexión provee control de la rotación tibial. Con el uso de la porción del muslo del yeso como punto de fijación (*flecha amarilla*), se rota el pie hacia afuera (*flecha verde*) y se abduce (*flecha roja*) para alcanzar la corrección más eficaz

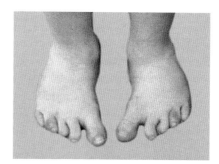

B Tratamiento del metatarso varo con yeso Esta niña con deformidad rígida persistente fue objeto de corrección con uso de yesos largos en los miembros inferiores. La rodilla está en flexión de casi 30° para controlar la rotación. El pie se abduce dentro del yeso. Los yesos se cambian cada 2-3 semanas hasta que concluya la corrección

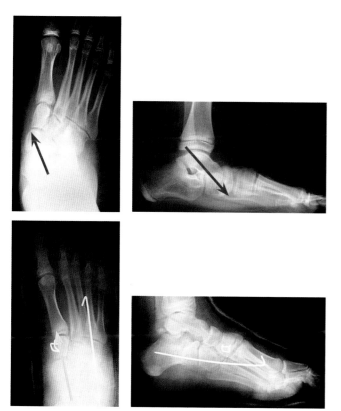

C Secuencia de corrección del pie en serpentina Se hacen osteotomías de calcáneo y cuneiforme, y alargamiento del tendón calcáneo. Nótense los cambios de alineación del astrágalo entre las radiografías preoperatoria (*flecha roja*) y postoperatoria (*flechas amarillas*)

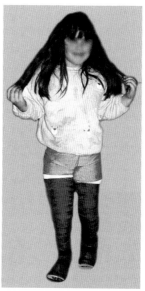
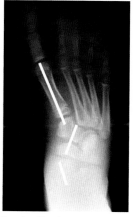
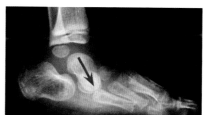

D Deformidad de pie en serpentina Nótese la aducción del antepié en la fotografía, el astrágalo en flexión plantar (*flecha roja*) y la alineación en "Z" (*líneas blancas*)

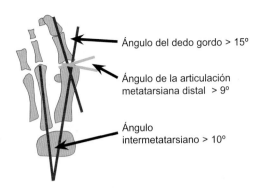

Ángulo del dedo gordo > 15°

Ángulo de la articulación metatarsiana distal > 9°

Ángulo intermetatarsiano > 10°

A   Medición para la valoración de un *hallux valgus* Estos valores se encuentran de forma usual en las deformidades de los juanetes

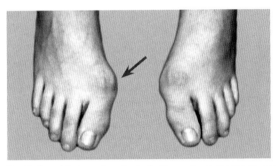

B   Deformidad moderada de *hallux valgus* El juanete es una prominencia sobre la cabeza del primer metatarsiano. El izquierdo (*flecha*) es más prominente aquí, y ambos son relativamente moderados. Por lo general, no se requiere tratamiento activo para los *hallux valgus* de esta intensidad

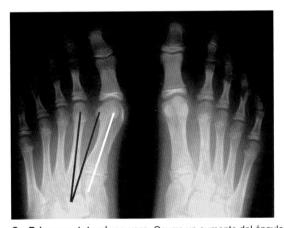

C   Primer metatarsiano varo Ocurre un aumento del ángulo intermetatarsiano (*entre las líneas rojas*) en el primer metatarsiano varo. El dedo gordo en valgo es un deformidad secundaria

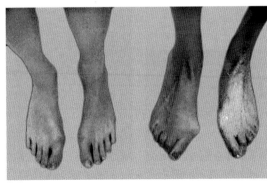

D   *Hallux valgus* familiares Tanto madre como hija presentan juanetes

Hallux valgus

Un *hallux valgus* o *juanete* es la prominencia de la cabeza del primer metatarsiano [A], más frecuente en las niñas. En los pacientes pediátricos suele deberse a un metatarso primo varo, una deformidad del desarrollo caracterizada por un mayor ángulo intermetatarsiano [B], que rebasa casi los 9° entre los primeros dos rayos. Con el tiempo, la cuña interna se torna más trapezoide y la articulación metatarsofalángica se subluxa. El *hallux valgus* o juanete es una deformidad secundaria agravada por el uso de calzado, ya que el dedo debe colocarse en valgo para ajustarse dentro del zapato. El ángulo normal valgo del dedo gordo es menor de 15°. La combinación de deformidades primaria y secundaria causa el *hallux valgus* típico de la adolescencia [C].

Los juanetes suelen ser familiares [D] y presentarse en niños con trastornos neuromusculares [E]. Otros factores pueden incluir pronaciones del antepié, laxitud de articulaciones y zapatos puntiformes. Los *hallux valgus* son raros en poblaciones descalzas.

Valoración Buscar datos de laxitud de extremidades, contractura del tendón de Aquiles, pie plano u otros defectos esqueléticos. ¿Está rotado el dedo? ¿Hay antecedente familiar de *hallux valgus*? Si se considera la corrección quirúrgica, se ordenan radiografías AP y laterales en bipedestación. Debe medirse el ángulo intermetatarsiano y el de la articulación metatarsiana distal, esta última normalmente menor de 8°. ¿Está subluxada la articulación metatarsofalángica? ¿Es oblicua la articulación cuneiforme-metatarsiano? Se señalan las longitudes relativas del primero y segundo rayos.

Tratamiento Se intenta retrasar la corrección quirúrgica hasta el final del crecimiento, para aminorar el riesgo de recurrencia.

Calzado Se alienta a las niñas a evitar el uso de zapatos con punta y los tacones altos, ya que agravan la deformidad y aumentan las molestias.

Férulas para uso nocturno Pueden ser eficaces, pero son difíciles de usar porque requieren hacerlo de forma prolongada.

Corrección quirúrgica Los *hallux valgus* se corrigen cuando los síntomas son inaceptables o las medidas no quirúrgicas fracasan. Se debe tener en mente que la corrección de los juanetes en un paciente pediátrico se complica por los efectos del crecimiento y las alteraciones patológicas variadas.

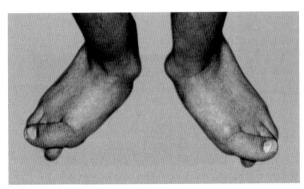

E   *Hallux valgus* grave en la parálisis cerebral Nótese la ausencia de metatarso primo varo y de prominencia alguna de la cabeza metatarsiana

Juanete dorsal

El juanete dorsal, poco frecuente [A], se debe a una elevación del primer metatarsiano causada por un desequilibrio entre el músculo tibial anterior, más fuerte, y el peroneo lateral largo. Tiene mayor frecuencia después de las operaciones de tratamiento del pie equino varo. Se puede corregir por una osteotomía del cuneiforme interno o mediante procedimientos de equilibrio metatarsiano y muscular.

Juanetillo

El *juanetillo* (juanete del sastre) es una prominencia ósea dolorosa en la cara externa de la cabeza del quinto metatarsiano, a menudo relacionada con inflamación de una bursa engrosada y la formación de callos. Estas deformidades ocurren durante el desarrollo e implican un mayor ángulo metatarsofalángico del quinto dedo y un aumento del ángulo intermetatarsiano entre el cuarto y el quinto. El tratamiento suele requerir de la osteotomía del metatarso para su corrección.

Hallux rígido

Esta alteración consiste en una artritis degenerativa de la primera articulación metatarsofalángica por traumatismo repetido, que causa rigidez, dorsiflexión limitada y dolor. Se trata mediante la protección de la articulación con un refuerzo del calzado. Cuando es grave y persistente, se corrige por osteotomía en dorsiflexión [B] para cambiar el arco de movimiento a una mayor extensión, con mejoría del movimiento funcional y disminución de las molestias.

Metatarsiano corto

El acortamiento de uno o más metatarsianos puede deberse a una anomalía del desarrollo, como parte de un trastorno generalizado, o por traumatismo, infección o tumores. Puede ser resultante de un cierre prematuro del disco de crecimiento bilateral y familiar. El acortamiento importante puede causar metatarsalgia y una discapacidad estética. Rara vez la deformidad es suficientemente grave para justificar su corrección quirúrgica, que se puede hacer por elongación con técnica de una sola etapa [C] o por histiogénesis de distracción gradual.

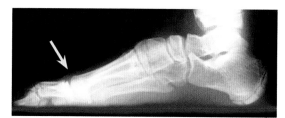
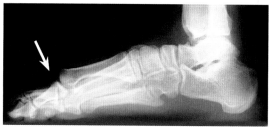
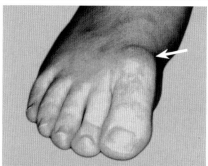
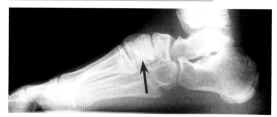

A   Juanete dorsal El juanete de este niño se desarrolló entre los 14 (*flecha amarilla*) y 18 (*flechas blancas*) años de edad. La deformidad se corrigió por una osteotomía en cuña de cierre plantar (*flecha roja*) y una transferencia externa del tibial anterior y del flexor largo del dedo gordo al primer metatarsiano

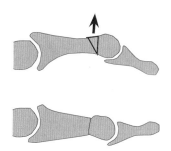

B   Osteotomía dorsal por *hallux* rígido Una osteotomía de cierre dorsal desplazó el arco de movimiento de la articulación metatarsofalángica a una posición de mejor funcionalidad

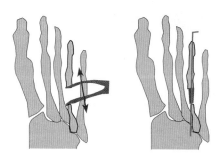

C   Técnica de elongación metatarsiana Baek y Chung describieron esta elongación en una etapa (1998)

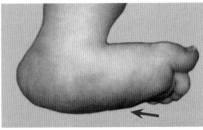

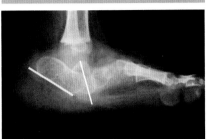

A Astrágalo vertical Nótese la convexidad de la planta del pie (*flecha roja*) y la orientación casi vertical del astrágalo en la radiografía (*flecha blanca*), así como la flexión plantar del calcáneo (*línea amarilla*)

Tipo	Comentario
Artrogriposis distal	Leve
Amiodisplasia	Rígida
Mielodisplasia	Rígida
Síndrome	Rígido
Genético	Variable

B Asociaciones del astrágalo vertical La deformidad suele presentarse como parte de un problema generalizado

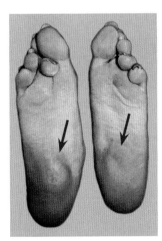

C Astrágalo vertical en un adulto Nótese la prominencia en la planta del pie, que origina callos y dolor al caminar

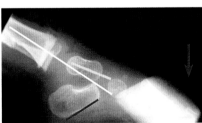

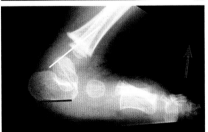

D Astrágalo en flexión plantar Estas radiografías se tomaron con el tobillo en flexión plantar (*arriba*) y después en dorsiflexión (*abajo*). Nótese que, en la vista de extensión, el astrágalo (*línea amarilla*) se alinea con el primer rayo. En la vista de flexión plantar, el calcáneo presenta dorsiflexión. Este estudio muestra que el pie es flexible y compatible con una deformidad por hipermovilidad del astrágalo, y no un pie rígido como se observa en el astrágalo vertical

Astrágalo vertical

El astrágalo vertical es la forma patológica más grave del pie plano. Se trata de una deformidad congénita que produce no sólo aplanamiento, sino en realidad, convexidad de la planta del pie [A].

Etiología

El astrágalo vertical suele vincularse con otros trastornos, como las mielodisplasias y las artrogriposis [B].

Valoración

Debe diferenciarse el astrágalo vertical rígido del astrágalo en flexión plantar benigno por hipermovilidad.

Cuadro clínico El pie se encuentra rígido, con contractura tanto en dorsiflexión como en flexión plantar. La cabeza del astrágalo se proyecta hacia la cara plantar del pie, lo que produce convexidad de su planta. Se observan los pies de los padres en busca de una etiología genética [C].

Imagenología Se sugiere el diagnóstico por la radiografía lateral del pie que muestra la orientación vertical del astrágalo [A]. El calcáneo también presenta flexión plantar. El astrágalo vertical se puede confundir con el astrágalo oblicuo flexible, un trastorno diferente. Se hace la diferenciación por estudio de radiografías en flexión plantar externa y dorsiflexión del pie [D]. El astrágalo vertical mostrará rigidez y fijación, en contraste con el astrágalo oblicuo flexible, que muestra retropié y mesopié libremente móviles. Nótese especialmente la movilidad del calcáneo. Si se encuentra fijo en flexión plantar en ambas vistas del pie, el diagnóstico es de astrágalo vertical.

Tratamiento

Se corrige durante el primer año de la vida.

Yesos seriados Aplicar yesos seriados para estirar la piel y los tejidos blandos anteriores.

Liberación anterior A través de una incisión transversa [E], se liberan la cápsula contraída del tobillo y las articulaciones astragaloescafoidea y calcaneocuboidea. Se coloca un alambre "K" para fijar el escafoides reducido.

Liberación posterior A través de una segunda incisión transversa, se elonga el tendón calcáneo y se libera la cápsula del tobillo. Se hace dorsiflexión del pie hasta la posición neutra. Debe inmovilizarse con un yeso muslopodálico.

Deformidad grave Ante una deformidad más grave en el niño mayor no tratado, o por deformidad recurrente, puede ser necesario resecar el escafoides y hacer una fusión subastragalina.

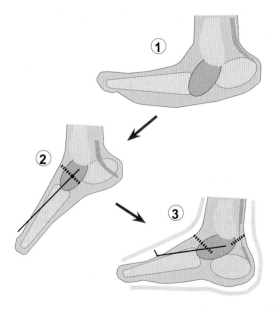

E Corrección quirúrgica El pie antes de la operación con un escafoides en flexión plantar (1). Una liberación anterior reduce el astrágalo (2). Una liberación posterior permite la dorsiflexión del pie hasta una posición neutra (3)

Pie equino varo

El *pie equino varo* corresponde a una deformidad congénita compleja que incluye componentes de equino, cavo, aducción, varo y rotación interna [A]. El pie equino varo también se conoce como *pie zambo*. Se presenta en casi 1 de cada 1 000 nacimientos, es bilateral en la mitad de los casos y afecta más a los varones.

Etiología

La causa del pie equino varo es multifactorial. En las familias afectadas, esta deformidad es 30 veces más frecuente en su descendencia que en la población general. La ecografía fetal muestra la deformidad en el primer trimestre [B]. Se puede relacionar con otras anomalías congénitas, como los defectos del tubo neural (espina bífida), las irregularidades de los aparatos urinario o digestivo, y otros trastornos musculoesqueléticos, como ocurre en la artrogriposis. Esta deformidad puede tener diferentes causas, según se muestra por la variabilidad de expresión y la respuesta al tratamiento.

El pie equino varo *leve* o por posición es una deformidad intrauterina tardía (véase capítulo 1) y se corrige con rapidez con el tratamiento por yeso. En el otro extremo del espectro de gravedad, el pie equino varo *grave* se comporta distinto, con origen más temprano en la vida fetal y necesidad de corrección quirúrgica. El pie equino varo grave se presenta en trastornos como la artrogriposis [C], mientras que el *clásico* o *idiopático* es un trastorno multifactorial relativamente frecuente, y que ocupa un punto medio en el rango de la gravedad.

Patología

La patología del pie equino varo es típica de una displasia. Los huesos tarsianos presentan hipoplasia. El astrágalo es el más deformado; su tamaño es reducido y el cuello está abreviado y desviado en dirección interna y plantar. El escafoides se articula con la cara medial del cuello del astrágalo por la forma anómala de éste. La relación entre los huesos del tarso es anormal. El astrágalo y el calcáneo se encuentran paralelos en los tres planos. El mesopié se desplaza más hacia adentro, y los metatarsianos presentan aducción y flexión plantar. Además de las deformidades de cartílago y hueso, los ligamentos están engrosados y los músculos hipoplásicos, lo que da lugar a una hipoplasia generalizada del miembro inferior con acortamiento del pie y hipotrofia de la pantorrilla [D]. Puesto que la hipoplasia afecta principalmente al pie, la discrepancia de longitud del miembro inferior es menor de 1 cm. Por lo general, el pie es pequeño y suelen requerirse zapatos de tamaño diferente. El grado de acortamiento del pie es proporcional a la gravedad del pie equino varo.

Historia natural

Sin tratamiento, el pie equino varo produce discapacidad considerable [E]. La piel dorsolateral se convierte en una zona de soporte de peso. Se forman callos y se limita la marcha.

El pie equino varo tratado quirúrgicamente a menudo es rígido, débil y puede estar desviado en varo, problemas que a menudo causan discapacidad considerable durante la vida adulta.

Cuadro clínico

El diagnóstico del pie equino varo no es difícil y rara vez se confunde con otras deformidades podálicas. En ocasiones, un metatarso varo grave se confunde con un pie equino varo pero el componente equino de este último aclara la diferenciación. La presencia de un pie equino varo deberá llevar a la búsqueda cuidadosa de otros problemas musculoesqueléticos.

Se explora la espalda en busca de disrafismo, las caderas en cuanto a displasia y las rodillas en busca de deformidades. Se requiere una exploración neurológica durante el examen físico. Debe anotarse el tamaño, la forma y la flexibilidad de los pies. Se toman radiografías de la columna vertebral o la pelvis sólo si se encuentran anomalías a la exploración física. El pie equino varo no se relaciona con la displasia de desarrollo de cadera o la deformidad raquídea.

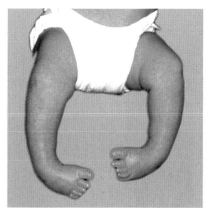

A Aspecto típico del pie equino varo bilateral La deformidad incluye equino, cavo, aducción, varo y rotación interna

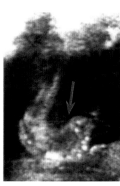

B Pie equino varo en una ecografía a las 16 semanas

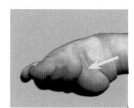

C Pie equino varo grave Nótese el prominente surco interno (*flecha*)

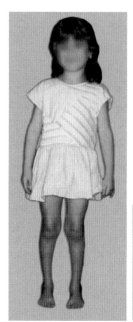

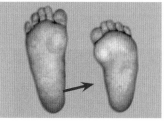

D Disminución del tamaño del pie (*izquierda*) Esta niña con pie equino varo bilateral presenta hipoplasia bilateral de la pantorrilla (*abajo*). El pie equino varo izquierdo está más gravemente afectado (*flecha roja*) y es significativamente más corto que el derecho, con deformidad leve. El grado de hipoplasia es paralelo a la gravedad de la deformidad en el pie equino varo

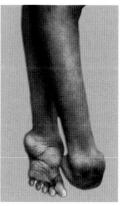

E Pie equino varo no tratado Estos son los pies de un niño de 13 años de Camboya con pie equino varo no tratado. Se ha formado un gran callo y una bolsa sobre el sitio de soporte de peso en el dorso de cada pie

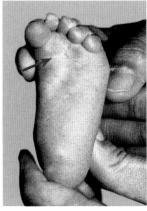
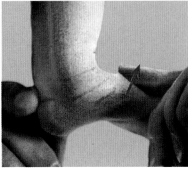

A   Pruebas de flexibilidad La valoración de la flexibilidad es una buena forma de evaluar la gravedad del pie equino varo

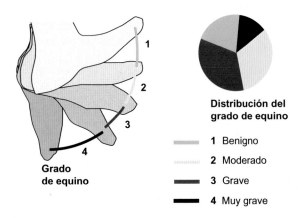

Distribución del grado de equino

1 Benigno
2 Moderado
3 Grave
4 Muy grave

Grado de equino

B   Clasificación de Dimeglio Se valora la rigidez del pie en equino (aquí mostrada), varo, rotación y aducción. La suma de las tres calificaciones se usa para establecer la gravedad del proceso. En la gráfica se muestra la distribución del pie equino varo en cuatro grados de gravedad (con base en Dimeglio y cols., 1995)

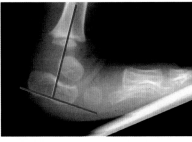

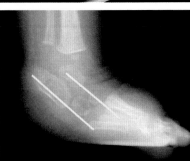

C   Valoración radiográfica del pie equino varo En una radiografía con máxima dorsiflexión, medir el ángulo tibiocalcáneo (*líneas rojas*). En las radiografías de pie o en reposo, nótese el paralelismo entre los ejes del astrágalo y el calcáneo (*flechas amarillas*)

Debe observarse el grado de rigidez del pie [A] y comparar su tamaño con el del lado no afectado. Las diferencias notorias en la longitud del pie sugieren que la deformidad es grave y existe necesidad de corrección quirúrgica. Se documentan los componentes de la deformidad del pie: equino, cavo, talón varo, antepié aducto y rotación medial.

Equino Se debe a una combinación de flexión plantar del astrágalo, contractura capsular posterior del tobillo y acortamiento del tríceps.

Cavo Se debe a la contractura de la aponeurosis plantar con flexión plantar del antepié sobre el retropié.

Pie varo Es resultado de la inversión de la articulación subastragalina.

Pie aducto y rotación medial Se debe a la desviación interna del cuello del astrágalo, el desplazamiento interno de la articulación astragaloescafoidea y la aducción del metatarso. La rotación tibial es normal.

Clasificación

Se han propuesto varias clasificaciones del pie equino varo.

Clasificación etiológica Se basa en las posibles causas e incluye varios tipos.

Pie equino varo posicional Es flexible y se cree producto de la posición intrauterina en etapas avanzadas de la gestación. Se resuelve rápidamente con yesos seriados.

Pie equino varo idiopático Incluye las formas clásicas con un grado intermedio de rigidez y su etiología es multifactorial.

Pie equino varo teratológico Se relaciona con artrogriposis, mielomeningocele y otros trastornos generalizados. Estos pies son muy rígidos y difíciles de tratar.

Clasificación de Pirani Se está usando ampliamente y provee una calificación médica con base en tres características del mesopié y tres del retropié, cada una considerada como normal, moderadamente anómala o gravemente anómala. Se calculan las calificaciones periódicamente durante el tratamiento para valorar el progreso.

Calificaciones del mesopié Se basan en el borde externo, el surco interno y la cobertura de la cabeza del astrágalo.

Calificaciones del retropié Se basan en el surco posterior, la rigidez en equino y la configuración del talón.

Clasificación de Dimeglio Se basa en la rigidez del pie. Por lo tanto, el rango del movimiento en equino, la aducción, el varo y la rotación medial reciben su propia puntuación. La suma de estos puntos establece la gravedad [B].

Estudios imagenológicos

Rara vez se usan o se requieren radiografías, ecografías o RM para la valoración. Debido a que el tratamiento activo suele hacerse durante la lactancia temprana, cuando la osificación es incompleta, la utilidad de las radiografías es limitada. Es más: debido a que el tratamiento de Ponseti no hace uso de radiografías, éstas cada vez se utilizan menos que en el pasado. Los estudios ecográficos pueden utilizarse con más frecuencia en el futuro. Las radiografías se tornan cada vez más valiosas conforme avanza la edad [C]. Los parámetros comunes son los siguientes:

Ángulo tibiocalcáneo En dorsiflexión máxima, es una medida del equino. Para entrar en el rango normal, el ángulo deberá ser mayor de 10° por arriba del ángulo recto.

Ángulo astragalocalcáneo externo Es una medida del varo. El paralelismo es un signo de varo residual del talón.

Alineación calcaneocuboidea AP Provee una valoración de la gravedad de la aducción del mesopié y el varo.

Posición del escafoides El desplazamiento dorsal del escafoides es signo de alineación defectuosa de las articulaciones mediotarsianas.

Radiografía Su utilidad es incierta porque los estudios a largo plazo sugieren que la fortaleza del tríceps, la movilidad del pie y la carga plantar se miden clínicamente y son más significativas que las mediciones estáticas radiográficas para la valoración de los resultados.

No son necesarias las radiografías de detección sistemática de la pelvis en los niños con pie equino varo. Se realiza la misma exploración física inicial que a cualquier niño normal.

Tratamiento

El objetivo del tratamiento del pie equino varo es corregir la deformidad y conservar la movilidad y fortaleza. El pie deberá ser plantígrado y contar con una superficie de soporte de carga normal. Los objetivos secundarios incluyen la capacidad de usar calzado normal, el aspecto satisfactorio y evitar los tratamientos innecesariamente complicados y prolongados. El pie equino varo nunca se corrige por completo. Cuando se compara con un pie normal, muestra cierta rigidez, acortamiento o deformidad residuales.

Tendencias del tratamiento Están en boga los datos que sugieren que mantener la movilidad y la fortaleza del tríceps es más importante que juzgar los resultados con criterios radiográficos. Las tendencias actuales favorecen el tratamiento temprano con yesos [A], el abordaje de Ponseti [C], procedimientos individualizados [B] y un mayor enfoque en la función y menor en la deformidad.

Pie equino varo idiopático Se inicia el tratamiento tan pronto como sea posible después del nacimiento. Se usan varios abordajes [C].

Tratamiento de Ponseti Este abordaje recientemente se convirtió en el estándar de la mayor parte del mundo. Incluye manipulación y yesos para corregir la deformidad en una secuencia ordenada. Se corrige el cavo, se rota el pie desde abajo del astrágalo y, finalmente, se corrige el equino. Por lo general se hace una tenotomía percutánea para facilitar la corrección del equino. A veces se hace una transferencia del tibial anterior en la niñez temprana. Las férulas rotativas son parte esencial del tratamiento. La flexibilidad y la fuerza se mantienen con este abordaje.

Método francés (Dimeglio) Se centra en las manipulaciones intensas prolongadas y los yesos.

Tratamiento tradicional Suele incluir un yeso inicial y, después, una de varias técnicas de corrección quirúrgica. La corrección se realiza durante el primer año de vida, ajustando la extensión del procedimiento a la gravedad de la deformidad [B]. Debe prevenirse la deformidad recurrente con el uso nocturno de férulas.

Pie equino varo con artrogriposis Se reduce la deformidad con una escayola inicial con la técnica de Ponseti. El tratamiento se individualiza dependiendo de la respuesta. Puede ser necesario hacer elongaciones percutáneas del flexor largo del dedo gordo, el tibial posterior y el tendón calcáneo, y después, regresar a la secuencia de yesos. En otros casos, tal vez se requiera una liberación posterior medial y externa para corregir la deformidad que no resuelve el yeso.

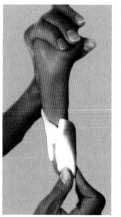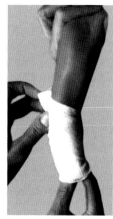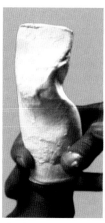

A Tratamiento inicial con yesos correctivos El tratamiento con yesos es útil para corregir o disminuir la deformidad del pie equino varo. En primer término se aplica acojinamiento. La porción corta del miembro inferior se coloca primero, como se muestra. Este caso se amplió para convertirse en un yeso muslopodálico a fin de hacerlo más eficaz

Procedimiento	Gravedad
Astragalectomía	
Liberación posteior medial y externa	
Liberación posteromedial	
Alargamiento percutáneo de tendón calcáneo	
Sólo yesos	

B Relación de la gravedad del pie equino varo con el tratamiento El tratamiento del pie equino varo a menudo tiene relación con la gravedad del proceso

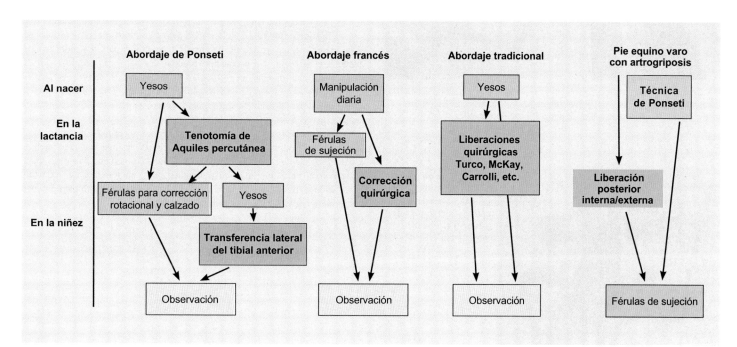

C Abordajes de tratamiento del pie equino varo

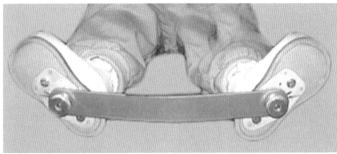

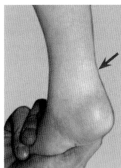

A   Tratamiento de Ponseti Este niño siguió un abordaje que consistió en uso de yesos seriados y una tenotomía percutánea (*flecha*), y tuvo un excelente resultado, con pie plantígrado fuerte y flexible

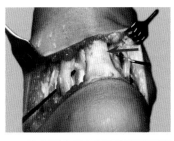
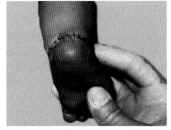
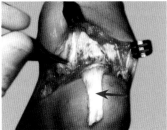
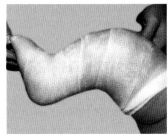

B   Corrección quirúrgica Esta liberación posterior incluye elongación del tendón calcáneo (*flechas*) y abertura de la cápsula articular. Se provee inmovilización con un yeso a todo lo largo del miembro inferior

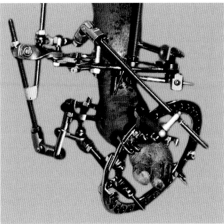

C   Aparato de Ilizarov Constituye un método eficaz para corregir la deformidad grave en el niño de mayor edad

Formas raras de pie equino varo Ocurren en lactantes con algún problema subyacente.

Pie equino varo no idiopático Se trata de pies que se observan en lactantes aparentemente normales, pero que se comportan de una manera diferente. Estos individuos presentan hipermovilidad y, con el tratamiento convencional, pueden mostrar sobrecorrección del talón valgo. Estas sobrecorrecciones resultan menos probables con el tratamiento de Ponseti [A] que con el manejo convencional.

Pie equino varo relacionado con síndromes Se trata del clásico pie equino varo que se presenta con la artrogriposis y el mielomeningocele. Por lo general, es más difícil de corregir y con recurrencias más probables. El tratamiento se individualiza, iniciando con el abordaje de Ponseti. Si la corrección no progresa de forma satisfactoria, se considera una liberación posteromedial selectiva. La liberación se realiza por vía subcutánea; se puede reiniciar el yeso. Debe completarse la corrección mediante una liberación medioexterna más tarde en el primer año de la vida [B]. Es necesario recordar que las recurrencias son más probables y más difíciles de controlar que las del pie equino varo idiopático.

Complicaciones Son tempranas o tardías, frecuentes en el tratamiento del pie equino varo; la complicación temprana más habitual es la recurrencia.

Recurrencias Casi la mitad de los pies equino varos que se tratan quirúrgicamente recidivan y requieren tratamiento adicional. Las deformidades recurrentes se corrigen con yesos. Se debe evitar repetir operaciones quirúrgicas mayores, y se planea una corrección ósea final al término del crecimiento. Son frecuentes las complicaciones de este tratamiento.

Rigidez Puede presentarse por la presión articular excesiva durante el tratamiento, síndromes compartimentales que complican la intervención quirúrgica, fijación interna, necrosis avascular del astrágalo y cicatrización quirúrgica.

Debilidad La debilidad del tríceps pone en riesgo la función. Las operaciones de sobreelongación y el alargamiento repetido aumentan este riesgo.

Deformidad en varo Suele causar presión plantar excesiva sobre la base del quinto metatarsiano.

Sobrecorrección Con un retropié en valgo, es frecuente después de la corrección quirúrgica y tiene mayores probabilidades de ocurrir en niños con hiperlaxitud articular. La corrección constituye un reto.

Operaciones de rescate Estas cirugías pueden ser necesarias en circunstancias especiales.

Astragalectomía Algunos cirujanos realizan una resección inicial del astrágalo en el pie equino varo teratógeno como procedimiento primario, o más probablemente para rescate cuando otros tratamientos fracasan.

Fijador externo La deformidad grave en niños mayores a veces se trata mejor con un aparato de Ilizarov [C]. Se utiliza para distender tejidos blandos y alcanzar una corrección gradual. Es necesario recordar que la deformidad recurrente es un problema frecuente y difícil. Se proveen férulas postoperatorias con uso de ortesis tobillo-pie (AFO), y se coloca el pie en dorsiflexión para prevenir la deformidad recurrente. Esta férula es importante, pero las recurrencias todavía son frecuentes.

Correcciones óseas En el pie equino varo grave con deformidad recurrente, se retrasa la nueva corrección hasta el final del crecimiento. Cuando sea posible, se corrige con osteotomías más bien que artrodesis, para conservar el movimiento articular residual, sin importar qué tan reducido sea. Los procedimientos óseos se hacen al final del crecimiento para proveer corrección, que con toda probabilidad será permanente.

Tratamiento de Ponseti del pie equino varo

El abordaje terapéutico de Ponseti para el pie equino varo se ha refinado durante un período de 50 años y ha mostrado excelentes resultados a largo plazo, por lo que se está convirtiendo en la terapéutica de referencia en todo el mundo.

Tratamiento

El tratamiento muestra un éxito mayor del 90% en el pie equino varo idiopático y también es apropiado para otras formas del padecimiento. La corrección se logra por manipulación y yeso en una secuencia definida. Una tenotomía de Aquiles percutánea corrige el equino y son indispensables las ortesis durante la noche de forma prolongada para prevenir las recurrencias. La técnica de corrección implica varios pasos.

Comprensión de la alteración patológica El pie equino varo idiopático [A] se debe al desplazamiento interno del mesopié y el antepié sobre la cabeza del astrágalo [B]. Además, se presenta una deformidad en cavo [C] con flexión plantar del primero rayo. El paso inicial es la corrección del cavo.

Corrección del cavo Se logra mediante la dorsiflexión del primer rayo y una breve manipulación [D y E], seguida por yeso del antepié en supinación [F].

Aducción y corrección del varo Requiere yesos aplicados con intervalo de 3-7 días. Con el dedo sobre la cabeza del astrágalo, se abducen el mesopié y el antepié y se rotan de forma externa [G]. Luego, se inmoviliza el pie dentro de un yeso a lo largo de todo el miembro inferior con máxima corrección [H]. El pie requiere una posición extrema para lograr la corrección.

Corrección del equino Casi siempre se hace una tenotomía percutánea [I] para corregir por completo el componente equino. Se aplica un yeso de sujeción durante casi 1 mes después del procedimiento.

Tratamiento con ortesis Este paso es el más difícil, pues requiere del uso del aparato por la noche [J] hasta que el niño tenga 3-5 años de edad. Sin éstas hay recurrencias, que requieren destreza para tratar con la familia.

Transferencia del tibial anterior Algunos niños requieren este recurso [K] para corregir el equilibrio muscular en el pie, un procedimiento que se realiza en la niñez temprana.

Resultados

Más del 90% de los niños tienen un buen resultado. El pie es plantígrado, móvil y fuerte. Los resultados son superiores a los alcanzados por intervención quirúrgica con el procedimiento de liberación posteromedial tradicional. Los pies con corrección quirúrgica se tornan dolorosos durante la adolescencia o la edad adulta temprana.

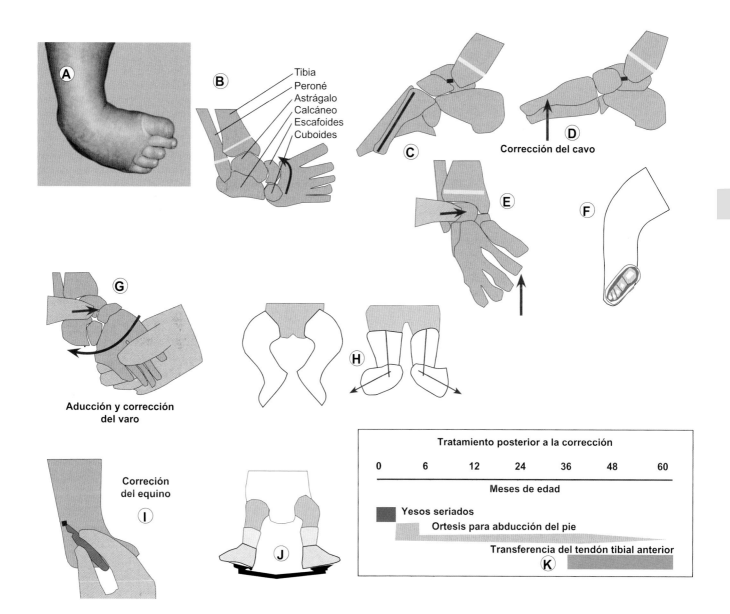

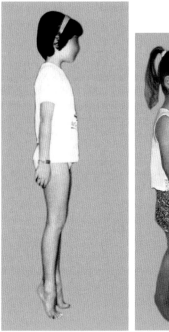

A Marcha idiopática sobre los dedos Estas niñas presentan contracturas de los gemelos que causan una marcha equina

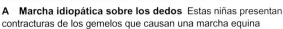

Categoría	Diagnóstico
Congénita	Pie equino varo
Idiopática	Contractura de los gemelos Músculo sóleo accesorio Contractura generalizada del tríceps
Neurológica	Parálisis cerebral Poliomielitis
Miógena	Distrofia muscular
Funcional	Marcha habitual sobre los dedos
Conductual	Autismo

B Clasificación de la marcha sobre los dedos Esta clasificación incluye las causas frecuentes de la marcha equina

Marcha sobre los dedos

La marcha sobre los dedos o en *equino* puede presentarse en niños normales desde otros puntos de vista [A] o en aquéllos con un trastorno subyacente [B].

Marcha sobre los dedos secundaria

El pie equino es frecuente en los niños con una amplia gama de problemas primarios [B]. La marcha sobre los dedos suele observarse en los niños con retraso del desarrollo o autismo.

Sóleo accesorio Constituye una deformidad congénita grave en la que el cuerpo del musculo sóleo se extiende hasta el tobillo, lo que produce pie equino y plenitud de la cara medial del tobillo. Puede requerirse una elongación quirúrgica.

Marcha en equino idiopática

La marcha en equino idiopática en lactantes y niños pequeños es rara y no se vincula con contracturas del tendón calcáneo. Puede ser un signo temprano de autismo.

Etiología La causa se desconoce, pero el problema parece ser familiar. La exploración de los padres a menudo muestra alguna rigidez asintomática del tendón calcáneo.

Historia natural El trastorno siempre es bilateral y se presenta cuando el niño en edad preescolar empieza a caminar. La contractura se presenta en los primeros años, limitando la dorsiflexión del tobillo. Más tarde en la niñez, el trastorno parece mejorar de manera espontánea. Las contracturas del tendón calcáneo pueden aumentar el riesgo del síndrome de sobreuso y el desarrollo de un pie plano sintomático con talón valgo, así como acortamiento de la columna externa del talón durante la segunda década de la vida.

Cuadro clínico Incluye el inicio del proceso al mismo tiempo que el de la marcha, marcha variable sobre los dedos, patrones alterados de desgaste del calzado [C], reducción de la dorsiflexión del tobillo y un examen neurológico normal. Se llega al diagnóstico por antecedentes y exploración física [E]; rara vez se requieren estudios de laboratorio. El diagnóstico se hace por exclusión.

Tratamiento Es controvertido.

No quirúrgico Por lo general, se han recomendado la fisioterapia, los yesos, las ortesis y las inyecciones de toxina botulínica. La mejoría temporal suele ser seguida por equino recurrente. Estos tratamientos tienen poca probabilidad de afectar la evolución a largo plazo. Si se hace un tratamiento no quirúrgico, la opción menos lesiva es la ortesis de tobillo-pie articulada con bloqueo de la flexión plantar [D].

Alargamiento del tendón calcáneo La deformidad persistente se corrige por alargamiento del tendón calcáneo después de los 4 años de edad. Las operaciones percutáneas o abiertas son eficaces. Se inmoviliza con un yeso corto de miembro inferior para caminar durante 4 semanas después de la operación. Las recurrencias son raras.

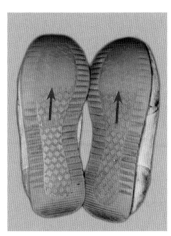

C Desgaste del calzado Se observan los patrones de desgaste usuales, con pérdida de las marcas de la suela sólo en las regiones de los dedos (*flechas*)

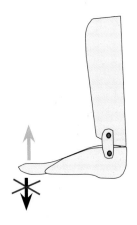

D Ortesis con flexión plantar bloqueda Esta ortesis de tobillo-pie articulada moldeada (AFO) permite la dorsiflexión libre, pero impide la flexión plantar

Caracerística	MID	Otras causas
Extensión	Localizada	Generalizada
Inicio de la marcha	Antes de los 18 meses de edad	A menudo diferida
Localización	Bilateral	Puede ser unilateral
Inicio	Al caminar	En cualquier momento
Historia natural	Mejora durante la niñez	La mayoría progresa
Retraso del desarrollo	A veces	Frecuente

E Características de diferenciación Son útiles para separar la marcha idiopática sobre los dedos (MID) de otras causas

Pie plano

El pie plano presenta una gran superficie plantar de contacto; suele vincularse con talón valgo y una reducción de la altura del arco longitudinal. Los pies planos se clasifican como *fisiológicos* o *patológicos* [E]. Los fisiológicos son flexibles, frecuentes, benignos y una variación de lo normal. Los patológicos muestran algún grado de rigidez, a menudo causan discapacidad, y suelen requerir tratamiento. El tobillo valgo, como se observa en la mielodisplasia y la poliomielitis, puede confundirse con una deformidad de pie plano. El pie valgo se ubica en la articulación subastragalina. La diferenciación se logra por radiografía.

Pie plano flexible

El pie plano flexible o fisiológico está presente en casi todos los lactantes, muchos niños y alrededor del 15 % de los adultos. El pie plano a menudo se presenta en familia [A], es más frecuente en quienes usan zapatos o que presentan obesidad o laxitud generalizada de las articulaciones [B], y tiene dos formas básicas. El *pie plano del desarrollo* se presenta en lactantes y niños como una etapa normal del desarrollo [C]. El *pie plano hipermóvil* persiste como variante normal. Dos estudios de poblaciones militares mostraron que el pie plano flexible no causa discapacidad y, de hecho, se relaciona con una disminución en las fracturas por estrés.

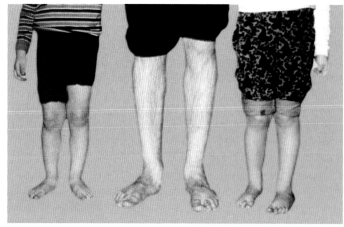

A Pie plano familiar Cada miembro de esta familia padece pie plano flexible. Ninguno presenta síntomas. La demostración del pie plano en el adulto asintomático provee aliento a los padres

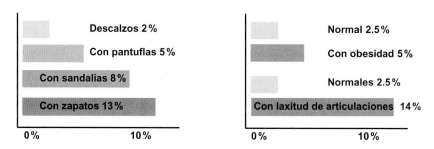

B Asociaciones del pie plano flexible Estos estudios de la India demuestran que el pie plano es más frecuente en los adultos que usan zapatos cuando son niños, personas con obesidad y los que presentan laxitud articular. Tomado de Roe y Joseph (1993)

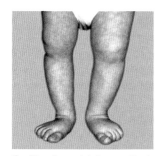

C Pie plano del desarrollo La mayoría de los lactantes y muchos niños presentan pie plano. El pie plano del lactante se debe a menudo a su cojinete plantar grueso de grasa subcutánea y laxitud articular

D Tratamiento del pie plano Este algoritmo describe la evaluación y el tratamiento del pie plano

Categoría	Trastorno
Pie plano flexible	Pie plano del desarrollo
	Pie plano hipermóvil
	Pie calcáneo valgo
Pie plano patológico	Pie plano hipermóvil + tendón de Aquiles rígido + torsión tibial lateral + obesidad
	Coaliciones del tarso Astragalocalcáneo Calcaneoescafoideo
	Pie plano neurogénico
	Lesión del tendón del tibial posterior
	Astrágalo vertical

E Clasificación del pie plano El pie plano se clasifica en flexible (o fisiológico) y patológico

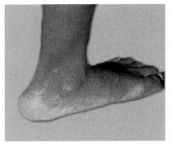

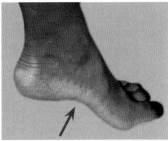

A Se desarrolla el arco al pararse sobre los dedos Se trata de un dato característico del pie plano flexible

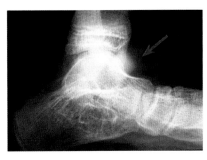

B Efectos de las modificaciones del calzado sobre el pie plano En este estudio prospectivo controlado se comparó el desarrollo del arco con diversos tratamientos. No se observaron diferencias en los ángulos astragalometatarsianos antes (*flecha clara*) y después (*flecha oscura*) del tratamiento. Tomado de Wenger et al. (1989)

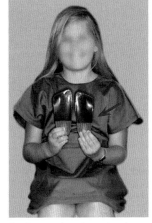

C Se pueden desechar las ortesis Esta niña se sintió a gusto cuando se le mencionó que podía desechar las ortesis. Los insertos de plástico son incómodos y hacen al niño sentirse anormal

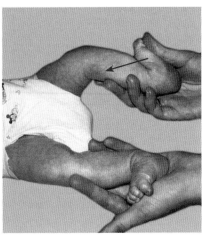

E Deformación calcánea en valgo Se trata de una deformación de posición que no requiere tratamiento

D Extrusión de un implante de silástico Se insertó este implante en un niño con pie plano flexible

Valoración Tiene el propósito de establecer un diagnóstico [D, página anterior]. La exploración física inicial puede mostrar laxitud articular generalizada. En bipedestación, el pie parece plano y el talón puede mostrar un valgo leve. El arco reaparece cuando el niño se para sobre los dedos o el pie no soporta peso [A]. Los movimientos subastragalino y del tobillo son completos. No se necesitan radiografías.

Tratamiento El pie plano flexible no requiere tratamiento, ya que se ha demostrado que el trastorno no es fuente de discapacidad. Las modificaciones del calzado o los insertos [B y C] son ineficaces y costosos, constituyen una mala experiencia para el niño y pueden afectar de manera adversa su autoimagen. La intervención quirúrgica para crear un arco al bloquear el movimiento subastragalino expone al niño a los riesgos de una operación [D], tal vez meses de molestias postoperatorias y posiblemente cause daño de la articulación subastragalina y artritis degenerativa en la vida adulta.

Intervenciones No deben imponerse intervenciones a un niño para satisfacer a los padres. Se provee aliento y se entregan copias del material de instrucción para los padres (véase p. 290) para mostrar a los abuelos y otros miembros de la familia. Si la familia insiste en que se tiene que hacer algo, se promueve el uso de zapatos flexibles, la limitación de un peso excesivo y un estilo de vida saludable del niño.

Deformación calcánea en valgo

Esta deformación congénita se debe a la restricción de movilidad fetal intrauterina que produce tanto calcáneo como astrágalo valgo [E]. El trastorno se puede confundir con un astrágalo vertical. La diferenciación se hace comparando la flexibilidad. El pie calcáneo valgo es muy flexible y el calcáneo se encuentra en dorsiflexión. Este proceso patológico se vincula con la concurrencia de displasia de la cadera, que deberá descartarse mediante una exploración cuidadosa. Debido a que el pie plano calcáneo valgo constituye una deformidad de posición, se resuelve espontáneamente. No se requiere tratamiento.

Pie plano hipermóvil y contractura del tendón calcáneo

Las contracturas del tendón calcáneo causan un valgo obligatorio del talón, alteración del movimiento del tarso, acortamiento de la columna externa y un pie plano patológico doloroso.

Valoración El paciente suele estar en su segunda década de vida y presenta un dolor mal localizado del pie, relacionado con la actividad. El pie es plano en bipedestación y el tendón calcáneo está contraído. No puede hacerse dorsiflexión del pie más allá de la posición neutra con la rodilla extendida y la articulación subastragalina invertida a la posición neutra [F]. Las radiografías a menudo muestran flexión plantar excesiva del astrágalo, trastorno que a menudo se confunde con un pie plano hipermóvil simple, e incorrectamente se le llama "pie plano flexible sintomático".

Tratamiento Se hace alargamiento de la contractura del tríceps. Si el sóleo está contraído, se alarga el tendón de Aquiles. Si sólo están contraídos los gemelos, se realiza una aponeurectomía y alargamiento por deslizamiento de los gemelos. Casi todos los casos presentan acortamiento secundario de la columna externa y requieren alargamiento del calcáneo.

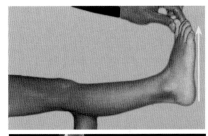

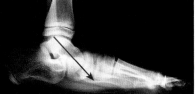

F Contractura del tendón calcáneo con pie plano flexible Este niño con pie plano flexible también presenta contractura del tendón calcáneo. Nótese que no puede hacer dorsiflexión del pie por arriba de la contractura con la rodilla extendida y la articulación subastragalina en posición neutra (*flecha amarilla*), y que el pie muestra flexión plantar del astrágalo (*flecha roja*)

Coaliciones del tarso

Las *coaliciones del tarso* son fusiones entre los huesos que causan una pérdida de los movimientos de inversión y eversión. A menudo se observan en la familia, pueden ser unilaterales o bilaterales, y se presentan en igual proporción en ambos sexos. Las coaliciones pueden afectar a más de una articulación. La fusión impone un aumento del estrés sobre las articulaciones adyacentes y a veces causa artritis degenerativa, dolor y espasmos peroneos. Estos síntomas suelen desarrollarse durante la adolescencia temprana. A menudo las coaliciones se mantienen silentes. El tratamiento se indica sólo cuando el dolor es incoercible, no por la mera existencia de una coalición. Existen dos formas frecuentes.

Coaliciones calcaneoescafoideas (C-E)

Las coaliciones C-E son las más frecuentes y a veces se identifican en una radiografía lateral [A], pero son fáciles de observar en una radiografía oblicua del pie [B]. La coalición puede estar constituida por hueso, cartílago o tejido fibroso. Las coaliciones incompletas pueden mostrar sólo estenosis e irregularidades de la articulación calcaneoescafoidea.

Las coaliciones sintomáticas se tratan con un intento de inmovilización [F]. Se aplica un yeso corto a lo largo del miembro inferior durante 4 semanas. El dolor deberá desaparecer. Si recurre poco después del retiro del yeso, suele necesitarse corrección quirúrgica. La coalición se reseca y se interpone el músculo extensor corto del dedo gordo para prevenir las recurrencias.

Coaliciones astragalocalcáneas (A-C)

Las coaliciones A-C suelen afectar la carilla media de la articulación subastragalina. Las radiografías convencionales a menudo son normales, pero en ocasiones puede estar presente el signo "C" de Lateur [C]. Una vista axial o de Harris del calcáneo puede mostrar la fusión. La coalición se muestra mejor por TC del pie [D].

Las coaliciones sintomáticas se tratan con una prueba de uso de un yeso corto de miembro inferior. Si el dolor recurre, se considera la resección quirúrgica. Debe valorarse el tamaño de la coalición por TC. Es probable que la resección falle cuando la coalición rebase el 50% de la articulación. Son frecuentes los problemas técnicos [E]. El valgo del talón puede aumentar por la resección. A veces se requiere alargamiento del calcáneo para corregir este componente. Los resultados de la resección de las coaliciones subastragalinas son mucho menos predecibles que para las fusiones calcaneoescafoideas, más frecuentes. Se asesora a la familia respecto del riesgo potencial de un resultado insatisfactorio y la posibilidad de que se requieran operaciones adicionales.

Otras coaliciones

Pueden ocurrir otras coaliciones en las articulaciones astragaloescafoidea y escafoideocuneiforme. Posiblemente haya coaliciones más extensas en niños con pie equino varo, hemimelia peronea y deficiencias femorales focales proximales. Se presenta dolor y rigidez de la articulación subastragalina ante artritis, tumores y fracturas articulares. Estas causas raras de dolor se consideran si se descartan las fusiones calcaneoescafoideas y astragalocalcáneas por radiografía.

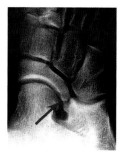
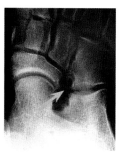

A Signo del oso hormiguero La coalición calcaneoescafoidea se observa en radiografías laterales con este rasgo característico (*flechas*)

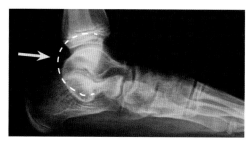

B Coalición calcaneoescafoidea Esta coalición C-E se observa fácilmente en radiografías oblicuas del pie antes de la resección (*flechas rojas*). La resección quirúrgica (flecha naranja) disminuyó el dolor y restableció el movimiento

C Signo "C" de Lateur El signo "C" de Lateur (*flecha*) suele estar presente en las coaliciones subastragalinas

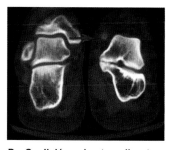

D Coalición subastragalina La coalición subastragalina de la carilla media (*flecha*) es fácil de identificar por TC

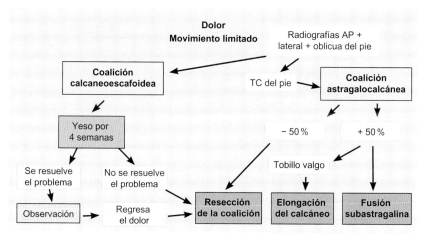

F Diagrama de flujo del tratamiento de las coaliciones tarsianas

Dolor
Movimiento limitado

Radiografías AP + lateral + oblicua del pie

Coalición calcaneoescafoidea

TC del pie

Coalición astragalocalcánea

Yeso por 4 semanas

− 50 %   + 50 %

Se resuelve el problema

No se resuelve el problema

Tobillo valgo

Observación → Regresa el dolor

Resección de la coalición

Elongación del calcáneo

Fusión subastragalina

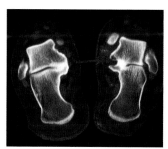

E Resección fallida Esta resección falló porque la coalición no se resecó completamente

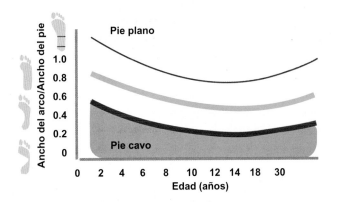

A   Valores normales para la superficie de contacto del pie   Se describe la superficie de contacto por el cociente del ancho del arco con el del ancho del talón. Se muestra la cifra media (*línea verde*) y dos desviaciones estándar para un arco bajo (*línea azul*), así como un arco alto (*línea roja*). Se considera que un pie presenta deformidad de pie cavo cuando la superficie de contacto del arco queda fuera de ± 2 DE (*zona roja clara*)

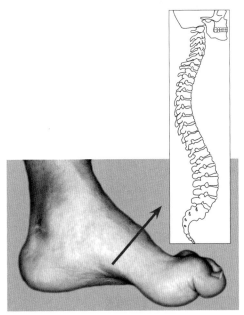

B   Pie cavo-columna vertebral. El arco alto del pie deberá dar lugar a una valoración de la columna vertebral

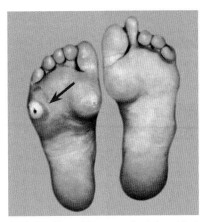

C   Irritación cutánea con la deformidad en cavo   La deformidad en cavo aumenta la carga sobre las cabezas de los metatarsianos. Si la sensibilidad es mala, como en el niño con espina bífida, es frecuente la pérdida de continuidad de la piel

Deformidad en cavo

Un pie cavo se caracteriza por aumento de la altura del arco longitudinal y suele relacionarse con dedos en garra y talón varo [B]. El pie cavo con mayor frecuencia es fisiológico. Se trata simplemente del extremo del espectro de la variabilidad normal de la forma del arco longitudinal. La forma fisiológica a menudo es familiar. Las formas patológicas de la deformidad en cavo suelen ser neurogénicas o miopáticas.

Cavo fisiológico

Esta deformidad queda fuera del rango normal de ± 2 DE en la altura del arco [A]. A menudo un pie de uno de los padres presenta un arco alto, quien a menudo manifiesta de forma voluntaria que tiene un "buen" arco (alto). De hecho, estos padres tienen más probabilidades de presentar dolor que aquéllos con arcos normales o bajos. El pie cavo suele ser bilateral, con inicio durante la lactancia. También pueden presentarse callos bajo las cabezas metatarsianas. Las exploraciones musculoesqueléticas y neurológicas iniciales son normales y no hay dedos en garra. Consiste en un diagnóstico de exclusión. En ocasiones, el adolescente se quejará de dolor metatarsiano, que se trata de la mejor manera mediante el uso de un calzado que absorba los choques y, si es necesario, un inserto blando en el zapato para quitar la carga de las cabezas metatarsianas.

Cavo patológico

El cavo patológico suele ser secundario a un trastorno neuromuscular que provoca desequilibrio. Un objetivo primario del tratamiento es determinar la causa subyacente de la deformidad.

Valoración   Los trastornos neuromusculares que causan deformidades en cavo suelen ser familiares, por lo que es importante indagar los antecedentes heredofamiliares. Deben observarse los pies de los padres. A veces pueden declarar que sus pies son normales, cuando claramente están deformados. Se realiza una exploración cuidadosa del niño. Debe explorarse el sistema musculoesquelético en cuanto a otros problemas. Asimismo, se buscan lesiones cutáneas en la línea media sobre la columna vertebral [B]. Es importante una exploración neurológica cuidadosa y verificar la fuerza muscular. Se explora el pie y se establece la gravedad del cavo, el grado de rigidez y la presencia de dedos en garra, así como cambios cutáneos bajo las cabezas metatarsianas [C]. Las radiografías de los pies son útiles para documentar el tipo y la gravedad de la deformidad. Pueden requerirse varios estudios especiales, como radiografías en la columna vertebral para disrafismos, electromiografías (EMG), pruebas de ADN en sangre para el síndrome de Charcot-Marie-Tooth, mediciones de la velocidad de conducción nerviosa y la creatina-cinasa para la valoración de la distrofia muscular. Puede ser apropiada la interconsulta con un neurólogo. Debe establecerse la etiología de la deformidad en cavo [D].

Historia natural   Dada la menor área de contacto plantar, la deformidad y la rigidez, el pie cavo a menudo causa discapacidad considerable.

Categoría	Tipo	Etiología
Fisiológica	Cavo varo	Familiar
Patológica	Cavo varo	Cavo residual del pie equino varo
		Idiopático
		Enfermedad neuromuscular
		Ataxia de Friedreich
		Síndrome Charcot-Marie-Tooth
		Disrafismo raquídeo
	Calcáneo cavo	Espina bífida
		Poliomielitis
		Sobreelongación del tendón calcáneo

D   Clasificación de las deformidades en cavo   Esta clasificación incluye la mayoría de las causas de pie cavo. El pie cavo patológico suele vincularse con trastornos neurológicos

Tipos de deformidades en cavo

Cavo congénito Es una deformidad rara que puede deberse a una restricción intrauterina o a deformidad fija [A]. Debe valorarse el efecto del crecimiento.

Calcáneo cavo Es producto de la debilidad del tríceps. Se observa un aumento del ángulo de inclinación del calcáneo y deformidad en cavo. De ser posible, se corrige el desequilibrio muscular. Esta deformidad se observa en la poliomielitis [B], la espina bífida y después de la sobreelongación del tríceps.

Cavo varo Es la forma más frecuente. Hay un desequilibrio muscular con flexión plantar del antepié, inversión del retropié y un leve aumento del ángulo de inclinación del calcáneo. Esta deformidad se observa en la enfermedad de Charcot-Marie-Tooth. A menudo hay dedos en garra.

Tratamiento

Se sigue un diagrama de flujo terapéutico [D]. El adolescente a menudo se quejará de dificultad para usar calzado, callos sobre los dedos en garra y bajo las cabezas de los metatarsianos, dolor e inestabilidad que causan esguinces recurrentes del tobillo.

Deformidad leve Se ordena calzado absorbente de golpes e insertos blandos moldeados en el zapato para ampliar la zona de soporte de peso del pie.

Deformidad moderada o grave Requiere corrección quirúrgica. Las operaciones mejoran el equilibrio muscular, aplanan el arco al ensanchar la superficie de soporte de peso y corrigen la deformidad de los dedos.

Deformidades flexibles En niños pequeños se tratan mejor por liberación plantar interna y transferencia apropiada de tendones. Si se realiza muy temprano en la niñez, pueden presentarse recurrencias.

Deformidades fijas Requieren corrección en dos etapas. Primero se realiza una liberación de los tejidos blandos, como se describió antes. Acto seguido, se llevan a cabo osteotomías para corregir la deformidad ósea, y transferencias tendinosas para equilibrar el pie. En la mayoría de los casos se realiza una osteotomía calcánea [C] para la deformidad de calcáneo varo y una osteotomía de la cuña interna en dorsiflexión para la corrección del cavo varo. Deben evitarse las artrodesis siempre que sea posible para mantener la movilidad y disminuir el riesgo de artritis degenerativa de las articulaciones adyacentes.

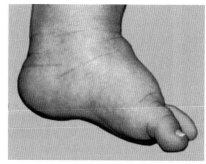

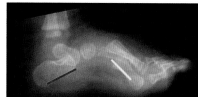

A   Cavo congénito Esta deformidad se resolvió gradualmente durante los primeros 2 años de crecimiento. Nótese el ángulo de inclinación del calcáneo (*línea roja*) y la alineación de los primeros metatarsianos (*línea amarilla*)

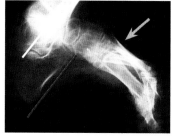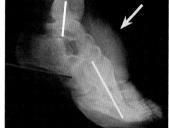

B   Deformidad en cavo del retropié y el antepié Nótese el intenso cavo del retropié (*flecha anaranjada*) secundario a debilidad del tríceps por poliomielitis. Obsérvese el cavo del antepié (*flecha amarilla*). La línea blanca muestra el eje tibial, las líneas rojas, el ángulo de inclinación del calcáneo, y las amarillas, el primer eje metatarsiano

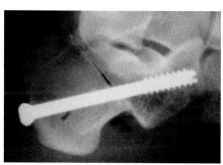

C   Deformidad del calcáneo en cavo Este paciente fue sometido a una osteotomía de desplazamiento dorsal del calcáneo para reducir eficazmente la deformidad en cavo

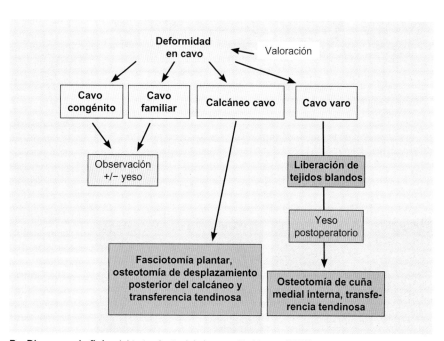

D   Diagrama de flujo del tratamiento del pie cavo. De Mosca (2000)

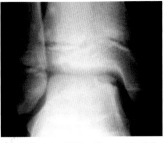
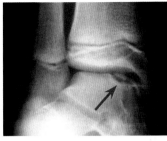

A Osteocondritis disecante del astrágalo Se puede diagnosticar con mayor frecuencia por radiografías convencionales. Nótese que la lesión se observa mejor en la vista de la mortaja (*flecha roja*). El grado de desplazamiento puede demostrarse por TC o RM

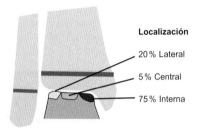

Localización

20 % Lateral

5 % Central

75 % Interna

B Localización de la osteocondritis disecante del astrágalo Se presenta la distribución en los niños. Tomado de Letts y cols. 2003, JPO

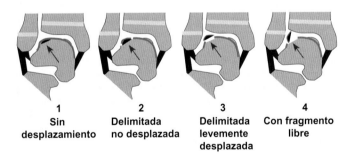

1	2	3	4
Sin desplazamiento	**Delimitada no desplazada**	**Delimitada levemente desplazada**	**Con fragmento libre**

C Clasificación de la osteocondritis disecante del astrágalo Esta clasificación de Berndt y Hartly se basa en la de Giguera y cols. (1998)

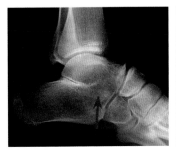
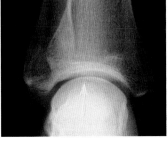

D Tobillo esférico Nótese la fusión subastragalina (*flecha roja*) y la forma esférica del tobillo (*flecha amarilla*)

Osteocondritis disecante del astrágalo

Estas lesiones corresponden a porciones de hueso avascular que se presentan más a menudo en las caras anteroexterna y posterointerna de la cúpula astragalina. El astrágalo constituye el tercer sitio más frecuente de afección, después de la rodilla y el codo, y contribuye con alrededor del 4 % de las lesiones. Las lesiones internas suelen deberse a variaciones de la osificación. Las externas a menudo son secundarias a traumatismos y son más graves. Las variaciones vasculares y los factores genéticos pueden contribuir. A menudo ocurren lesiones sin antecedentes de traumatismos. En los niños, la incidencia por sexo es casi equivalente. El inicio puede presentarse en etapas tardías de la primera década de la vida, pero tiene mayor frecuencia durante los años de la adolescencia.

Cuadro clínico

El dolor del tobillo, el edema, la rigidez y el antecedente de traumatismo sugieren el diagnóstico.

Estudios imagenológicos Se ordenan radiografías estándar del tobillo complementadas con vistas en flexión plantar externa y dorsiflexión. La vista de la mortaja puede mostrar mejor una lesión [A]. La TC y la RM posiblemente tengan utilidad para valorar la extensión de la lesión y el estado del cartílago, si se está considerando una intervención quirúrgica. La mayoría de las lesiones corresponden a la cara interna [B].

Clasificación Las lesiones se clasifican en cuatro categorías [C].

Etapa 1 Osteonecrosis subcondral. Lesión no desplazada y estable.

Etapa 2 La lesión se demarca desde el astrágalo, pero se estabiliza con el cartílago articular.

Etapa 3 La lesión está libre con rotura del cartílago articular, pero no presenta desplazamiento notorio.

Etapa 4 El fragmento se vuelve un cuerpo libre dentro de la articulación.

Tratamiento

Deben atenderse casi todas las lesiones del paciente pediátrico con limitación de actividad e inmovilidad. Las lesiones escleróticas externas aisladas son las que con mayor probabilidad requerirán una intervención quirúrgica.

Lesiones en etapas 1 y 2 Se tratan con modificaciones de la actividad, antiinflamatorios no esteroides (AINE) y tiempo. Debe considerarse la inmovilización en un yeso corto de miembro inferior durante 4-6 semanas. Las lesiones persistentes de tipo 2 se tratan por barrenado retrógrado.

Lesiones en etapa 3 Se tratan mediante reducción e inmovilización del fragmento. Las opciones de estabilización incluyen implantes bioabsorbibles, fijadores óseos, alambres o tornillos.

Lesiones en etapa 4 Se abordan por artroscopia o con la ayuda de una osteotomía transmaleolar. Se extirpa el pequeño fragmento. Las lesiones más grandes se tratan por exéresis, legrado e injerto de hueso esponjoso. Para las lesiones muy grandes, se considera la mosaicoplastia con autoinjertos osteocartilaginosos tomados de cartílagos sin soporte de peso de la rodilla homolateral.

Pronóstico

Se esperan resultados de buenos a excelentes de las lesiones de tipo 1 y 2. Las lesiones internas funcionan menos bien que las externas. Las que causan pérdida del cartílago articular a menudo llevan a la artrosis y la necesidad de fusión del tobillo o su sustitución.

Tobillo esférico

El tobillo esférico o en enartrosis (como cuenco y bola) corresponde a una deformidad rara vinculada con trastornos como las coaliciones extensas del tarso [D], el acortamiento congénito del miembro inferior, la ausencia de rayos digitales y aplasia o hipoplasia del peroné. Se cree que puede ser una deformidad adquirida secundaria a la limitación del movimiento en las articulaciones subastragalina o mediotarsiana. La deformidad suele estar por completo desarrollada cerca de los 5 años de edad. Produce poca o ninguna discapacidad y no requiere tratamiento.

Tumores del pie

Los tumores que afectan el pie son típicos por su localización [A]. La mayoría corresponden a quistes [B]. Algunos tumores, como la displasia hemiepifisaria hemimélica [C], son exclusivos de las extremidades y muy rara vez malignos [D].

Prominencia del calcáneo

La deformidad se observa en la adolescencia, suele ser bilateral y se cree relacionada con la irritación por el calzado [E]. La mayoría de los pacientes se tratan por selección meditada de los zapatos. Rara vez se requiere exostectomía. Los resultados quirúrgicos suelen ser malos.

Sóleo accesorio

Se trata de una variación rara del sóleo que causa edema apenas por dentro del tendón calcáneo. La masa es suave, redondeada y no hipersensible, y crece de manera proporcional con el pie. No se requiere tratamiento.

Fibromatosis plantar

Se trata de un raro tumor con localización característica en la porción anteromedial del talón [F]. Debido a que es frecuente la recurrencia después de la disección y muchas veces se resuelve de manera espontánea, suele estar indicada sólo la observación.

Exostosis subungueal

Es un tumor óseo benigno de la falange distal que se presenta bajo la uña o adyacente a ella [G]. Este raro tumor ocurre ya avanzada la niñez o en la adolescencia y con mayor frecuencia afecta al dedo gordo del pie. Su localización característica y aspecto radiográfico establecen el diagnóstico. Se trata por exéresis cuidadosa y completa para evitar la recurrencia.

Tumores benignos	Tumores malignos
Osteocondroma	Sarcoma osteogénico
Encondroma	Sarcoma de Ewing
Quistes óseos simples	Sarcoma sinovial
	Fibromatosis

A Tumores del pie Se presentan los tumores más frecuentes, pero no exclusivos, del pie

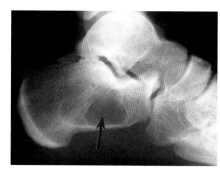
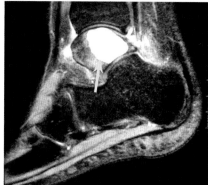

B Quistes Los quistes afectan con mayor frecuencia al calcáneo (*flecha roja*) y a menudo pueden identificarse por radiografía lateral. Otros, como este quiste del astrágalo (*flecha amarilla*), se observan mejor por RM y TC

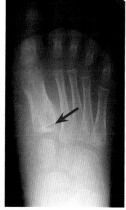
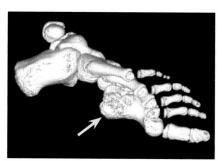

C Displasia epifisaria hemimélica Nótese la lesión en la radiografía (*flecha roja*), que también se muestra en la reconstrucción por TC (*flecha amarilla*)

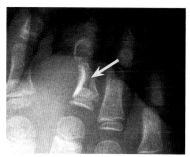

D Tumores malignos Incluyen lesiones como los tumores desmoides (*flecha amarilla*) y el sarcoma osteogénico (*flecha roja*)

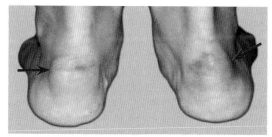

E Prominencia del calcáneo Esta adolescente presenta prominencias bilaterales con algo de malestar

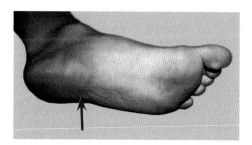

F Fibromatosis plantar

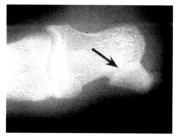

H Exostosis subungueal

DEFORMIDADES DE LOS DEDOS DEL PIE

Aikin OF. The treatment of hallux valgus: a new operative procedure and its results. Medical Sentinel 33:678, 1925.

Albuisson J, Isidor B, Giraud M, Pichon O, Marsaud T, David A, Le Caignec C, Bezieau S. Identification of two novel mutations in Shh long-range regulator associated with familial pre-axial polydactyly. Clin. Genet. 79: 371-377, 2011.

Chang CH, Kumar SJ, Riddle EC, Glutting J. Macrodactyly of the foot. J Bone Joint Surg 84-A:1189-94, 2002.

Cockin J. Butler's operation for an over-riding fifth toe. J Bone Joint Surg. 50-B(1):78-81 1968.

Furniss D, Critchley P, Giele H, Wilkie AOM. Nonsensemediated decay and the molecular pathogenesis of mutations in SALL1 and GLI3. Am. J. Med. Genet. 143A:3150-3160, 2007.

Girdlestone GR. Journal of the Chartered Society of Physiotherapy, 32, 167, 1947.

Lichtblau S. Section of the abductor hallucis tendon for correction of metatarsus adductus varus deformity. Clin Orthop. 110:227–232, 1975.

McBride ED. A conservative approach to bunions. J Bone Joint Surg. 10-B:737, 1928.

Peterson HA, Newman SR. Adolescent bunion deformity treated with double osteotomy and longitudinal pin fixation of the first ray. J Pediatr Orthop. 13(1):80-4, 1993.

Radhakrishna U, Blouin J-L, Mehenni H, Patel UC, Patel MN, Solanki JV, Antonarakis SE. Mapping one form of autosomal dominant postaxial polydactyly type A to chromosome 7p15-q11.23 by linkage analysis. Am. J. Hum. Genet. 60: 597-604, 1997.

Shea KG, Mubarak SJ, Alamin T. Preossified longitudinal epiphyseal bracket of the foot: treatment by partial bracket excision before ossification. J Pediatr Orthop 21(3):360-5, 2001.

Taylor RG. The treatment of claw toes by multiple transfers if flexor into extensor tendons. J Bone Joint Surg. 33-B(4):539-542, 1951.

Umm-e-Kalsoom BS, Kamran-ul-Hassan NS, Ansar M, Ahmad W. Genetic mapping of an autosomal recessive postaxial polydactyly type A to chromosome 13q13.3-q21.2 and screening of the candidate genes. Hum. Genet. 131: 415-422, 2012.

ANTEPIÉ

Kite JH. Congenital metatarsus varus: report of 300 cases. J Bone Joint Surg 32-A:500, 1950.

RETROPIÉ

Alvarado DM, McCall K, Aferol H, Silva MJ, Garbow JR, Spees WM, Patel T, Siegel M, Dobbs MB, Gurnett CA. Pitx1 haploinsufficiency causes clubfoot in humans and a clubfoot-like phenotype in mice. Hum. Molec. Genet. 20:3943-3952, 2011.

Anderson RJ. The presence of an astragaloschaphoid bone in man. J. Anat. Physiol. 14:452–455, 1879.

Browne D. Modern methods of treatment of club-foot. Br. Med. J. Sep:570-572, 1937.

Cowell HR. Extensor brevis arthroplasty. J. Bone Joint Surg. 52-A:820, 1970.

Crim J, Kjeldsberg K. Radiographic diagnosis of tarsal coalition. Am. J. Roentgenol. 18:323–328, 2004.

Evans D. Relapsed clubfoot. J Bone Joint Surg. 43-B:722, 1961.

Ezra E, Hayek S, Gilai AN, Khermosh O, Wientroub S. Tibialis anterior tendon transfer for residual dynamic supination deformity in treated club feet. J Pediatr Orthop B 9(3):207-11, 2000.

Giannini S, Ceccarelli F, Vannini F, Baldi E. Operative treatment of flatfoot with talocalcaneal coalition. Clin Orthop 411:178-87, 2003.

Grogan DP, Gasser SI, Ogden JA. The painful accessory navicular: a clinical and histopathological study. Foot Ankle 10:164, 1989.

Kite JH. The Clubfoot. New York, Grune & Stratton, 1964.

Leonard MA. The inheritance of tarsal coalition and its relationship to spastic flat foot. J. Bone Joint Surg. 56-B: 520-526, 1974.

Lichtblau S. A medial and lateral release operation for clubfoot: a preliminary report. J Bone Joint Surg. 55-A:377, 1973.

McKay DW. New concept of and approach to clubfoot treatment. Section II. Correction of the clubfoot. J Pediatr Orthop 3:10, 1983.

Ponseti IV. Congenital club foot: the results of treatment. J Bone Joint Surg. 45-A:2610, 1963.

Raikin S, Cooperman DR, Thompson GH. Interposition of the split flexor hallucis longus tendon after resection of a coalition of the middle facet of the talocalcaneal joint. J. Bone Joint Surg. 81-A:11–19, 1999.

Swiontkowski MF, Scranton PE, Hansen S. Tarsal coalitions: long-term results of surgical treatment. J. Pediatr. Orthop. 3:287–292, 1983.

Turco VJ. Surgical correction of the resistant clubfoot: one stage posteromedial release with internal fixation. J Bone Joint Surg 53-A:477, 1971.

Wilde PH, Torode IP, Dickens DR, Cole WG. Resection for symptomatic talocalcaneal coalition. J. Bone Joint Surg. 76-B:797–801, 1994.

Zadek J, Gold AM. The accessory tarsal scaphoid. J Bone Joint Surg. 30-A:1948, 1948.

MESOPIÉ

Dwyer FC. Osteotomy of the calcaneum for pes cavus. J. Bone Joint Surg. 41-B:80, 1959.

Echarri JJ, Forriol F. The development in footprint morphology in 1851 Congolese children from urban and rural areas, and the relationship between this and wearing shoes. J Pediatr Orthop B 12(2):141-6, 2003.

Harris RI, Beath T. Hypermobile flat-foot with short tendo achillis. J. Bone Joint Surg. 30-A:116-140, 1948.

Hibbs RA. An operation for "clawfoot". JAMA 73:1583, 1919.

Jahss MH. Tarsometatarsal truncated-wedge arthrodesis for pes cavus and equinovarus deformity of the fore part of the foot. J. Bone Joint Surg. 62-A:713, 1980.

Japas LM. Surgical treatment of pes cavus by V-osteotomy: preliminary report. J. Bone Joint Surg. 50-A:927, 1968. Méary R. Le pied creux essentiel. Symp Rev Chir Orthop. 53:389, 1967.

Lamy L, Weissman L. Congenital convex pes planus. J Bone Joint Surg 21:79, 1939.

Mazzocca AD, Thomson JD, Deluca PA, Romness MJ. Comparison of the posterior approach versus the dorsal approach in the treatment of congenital vertical talus. J Pediatr Orthop 21(2): p212-7, 2001.

Mosca VS. Calcaneal lengthening for valgus deformity of the hindfoot. Results in children who had severe, symptomatic flatfoot and skewfoot. J Bone Joint Surg. 77-A:500, 1995.

Peterson HA. Skewfoot (forefoot adduction with heel valgus). J Pediatr Orthop 6:24-30, 1986.

Ragab AA, Stewart SL, Cooperman DR. Implications of subtalar joint anatomic variation in calcaneal lengthening osteotomy. J Pediatr Orthop 23(1): p79-83, 2003.

Staheli LT, Chew DE, Corbett M. The longitudinal arch: A survey of eight hundred and eighty-two feet in normal children and adults. J Bone Joint Surg. 69-A:426-428, 1987.

Steindler A. Stripping of the os calcis. J. Orthop. Surg. 2:8, 1920. Harris RI, Beath T. Etiology of peroneal spastic flat foot. J Bone Joint Surg 1948 30-B:624-634.

van der Wilde R, Staheli LT, Chew DE, et al. Measurements on radiographs of the foot in normal infants and children. J Bone Joint Surg 1988;70A:407-415.

Ward CM, Dolan LA, Bennett DL, Morcuende JA, Cooper RR. Long-term results of reconstruction for treatment of a flexible cavovarus foot in Charcot-Marie-Tooth disease. J. Bone Joint Surg. 90(12)-A:2631-42, 2008.

Wenger DR, et al. Corrective shoes and inserts as treatment for flexible flatfoot in infants and children. J Bone Joint Surg. 71-A:800, 1989.

TOBILLO

Alberktsson B, Rydholm A, Rydholm U. The tarsal tunnel syndrome in children. J Bone Joint Surg 64-B:215-217, 1982.

Grogan DP, Walling AK, Ogden JA. Anatomy of the os trigonum. J Pediatr Orthop 10:618, 1990.

Lamb D. The ball and socket ankle joint: a congenital abnormality. J Bone Joint Surg. 40-B:240-3, 1958.

Silfverskiöld N. Reduction of the uncrossed two-joints muscles of the leg to one-joint muscles in spastic conditions. Acta Chir Scand. 56:315-30, 1924.

Strayer LM. Recession of the gastrocnemius. J Bone Joint Surg. 32-B:671, 1950.

OSTEOCONDROSIS

Borges JL, Guille JT, Bowen JR. Köhler's bone disease of the tarsal navicular. J. Pediatr. Orthop. 15:5:596-598, 1995.

Freiberg AH. Infarction of the second metatarsal bone. J Bone Joint Surg. 8:257, 1926.

Köhler A. Uber eine haufige bisher anscheinend unbekannte Erkrankung einzelner kindlicher Knowchen. Munchen Med Wochenschr 55:1923, 1908.

Sever JW. Apophysitis of the os calcis. NY State J Med. 95:1025–1029, 1912.

Waugh W. The ossification and vascularization of the tarsal navicular and their relation to Köhler disease. J Bone Joint Surg. 40-B:765, 1958.

TUMOR

Landon GC, Johnson KA, Dahlin DC. Subungual exostosis. J Bone Joint Surg. 61-A:256, 1979.

INFECCIÓN

Jacobs RF, McCarthy RE, Elser JM. Pseudomonas osteochondritis complicating puncture wounds of the foot in children: a 10-year evaluation. J. Infect. Dis. 160:657-661, 1989.

Winograd AM: A modification in the technique of operations for ingrown toenails. JAMA 92:229, 1929.

RODILLA Y TIBIA

En este capítulo se abordan los trastornos de la rodilla y la tibia. En todos los grupos de edad, los problemas de rodilla contribuyen con más del 25% de las manifestaciones musculoesqueléticas. En la niñez, las manifestaciones de la rodilla son sustancialmente menos frecuentes, pero aumentan durante la adolescencia. La osteomielitis y el sarcoma osteogénico se presentan más a menudo cerca de la rodilla que en cualquier otro sitio; se piensa que esto se debe a la rápida velocidad de crecimiento de las epífisis femoral inferior y tibial superior.

Desarrollo

Nomenclatura

La rodilla en extensión completa está en posición neutra o cero. El rango normal de movimiento se extiende del neutro hasta casi 140°, con la mayor parte de las actividades realizadas en el segmento entre 0 y 65° del arco de flexión. En el niño es normal la hiperextensión de hasta 10-15° [A]. La diferencia entre el movimiento activo y el pasivo se conoce como *rezago* o *lapso*.

Hiperextensión Cuando se relaciona con rigidez, se denomina *deformidad en hiperextensión*. El movimiento restringido se describe especificando el arco de movimiento. Por ejemplo, una rodilla *rígida* se puede describir como aquélla con un arco de movimiento de 20-55°. El arco de movimiento en hiperextensión es precedido por el signo menos. Un niño con deformidad en hiperextensión puede presentar un rango de –20 a 30°, lo que da un arco de movimiento de 50°.

Ángulo de la rodilla Es el que se observa entre el muslo y la pierna o el ángulo femorotibial (véase capítulo 8). Los cambios en el ángulo de la rodilla que representan variaciones normales son fisiológicos y causan encorvamiento de las piernas o desviación en "X". Las deformidades que quedan fuera del rango normal (± 2 DE) y aquéllas por procesos patológicos se denominan rodilla (genu) *vara* o *valga*.

Desarrollo normal

La rodilla se desarrolla como una articulación sinovial típica durante los primeros 2 meses de la vida fetal. Los centros secundarios de osificación del fémur distal se forman entre el sexto y noveno meses de la vida fetal, y de la tibia en su parte superior entre el octavo mes fetal y el primero posnatal. El centro de osificación de la rótula aparece entre el segundo y cuarto año en las niñas y entre el tercero y quinto año en los niños.

Variaciones del desarrollo

Las variaciones de osificación o desarrollo pueden causar confusión al interpretarse las radiografías.

Rótula bipartita Se debe a un centro de osificación accesorio de la rótula que suele presentarse en su ángulo superoexterno [B].

Defectos fibrocorticales Estos defectos suelen ser variaciones del desarrollo insignificantes, con mayor frecuencia cerca de la rodilla. Son excéntricos y muestran bordes escleróticos con centro radiolúcido, que se resuelven espontáneamente [C].

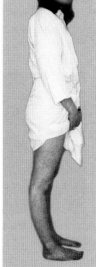

A Deformidades en hiperextensión de la rodilla Las rodillas hiperextendidas del niño se deben a una laxitud articular generalizada. La niña presenta una deformidad en hiperextensión por una lesión de rodilla con pérdida de la flexión

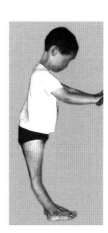

B Rótula bilateral bipartita Pueden aparecer centros secundarios en ambas rodillas y el proceso cursa por lo general asintomático

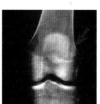
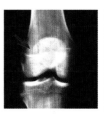
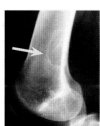
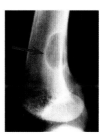

C Defecto fibrocortical Se observa una lesión grande típica en la parte distal del fémur (*flecha roja*). Dos años después, ha ocurrido su resolución espontánea (*flecha amarilla*)

Cuadro clínico	Trastorno
Hipoplasia rotuliana	Síndrome uña-rótula Síndrome de Beals Displasia diastrófica Neurofibromatosis
Rodilla vara	Raquitismo Acondroplasia Trombocitopenia + radio ausente Displasia metafisaria
Rodilla valga	Raquitismo Síndrome de Morquio Poliomielitis Síndrome de Ellis-Van Creveld
Rodilla en hiperextensión	Mielodisplasia Artrogriposis Síndrome de Larsen
Contractura en flexión	Artrogriposis Síndrome de pterigium múltiple Mielodisplasia
Trastornos patelofemorales	Síndrome uña-rótula Síndrome Rubinstein-Taybi
Hiperlaxitud articular	Síndrome de Ehlers-Danlos

A   Síndromes vinculados con deformidades de la rodilla Se presentan ejemplos que ilustran la relación de las deformidades de la rodilla con diversos trastornos generalizados

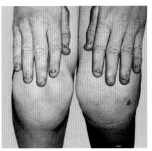
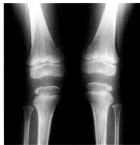

B   Síndrome uña-rótula Nótese la displasia ungueal y la ausencia de rótula

Valoración

La valoración de la rodilla de un paciente pediátrico es diferente de la de un adulto porque los trastornos con toda probabilidad se deben a alguna displasia generalizada subyacente o una deformidad congénita focal o del desarrollo.

Exploración de detección precoz

Debe buscarse alguna anomalía subyacente [A], por ejemplo, el síndrome uña-rótula [B]. La luxación asintomática de la rótula es frecuente en el síndrome de Down. Son frecuentes las fovéolas (fositas) sobre la rodilla en la artrogriposis. Se observa hiperextensión de la rodilla en la espina bífida y la artrogriposis. El genu varo y genu valgo son frecuentes en el raquitismo, y este último también lo es en los síndromes de Morquio y Ellis-Van Creveld.

Exploración física

La exploración física suele proporcionar el diagnóstico o al menos la base para ordenar estudios adicionales.

Inspección general Deben buscarse deformidades evidentes, revisar el ángulo de la rodilla y valorar la rotación [C].

Rodilla Se observa al niño de pie y se busca la simetría, el ángulo de la rodilla, la posición de la patela, masas, derrames articulares, así como definición y atrofia musculares [D] y signos de inflamación. ¿Hay extensión completa o hiperextensión?

Trayecto del deslizamiento rotuliano Se pide al niño que se siente y flexione y extienda lentamente la rodilla. Debe observarse la trayectoria de la rótula. ¿Se mueve de forma lineal o se desplaza hacia afuera cuando se extiende la rodilla [E]? Se repite la exploración con la mano sobre la rodilla mientras se flexiona ésta, de manera tanto activa como pasiva. ¿Se desplaza la rótula suavemente y sobre la línea media? ¿Se flexiona y extiende por completo la rodilla?

Ángulo Q Es el que se forma por una línea que conecta la espina ilíaca anterosuperior con la porción media de la rótula y una segunda línea desde el punto medio de la rótula hasta la tuberosidad anterior de la tibia. Normalmente, el ángulo que abarcan es menor de 15°. Debe tenerse en mente que el ángulo Q no tiene relación directa con el dolor de rodilla o la inestabilidad rotuliana.

Punto de máxima hipersensibilidad (PMH) Se localiza el PMH por exploración sistemática de la rodilla y la tibia completas. El PMH a menudo establece un diagnóstico de trabajo [A, página siguiente].

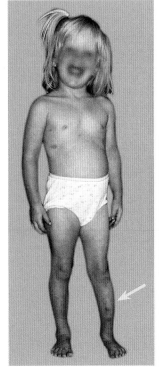

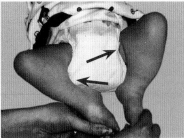

C   Inspección La exploración física de esta niña muestra acortamiento y encorvamiento de la tibia izquierda (*flecha amarilla*), y manchas cafés de la neurofibromatosis. Hay contracturas graves en flexión en el síndrome de la membrana poplítea (*flechas rojas*)

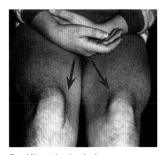

D   Hipoplasia de los cuádriceps Es una manifestación displásica en los trastornos patelofemorales de niños y adolescentes (*flechas*)

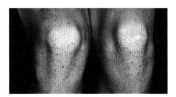
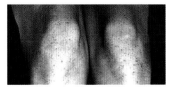
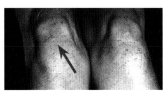

E   Trayecto de deslizamiento rotuliano Conforme el niño extiende las rodillas, la rótula se desplaza de forma vertical. Su desplazamiento externo conforme se extienden las rodillas por completo (*flechas*) se describe como recorrido en "J"

Palpación Sirve para valorar la temperatura, el edema y la hipersensibilidad. ¿Está la rodilla afectada más caliente que la otra? ¿Hay derrame articular? [B] La plenitud pararrotuliana sugiere un derrame de la articulación. Se debe evaluar cualquier plenitud por extensión de la rodilla y la compresión de la región suprarrotuliana, y verificar si hay signo de la ola por líquido en la rodilla. Un derrame postraumático es un signo de lesión intraarticular significativa, como un desgarro periférico del menisco, una lesión de ligamento cruzado anterior (LCA), o una fractura osteocondral. No debe confundirse el edema prerrotuliano con el derrame intraarticular.

Manipulación Permite determinar si la rótula es desplazable. En los pacientes pediátricos con articulaciones laxas, la rótula es muy móvil y tiene mayores probabilidades de dislocarse.

Aprehensión rotuliana Se provoca mediante extensión de la rodilla e intento de desplazamiento externo de la rótula [B]. Los pacientes con luxaciones recurrentes (que perciben que esto puede causar que se disloque la rótula) pueden tornarse aprehensivos y tal vez se retiren e interrumpan la exploración.

Movimiento de la rodilla ¿El arco de movimiento está libre y sin resistencia? ¿Hay crepitación o chasquido?

Prueba de Lachman Con esta prueba se estudia la laxitud anteroposterior. Se flexiona la rodilla casi 15-20° y se intenta desplazar la tibia por delante en su relación con el fémur. Normalmente se percibirá un punto final firme. Se debe verificar la inestabilidad con tensión en varo y valgo [C]. Con la rodilla flexionada hasta un ángulo recto, se evalúa en cuanto a los signos de cajón anterior y posterior.

Prueba de inestabilidad rotativa Se realiza la prueba de cambio de pivote (*pivot shift*) para determinar si existe una lesión de LCA y se ve la laxitud capsular por extensión completa de la rodilla y aplicación de la tensión en valgo y rotación interna, para demostrar la subluxación tibial anteroexterna.

También se realiza la prueba de pivote inversa, primero con flexión y rotación externa de la rodilla. A continuación, se extiende la rodilla para demostrar la laxitud posteroexterna capsular relacionada con una lesión de ligamento cruzado posterior (LCP).

Estudios imagenológicos

Pueden ser útiles las proyecciones radiográficas especiales, como las vistas axiales y de la escotadura femoral o de la fosa intercondílea [D]. Si las radiografías convencionales no son adecuadas, se ordenan estudios imagenológicos especiales [E].

Gammagrafía ósea Puede ser útil para determinar la localización o la actividad de las lesiones; se trata de un estudio sensible pero no específico.

Resonancia magnética (RM) Se usa de más y no es apropiada para el tamizaje, por lo que con frecuencia se sobreinterpreta incluso ante rodillas normales. Puede ser útil para las lesiones ligamentosas y de los meniscos, cuando se correlaciona con los datos clínicos.

Ecografía Es útil en la valoración de quistes y el edema prerrotuliano.

Artroscopia

La artroscopia es indispensable para la valoración de lesiones de los meniscos y otros problemas ligamentarios y osteocondrales en los pacientes pediátricos. Tiene menor valor para evaluar el dolor.

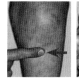
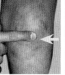
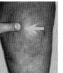
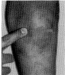
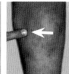

Flecha	PMH	Trastorno
Roja	Tuberosidad anterior de la tibia	Enfermedad Osgood-Schlatter
Amarilla	Polo distal de la rótula	Síndrome de Sinding-Larsen-Johansson (rodilla del saltador)
Verde	Borde interno de la rótula	Inestabilidad de la rótula
Azul	Línea articular interna	Lesión de los meniscos
Blanca	Ligamento lateral interno	Lesión de ligamentos

A Punto de máxima hipersensibilidad Se debe valorar el punto de máxima hipersensibilidad (PMH) ante trastornos dolorosos frecuentes cerca de la rodilla

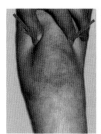
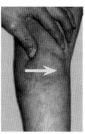

B Pruebas de rodilla La compresión de la bolsa suprarrotuliana (*flechas rojas*) desplaza cualquier líquido articular al interior para demostrar un derrame. El desplazamiento externo de la rótula (*flecha amarilla*) puede provocar el signo de aprehensión rotuliana

C Estabilidad de la rodilla La inestabilidad lateral interna se prueba con la rodilla flexionada hasta 30°. Realizar la prueba en la rodilla opuesta o normal para determinar qué es lo normal para el niño

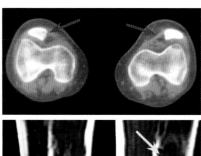
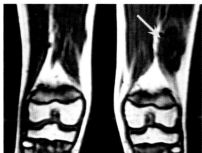
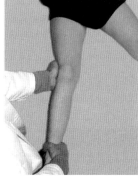

E Estudios imagenológicos especiales Estos estudios especiales muestran la posición externa de la rótula (*flechas rojas*) y un hemangioma por RM (*flecha amarilla*)

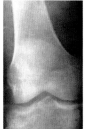
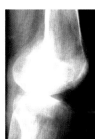
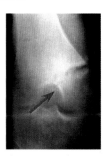

D Proyección de fosa intercondílea La fractura condílea se observa sólo en la proyección para escotadura (*flecha roja*)

Categoría	Trastorno
Referido	Epifisiolistesis femoral proximal, otros trastornos de la cadera
	Trastornos de la columna
	Tumores
Por estrés	Enfermedad de Osgood-Schlatter
	Síndrome Sinding-Larsen-Johansson
	Fracturas por estrés
	De la tibia proximal
	De la rótula
	Distales de fémur
	Ligamento colateral medial
Bursitis	Prerrotuliana
	Anserina ("pata de ganso")
Intraarticular	Meniscos
	Ligamentos
	Osteocondritis disecante
Tumores	Quiste poplíteo
	Diversos
Artritis	Infecciosa
	Pauciarticular
	Artritis reumatoide juvenil
	Espondilitis reumatoide

A   Clasificación del dolor de la rodilla El dolor de la rodilla tiene muchas causas. Se presentan algunos ejemplos

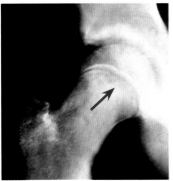

B   Errores en la valoración del dolor de la rodilla Puede ocurrir un dolor referido por este desplazamiento de la epífisis de la cabeza femoral. Nótense los cambios sutiles en la metáfisis proximal (*flecha*), compatibles con un predeslizamiento

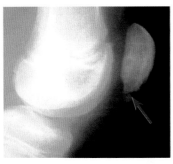

C   Síndrome de Sinding-Larsen-Johansson Nótese la lesión separada del polo distal de la rótula. Deberá diferenciarse del tipo poco frecuente de rótula bipartita que involucra a su polo inferior

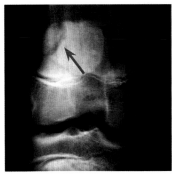

D   Rótula bipartita Nótese el osículo separado en la cara superoexterna de la rótula, compatible con una lesión de tipo III, que era dolorosa

Dolor de rodilla

El dolor de la rodilla es una manifestación frecuente por la que se acude al médico [A].

Dolor referido

Primero se considera la posibilidad de un dolor referido por epifisiolistesis femoral proximal [B], la columna vertebral o un tumor.

Trastorno de Sinding-Larsen-Johansson

El síndrome de Sinding-Larsen-Johansson es una apofisitis por tracción del polo distal de la rótula [C]. El trastorno tiene mayor frecuencia en los varones en el momento de la pubertad o antes. Se presenta su resolución en 6-12 meses. La rodilla se pone en reposo para resolver el dolor y la hipersensibilidad. Por lo general, se prescriben ejercicios de flexibilidad de los cuádriceps. No se ha comunicado discapacidad residual.

Bursitis anserina ("pata de ganso")

La inflamación de la bursa anserina causa dolor e hipersensibilidad sobre las inserciones de los tendones de la corva en la cara posterointerna de la metáfisis tibial superior. Debe evaluarse la alineación defectuosa del miembro inferior. Este raro trastorno ocurre durante la adolescencia. La bursitis se trata con reposo y antiinflamatorios no esteroideos (AINE).

Dolor del ligamento colateral medial

El dolor del ligamento colateral medial es un trastorno de sobreuso que causa este síntoma e hipersensibilidad en su localización. El ligamento yace sobre la cara posteromedial de la rodilla o arriba de la línea articular.

Rótula bipartita

Los centros de osificación accesorios [D] pueden producir una rótula bipartita. Estas variaciones se clasifican en tres tipos [E]. El osículo separado está unido al cuerpo de la rótula por tejido fibroso o cartilaginoso. Un traumatismo puede romper esa unión y el osículo se torna doloroso. El proceso se puede curar con reposo. En otros casos no hay curación y el osículo se mantiene crónicamente doloroso. Los osículos pequeños que causan dolor pueden extirparse. Los osículos grandes deberán fijarse con un tornillo a la rótula y ser objeto de injerto para promover la unión.

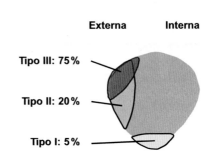

E   Clasificación de la rótula bipartita Estas variaciones ocurren en las caras externa e inferior de la rótula. Nótese que el tipo más frecuente, el III, afecta a la cara superoexterna de la rótula. Tomado de Saupe (1921)

Externa   Interna

Tipo III: 75%

Tipo II: 20%

Tipo I: 5%

Enfermedad de Osgood-Schlatter

La *enfermedad de Osgood-Schlatter* (EOS) es una apofisitis por tracción de la tuberosidad anterior de la tibia por microtraumatismos por tensión. Ocurre entre los 10 y 15 años de edad, y se presenta en las niñas casi 2 años antes que en los niños. La EOS suele ser bilateral y estar presente en el 10-20% de los menores que participan en actividades deportivas. Esta alteración se relaciona con una rótula alta.

Causa

El trastorno se debe a una velocidad de crecimiento diferencial entre el hueso y los tejidos blandos. Se desconoce si esta asociación es causa o resultado de la EOS. La tibia puede estar crecida en el lado asintomático. La EOS puede relacionarse con una rótula alta.

Cuadro clínico

Los datos clínicos muestran edema e hipersensibilidad localizados sobre la tuberosidad anterior de la tibia [A] y ninguna otra anomalía. Se ordena una radiografía si el trastorno es unilateral o atípico. Las radiografías pueden mostrar edema de tejidos blandos y fragmentación de la apófisis anterior.

Historia natural

La EOS se resuelve con el tiempo en la mayoría de los casos [B]. En casi el 10% de las rodillas persiste alguna prominencia residual de la tuberosidad anterior de la tibia o el dolor por un osículo persistente puede causar problemas.

Tratamiento

Tratamiento con base en la gravedad del malestar Incluye modificación de las actividades, uso de AINE y una rodillera para controlar las molestias. Si la EOS es grave o persiste, se aplica un inmovilizador de rodillas durante 7-10 días para aliviar la inflamación; no se recomiendan los esteroides inyectados. El tratamiento más útil es el de ejercicios de flexibilidad del cuádriceps y los tendones de la corva.

Atención de la familia Para disminuir la aprehensión familiar, se puede referir al paciente con EOS como con manifestaciones de un *trastorno* o una *alteración*, más que una *enfermedad*, cuando se discutan sus problemas con él o con la familia. Se debe verificar que comprendan que la resolución suele ser lenta y a menudo requiere 12-18 meses.

Discapacidad persistente Por hipersensibilidad y prominencia de la tuberosidad anterior de la tibia, puede ser suficiente para requerir la exéresis del osículo y la prominencia [C].

Complicaciones Son raras e incluyen detención del crecimiento con deformidad de recurvación de la rodilla y rotura del tendón rotuliano o avulsión de la tuberosidad de la tibia.

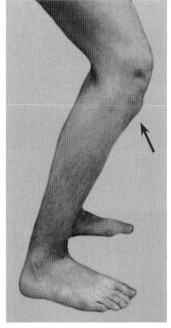

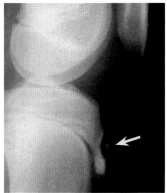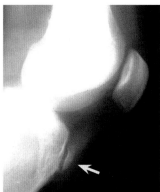

A Enfermedad de Osgood-Schlatter Nótese la prominencia y la osificación sobre la tuberosidad de la tibia (*flecha roja*). La hipersensibilidad persistente sobre un osículo en la rodilla madura (*flecha amarilla*) es indicación para su exéresis

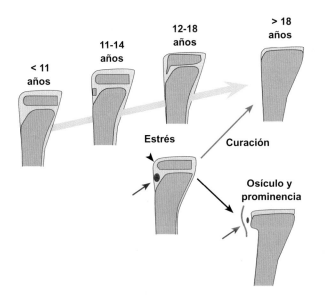

B Historia natural de la EOS Se muestra el desarrollo normal de la apófisis con la flecha verde. La tracción excesiva (*rojo*) del tendón rotuliano causa inflamación. Por lo general, este proceso se resuelve (*flecha azul*). En algunos casos persiste la inflamación y un osículo separado (*flecha roja*). Con base en Flowers y Bhadreshwar (1995)

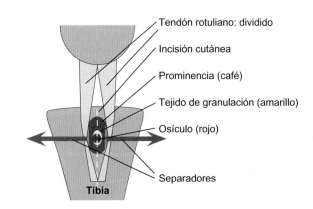

C Exéresis del osículo y la prominencia La operación se hace a través de una incisión en la línea media hasta el osículo y la prominencia. A veces hay tejido inflamatorio de granulación presente en las lesiones activas

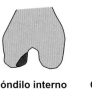

Cóndilo interno 80%	Cóndilo externo 15%	Rótula 5%

A Sitios de afección de la rodilla La mayoría de las lesiones ocurren en la cara posteroexterna del cóndilo femoral interno

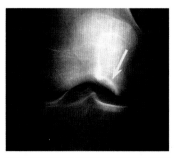

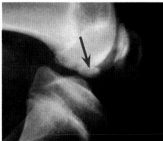

B Aspecto radiográfico La radiografía AP estándar muestra bastante mal las lesiones comunes (*flecha amarilla*). Las radiografías laterales pueden exhibir las lesiones sin desplazamiento (*flecha anaranjada*) o fragmentos mejor definidos con desplazamiento inminente (*flecha roja*)

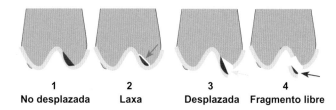

1 No desplazada	2 Laxa	3 Desplazada	4 Fragmento libre

C Clasificación de la osteocondritis disecante La lesión (*rojo*) puede no estar desplazada o mostrar, en su lugar, laxitud (*flecha azul*). El desplazamiento puede ser parcial (*flecha amarilla*) o completo (*flecha roja*), lo que permite que el fragmento se ubique libre dentro de la articulación

Osteocondritis disecante

La *osteocondritis disecante* (OCD) es una lesión idiopática del hueso subcondral que se puede resolver espontáneamente. La lesiones progresivas pueden afectar el cartílago articular suprayacente. Estas lesiones son más frecuentes cerca de la rodilla y, por lo general, afectan la cara externa del cóndilo femoral interno [A]. Las lesiones rotulianas suelen ocurrir más tarde que las de los cóndilos.

Causa
La causa es multifactorial, e incluye factores como lesiones por traumatismo, insuficiencia vascular y genéticos. Las lesiones de la OCD se relacionan con torsión tibial lateral, rodilla en varo y valgo, y daños de los meniscos.

Cuadro clínico
La OCD juvenil se presenta en pacientes de 5-15 años de edad con un promedio de inicio entre los 11 y 14 años. Los varones resultan afectados más a menudo. Los síntomas incluyen dolor, un derrame leve o síntomas mecánicos posteriores. Debido a que la mayoría de las lesiones afectan la cara posteroexterna del cóndilo femoral interno, se aprecian mejor por una proyección de escotadura femoral [B]. Las lesiones se clasifican con base en el grado de desplazamiento [C], que a veces se puede apreciar por RM o artroscopia [D].

La osificación irregular del cóndilo femoral externo puede corresponder a una variación normal de osificación y no a OCD. Estas variaciones a menudo son bilaterales y se encuentran de manera incidental cuando se toman radiografías de la rodilla. No causan dolor o derrame y tampoco son hipersensibles.

Historia natural
Las lesiones pequeñas en los niños o al inicio de la adolescencia suelen resolverse sin tratamiento. Es más probable que las lesiones más grandes y a mayor edad, por su localización en un sitio de soporte de peso, se desplacen y causen daño articular y una eventual artrosis. Es apropiado el tratamiento intensivo de estas lesiones.

Tratamiento
El tratamiento depende del sitio, el tamaño y la clasificación de la lesión, así como de la edad del paciente.

Lesiones de tipo 1 y 2 Se tratan con modificaciones de la actividad, ejercicios isométricos y un inmovilizador de rodilla. Se procede con base en los síntomas más que en las radiografías. La cicatrización radiográfica requiere muchos meses.

Lesiones de tipo 3 Se tratan por perforación y estabilización con alambres K [E] o clavos absorbibles.

Lesiones de tipo 4 Las lesiones pequeñas se tratan por exéresis. Las lesiones grandes o las que afectan zonas de soporte de peso se reparan, y si es adecuado, se fija internamente el hueso subcondral presente sobre el fragmento.

Pronóstico
Hasta el 90% de las lesiones pequeñas en la OCD juvenil se curan espontáneamente. Las lesiones con un inicio posterior, en especial las grandes en zonas de soporte de peso de la rodilla, requieren tratamiento intensivo. La terapéutica no siempre tiene éxito y puede haber artrosis en la edad adulta.

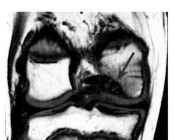 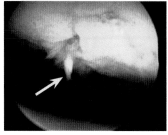

D Estudios imagenológicos La RM muestra un gran defecto (*flecha roja*) con cartílago intacto. La artroscopia muestra una lesión con cartílago irregular que la cubre (*flecha amarilla*)

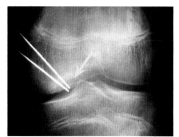 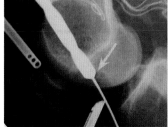

E Tratamiento quirúrgico La lesión puede ser perforada y fijarse con alambres K (*flecha amarilla*). Posiblemente se requiera una perforación más grande para las lesiones mayores (*flecha anaranjada*)

Dolor anterior de la rodilla

El dolor anterior de la rodilla es frecuente durante la segunda década de la vida y puede presentarse en hasta el 33 % de los adolescentes. Este dolor quizás se vincule con alguna alineación defectuosa patelofemoral subyacente o puede ser idiopático, presente en individuos normales.

Dolor anterior estructural de la rodilla

El dolor vinculado con alguna displasia de la rodilla es más grave y a menudo requiere corrección quirúrgica.

Valoración Se identifican las manifestaciones displásicas subyacentes, como torsión lateral de la tibia, genu valgo, rótula alta, hipoplasia del cuádriceps, hiperpresión lateral, surco estrecho o hiperlaxitud articular. Será necesario considerar los estudios imagenológicos de la articulación patelofemoral por tomografía computarizada (TC) para descartar una mala posición rotuliana [A].

Tratamiento Primero con AINE y ejercicios isométricos. En la primera consulta se expone la posible necesidad de una operación de realineación [B]. Identificar y cuantificar la gravedad de cada manifestación displásica. Las deformidades tratables se corrigen en etapa temprana. En otros casos, la decisión es difícil. Por ejemplo, las osteotomías laterales de doble nivel son necesarias para corregir alineaciones defectuosas rotativas. Debe definirse la incisión quirúrgica de manera bien meditada [C].

Dolor anterior idiopático de la rodilla

Es frecuente en adolescentes, en especial de sexo femenino, y suele vincularse con un período de rápido crecimiento. El dolor se relaciona con la actividad, es mal localizado o produce discapacidad. Se ha descrito como la "cefalea de la rodilla". Alrededor del 33 % de estos pacientes presentan manifestaciones de la escala *Minnesota Multiphasic Personality Inventory* (MMPI) en individuos con dolor lumbar no orgánico. Su historia natural es de mejoría espontánea durante un período de años.

Diagnóstico Este dolor implica el antecedente de malestar al sentarse, dolor con el ejercicio o al recorrer escaleras en descenso, cuando se sientan o se ponen en cuclillas, un sonido de aplastamiento cuando suben escaleras, o la percepción de perder la contracción ("escape") al saltar o correr. A menudo es más notorio por la mañana o después de sentarse, y mejora con el tiempo y el calentamiento. Cuando se pide localizar el dolor, el paciente a menudo toma todo el frente de la rodilla (signo de "agarre").

Causas Son numerosas y se vinculan con desequilibrio muscular. Los factores de empeoramiento pueden ser entrenamiento y calzado defectuosos.

Tratamiento Se prescriben AINE, ejercicios isométricos y modificación de la actividad, y se da motivación. A veces, la aplicación de hielo disminuye las molestias o una rodillera con sujetador de patela puede ayudar. Deben evitarse los procedimientos de liberación externa y artroscopia.

Rehabilitación Una vez que pase la fase aguda, el paciente deberá establecer la flexibilidad y la fortaleza antes de retomar de forma gradual la actividad completa. Los estiramientos deberán ser indoloros.

Prevención Calentamiento y estiramiento antes de la actividad y evitar cualquier cosa que cause dolor. Esto puede requerir modificación de las actividades, con cambio a otras que sean menos estresantes para la rodilla.

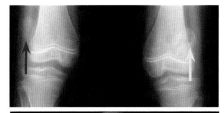
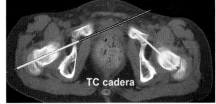
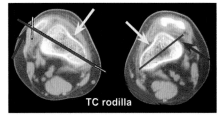
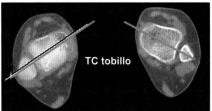

A   Síndrome de alineación defectuosa rotatoria grave Esta niña presentaba luxaciones habituales a la edad de 5 años. Se realizó realineación en el lado izquierdo (con más molestias). No se le vio otra vez hasta los 10 años de edad. En el momento que se muestra aquí cursaba asintomática. Su rótula izquierda estaba subluxada y la derecha luxada. La niña tenía alineación defectuosa rotatoria grave, según se demostró por TC. Nótese que el eje dicondíleo tiene rotación interna de 30° (*líneas amarillas*), lo que produce 60° de alteración (*líneas rojas*) y casi 75 % de torsión tibial externa (*líneas azules*). Obsérvense la rótula desplazada (*flechas rojas*) y los surcos condíleos poco profundos (*flechas amarillas*). Se eligió no intentar la reparación quirúrgica porque se requerirían osteotomías rotatorias y realineación de ambos fémures y tibias. La posibilidad de éxito se consideró muy mala para justificar la magnitud de las operaciones. Este caso muestra la alteración patológica compleja de algunos tipos de trastornos congénitos del desarrollo patelofemoral

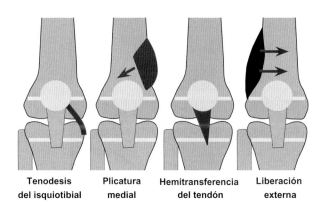

B   Componentes de la reparación quirúrgica Estos componentes suelen combinarse para corregir todas las manifestaciones de displasia. La sola liberación externa suele ser inadecuada

Tenodesis del isquiotibial | Plicatura medial | Hemitransferencia del tendón | Liberación externa

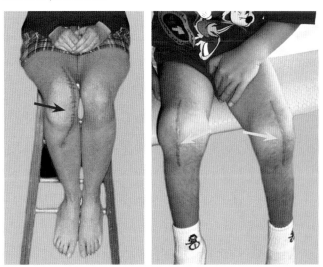

C   Cicatrices quirúrgicas de la rodilla Causan considerable discapacidad (*flecha roja*). Una incisión vertical media es óptima para los procedimientos de realineación extensos (*flechas amarillas*)

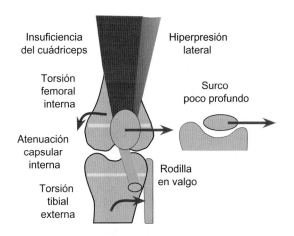

Trastorno	Efecto
Torsión femoral tibial	Aumentar el ángulo Q Tratamiento total de la extremidad
Rodilla en valgo	Aumentar el ángulo Q
Hipoplasia condílea	Aumentar la subluxación o luxación externa
Rótula alta	Causa menor estabilidad externa
Insuficiencia del cuádriceps	Produce desequilibrio en el cuádriceps
Atenuación interna de la cápsula	Inestabilidad medial
Contractura VL	Lleva la rótula lateralmente

A Factores que contribuyen a la inestabilidad patelofemoral Estos factores se combinan para aumentar el riesgo de subluxación o luxación de la rótula

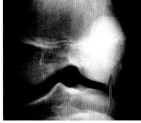

B Hipoplasia de rótula Esta deformidad era parte del síndrome uña-rótula

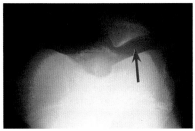

C Hipoplasia del cuádriceps Nótese la pérdida de alineación del vasto medial oblicuo. La hipoplasia y la debilidad contribuyen a la inestabilidad de la rótula

Trastornos patelofemorales

Muchos factores pueden contribuir a la inestabilidad patelofemoral [A].

Trastornos sistémicos

La inestabilidad patelofemoral es más frecuente en los niños con (1) displasia de rodilla, como ocurre en el síndrome uña-rótula [B], el síndrome de Rubinstein-Taybi y el de Turner, y (2) trastornos con aumento de la laxitud articular, como el síndrome de Down. Estos trastornos subyacentes indican el tratamiento.

Luxación congénita

Es rara la luxación congénita de la rótula y produce una flexión progresiva, desviación en valgo y deformidades rotatorias extremas de la tibia en la rodilla. Se reduce la luxación y se realinea el mecanismo del cuádriceps, ya avanzado el primer año de la vida. Suele requerirse una extensión lateral extensa.

Subluxación o luxación rotuliana en la niñez

La llamada *subluxación* o *luxación habitual*, suele deberse a una rodilla con displasia y contractura de la porción externa del mecanismo del cuádriceps. Esto causa que la rótula se desplace hacia afuera siempre que la rodilla se flexione. La realineación quirúrgica temprana es apropiada, pero debido a que las manifestaciones de displasia son graves, las recurrencias son frecuentes.

Subluxación o luxación rotuliana traumática

Las luxaciones rotulianas traumáticas causan una fractura articular. Si la lesión es grave, produce una hemartrosis tensa, y puede ser apropiada su valoración artroscópica.

Luxación recurrente del adolecente

Casi todas las luxaciones recurrentes se presentan en individuos con displasias de rodilla. Pueden mostrar laxitud generalizada de la articulación, torsión tibial lateral, genu valgo, hipoplasia del cuádriceps [C], atenuación de la cápsula interna de la articulación, movilidad interna limitada y desplazamiento anómalo de la rótula. Se observa el recorrido de la rótula conforme el paciente extiende lentamente la rodilla. El desplazamiento externo de la rótula según la rodilla alcanza casi la extensión completa se describe como *recorrido en "J"*, que es un dato frecuente. A veces la rótula se subluxa, con desviación externa súbita. También puede ser positivo el signo de aprehensión rotuliana: el paciente se muestra temeroso de que la rótula se disloque cuando el explorador le aplica presión externa. Las radiografías pueden mostrar el desplazamiento externo de la rótula [D].

Tratamiento Primero, se trata ordenando ejercicios de flexibilidad y fortalecimiento de cuádriceps y los tendones de la corva. Si la inestabilidad persiste, suele requerirse corrección quirúrgica. Se identifica y corrige cada componente de la displasia. En el niño en crecimiento, a menudo se requieren una liberación externa, una plicatura medial o la transferencia del músculo semitendinoso a la rótula. Después de que concluya el crecimiento, se reubica la tuberosidad anterior de la tibia en un sitio más interno y anterior, para alinearla y hacer óptima la alineación del cuádriceps.

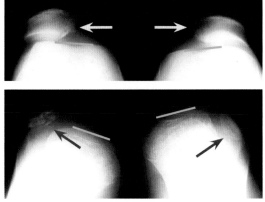

D Proyecciones axiales Estas proyecciones muestran subluxación (*flecha amarilla*) y luxación (*flecha rojas de la rótula*). Nótese la posición de la cara articular femoral anterior (*línea verde*)

Realineación rotuliana

La realineación rotuliana se lleva a cabo para restablecer o mejorar la alineación mecánica del mecanismo del cuádriceps. En los pacientes pediátricos se ve complicada por el gran rango de elementos patológicos. La contractura externa, la mala alineación de rotación y angular, la hipoplasia condílea y rotuliana, la hipoplasia y el desequilibrio muscular pueden presentarse solos o en diversas combinaciones. A menudo la realineación requiere una combinación de procedimientos [A] que se logra mejor a través de una incisión longitudinal directa anterior. Ello permite la visualización transoperatoria de la alteración patológica y el ajuste de la reparación para corregir mejor los problemas. Al final del procedimiento es necesario verificar que, con la flexión y la extensión pasivas de la rodilla, la rótula se desplace verticalmente en la línea media. Excepto por la transferencia de la espina tibial, estos procedimientos pueden hacerse en el niño en crecimiento sin riesgo para su detención.

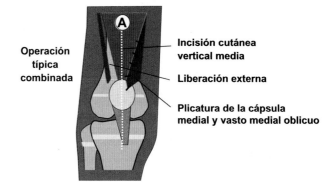

Liberación externa

Las contracturas externas [B] a menudo se presentan en las luxaciones congénitas de la rótula o en las que ocurren durante la infancia. En casos raros se necesita una liberación muy extensa más proximal. En otros resulta adecuada una liberación limitada [C]. Debe tenerse en cuenta que la liberación externa rara vez está indicada para la mayoría de los casos de inestabilidad rotuliana. La liberación excesiva puede causar luxación interna de la rótula por pérdida de la sujeción externa normal.

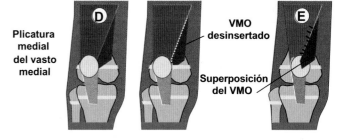

Plicatura medial

Se requiere plicatura medial por la atenuación de la cápsula interna y el ligamento meniscofemoral que subyace al músculo vasto medial oblicuo (VMO) que sigue a la luxación rotuliana aguda [D]. Esto puede corregirse plicando y reduciendo el área de la cápsula medial y después adelantando y aplicando el VMO sobre el cuádriceps [E]. Debe evitarse la sobrecorrección, una complicación frecuente.

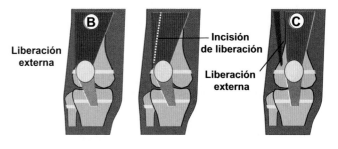

Tenodesis de isquiotibiales

La tenodesis del semitendinoso en la rótula crea un ajuste "de rienda" que resulta muy eficaz para la realineación [F y G]. A menudo esta tenodesis se combina con una liberación externa y con la reconstrucción de la cápsula interna.

Transferencia de la tuberosidad anterior de la tibia

Esta transferencia se necesita con mayor frecuencia para el adolescente con alineación defectuosa que se puede corregir por un procedimiento distal [H]. La transferencia de rotación de la tuberosidad anterior de la tibia se realiza a través de una incisión longitudinal para permitir corregir los problemas vinculados [I].

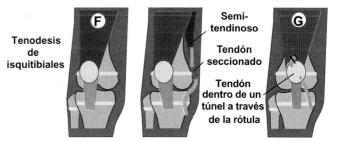

Hemitransferencia del tendón rotuliano

Ya no se hacen hemitransferencias del tendón rotuliano, pues causan problemas secundarios a la inclinación rotuliana por la operación.

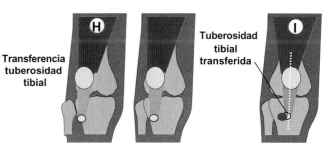

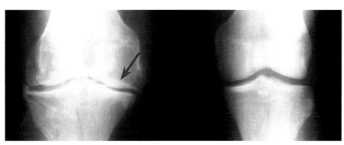

A Efecto a largo plazo de la meniscectomía A los 13 años de edad, este hombre de 29 años fue objeto de una meniscectomía total de la rodilla derecha. Nótense los cambios degenerativos en comparación con la rodilla del lado no operado

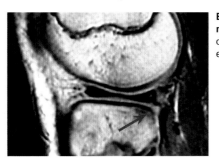

B Desgarro de menisco Nótese el desgarro del menisco en esta RM (*flecha*)

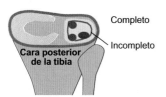

Completo

Incompleto

Cara posterior de la tibia

Tipos completo e incompleto

C Tipos de menisco discoide completo e incompleto Estos meniscos están fijos a la tibia tanto en el frente como en la parte posterior de la rodilla (*manchas pardas*). El sitio más vulnerable de lesión es el posterior (*mancha roja*). Con base en Dickhaut y DeLee (1982)

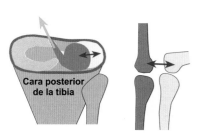

Cara posterior de la tibia

Tipo ligamento de Wrisberg

D Menisco discoide tipo ligamento de Wrisberg El ligamento está inserto en el ligamento de Wrisberg (*flecha verde*); este ligamento (*meniscofemoral*) se inserta en el fémur. Con la flexión y extensión de la rodilla, el menisco se mueve (*flecha roja*) debido a que no tiene fijación en la tibia

Trastornos intraarticulares

Las lesiones de meniscos y ligamentos son relativamente raras en los niños, pero se tornan más frecuentes durante la adolescencia. Las consecuencias a largo plazo del tratamiento temprano pueden ser importantes [A].

Desgarros del menisco interno

Estas lesiones se hacen más frecuentes durante la adolescencia. Los desgarros suelen ser periféricos y longitudinales, como en los adultos jóvenes [B]. Deben conservarse los meniscos al reparar las lesiones reductibles del tercio externo. Se realiza una meniscectomía parcial para las lesiones del tercio interno y conminutas. Se evita la meniscectomía total para conservar la función del menisco de protección articular al disipar las cargas mecánicas.

Menisco discoide

Se presentan tres tipos de meniscos discoides.

Tipos completo e incompleto Son más gruesos de lo normal y cubren toda o parte de la superficie de la tibia [C].

Tipo ligamento de Wrisberg Está adherido al ligamento meniscofemoral posterior [D]. Este menisco no tiene otra fijación y es móvil, por lo que tiene mayores probabilidades de causar chasquido y síntomas en el niño pequeño. Debido a su movilidad, puede atraparse entre los cóndilos femorales y ser objeto de rotura o erosión.

Diagnóstico Los síntomas incluyen dolor, chasquido o bloqueo, pérdida de la extensión de la rodilla y "escape". Pueden presentarse hipersensibilidad y plenitud sobre la línea externa de la articulación, y se percibe crepitación articular con el movimiento. En el niño pequeño, el chasquido puede ser la única manifestación. Las radiografías rara vez muestran ensanchamiento del espacio articular [E]. Los estudios de RM suelen ser diagnósticos de los tipos completo o incompleto, pero no son útiles para el tipo de ligamento de Wrisberg. La confirmación por artroscopia deberá diferirse hasta que se considere necesario el tratamiento quirúrgico.

Tratamiento Depende del tipo de lesión, los síntomas y el grado de actividad del niño. Se intenta conservar el menisco siempre que sea posible. La meniscectomía total es el último recurso, pues sus resultados a largo plazo son malos por artrosis prematura. Está indicada la meniscoplastia para el menisco con inserciones posteriores. Debe salvarse tanto de la periferia del menisco como sea posible.

Deficiencias del ligamento cruzado

Se observa insuficiencia del ligamento cruzado en una variedad de trastornos en los niños.

Deficiencias congénitas Son frecuentes en la hemimelia peronea y las femorales focales proximales. Estas deficiencias complican los procedimientos de alargamiento de la extremidad por su inestabilidad sagital y rotatoria. Se ha informado la ausencia aislada de los ligamentos cruzados anterior y posterior.

Deficiencias adquiridas Se presentan por rotura traumática del ligamento [F], atenuación vinculada con fracturas de la tuberosidad anterior de la tibia y, a veces, en relación con las fracturas transversas de la diáfisis femoral sin lesión rotuliana conocida.

Tratamiento Las lesiones traumáticas del LCA son reparadas, especialmente si se asocian con lesiones del menisco y causan incapacidad funcional.

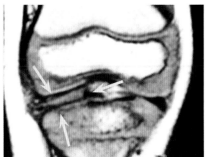

E Menisco discoide lateral Nótese el ensanchamiento del espacio articular externo (*flecha roja*) y el menisco discoide con forma de corbata de moño en la RM (*flechas amarillas*)

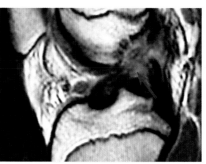

F Desgarro traumático del LCA en un adolescente Este niño de 15 años presenta un desgarro del LCA, como se muestra por RM

Tumores de la rodilla

Quistes poplíteos

Estos quistes son diferentes en los pacientes pediátricos respecto de los adultos. Los quistes rara vez se comunican con la articulación y no tienen vínculo con defectos intraarticulares. Su historia natural es de resolución espontánea.

Diagnóstico No suele ser difícil [A]. La mayoría de los quistes son encontrados por los padres por observación. Los quistes suelen ser indoloros, lisos, globulares al tacto y de localización entre el vientre interno del gemelo y el semitendinoso. La transiluminación indica que el tumor es un quiste. La ecografía muestra bien la lesión, de modo que la RM es onerosa y rara vez necesaria.

Tratamiento Se alienta a la familia en el sentido de que el trastorno es benigno y se resolverá con el tiempo. Si aún se encuentran nerviosos, se puede considerar confirmar el diagnóstico por aspiración del quiste. Se informa a la familia que la aspiración es sólo para confirmar el diagnóstico y no terapéutica, porque el quiste recidivará. La aspiración alienta a la familia en el sentido de que no hay un cáncer. Los quistes se resuelven espontáneamente en un período de varios días. La resección rara vez está indicada y es apropiada sólo para quistes de gran tamaño que son dolorosos. Es frecuente la recurrencia después de la resección quirúrgica.

Quistes de los meniscos

Los quistes de meniscos son lesiones raras que suelen presentarse en la cara externa de la rodilla y pueden vincularse con un desgarro del menisco. Se obtienen imágenes por ecografía o RM [B]. La descompresión del quiste, su desbridación y la meniscectomía parcial o reparación se manejan dependiendo del patrón del desgarro relacionado.

Otros tumores

Hemangiomas Estas lesiones infiltran y hacen más gruesa la membrana sinovial, lo que los somete al daño y la hemorragia [C]. El diagnóstico puede hacerse por aspiración de sangre de la articulación y confirmación por biopsia al realizar la sinovectomía. Debe informarse a la familia que son probables las recurrencias durante el crecimiento.

Lipomas Se trata de tumores subcutáneos, suaves y a menudo mal definidos [D]. Pueden requerir extirpación si son de tamaño considerable.

Sinovitis vellonodular pigmentada Este tumor de la rodilla [D] es raro en pacientes pediátricos. Requiere sinovectomía abierta o artroscópica.

Condromatosis sinovial Este tumor es raro en las rodillas de los pacientes pediátricos. Exige sinovectomía abierta o artroscópica total.

Sarcoma sinovial Aparece con mayor frecuencia en la adolescencia y puede confundirse con un quiste poplíteo. Por lo general, es un tumor profundo, doloroso e hipersensible, y a menudo se retrasa el diagnóstico.

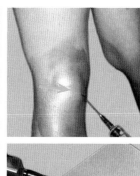
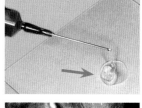
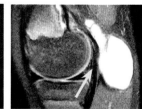
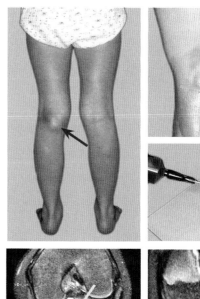

A Quiste poplíteo Nótese la localización típica (*flecha roja*). El tratamiento por aspiración (*flecha verde*) extrae el líquido viscoso (*flecha azul*) contenido en el quiste. En otro caso, obsérvese la apariencia en la RM (*flechas amarillas*)

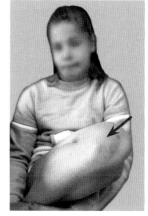

B Quiste de menisco lateral Nótese el quiste en la exploración física y la RM

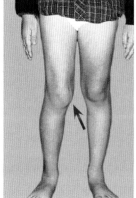
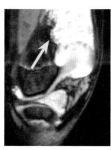

C Hemangiomas Se pueden formar lesiones intraarticulares y producir hinchazón sinovial (*flecha roja*). La RM de otras lesiones muestra la afección de los tejidos blandos adyacentes (*flechas amarillas*)

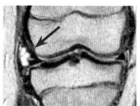
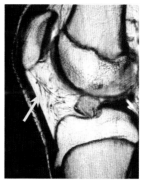
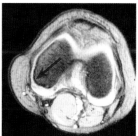
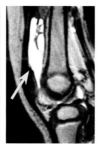

D RM de tumores de rodilla Sinovitis vellonodular pigmentada (*flecha amarilla*) dentro de la articulación y lipoma (*flecha roja*) en su localización subcutánea habitual

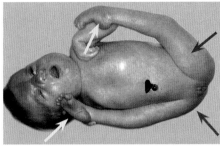

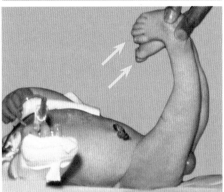

A Deformidad de hiperextensión típica en un neonato Esta deformidad es frecuente en las presentaciones pélvicas y suele vincularse con otras anomalías, como la luxación de la cadera (*flechas rojas*) y el pie equino varo (*flechas amarillas*)

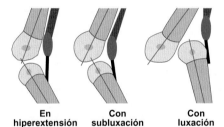

| En hiperextensión | Con subluxación | Con luxación |

B Clasificación de la extensión de las deformidades Estas deformidades se pueden clasificar por su intensidad. Con base en Curtis y Fisher (1969)

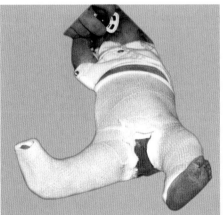

C Tratamiento no quirúrgico La corrección con yesos seriados suele ser eficaz para la rodilla en hiperextensión o subluxada

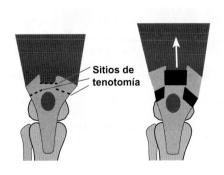

D Alargamiento por deslizamiento percutáneo del cuádriceps Este procedimiento se realiza durante la lactancia temprana con un abordaje percutáneo con tres incisiones para el mecanismo del cuádriceps. El lactante se inmoviliza en un yeso en espica durante 4-6 semanas. Tomado de Roy y Crawford (1989)

Sitios de tenotomía

Deformidades de la rodilla en flexión y extensión

Las deformidades de la rodilla en flexión y extensión son frecuentes y discapacitantes. Hay gran variedad, incluyendo contracturas congénitas, imperfecciones por trastornos neuromusculares, traumatismos e infecciones.

Hiperextensión congénita

Esta deformidad a menudo se vincula con otros trastornos [A], como la artrogriposis, la espina bífida, la displasia de desarrollo de cadera y el pie equino varo. En muchos casos, el paciente nació por presentación pélvica.

Patología Depende de la gravedad. En las rodillas luxadas suelen estar presentes la fibrosis del músculo cuádriceps, la ausencia de bolsa suprarrotuliana y la deformidad en valgo de la rodilla.

Valoración Deben buscarse otras anomalías. Se pide una radiografía de la pelvis para asegurarse que no haya displasia o luxación de la cadera. Pueden requerirse ecografías o RM para valorar las rodillas. Se asigna un grado a la intensidad de la deformidad [B].

Tratamiento Se trata por distención suave y yesos [C] o con el uso del arnés de Pavlik, si se puede flexionar la rodilla hasta 60°. Para las luxaciones de rodilla, se realiza alargamiento del cuádriceps alrededor de los 1-3 meses de edad [D]. Se inmoviliza a 45° de flexión para evitar problemas cutáneos, y se aplican yesos seriados hasta alcanzar casi 90° de flexión. Debe mantenerse esta corrección durante 1 mes. Se considera la corrección de otras deformidades, como las luxaciones de cadera y el pie equino varo, de manera concomitante.

Si se retrasa el tratamiento [E], éste será más difícil. El alargamiento limitado del cuádriceps puede desplazar el arco de movimiento a un plano más funcional. En niños de mayor edad o adolescentes, la deformidad ósea puede requerir osteotomía en flexión para mejorar la alineación.

Pronóstico El resultado viene determinado principalmente por la gravedad [F]. El pronóstico suele ser mejor para casos unilaterales y aquéllos no vinculados con síndrome subyacente alguno.

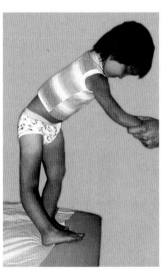

E Rodilla en hiperextensión durante la niñez Esta deformidad ha estado presente desde el nacimiento y causa discapacidad considerable al niño

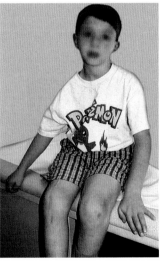

F Elongación del cuádriceps Este niño fue objeto de una elongación abierta del cuádriceps de la rodilla derecha a través de una incisión vertical media

Deformidad adquirida de la rodilla en hiperextensión

La deformidad ósea de la porción superior de la tibia por lo general es resultado de traumatismos a la epífisis tibial proximal anterior [A]. Esta porción de epífisis es vulnerable a la detención del crecimiento. Se ha informado hiperextensión de la rodilla después de tracción, inmovilización con yeso en espica, colocación de clavos para tracción tibial proximal, fracturas de la diáfisis femoral e infecciones meningocócicas.

Valoración Se piden radiografías de la parte superior de la tibia con un estudio lateral real para valorar la inclinación articular. Nótese que la tibia suele estar inclinada hacia atrás por casi 9°. Valorar el estado del disco de crecimiento por RM o TC.

Tratamiento Se considera la resección de las barras epifisarias de la tibia anterior si restan 2 años de crecimiento. Al final del crecimiento se corrige la deformidad mediante una osteotomía apenas proximal a la inserción del tendón rotuliano [B].

Deformidades en flexión

Las deformidades congénitas y adquiridas por contractura en flexión son frecuentes en los niños con problemas neuromusculares. Las deformidades adquiridas son resultado de un desequilibrio entre cuádriceps y tendones isquiotibiales. La deformidad en flexión es frecuente en la artrogriposis [C], la parálisis cerebral [D] y la mielodisplasia.

Las deformidades se corrigen tempranamente por operaciones de tejidos blandos. Se intentan prevenir las recurrencias mediante férulas nocturnas en extensión. Si se presenta una recidiva, se recupera la corrección mediante yesos seriados. Si no se tiene éxito, se trata de retrasar la corrección hasta el final del crecimiento, de ser posible, y entonces se hace mediante procedimientos óseos.

Debe evitarse la corrección por osteotomía durante el crecimiento, ya que el remodelado óseo producirá recurrencia de la deformidad. Se retrasa la corrección ósea hasta el final del crecimiento para que con toda probabilidad sea permanente.

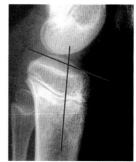 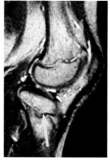 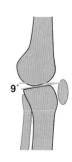

A   Rodilla en hiperextensión por lesión de la epífisis   Nótese la inclinación anterior de la porción proximal de la tibia (*líneas rojas*) y la epífisis irregular en la RM (*flecha amarilla*). Normalmente la superficie articular tibial se inclina hacia atrás por casi 9° (*líneas verdes*)

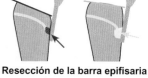

Resección de la barra epifisaria

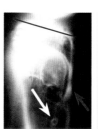 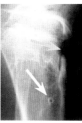

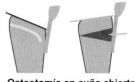

Osteotomía en cuña abierta

B   Corrección de la barra epifisaria   Este niño se trató con un clavo proximal tibial (*flechas blancas*) que causó una barra epifisaria (*flecha roja*) y una deformidad secundaria en hiperextensión (*líneas rojas*). Esta barra se resecó y se llenó el defecto con grasa (*flechas amarillas*). La deformidad establecida al final del crecimiento se puede corregir por una osteotomía en cuña abierta (*flecha verde*) apenas proximal a la tuberosidad de la tibia

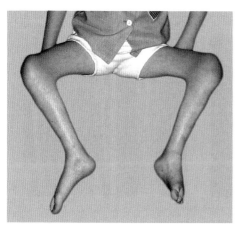 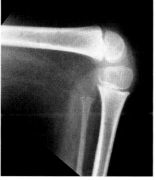

C   Flexión de rodillas en la artrogriposis   Este niño no podía caminar por la contractura en flexión de la rodilla. Después de la corrección por liberación de tejidos blandos y acortamiento femoral, logró caminar

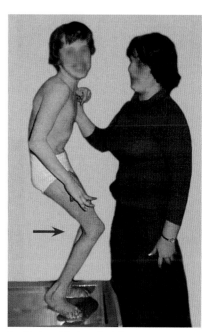

D   Deformidad en flexión en la parálisis cerebral   Es parte de la marcha en cuclillas (*flecha roja*)

Dirección	Comentario	Historia natural
Externa	Fisiológica durante lactancia	Se resuelve
Anterior	Con otras deformidades	Persiste
Posterointerna	Patrón clásico	Se resuelve de forma incompleta
Anteroexterna	Preseudoartrosis	Deformidad progresiva

A   Patrones de encorvamiento de la tibia La dirección del ápice del encorvamiento tibial determina el pronóstico y el tratamiento. La curvatura externa simple es benigna, en contraste con la anterolateral, que a menudo lleva a la seudoartrosis de la tibia

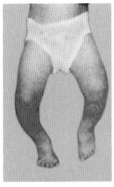
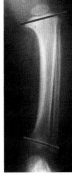

B   Curvatura fisiológica Esta curvatura tibial externa fisiológica se resuelve espontáneamente durante la lactancia tardía. Por lo general, no se requieren radiografías

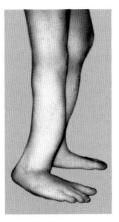
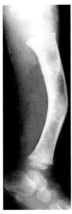

C   Encorvamiento anterior en la deficiencia peronea

Encorvamiento de la tibia

El encorvamiento de la tibia es frecuente y diverso. El pronóstico varía dependiendo de la dirección del ápice o la convexidad de la curvatura [A].

Encorvamiento externo de la tibia

El encorvamiento externo de la tibia es frecuente en lactantes y constituye una variante de la normalidad [B]; suele ser leve, simétrico y no relacionado con otros problemas. Se alienta a la familia y se proporciona seguimiento, si es necesario. Por lo general, no se requieren radiografías.

Encorvamiento anterior de la tibia

El encorvamiento anterior de la tibia suele relacionarse con la hemimelia del peroné [C]. A veces hay una fovéola sobre el ápice. El principal problema es el acortamiento de la extremidad.

Displasia fibrocartilaginosa focal

Esta rara deformidad tiene un aspecto radiográfico característico [D]. La lesión tiende a resolverse con el crecimiento.

Encorvamiento posterointerno de la tibia

El *encorvamiento posterointerno* [E] es un trastorno raro vinculado con una deformidad del calcáneo y un acortamiento leve de la extremidad, que suele ser de 2-4 cm al final del crecimiento. El trastorno puede deberse a una posición intrauterina anómala. Es característica frecuente de la hemimelia peronea. La deformidad del calcáneo se resuelve con el tiempo. La curvatura mejora con el crecimiento. El acortamiento tiende a aumentar con el tiempo y suele requerirse su corrección por epifisiodesis o elongación.

Encorvamiento anteroexterno de la tibia

El *encorvamiento anteroexterno* es una forma grave de encorvamiento tibial [A]. La curvatura puede aumentar de manera espontánea y fracturarse en el ápice, lo que lleva a una seudoartrosis de la tibia difícil de tratar. El encorvamiento anteroexterno se trata mediante protección con un yeso u ortesis para prevenir fracturas, o por aumento quirúrgico de la fortaleza ósea para aminorar el riesgo de fracturas.

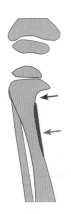

D   Displasia fibrocartilaginosa focal Nótese la radiolucidez (*flecha roja*) y la esclerosis (*flecha azul*)

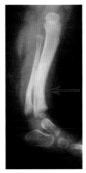
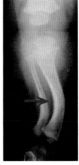
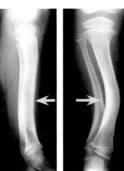
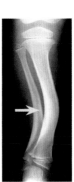
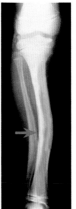
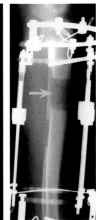

E   Encorvamiento posterointerno tibial Esta curvatura estaba presente al nacer (*flechas rojas*). El encorvamiento mejoró gradualmente durante la niñez, como se muestra cerca de los 3 años de edad (*flechas amarillas*) y a los 10 años (*flecha azul*). Se trata de una forma inusualmente grave con persistencia de la curvatura y acortamiento de 4.5 cm. La deformidad se corrigió por osteotomía y alargamiento (*flecha verde*), con una armazón circular a la edad de 12 años

Seudoartrosis de la tibia

La seudoartrosis de la tibia [A] es resultado de una fractura patológica [B] que puede presentarse antes o después del nacimiento. Puede ser precedida por una curvatura anteroexterna tibial y a veces se relaciona con neurofibromatosis. La seudoartrosis ocurre en la parte distal de la diáfisis tibial y se puede graduar por su intensidad [C].

Tratamiento

Es variado y depende de la gravedad del trastorno y el éxito de los métodos terapéuticos previos.

Ortesis Se ordena una ortesis de contacto total para prevenir la deformidad progresiva y las fracturas.

Corrección quirúrgica Se dispone de varias opciones [D].

Fijación intramedular Primero se estabiliza con un cilindro intramedular y un injerto para promover la unión [E].

Injerto vascularizado Se considera la opción si fracasa la fijación intramedular. Se coloca un injerto vascularizado desde el otro peroné y se inmoviliza con un aparato de Ilizarov.

Fijación externa El fijador de Ilizarov permite el traslado de un segmento de la diáfisis. La seudoartrosis se comprime, en tanto la metáfisis proximal se alarga. Si se tiene éxito, se alcanza la unión sin sacrificar la longitud. Se pueden considerar los injertos acoplados en el sitio distal si la unión se retrasa, así como colocar un cilindro intramedular para prevenir deformidades recurrentes.

Amputación Es posible que no se alcance la unión incluso después de varias operaciones. En otros casos, se obtiene sólo una leve consolidación. La tibia presenta displasia y puede volverse a fracturar, en tanto la pierna es corta y débil. El resultado es insatisfactorio y se requiere una amputación. La decisión de amputar la extremidad siempre es difícil y suele retrasarse en un intento fútil por salvar un miembro inferior que no dispone de esa opción. El retrasar la decisión daña al niño.

Seudoartrosis tibial aislada

Rara vez sólo se ve afectado el peroné por la seudoartrosis [B]. Se considera el uso de aparatos ortopédicos para prevenir el valgo del tobillo y el pie. Con frecuencia se requiere tratamiento quirúrgico con fijación por placa, autoinjerto y corrección del tobillo en valgo. Si persiste la seudoartrosis, se crea una sinostosis entre el fragmento distal y la tibia para prevenir un mayor acortamiento.

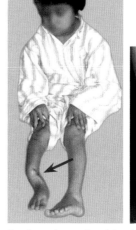
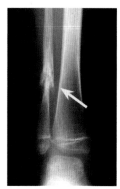

A   Curvatura anterolateral y seudoartrosis de la tibia Esta niña presentaba seudoartrosis de la tibia derecha (*flechas*)

B   Seudoartrosis peronea

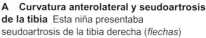

C   Pronóstico de la seudoartrosis tibial El panorama es mejor para la seudoartrosis simple (*flecha verde*), quística (*flecha azul*) o esclerótica (*flecha amarilla*), y peor para la de tipo esclerótico con seudoartrosis del peroné (*flechas rojas*)

Mejor   Peor

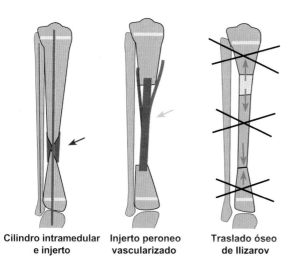

Cilindro intramedular e injerto   Injerto peroneo vascularizado   Traslado óseo de Ilizarov

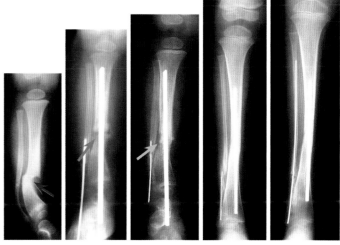

D   Seudoartrosis de la tibia: métodos de tratamiento Los métodos más exitosos para tratar este defecto son el cilindro intramedular, el autoinjerto de hueso (*flecha roja*), el injerto de peroné vascularizado (*flechas verdes*) y el método de Ilizarov con compresión de la lesión y elongación proximal de la tibia (*flechas azules*)

E   Tratamiento por fijación intramedular e injerto Este lactante nació con curvatura anteroexterna. Se trató con un aparato bivalvo. Mientras se bañaba sin el aparato, el lactante cayó y se fracturó la tibia con displasia (*flecha roja*). Se trató por fijación con un cilindro intramedular e injerto (*flecha azul*). Se alcanzó una consolidación débil (*flecha verde*). El peroné permanecía sin consolidar a los 4 años de edad y el paciente presentó un tobillo valgo. Se creó una fusión tibioperonea distal para evitar que se desarrollara un valgo mayor

Ahn JH, Shim JS, Hwang CH, Oh WH. Discoid lateral meniscus in children: clinical manifestations and morphology. J Pediatr Orthop 2001 Nov-Dec;21(6): p812-6.

Anderson AF. Transepiphyseal replacement of the anterior cruciate ligament using quadruple hamstring grafts in skeletally immature patients. J Bone Joint Surg Am 2004 Sep;86-A Suppl 1(Pt 2): p201-9.

Aparicio G, et al. Radiologic study of patellar height in Osgood-Schlatter disease. J Pediatr Orthop 1997:17:63.

Beals RK, Buehler K. Treatment of patellofemoral instability in childhood with creation of a femoral sulcus. J Pediatr Orthop 1997:17:516.

Beguiristain JL, de Rada PD, Barriga A. Nail-patella syndrome: long term evolution. J Pediatr Orthop B 2003 Jan;12(1): p13-6.

Bensahel H, Souchet P, Pennecot GF, Mazda K. The unstable patella in children. J Pediatr Orthop B 2000 Oct;9(4): p265-70.

Bowen RE, Dorey FJ, Moseley C. Relative tibial and femoral varus as a predictor of progression of varus deformities of the lower limbs in young children. J Pediatr Orthop 2002 Jan-Feb;22(1): p105-11.

Bramer JA, Maas M, Dallinga RJ, te Slaa RL, Vergroesen DA. Increased external tibial torsion and osteochondritis dissecans of the knee. Clin Orthop 2004 May;(422): p175-9.

Bruce WD, Stevens PM. Surgical correction of miserable malalignment syndrome. J Pediatr Orthop 2004 Jul-Aug;24(4): p392-6.

Buckley SL, et al. Ligamentous instability of the knee in children sustaining fractures of the femur: a prospective study with knee examination under anesthesia. J Pediatr Orthop 1996:16.

Cameron JC, Saha S. External tibial torsion: an under recognized cause of recurrent patellar dislocation. Clin Orthop 1996:_328:177.

Choi IH, Kim CJ, Cho TJ, Chung CY, Song KS, Hwang JK, Sohn YJ. Focal fibrocartilaginous dysplasia of long bones: report of eight additional cases and literature review. J Pediatr Orthop 2000 Jul-Aug;20(4): p421-7.

Connolly B, et al. Discoid meniscus in children: magnetic resonance imaging characteristics. Can Assoc Radiol J 1996:47:347.

Dai L, Zhang W, Xu Y. Meniscal injury in children: long-term results after meniscectomy. Knee Surg Sports Traumatol Arthrosc 1997:5:77.

Davids JR, Blackhurst DW, Allen BL. Radiographic evaluation of bowed legs in children. J Pediatr Orthop 2001 Mar-Apr;21(2): p257-63.

Davids JR, Blackhurst DW, Allen Jr BL. Clinical evaluation of bowed legs in children. J Pediatr Orthop B 2000 Oct;9(4): p278-84.

De Greef I, Molenaers G, Fabry G. Popliteal cysts in children: a retrospective study of 62 cases. Acta Orthop Belg 1998:64:180.

Deie M, Ochi M, Sumen Y, Yasumoto M, Kobayashi K, Kimura H. Reconstruction of the medial patellofemoral ligament for the treatment of habitual or recurrent dislocation of the patella in children. J Bone Joint Surg Br 2003 Aug;85(6): p887-90.

Delgado ED, et al. Treatment of severe torsional malalignment syndrome. J Pediatr Orthop 1996:16:484.

Dobbs MB, Rich MM, Gordon JE, Szymanski DA, Schoenecker PL. Use of an intramedullary rod for treatment of congenital pseudarthrosis of the tibia. A long-term follow-up study. J Bone Joint Surg Am 2004 Jun;86-A(6): p1186-97.

Eilert RE. Congenital dislocation of the patella. Clin Orthop 2001 Aug;(389): p22-9.

Eilert RE. Dysplasia of the patellofemoral joint in children. Am J Knee Surg 1999:12:114.

Flowers MJ, Bhadreshwar DR. Tibial tuberosity excision for symptomatic Osgood-Schlatter disease. J Pediatr Orthop 1995:15:292.

Flynn JM, Kocher MS, Ganley TJ. Osteochondritis dissecans of the knee. J Pediatr Orthop 2004 Jul-Aug;24(4): p434-43.

Fraser RK, et al. Pes anserinus syndrome due to solitary tibial spurs and osteochondromas. J Pediatr Orthop 1996: 16:247

Ghanem I, Damsin JP, Carlioz H. Ilizarov technique in the treatment of congenital pseudarthrosis of the tibia. J Pediatr Orthop 1997:17:685.

Ghanem I, Wattincourt L, Seringe R. Congenital dislocation of the patella. Part II: orthopaedic management. J Pediatr Orthop 2000 Nov-Dec;20(6): p817-22.

Ghanem I, Wattincourt L, Seringe R. Congenital dislocation of the patella. Part I: pathologic anatomy.

Hallam PJ, Fazal MA, Ashwood N, Ware HE, Glasgow MM, Powell JM. An alternative to fixation of displaced fractures of the anterior intercondylar eminence in children. J Bone Joint Surg Br 2002 May;84(4): p579-82.

Hefti F, Bollini G, Dungl P, Fixsen J, Grill F, Ippolito E, Romanus B, Tudisco C, Wientroub S. Congenital pseudarthrosis of the tibia: history, etiology, classification, and epidemiologic data. J Pediatr Orthop B 2000 Jan;9(1): p11-5.

Hefti F, et al. Osteochondritis dissecans: a Mu Study of the European Pediatric Orthopedic Society. J Pediatr Orthop 1999:b 8:231.

Hirano A, Fukubayashi T, Ishii T, Ochiai N. Relationship between the patellar height and the disorder of the knee extensor mechanism in immature athletes. J Pediatr Orthop 2001 Jul-Aug;21(4): p541-4.

Hui JH, Chen F, Thambyah A, Lee EH. Treatment of chondral lesions in advanced osteochondritis dissecans: a comparative study of the efficacy of chondrocytes, mesenchymal stem cells, periosteal graft, and mosaicplasty (osteochondral autograft) in animal models. J Pediatr Orthop 2004 Jul-Aug;24(4): p427-33.

Ippolito E, Corsi A, Grill F, Wientroub S, Bianco P. Pathology of bone lesions associated with congenital pseudarthrosis of the leg. J Pediatr Orthop B 2000 Jan;9(1): p3-10.

Johnston CE. Congenital pseudarthrosis of the tibia: results of technical variations in the charnley-williams procedure. J Bone Joint Surg Am 2002 Oct;84-A(10): p1799-810.

Joseph B, Somaraju VV, Shetty SK. Management of congenital pseudarthrosis of the tibia in children under 3 years of age: effect of early surgery on union of the pseudarthrosis and growth of the limb. J Pediatr Orthop 2003 Nov-Dec;23(6): p740-6.

Keret D, Bollini G, Dungl P, Fixsen J, Grill F, Hefti F, Ippolito E, Romanus B, Tudisco C, Wientroub S. The fibula in congenital pseudarthrosis of the tibia: the EPOS multicenter study. European Paediatric Orthopaedic Society (EPOS). J Pediatr Orthop B 2000 Apr;9(2): p69-74.

King SJ, Carty HM, Brady O. Magnetic resonance imaging of knee injuries in children. Pediatr Radiol 1996:26:287.

Klingele KE, Kocher MS, Hresko MT, Gerbino P, Micheli LJ. Discoid lateral meniscus: prevalence of peripheral rim instability. J Pediatr Orthop 2004 Jan-Feb;24(1): p79-82.

Kocher MS, Mandiga R, Klingele K, Bley L, Micheli LJ. Anterior cruciate ligament injury versus tibial spine fracture in the skeletally immature knee: a comparison of skeletal maturation and notch width index. J Pediatr Orthop 2004 Mar-Apr;24(2): p185-8.

Kocher MS, Saxon HS, Hovis WD, Hawkins RJ. Management and complications of anterior cruciate ligament injuries in skeletally immature patients: survey of the Herodicus Society and The ACL Study Group. J Pediatr Orthop 2002 Jul-Aug;22(4): p452-7.

Kristiansen LP, Steen H, Terjesen T. Residual challenges after healing of congenital pseudarthrosis in the tibia. Clin Orthop 2003 Sep;(414): p228-37.

Lehman WB, Atar D, Feldman DS, Gordon JC, Grant AD. Congenital pseudarthrosis of the tibia. J Pediatr Orthop B 2000 Apr;9(2): p103-7.

Luhmann SJ. Acute traumatic knee effusions in children and adolescents. J Pediatr Orthop 2003 Mar-Apr;23(2): p199-202.

Maffulli N, et al. Knee arthroscopy in Chinese children and adolescents: an eight-year prospective study. Arthroscopy 1997:13:18.

McCall RE, Ratts V. Soft-tissue realignment for adolescent patellar instability. J Pediatr Orthop 1999:19:549.

McCarthy JJ, Betz RR, Kim A, Davids JR, Davidson RS. Early radiographic differentiation of infantile tibia vara from physiologic bowing using the femoral-tibial ratio. J Pediatr Orthop 2001 Jul-Aug;21(4): p545-8.

Mehlman CT, Rubinstein JH, Roy DR. Instability of the patellofemoral joint in Rubinstein-Taybi syndrome. J Pediatr Orthop 1998:18:508.

Meyer JS, et al. MRI of focal fibrocartilaginous dysplasia. J Pediatr Orthop 1995:15:304.

Miller TT, et al. Sonography of patellar abnormalities in children. AJR Am J Roentgenol 1998:171:739.

Muhammad KS, LA Koman, JF Mooney 3rd, BP Smith. Congenital dislocation of the knee: overview of management options. J South Orthop Assoc 1999:8:93.

Mukai S, Suzuki S, Seto Y, Kashiwagi N, Hwang ES. Early characteristic findings in bowleg deformities: evaluation using magnetic resonance imaging. J Pediatr Orthop 2000 Sep-Oct;20(5): p611-5.

O'Connor MA, Palaniappan M, Khan N, Bruce CE. Osteochondritis dissecans of the knee in children. A comparison of MRI and arthroscopic findings. J Bone Joint Surg Br 2002 Mar;84(2): p258-62.

Ogut T, Kesmezacar H, Akgun I, Cansu E. Arthroscopic meniscectomy for discoid lateral meniscus in children and adolescents: 4.5 year follow-up. J Pediatr Orthop B 2003 Nov;12(6): p390-7.

Pressman AE, Letts RM, Jarvis JG. Anterior cruciate ligament tears in children: an analysis of operative versus nonoperative treatment. J Pediatr Orthop 1997:17:505.

Romanus B, Bollini G, Dungl P, Fixsen J, Grill F, Hefti F, Ippolito E, Tudisco C, Wientroub S. Free vascular fibular transfer in congenital pseudarthrosis of the tibia: results of the EPOS multicenter study. European Paediatric Orthopaedic Society (EPOS). J Pediatr Orthop B 2000 Apr;9(2): p90-3.

Saciri V, Pavlovcic V, Zupanc O, Baebler B. Knee arthroscopy in children and adolescents. J Pediatr Orthop B 2001 Oct;10(4): p311-4.

Topoleski TA; Kurtz CA; Grogan DP. Radiographic abnormalities and clinical symptoms associated with patella alta in ambulatory children with cerebral palsy. J Pediatr Orthop 2000 Sep-Oct;20(5): p636-9.

Tudisco C, Bollini G, Dungl P, Fixen J, Grill F, Hefti F, Romanus B, Wientroub S. Functional results at the end of skeletal growth in 30 patients affected by congenital pseudarthrosis of the tibia. J Pediatr Orthop B 2000 Apr;9(2): p94-102.

Vahasarja V, et al. Axial radiography or CT in the measurement of patellofemoral malalignment indices in children and adolescents? Clin Radiol 1996:51:639.

Vahasarja V. Operative realignment of patellar malalignment in children. J Pediatr Orthop 1995:15:281.

Van Rhijn LW, Jansen EJ, Pruijs HE. Long-term follow-up of conservatively treated popliteal cysts in children. J Pediatr Orthop B 2000 Jan;9(1): p62-4.

Vitale MG; Guha A, Skaggs DL. Orthopaedic manifestations of neurofibromatosis in children: an update. Clin Orthop 2002 Aug;(401): p107-18.

Walker P, Harris I, Leicester A. Patellar tendon-to-patella ratio in children. J Pediatr Orthop 1998:18:129.

Washington ER 3rd, Root L, Liener UC. Discoid lateral meniscus in children. Long-term follow-up after excision. J Bone Joint Surg 1995:77A:1357.

Wessel LM, Scholz S, Rusch M, Kopke J, Loff S, Duchene W, Waag KL. Hemarthrosis after trauma to the pediatric knee joint: what is the value of magnetic resonance imaging in the diagnostic algorithm? J Pediatr Orthop 2001 May-Jun;21(3): p338-42.

Wessel LM, Scholz S, Rusch M. Characteristic pattern and management of intra-articular knee lesions in different pediatric age groups. J Pediatr Orthop 2001 Jan-Feb;21(1): p14-9.

Yang KY, Lee EH. Isolated congenital pseudarthrosis of the fibula. J Pediatr Orthop B 2002 Oct;11(4): p298-301.

CADERA Y FÉMUR

Los problemas de la cadera contribuyen con alrededor del 15 % de las consultas de ortopedia. Muchos problemas de cadera en los adultos tienen su origen durante el crecimiento.

Generalidades

Desarrollo

La osificación de isquion, ilion, pubis, diáfisis femoral y epífisis femoral distal, se presenta antes del nacimiento. La cabeza del fémur se osifica entre el segundo y el octavo mes posnatal [A] y se fusiona con el cuello entre los 15 y 21 años en los varones y 1 año antes en las mujeres.

El crecimiento de la porción superior del fémur ocurre no sólo en la epífisis de la cabeza y la apófisis trocantérica, sino también a lo largo del cuello [C]. El crecimiento a partir del cartílago trirradiado es un contribuyente importante del desarrollo acetabular [B]. Las deformidades causadas por traumatismos son específicas del sitio de lesión [C].

La mayor parte del crecimiento del acetábulo se presenta a partir del cartílago trirradiado. Su cierre producirá una displasia progresiva grave. Se observa un crecimiento adicional del acetábulo a partir de su epífisis, que es especialmente importante en etapas avanzadas de la niñez y durante la adolescencia.

El daño a estos centros de crecimiento, ya sea por traumatismo o como complicación terapéutica, es una fuente frecuente de deformidad y discapacidad. La parte superior del fémur es muy susceptible a las lesiones vasculares o epifisarias.

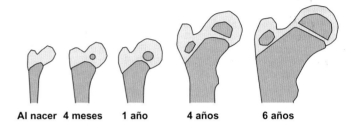

Al nacer   4 meses   1 año   4 años   6 años

A   Osificación proximal del fémur Esta secuencia muestra la osificación en un niño normal. Tomado de Tönnis (1984)

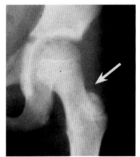 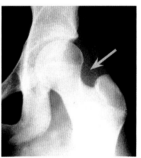

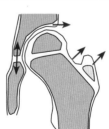

C   Crecimiento proximal del fémur Nótese el crecimiento (*flechas rojas*) en muchos sitios cerca de la porción alta del fémur, incluyendo aquél por aposición del cuello. El daño de la apófisis del trocánter mayor por el legrado de un quiste óseo (*flecha amarilla*) o por escariación para colocar un clavo intramedular (*flecha anaranjada*) causa una disminución del ancho y elongación funcional del cuello femoral

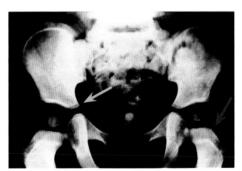

B   Crecimiento de la pelvis Esta niña recibió un complemento dietético de fósforo oleoso cuando era más pequeña. Se muestran los patrones de crecimiento. Nótese el crecimiento que ocurre en el cartílago trirradiado (*flecha anaranjado*) y la porción superior del fémur (*flecha roja*). Cortesía de I. Ponseti

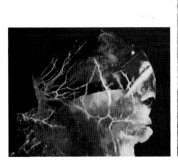
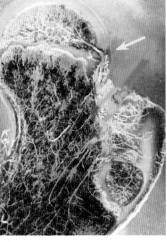

A **Vascularidad de la cabeza femoral** Durante la lactancia, suelen estar presentes los vasos transepifisarios (*flecha roja*). En la niñez, la cabeza femoral es irrigada por los vasos retinaculares externos, que deben atravesar la articulación (*flecha amarilla*). Tomado de Chung (1976)

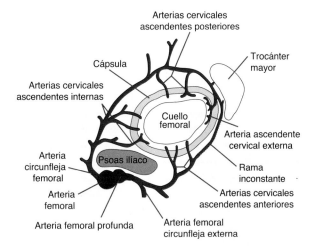

Arterias cervicales ascendentes posteriores

Cápsula

Trocánter mayor

Arterias cervicales ascendentes internas

Cuello femoral

Arteria ascendente cervical externa

Arteria circunfleja femoral

Psoas ilíaco

Rama inconstante

Arteria femoral

Arterias cervicales ascendentes anteriores

Arteria femoral profunda

Arteria femoral circunfleja externa

B **Vascularidad de la cabeza femoral** Nótese que la porción proximal del fémur es irrigada por un arco de vasos que surge de la arteria femoral profunda

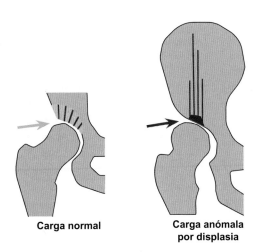

Carga normal

Carga anómala por displasia

C **Biomecánica de la cadera** En la cadera normal, la carga es baja (*flecha verde*) y está bien distribuida. En presencia de displasia, la carga se concentra (*flecha roja*), causando la degeneración del cartílago en un momento dado

Vascularidad

Los trastornos de irrigación sanguínea de la porción superior del fémur constituyen una causa frecuente de muchas deformidades graves y de la discapacidad subsiguiente.

La cabeza femoral puede recibir sangre a través del ligamento redondo, los vasos epifisarios o la metáfisis. En el lactante es irrigada por los vasos epifisarios y los que atraviesan el disco epifisario [A]. Estos vasos transepifisarios desaparecen conforme se presenta la osificación. La circulación en el niño es principalmente a través de los vasos metafisarios. Sólo en etapas avanzadas de la niñez y en la adolescencia los vasos del ligamento redondo hacen un aporte significativo. Después del cierre del disco epifisario de la cabeza femoral, los vasos metafisarios contribuyen a la circulación.

Durante la mayor parte de la niñez, esta irrigación vascular es provista por dos anillos anastomóticos formados por los vasos circunflejos interno y externo [B]. Su patrón de distribución es variable y sus deficiencias pueden contribuir a la presentación de necrosis avascular.

Biomecánica

La carga dentro de la articulación se ve afectada por la superficie de carga correspondiente [C]. El aumento de la carga es notorio cuando la cadera se subluxa o es poco profunda y lleva a la artrosis en la vida adulta.

Los procedimientos quirúrgicos, en especial las osteotomías de la pelvis y el fémur, afectan de manera notoria la biomecánica de la cadera. La articulación de la cadera normalmente soporta cuatro veces su peso. La carga de la articulación de la cadera disminuye por osteotomía femoral en varo o por medialización de la articulación, como ocurre en la osteotomía de Chiari. Cuando se reconstruya una cadera, se debe tratar de alcanzar una anatomía tan normal como sea posible.

Término	Definición
Coxa	**Se refiere a la articulación**
Vara	Con ángulo cervicodiafisario disminuido
Valga	Con ángulo cervicodiafisario aumentado
Plana	Cabeza femoral aplanada
Magna	Cabeza femoral crecida
Brevis	Cuello femoral corto
Displasia de cadera	**Características anómalas de la articulación de la cadera**
Acetabular	Acetábulo con displasia
Femoral	Fémur con displasia
Estado de la articulación	**Relación acetabulofemoral**
Congruente	Reducción concéntrica
Subluxada	Pérdida de la concentricidad
Dislocada	Elementos articulares sin contacto
Congruencia articular	**Relación de la superficie articular**
Esférico	Cabeza femoral redonda
Congruente	Ajuste congruente
Incongruente	Incongruente
No esférico	Cabeza femoral no esférica
Congruente	Ajuste congruente
Incongruente	Incongruente

D **Nomenclatura para las deformidades** Estas denominaciones suelen usarse para describir diversos patrones de deformidad de la cadera

Nomenclatura

La terminología de la cadera es razonablemente directa [D, página anterior]. El cambio reciente más significativo fue la sustitución de la denominación de displasia de *cadera congénita* por *del desarrollo*. La enfermedad congénita de la cadera se convierte entonces en displasia del desarrollo de la cadera (DDC). Los trastornos de la cadera causados por alteraciones musculares secundarias a problemas neurológicos, como la parálisis cerebral, se conocen como *displasias neurogénicas de la cadera. Displasia* es un término amplio que cubre trastornos que pueden afectar el acetábulo, la porción superior del fémur o ambos elementos.

Valoración

Es importante una evaluación exhaustiva de la cadera por la vulnerabilidad que tiene al daño, en especial por alteración de la irrigación sanguínea. Los retrasos en el diagnóstico de DDC, artritis infecciosa y deslizamiento de epífisis son relativamente frecuentes y a veces culminan con la destrucción de la articulación. La posición profunda de la articulación de la cadera dificulta más su evaluación que la de la mayor parte de las articulaciones de las extremidades, como rodilla o tobillo. Lo anterior, junto con su delicada vascularidad, coloca a la cadera en un riesgo especial.

Antecedentes

¿Hay antecedentes familiares de problemas con la cadera? La DDC es familiar. ¿Se ha quejado de dolor el paciente? El dolor nocturno sugiere un origen neoplásico. Cabe recordar que el dolor de la cadera puede referirse a la rodilla [A]. ¿Ha cojeado el paciente? ¿Había signos sistémicos? ¿Ha empeorado el problema o se ha estabilizado? Es necesario descartar la artritis infecciosa y la epifisiolistesis como trastornos agudos y la DDC como problema a largo plazo.

Exploración física

Observación ¿Parece enfermo el paciente? ¿Presenta movimientos espontáneos de la extremidad? ¿La seudoparálisis es frecuente ante traumatismos e infecciones? ¿Cojea? La claudicación por problemas de cadera suele ser antálgica o secundaria a una insuficiencia de los abductores.

Palpación Se busca hipersensibilidad sobre las prominencias óseas, que suelen presentarse en el adolescente con bursitis, tendinitis o síndromes de sobreuso. Al determinar el punto de máxima hipersensibilidad con exactitud, a menudo se puede hacer un diagnóstico presuncional.

Amplitud de movimiento Los trastornos de la cadera suelen producir pérdida de movimiento. Los de origen inflamatorio con frecuencia causan disminución de la rotación interna de la cadera tempranamente y, en un momento dado, contractura en flexión y aducción.

Rotación de la cadera Se valora con el paciente en posición prona. La determinación del rango de rotación interno es una prueba de detección valiosa [B]. Encontrar una rotación asimétrica de la cadera es anómalo e indica la necesidad de una radiografía de la pelvis.

Flexión Debe detectarse la presencia de una contractura utilizando la prueba de extensión prona o de Thomas [C]. La prueba de extensión prona tiene máxima precisión, en especial en los niños con trastornos neuromusculares.

Abducción-aducción Se valora mientras se inmoviliza la pelvis con una mano.

Prueba de Trendelenburg

La insuficiencia de los abductores se valora mediante la prueba de Trendelenburg [D]. Se pide al niño elevar una pierna a la vez. La pelvis debería ascender en el lado elevado. Un descenso en ese lado es signo positivo y sugiere que el mecanismo de abductores es débil en el lado opuesto. Esta insuficiencia puede deberse a la debilidad de los músculos, un cambio en la forma de la porción superior del fémur o la inflamación de la articulación.

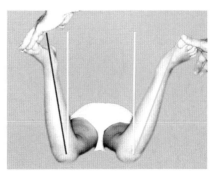

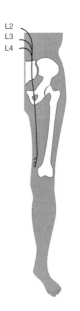

B Prueba de rotación de la cadera Se coloca al paciente en decúbito prono con las rodillas flexionadas 90°. Luego se rotan las caderas hacia dentro y se observa cualquier defensa, así como el grado de rotación. La asimetría en la rotación suele ser anómala. En este niño con la enfermedad de Legg-Calvé-Perthes (LCP) de la cadera izquierda, la rotación era limitada en comparación con la cadera derecha normal

A Dolor de cadera referido a la rodilla El nervio obturador emite ramos articulares a la cadera y de cobertura cutánea cerca de la rodilla. Los trastornos de la cadera se pueden presentar con dolor de rodilla

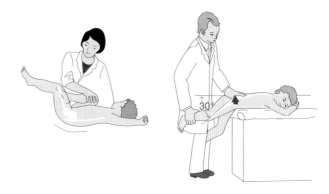

C Valoración de la contractura en flexión de la cadera La prueba de Thomas (*izquierda*) se hace con la cadera contralateral flexionada. Se extiende para medir el grado de contractura. La prueba de extensión en posición prona (*derecha*) se hace con el paciente boca abajo. Se extiende gradualmente la cadera hasta que la mano sobre la pelvis empiece a elevarse. El ángulo horizontal del muslo indica el grado de contractura

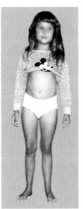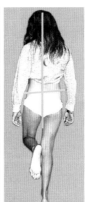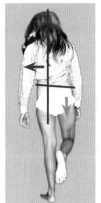

D Prueba de Trendelenburg Esta niña presenta DDC con debilidad de los abductores de la cadera izquierda. Cuando está parada sobre su pierna derecha, los abductores de la cadera derecha se contraen para elevar la pelvis izquierda a fin de mantener la cabeza centrada sobre el cuerpo (*líneas verdes*); cuando está sobre la pierna izquierda, la debilidad de los abductores permite que la pelvis derecha descienda (*flecha azul*). Entonces debe cambiar el apoyo de su peso sobre la pierna izquierda (*flechas rojas*)

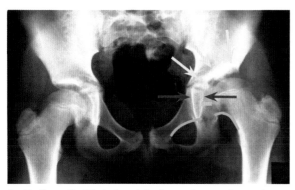

A Radiografía AP de la pelvis Se puede aprender mucho a partir de este estudio simple. La cadera derecha es normal. Hay displasia acetabular izquierda. Obsérvese la forma triangular, en gota (*flechas rojas*). Nótese que el espacio articular (*línea anaranjada*) está ampliado y la línea de Shenton (*líneas verdes*) se interrumpe. El techo acetabular (*flechas amarillas*) presenta esclerosis. La articulación de la cadera izquierda está ligeramente más alta y en posición más externa que en el lado normal

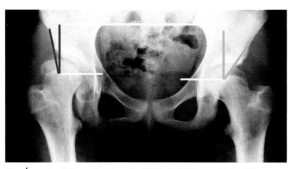

B Ángulo del centro-borde (CB) de Wiberg Este niño presenta una cadera izquierda normal con un ángulo CB de 30°. La cadera derecha es no esférica y está subluxada, y el ángulo CB es de 10°. Nótese que las mediciones se hacen con la pelvis nivelada (*línea blanca*)

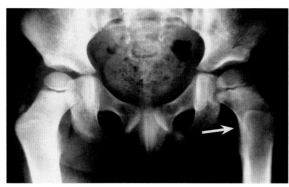

C Hemidesosificación Nótese la pérdida ósea de la hemipelvis izquierda (*flecha roja*) por un osteoma osteoide (*flecha amarilla*) de la porción proximal del fémur

Estudios de laboratorio

Un hemograma completo junto con velocidad de sedimentación globular (VSG) y proteína C reactiva (CRP, de *C-reactive protein*) suelen ser útiles para valorar los trastornos de la cadera. La VSG y la CRP son de utilidad para diferenciar una artritis infecciosa de una sinovitis tóxica. Las infecciones suelen elevar la VSG por arriba de 25-30 mm/h. La sinovitis tóxica produce sólo una ligera elevación de VSG y CRP. Los trastornos hemáticos, como la leucemia y la enfermedad de células falciformes, pueden causar dolor pélvico.

Aspiración de la articulación de la cadera

La aspiración de la articulación de la cadera es el método más certero para establecer el diagnóstico de una artritis infecciosa. La articulación se aspira con rapidez si el diagnóstico de artritis infecciosa está incluido en el diferencial. Aunque un aspirado negativo (incluso cuando esté documentado por artrografía) no es en absoluto definitivo, es altamente sugerente de que el problema no está localizado en la articulación.

Los retrasos en el diagnóstico de la artritis infecciosa pueden ser catastróficos, porque ponen en riesgo la vascularidad de la cabeza femoral y el cartílago articular. La aspiración de la articulación no afecta las gammagrafías óseas y no deberá retrasarse por los planes de realización de estudios de imagen.

Estudios imagenológicos

Se requieren estudios imagenológicos para valorar los trastornos de la cadera en los niños. Constituyen la única forma de establecer un pronóstico. Gran parte de los problemas de cadera en los niños pueden manejarse aún adecuadamente por exploración cuidadosa y radiografías convencionales.

Radiografía convencional La mayoría de los problemas de cadera se valoran con una radiografía convencional. Excepto en el estudio inicial, se utiliza un protector gonadal. Se obtiene un estudio AP simple [A], pues permite hacer varias mediciones útiles [B y A, página siguiente]. Debe observarse cualquier asimetría en la osificación de la pelvis. Un trastorno doloroso, como un osteoma osteoide, da como resultado una hemidesosificación [C]. Es necesario estar al tanto de las situaciones en las que los resultados falsos negativos del estudio confunden el diagnóstico. Un estudio negativo no descarta la DDC en el neonato o una artritis infecciosa temprana. Una radiografía AP puede no mostrar una epifisiolistesis femoral proximal (ELFP) leve.

Se añaden otras vistas, según la necesidad. La radiografía lateral en proyección de rana permite una comparación de ambos fémures en su parte superior. La radiografía lateral real es útil para valorar el grado de deslizamiento de la ELFP, el grado de afección de la enfermedad de Legg-Calvé-Perthes o la cobertura anterior en la DDC [D].

Las vistas especiales que resultan útiles incluyen el estudio de rotación interna-abducción para la displasia de cadera [E], las vistas de abducción y aducción máximas para valorar los problemas de abducción en bisagra y los estudios de anteversión. Rara vez se requiere la medición de la anteversión del fémur.

Superficie de carga de la cadera Esta superficie afecta de manera significativa su longevidad. Una disminución en esta área puede deberse a uno o más de los siguientes factores:

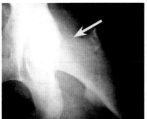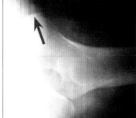

D Radiografías laterales de la porción proximal del fémur La imagen lateral en piernas de rana (*flecha roja*) es sólo una vista oblicua. Una vista lateral real (*flecha amarilla*) requiere una posición especial, pero provee más información ya que se obtiene en ángulo recto respecto de la vista AP. Nótese la ausencia de cobertura anterior en la radiografía lateral (*flecha roja*)

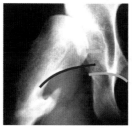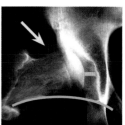

E Vista de rotación interna en abducción (RIA) La posición de reposo (*flecha roja*) muestra la cadera de un niño de 14 años con parálisis cerebral. Está subluxada (*líneas anaranjadas*) y la línea de Shenton (*arco verde*) se interrumpe (*arco rojo*). La vista RIA (*flecha amarilla*) muestra mejor congruencia y menos subluxación, con reestablecimiento de la línea de Shenton

Displasia simple de la cadera La articulación de la cadera está mal dirigida o es poco profunda, y ambas situaciones disminuyen la superficie de contacto. La profundidad del acetábulo suele valorarse por el ángulo centro-borde (CB), que aumenta durante la infancia, conforme se osifica la articulación. Al final del crecimiento, los valores son similares a los de los adultos, con un rango normal de 25-45°. Las características de la cadera normal se usan como base para valorar su deformidad [A] y planear la reconstrucción.

Disminución de la superficie de contacto por incongruencia La cabeza femoral normalmente es redonda y se adapta a la forma del acetábulo [B]. Una cabeza femoral no esférica suele deberse a problemas vasculares. En el niño pequeño, el acetábulo por lo general se remodela para volverse congruente y la cadera se torna no esférica y congruente [C]. Si el remodelado acetabular fracasa, la cadera puede ser no esférica e incongruente, una mala combinación.

Desplazamiento de la cadera femoral La relación entre la cabeza femoral y el acetábulo por lo general es congruente. Si la cabeza se encuentra desplazada, presenta subluxación. Si se pierde todo contacto con el cartílago, la articulación se disloca.

Ecografía Los estudios ecográficos son de mucho valor cuando están fácilmente disponibles y son realizados por un ortopedista en conjunción con la evaluación total. El coste, el acceso restringido y la inexperiencia de quien interviene pueden limitar su uso. La máxima utilidad de la ecografía en la valoración de la DDC se obtiene durante la lactancia temprana. La valoración de derrames articulares, la localización de abscesos y la determinación de la gravedad de la ELFP, el tamaño de la cabeza y la enfermedad de Legg-Calvé-Perthes (LCP), así como la continuidad del cuello en la coxa vara, son otras aplicaciones del ultrasonido. Esta técnica de imagen se subutiliza en Estados Unidos.

Gammagrafía Las gammagrafías óseas son útiles para localizar procesos inflamatorios cerca de la pelvis [D] y en la valoración de la circulación de la cabeza femoral. Se ordenan gammagrafías de alta resolución o AP y lateral de ambos fémures proximales con colimación estenopeica cuando se valore una necrosis avascular (NAV). La gammagrafía ósea es útil para confirmar un predeslizamiento y valorar tumores óseos.

Artrografía La utilidad de este procedimiento es limitada, ya que es invasiva y requiere sedación o anestesia. La artrografía es apropiada para confirmar la penetración articular en punciones negativas en la infección de la articulación y situaciones especiales del tratamiento de la DDC. La utilidad en la enfermedad de LCP es más controvertida.

Resonancia magnética (RM) Estos estudios son los de más alto precio y requieren sedación de lactantes y niños pequeños. Los estudios de RM son de mayor utilidad para valorar los trastornos intraarticulares de la cadera. Los cuerpos sueltos cartilaginosos o fragmentos de fracturas, la deformidad de la cabeza femoral cartilaginosa, el estado del disco de crecimiento y la necrosis avascular, suelen ser susceptibles de definirse.

Tomografía computarizada (TC) Se ordenan estudios de TC para valorar trastornos inflamatorios, como un absceso del psoas ilíaco o la configuración de la porción superior del fémur y el acetábulo. Los estudios por TC han sustituido a la tomografía lineal en la valoración de la NAV y los puentes epifisarios.

Las reconstrucciones por TC tridimensionales a menudo son útiles para visualizar deformidades complejas de la cadera, algo necesario cuando se planea una intervención quirúrgica [E].

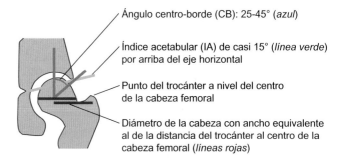

Ángulo centro-borde (CB): 25-45° (*azul*)

Índice acetabular (IA) de casi 15° (*línea verde*) por arriba del eje horizontal

Punto del trocánter a nivel del centro de la cabeza femoral

Diámetro de la cabeza con ancho equivalente al de la distancia del trocánter al centro de la cabeza femoral (*líneas rojas*)

A Mediciones normales Se presentan las medidas normales de la cadera del adolescente

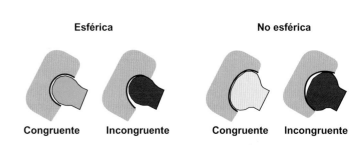

Esférica		No esférica	
Congruente	Incongruente	Congruente	Incongruente

B Congruencia La congruencia de la cadera puede ser esférica o no esférica y congruente o incongruente. Se observa incongruencia (*rojo*) en zonas de carga excesiva, que causan desgaste importante del cartílago y, en un momento dado, artrosis

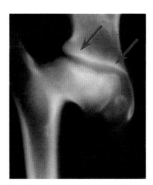

C Congruencia no esférica Esta deformidad se originó en la enfermedad de Legg-Calvé-Perthes a mitad de la niñez. La cabeza se aplanó y el acetábulo se remodeló (*flechas rojas*) para hacerse congruente

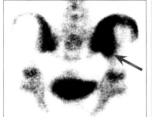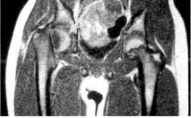

D Opciones de los estudios imagenológicos Esta gammagrafía ósea muestra inflamación de la articulación sacroilíaca (*flecha roja*), y en un paciente diferente la RM muestra una epífisis desplazada (*flecha amarilla*)

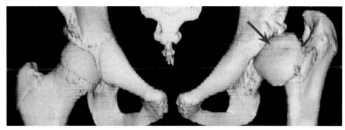

E Reconstrucciones tridimensionales por TC Son útiles para valorar una deformidad compleja de la cadera antes de una intervención quirúrgica. La deformidad de la posición proximal del fémur (*flecha roja*) es secundaria a la necrosis avascular relacionada con el tratamiento de la DDC durante la lactancia

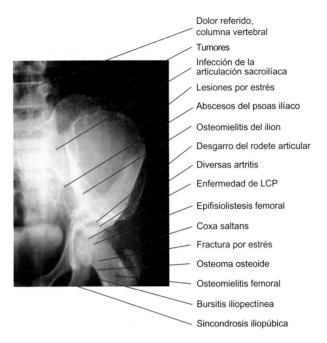

Dolor referido, columna vertebral
Tumores
Infección de la articulación sacroilíaca
Lesiones por estrés
Abscesos del psoas ilíaco
Osteomielitis del ilion
Desgarro del rodete articular
Diversas artritis
Enfermedad de LCP
Epifisiolistesis femoral
Coxa saltans
Fractura por estrés
Osteoma osteoide
Osteomielitis femoral
Bursitis iliopectínea
Sincondrosis iliopúbica

A Causas de dolor de la cadera en los niños El diagnóstico diferencial es amplio

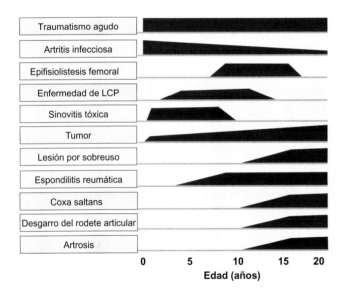

	0	5	10	15	20
Traumatismo agudo					
Artritis infecciosa					
Epifisiolistesis femoral					
Enfermedad de LCP					
Sinovitis tóxica					
Tumor					
Lesión por sobreuso					
Espondilitis reumática					
Coxa saltans					
Desgarro del rodete articular					
Artrosis					

Edad (años)

B Causas de dolor de la cadera por edad de inicio habitual Se presentan las edades en que los trastornos son más frecuentes

Dolor de cadera y pélvico

Las causas del dolor de cadera y pélvico son numerosas [A], lo que a veces dificulta el diagnóstico.

Diagnóstico

El detallar estas características puede llevar a establecer el diagnóstico.

Edad Se debe considerar la edad del niño con dolor de cadera [B]. Por ejemplo, la enfermedad de LCP es más frecuente en los varones a mitad de la niñez [B]. La ELFP pueden considerarse en el niño mayor o adolescente. Los síndromes de sobreuso son más frecuentes en el adolescente.

Inicio Un inicio agudo es sugerente de lesión o del inicio rápido de una infección. La ELFP puede ser crónica o súbita. Los deslizamientos agudos se caracterizan por una lesión leve y la incapacidad para caminar. El inicio de la enfermedad de LCP suele ser insidioso. Los síndromes de sobreuso son más dolorosos cuando son activos.

Movimiento espontáneo El dato de exploración física más constante de la artritis infecciosa de la cadera es una pérdida espontánea del movimiento de la cavidad afectada.

Enfermedad sistémica El niño se encuentra enfermo con artritis infecciosa y, en menor grado, con sinovitis tóxica, espondilitis reumatoide o tumores.

Posición en reposo de la extremidad Los trastornos interarticulares de la cadera suelen causar una posición espontánea en flexión y rotación lateral ligeras [C], que disminuye la presión intraarticular.

Hipersensibilidad Se palpa al paciente a fin de determinar el sitio de hipersensibilidad [D].

Prueba de rotación de la cadera La defensa y una pérdida de la rotación interna sugieren que el problema está dentro de la articulación [E].

Dolor nocturno Sugiere la posibilidad de un tumor maligno.

Rigidez del dorso La limitación de la flexión hacia adelante sugiere que el trastorno puede ser referido desde la columna vertebral.

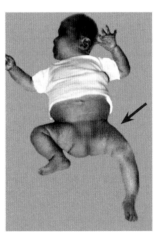

C Observación Reveló seudoparálisis del miembro inferior izquierdo y la cadera izquierda adopta una flexión y rotación externa ligeras. Estos datos son típicos de la artritis infecciosa de la cadera izquierda

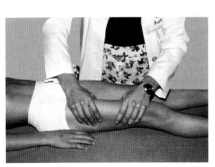

D Hipersensibilidad del muslo Palpar en cuanto a hipersensibilidad localizada

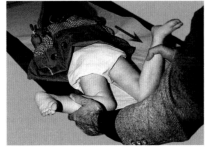

E Prueba de rotación de la cadera Esta niña presenta disminución de la rotación interna de la cadera derecha por sinovitis tóxica

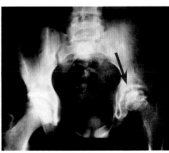

F Daño articular por la artritis infecciosa Nótese el daño grave de la articulación por una artritis infecciosa tratada 2 semanas después de su inicio

Causas

Se establece el diagnóstico considerando las manifestaciones y las causas frecuentes del dolor de la cadera [A].

Infección Es una causa frecuente de dolor pélvico. El diagnóstico temprano de la artritis infecciosa es crítico, porque puede dañar gravemente o destruir la articulación de la cadera [F, página anterior]. Debido a la tenue vascularidad de la articulación de la cadera, las infecciones deben diagnosticarse y drenarse con rapidez. Un absceso de tejidos blandos, como el del psoas ilíaco, puede sospecharse por el hallazgo de hipersensibilidad a la exploración rectal y edema de tejidos blandos en la radiografía AP de la pelvis. El diagnóstico se confirma por TC o RM. Las infecciones sacroilíacas se identifican por gammagrafía ósea.

Lesiones por estrés o microtraumatismos repetitivos Pueden causar dolor de la cadera, que es de mayor frecuencia durante la segunda década de la vida y a menudo sigue a la actividad vigorosa. Puede afectar la parte alta del fémur, pero con mayor frecuencia altera el sitio de origen de los músculos, como el trocánter mayor y las espinas ilíacas. El diagnóstico suele sugerirse por los antecedentes, los datos de exploración física de hipersensibilidad bien localizada y las radiografías negativas, pero con una gammagrafía ósea positiva.

Tumores Se presentan diversos tumores alrededor de la cadera y la pelvis. El osteoma osteoide es frecuente en la porción proximal del fémur y causa dolor con un patrón que es casi diagnóstico. Se percibe por la noche y se alivia con ácido acetilsalicílico. El tumor puede producir hueso reactivo, con un nido radiolúcido en las radiografías convencionales [B].

Sinovitis tóxica (o sinovitis transitoria) Es una inflamación benigna idiopática de la articulación de la cadera [C] que se presenta en los niños. Este trastorno es importante, ya que puede confundirse con la artritis infecciosa y, menos a menudo, con la enfermedad de LCP. El trastorno causa dolor e irritabilidad de la cadera. Cede espontáneamente durante varios días.

Condrólisis idiopática Este raro trastorno se observa en la niñez avanzada o la adolescencia. La cadera se torna dolorosa y rígida y hay pérdida del espacio articular [D] (véase p. 228).

Espondilitis reumatoide A diferencia de la artritis reumatoide juvenil, la afección de la cadera puede ser el primer signo de espondilitis reumatoide. El diagnóstico se establece con pruebas serológicas.

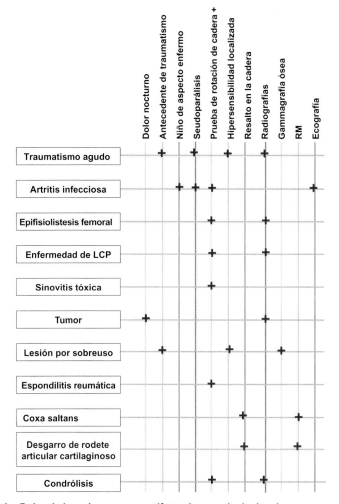

	Dolor nocturno	Antecedente de traumatismo	Niño de aspecto enfermo	Seudoparálisis	Prueba de rotación de cadera +	Hipersensibilidad localizada	Resalto en la cadera	Radiografías	Gammagrafía ósea	RM	Ecografía
Traumatismo agudo		+		+				+			
Artritis infecciosa			+	+	+						+
Epifisiolistesis femoral					+			+			
Enfermedad de LCP					+			+			
Sinovitis tóxica					+						
Tumor	+							+			
Lesión por sobreuso		+				+			+		
Espondilitis reumática					+						
Coxa saltans							+			+	
Desgarro de rodete articular cartilaginoso							+			+	
Condrólisis					+			+			

A Dolor de la cadera y sus manifestaciones principales de diagnóstico He aquí algunas de las principales características clínicas que diferencian cada causa de dolor

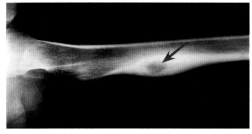

B Osteoma osteoide Estas lesiones son frecuentes en la porción proximal del fémur y causan dolor nocturno

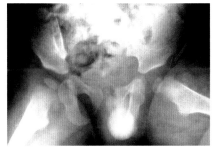
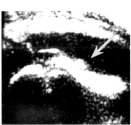

C Sinovitis tóxica La cadera se coloca a menudo en flexión y rotación externa ligeras (*flecha roja*). Los estudios ecográficos por lo general muestran un derrame (*flecha amarilla*)

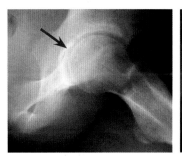
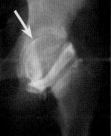

D Condrólisis Esta cadera muestra estenosis del espacio articular en las radiografías convencionales (*flecha roja*), y la artrografía (*flecha amarilla*) muestra adelgazamiento del cartílago en la cabeza femoral

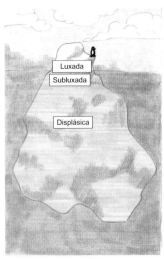

A Espectro de las displasias de cadera Las caderas luxadas suelen diagnosticarse durante la lactancia, pero la displasia de la cadera tal vez no se haga evidente hasta la vida adulta, y entonces, se presentará como artritis degenerativa

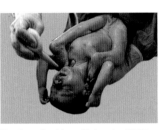

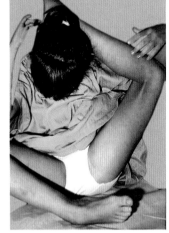

B Asociación pélvica La DDC suele vincularse con la presentación pélvica

C DDC y laxitud de articulaciones Los niños con DDC a menudo muestran excesiva laxitud articular

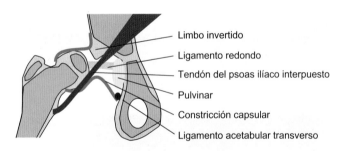

Limbo invertido
Ligamento redondo
Tendón del psoas ilíaco interpuesto
Pulvinar
Constricción capsular
Ligamento acetabular transverso

D Estructuras que bloquean la reducción de la DDC Estas interposiciones pueden impedir la reducción de la cadera

Displasia del desarrollo de la cadera

Displasia del desarrollo de la cadera es un término genérico que describe una gama de anomalías de la cadera, que pueden ser congénitas o presentarse en la lactancia o la niñez. El espectro cubre defectos leves como el acetábulo poco profundo hasta defectos graves como las luxaciones teratológicas. Estas últimas se presentan antes de nacer e incluyen una deformidad grave tanto del acetábulo como de la porción proximal del fémur.

Incidencia

La incidencia de la DDC depende de qué tanto del espectro se incluya [A]. Al nacer se observa inestabilidad de la cadera en el 0.5-1 % de las articulaciones, pero la DDC clásica se presenta en alrededor del 0.1 % de los neonatos. La incidencia de displasia leve que contribuye a la artritis degenerativa del adulto es sustancial. Se cree que la mitad de las mujeres que presentan artritis degenerativa sufrieron displasia acetabular previa.

Etiología

Se considera que la DDC es heredada de forma poligénica. La DDC es más frecuente en los nacidos en presentación pélvica [B], en pacientes con laxitud de articulaciones [C] y en las niñas.

Patología

El acetábulo a menudo es poco profundo y está mal dirigido. El fémur proximal muestra antetorsión y coxa valga. Son frecuentes las interposiciones estructurales entre la cabeza femoral desplazada y el acetábulo [D]. El tendón del psoas ilíaco se insinúa entre la cabeza del fémur y el acetábulo, y causa una depresión en la cápsula articular, lo que da a ésta una configuración en forma de reloj de arena. El rodete acetabular se invierte al interior de la articulación, el ligamento redondo aumenta de volumen y el acetábulo puede contener grasa (pulvinar).

Historia natural

La displasia acetabular residual es frecuente en la DDC y puede presentarse incluso después de una reducción temprana, al parecer buena [F]. La discapacidad por displasia tiene relación con el grado de desplazamiento [E]. Un mayor desplazamiento causa una discapacidad mayor de la función. El dolor es más frecuente con la subluxación grave de la articulación en un acetábulo falso [G].

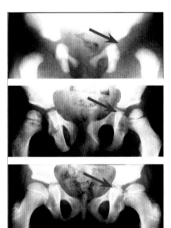

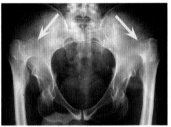

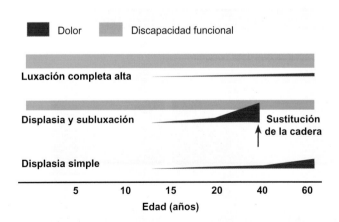

■ Dolor   ■ Discapacidad funcional

Luxación completa alta

Displasia y subluxación

Sustitución de la cadera

Displasia simple

5   10   15   20   40   60
Edad (años)

E Diagrama que muestra la discapacidad por DDC El dolor, la alteración de la función y los problemas estéticos suelen ser producto de la deformidad persistente de la cadera por DDC

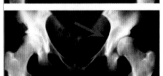

F DDC con displasia acetabular residual Las radiografías al nacer y a los 3, 10 y 19 años (*de arriba abajo*) muestran displasia persistente

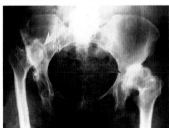

G Artritis degenerativa del adulto Nótese que la artritis es más grave en la cadera subluxada (*flecha roja*), en comparación con las caderas con luxación total (*flechas amarillas*)

Diagnóstico

El diagnóstico temprano de la DDC es crítico para obtener un resultado exitoso. El desarrollo acetabular es anómalo si la cadera se encuentra subluxada o dislocada. Los retrasos del tratamiento dan como resultado anomalías residuales y, en un momento dado, una artritis degenerativa.

Exploración neonatal Todo neonato deberá ser objeto de detección precoz de los signos de inestabilidad de la cadera, que se explorará utilizando las técnicas de Barlow y Ortolani [A y B]. Se revisa una cadera a la vez. El lactante debe estar tranquilo y cómodo, de modo que los músculos de su cadera estén relajados. No debe utilizarse la fuerza y se prueba la inestabilidad en varias posiciones.

Manifestaciones cambiantes de la DDC Los signos de la DDC cambian con la edad del lactante [C]. Por ejemplo, la incidencia de la inestabilidad de la cadera declina con rapidez, el 50% en la primera semana. Los datos clásicos de rigidez y acortamiento aumentan en las siguientes semanas de vida. Tales signos se establecen bien en el lactante mayor [D].

Exploraciones repetidas La cadera deberá ser revisada durante cada exploración del "niño sano". En el período neonatal se detecta la DDC por diferentes signos con base en la edad. En la lactancia temprana, la inestabilidad es el signo más confiable. Posteriormente, la limitación de la abducción y el acortamiento son frecuentes. Se debe tener cuidado con las luxaciones bilaterales, ya que son más difíciles de identificar [E]. Si la abducción de la cadera es menor de 60° en ambos lados, se ordena un estudio de imagen.

Intuición materna Aunque no está comprobado, una experiencia clínica frecuente es el presentimiento materno de que algo está mal. Es necesario tomarse en serio la intuición materna [F].

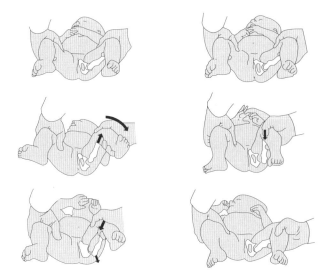

A Signo de Barlow Se demuestra la inestabilidad de la cadera al intentar desplazar con suavidad la cabeza femoral fuera de la cuenca sobre la cara posterior del acetábulo

B Signo de Ortolani En primer lugar, se aduce el muslo y se deprime para subluxar la cadera. A continuación se abduce el muslo. La cadera se reduce con un resalto palpable y en ocasiones audible

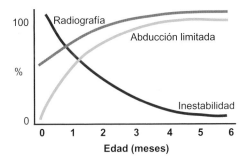

C Signos cambiantes de DDC Conforme aumenta la edad, los signos cambian

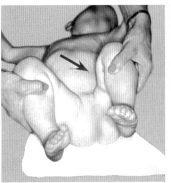
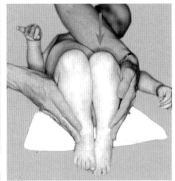

D DDC en un lactante mayor Nótese la abducción limitada (*flecha roja*) y el acortamiento (*flecha azul*) del miembro inferior izquierdo afectado

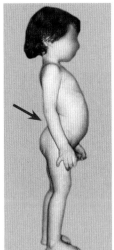
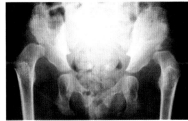

E DDC bilateral Esta niña presenta una luxación bilateral simétrica. La simetría de la cadera dificulta más el diagnóstico temprano. Nótese la lordosis lumbar típica (*flecha*) que ocurre con las luxaciones altas

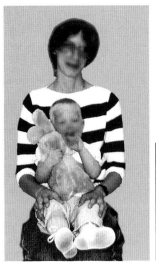
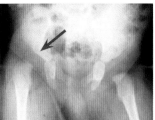

F Intuición materna Esta madre presentó DDC cuando era niña. Sospechaba que la cadera de su hijo era anómala pero el médico de atención primaria no encontró nada a la exploración. Ella insistió en una radiografía y el estudio mostró la luxación (*flecha roja*). Este escenario no es raro

Factor	Comentario
Antecedente familiar positivo	Aumenta diez veces el riesgo
Presentación pélvica	Aumenta el riesgo de cinco a diez veces
Tortícolis	Deformidad relacionada
Deformidades del pie Calcáneo valgo Metatarso aducto	Constricción intrauterina
Deformidades de rodilla Hiperextensión Luxación	Asociadas con el tipo teratógeno de luxación

A Factores de riesgo Estos factores aumentan el riego de DDC y señalan la necesidad de exploraciones cuidadosas y repetidas, así como estudios imagenológicos

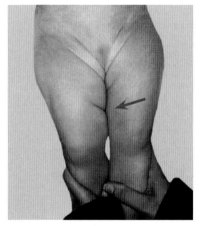

B Pliegues asimétricos del muslo Se presentan en hasta el 20 % de los niños normales

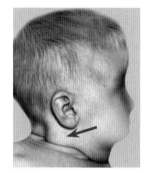

C DDC y tortícolis Este lactante mostró las manifestaciones típicas de la tortícolis muscular con un tumor del esternocleidomastoideo (*flecha roja*). Una radiografía de la pelvis mostró DDC

Factores de riesgo en la cadera La presencia de varios factores aumenta el riego de DDC [A y C]. Ante ellos, deberá explorarse repetidamente al lactante y obtener imágenes de su cadera por ecografía o radiografía.

"Chasquidos" de la cadera y pliegues asimétricos del muslo Los chasquidos de cadera son sonidos finos de corta duración y tono alto, frecuentes y benignos. Deberán diferenciarse de los "ruidos sordos" con la sensación de que la cadera se desplaza sobre el borde del acetábulo. Los chasquidos y los pliegues asimétricos del muslo son habituales en los niños sanos [B].

Radiografías Se tornan progresivamente más útiles para el diagnóstico conforme aumenta la edad. Para los 2-3 meses, la radiografía es confiable y corresponde a la edad óptima para la detección por este método. Es adecuada una radiografía AP simple. Se trazan las líneas de referencia y se mide el índice acetabular (IA). Por lo general, el IA en la lactancia temprana resulta menor de 30°, es cuestionable en el rango de 30-40° y anómalo cuando es mayor de 40°. La subluxación o luxación de cadera a menudo puede demostrarse por la ubicación de la metáfisis femoral por fuera de la línea del margen acetabular externo [D].

Ecografía La eficacia de las imágenes obtenidas por ecografía depende de la destreza y experiencia de quien realiza el estudio. Una valoración ecográfica diestra constituye una técnica de detección eficaz de la DDC [E]. El principal problema con esta detección yace en la interpretación de los datos. Si la cadera es inestable, no se requieren imágenes. Los estudios imagenológicos son apropiados para valorar una sospecha cuando hay factores de riesgo de afección en la cadera y para vigilar la eficacia del tratamiento.

Registro Es necesario registrar la evaluación de la cadera. El no diagnosticar DDC es una causa frecuente de litigios contra médicos. Si se retrasa el diagnóstico, la mejor defensa es un expediente que muestre que se hicieron las exploraciones apropiadas de la cadera. La DDC puede ser pasada por normal incluso por el explorador más diestro. En cambio, no es aceptable de acuerdo con los estándares médicos profesionales actuales pasar por alto la búsqueda intencionada de DDC.

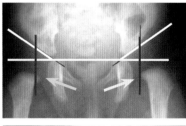

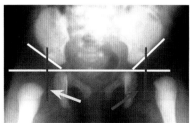

D Valoración radiográfica durante la lactancia temprana Nótese que en la cadera normal (*flecha verde*), la metáfisis femoral yace por dentro de la línea acetabular. En la cadera subluxada (*flecha amarilla*) y dislocada (*flecha roja*), la metáfisis se ubica progresivamente más afuera

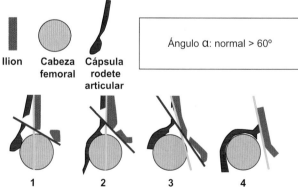

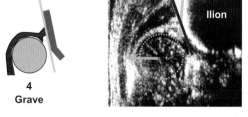

E Graduación de Graf de la DDC por ecografía El dibujo muestra cómo se pueden graduar las caderas por mediciones basadas en el estudio ecográfico. Los grados que se muestran fueron divididos por Graf en cuatro tipos y cada uno se subdivide (no se muestra). Se trazan líneas de referencia para mostrar el margen ilíaco (*verde*) y la inclinación de la articulación (*rojo*). Se puede utilizar el ángulo α (*arco amarillo*) para mostrar la gravedad del proceso. La imagen ecográfica muestra un desplazamiento notorio (*flecha anaranjada*) de la cabeza femoral (*círculo punteado*) en un lactante con DDC

Tratamiento

El tratamiento de la DDC constituye un reto. Los retrasos en el diagnóstico y los problemas terapéuticos suelen llevar a defectos anatómicos residuales y la artritis degenerativa subsiguiente. Los objetivos del tratamiento incluyen el diagnóstico temprano, la reducción de la luxación, evitar la necrosis avascular y la corrección de la displasia residual.

Del nacimiento a los 6 meses

Constituye el lapso ideal para el tratamiento [A]. Primero se trata la DDC en este grupo etario con ortesis de abducción, como el arnés de Pavlik.

Arnés de Pavlik Esta ortesis de amplio uso permite el movimiento en flexión y abducción. Es necesario ajustarlo apropiadamente [B] tanto al inicio como cuando lo aplican los padres. Se asesora a la familia en cuanto a las formas de transporte del lactante [C y E].

El lactante se revisa cada semana con el aparato puesto. Es necesario que esté apropiadamente ajustado [D] y que se observe progreso. La cadera deberá tornarse progresivamente más estable.

Si el tratamiento con el arnés tiene éxito, su uso se continúa todo el tiempo durante 6-8 semanas para permitir que la cadera se estabilice. El paciente se vigila por ecografía o radiografías AP de la pelvis casi cada 2-4 semanas. Se continúa con el arnés por la noche hasta que las radiografías sean normales.

Si una cadera dislocada no se ha reducido para las 3-4 semanas, se abandona el tratamiento con arnés de Pavlik. La persistencia con este tratamiento puede causar deformidad y fijación posterior de la cabeza del fémur, lo que dificulta la reducción cerrada o la hace imposible. Se procede con la reducción cerrada o abierta y se trata como se describe en lactantes mayores de 6 meses.

Férulas nocturnas Conforme la cadera se reduce y estabiliza, se continúa con el uso de férulas nocturnas para facilitar el desarrollo acetabular hasta que las radiografías resulten normales. Una férula simple en abducción resulta económica y bien aceptada por el lactante.

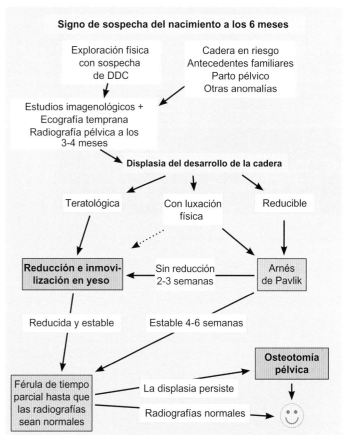

A   Diagrama de flujo del tratamiento de la DDC del nacimiento a los 6 meses

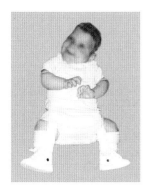

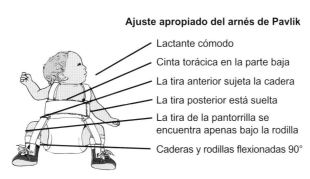

Ajuste apropiado del arnés de Pavlik

- Lactante cómodo
- Cinta torácica en la parte baja
- La tira anterior sujeta la cadera
- La tira posterior está suelta
- La tira de la pantorrilla se encuentra apenas bajo la rodilla
- Caderas y rodillas flexionadas 90°

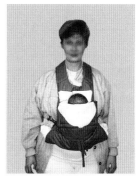

B   Ajuste apropiado del arnés de Pavlik Deberá ajustarse cuidadosamente. Es necesario que sea del tamaño apropiado para el lactante. El arnés debe ser cómodo. Se verifica su ajuste después de que lo aplica el progenitor para valorar problemas antes de que salga la familia de la clínica

C   Movilidad durante la DDC Estos portabebés son ideales, ya que proveen abducción, movilidad y comodidad al lactante y a la madre

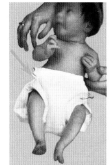
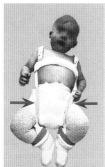
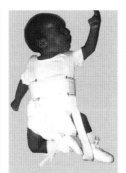
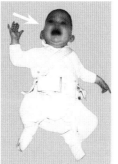
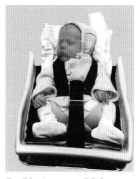

D   Errores en el tratamiento El tratamiento con triple pañal (*flecha anaranjada*) es ineficaz y da una falsa sensación de que se inició la terapéutica. Los errores con el arnés del Pavlik son frecuentes. Es necesario que las cintas no estén muy apretadas (*flechas rojas*), que la cinta de la pantorrilla no se encuentre demasiado baja (*flecha amarilla*) y que el lactante esté cómodo (*flecha blanca*)

E   Férulas para DDC y trasporte en automóvil Las férulas deberán acomodarse en los asientos para automóvil estándar para lactantes

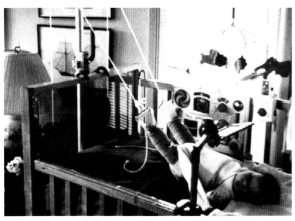

A   Tracción casera Su arreglo es menos costoso y estresante para el lactante, y a menudo más práctico para la familia

6 a 18 meses

En este grupo de edad, la mayoría de los pacientes con DDC pueden tratarse por reducción cerrada e inmovilización en un yeso en espica [A y C].

Tracción Resulta controvertida la necesidad de tracción. La práctica actual es omitirla en la mayoría de los casos. La tracción puede ser útil si la cadera es rígida y se planea un tratamiento cerrado. Se utiliza la tracción casera, cuando sea posible. Debe mantenerse al paciente durante casi 3 semanas con las piernas flexionadas y en abducción de alrededor de 45° con aplicación de una tracción de 1-1.5 kg a cada miembro inferior [B].

Programación Se planea y obtiene el consentimiento para una reducción cerrada o posiblemente abierta.

Reducción Se intenta primero por medios cerrados. Si no tiene éxito, se requiere reducción abierta.

Artrografía Es útil cuando la calidad de la reducción es incierta o la decisión acerca del tratamiento es difícil.

Seguimiento Después de la reducción, deberá hacerse seguimiento del lactante con cuidado para valorar el efecto del tiempo sobre el crecimiento, la reducción y el desarrollo del acetábulo. Se da seguimiento con radiografías AP trimestrales durante la lactancia, anuales en la infancia temprana, y después, alrededor de cada tercer año en la infancia intermedia y tardía. La frecuencia de los estudios de seguimiento deberá individualizarse con base en la gravedad de cualquier displasia residual.

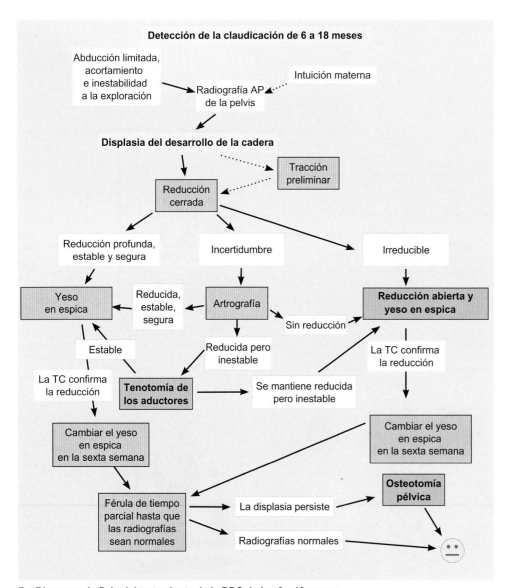

B   Diagrama de flujo del tratamiento de la DDC de los 6 a 18 meses

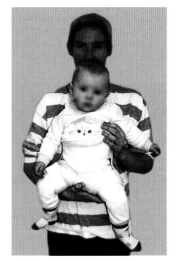

C   Inmovilización en un yeso en espica Para mantener la reducción de una cadera dislocada

De los 18 a 30 meses

En este grupo de edad suele requerirse tratamiento quirúrgico [A]. En ocasiones, un lactante con una "luxación laxa" puede tratarse como en el diagrama de flujo para los pacientes de 6 a 18 meses de edad [B, página anterior]. Si la cadera es inusualmente rígida, es necesario prepararse para agregar un acortamiento femoral, como se describe para el tratamiento de los niños mayores de 30 meses de edad (siguiente página).

Tratamiento Se lleva a cabo por reducción abierta a través de un abordaje anterolateral y una osteotomía concomitante de Salter o Pemberton. La reducción abierta constituye un reto desde el punto de vista técnico. Se agrega una osteotomía pélvica para mejorar los resultados y salvar al niño de un segundo procedimiento quirúrgico.

Reducción abierta Es la parte más difícil del procedimiento. Las osteotomías pélvicas son simples, pero a veces se dificulta la reducción. La reducción abierta requiere buena exposición, disección cuidadosa para disminuir al mínimo el riesgo de necrosis avascular y una reducción concéntrica. Deben corregirse los obstáculos para la reducción [C].

Tendón del psoas ilíaco Este tendón está interpuesto entre la cabeza femoral y el acetábulo, y debe liberarse.

Constricción capsular Se abre la cápsula ampliamente para asegurar una liberación completa.

Ligamento acetabular transverso Esta estructura yace sobre la base del acetábulo y bloqueará una reducción concéntrica profunda, a menos que se libere.

Pulvinar Es el tejido fibroso graso que a menudo llena la profundidad del acetábulo. Se retira con pinzas gubias.

Ligamento redondo Este ligamento se encuentra alargado y en ocasiones hipertrófico. Suele requerirse su retiro. La contribución vascular a través de este ligamento es mínima.

Limbo A menudo se encuentra invertido e hipertrófico. No debe extraerse esta estructura. Una vez que la cadera se reduce de manera concéntrica, el limbo se remodelará y formará el rodete articular, estructura importante para la estabilidad y longevidad de la cadera.

Osteotomía concomitante Esta opción puede basarse en la alteración patológica y la experiencia y preferencia del cirujano.

Osteotomía femoral La osteotomía femoral proximal en varo cada vez se usa menos, porque la displasia acetabular es la deformidad más significativa. Incluye sólo una corrección rotatoria mínima.

Osteotomía pélvica de Salter Es adecuada para la displasia leve a moderada unilateral. La operación es simple, los riesgos escasos y los resultados buenos.

Osteotomía pericapsular de Pemberton [B] Es más versátil porque se puede hacer en ambos lados, no desestabiliza la pelvis, proporciona una mejor corrección y no requiere fijación interna. Debe evitarse la sobrecorrección. La rigidez es más frecuente con esta operación, ya que cambia la forma del acetábulo.

Cuidados postoperatorios Son determinados por el tratamiento. Si se hace reducción cerrada o abierta con una osteotomía, debe planearse una inmovilización de al menos 12 semanas con yeso en espica. Por lo general, el yeso se cambia una o dos veces durante ese período. Si se realizó una osteotomía concomitante, la estabilidad mejora y sólo se requieren 6 semanas de inmovilización.

Seguimiento Debe continuar hasta el final del crecimiento. Por lo general, se ordena una radiografía AP de la pelvis cada 6 meses durante 3 años y después cada año durante 3, para a continuación pedirla cada 3 años hasta alcanzar la madurez. En cada consulta se compara el estudio actual con los previos para determinar el efecto del tiempo y el crecimiento sobre el desarrollo de la cadera.

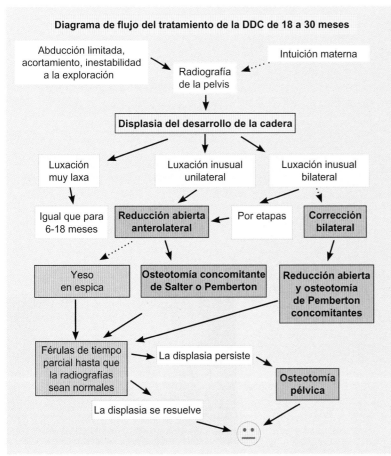

A   Diagrama de flujo del tratamiento de la DDC de los 18 a 30 meses

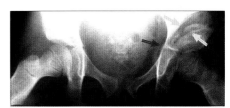

B   Osteotomía pericapsular de Pemberton Corrige haciendo fulcro en el cartílago trirradiado (*flecha roja*), con la cuña de injerto que la abre (*flechas amarillas*)

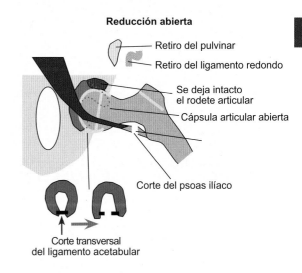

C   Reducción abierta Suele ser difícil y debe corregirse la obstrucción

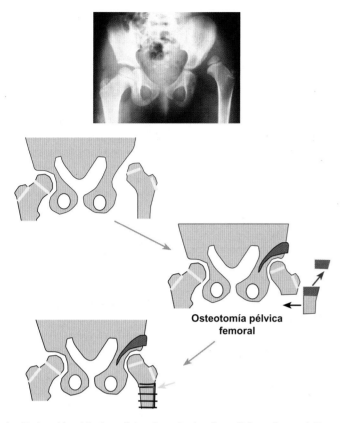

A   Reducción abierta unilateral y osteotomías pélvica y femoral Esta combinación de operaciones es necesaria en el niño. Debe añadirse el acortamiento femoral (*flecha roja*) para permitir la reducción sin tensión. El fragmento distal se alinea (*flecha negra*) y se fija (*flecha verde*)

30 meses o más

En este grupo de mayor edad, la oportunidad de alcanzar una reducción temprana ya pasó [C]. La necrosis avascular del fémur es aún una amenaza y la displasia de la cadera una certeza. El tratamiento es mucho más difícil y controvertido y es probable una mala evolución, con artritis degenerativa en la edad adulta temprana [B].

Indicaciones de reducción Se considera la edad del niño, la bilateralidad, los valores de la familia y la experiencia del cirujano [C].

Niñez temprana En esta etapa de la vida, la reducción suele ser apropiada y requiere acortamiento femoral, reducción abierta y osteotomía pélvica [A]. Si las luxaciones son bilaterales, se corrige un lado a la vez. Debe dejarse un intervalo de 6 meses entre las operaciones para permitir al niño la recuperación. La reducción mejora la función, disminuye la claudicación y puede dar mayor eficacia a algún procedimiento de rescate.

Niñez media o tardía En el niño mayor, dejar una cadera sin reducir es una opción razonable, especialmente cuando el trastorno es bilateral [D]. El niño cojeará, pero tendrá menos probabilidades de presentar dolor. Puede recurrirse a la artroplastia de cadera después de alcanzar la madurez.

Osteotomía pélvica Se selecciona el tipo de osteotomía con base en la gravedad de la displasia y la edad en el momento del tratamiento. La osteotomía de Salter se elige para la displasia leve. Este procedimiento se puede hacer a cualquier edad y no cambia la forma del acetábulo. La osteotomía de Pemberton es recomendable si la displasia es moderada o grave. Se evita esta osteotomía si el niño es mayor de 6 años o el acetábulo presenta hipoplasia.

Osteotomía femoral Casi siempre se requiere una osteotomía de acortamiento femoral. Si la deformidad es grave, se hace primero el acortamiento del fémur, después la reducción abierta y, a continuación, la osteotomía pélvica. Luego se alinean los fragmentos femorales con tracción suave sobre el miembro inferior. Se determina en ese momento la longitud de la diafisectomía en base al cabalgamiento que se observe. El procedimiento es principalmente una osteotomía de acortamiento, con poco o ningún componente varo o rotativo requerido.

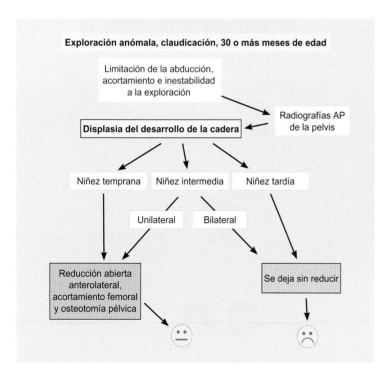

C   Diagrama de flujo del tratamiento de la DDC a los 30 meses o después Los resultados rara vez son buenos o excelentes dentro de este rango de edad

Objetivos primarios de la DDC

Reducción concéntrica temprana
Evitar la necrosis avascular
Resolución de la displasia

B   Tratamiento de la DDC Evitar la necrosis avascular a menudo no se aprecia como uno de los objetivos primarios

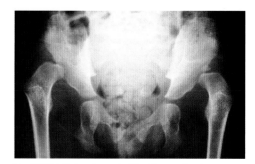

D   DDC bilateral en el niño Se pueden hacer correcciones por etapas en la niñez temprana. En la niñez tardía o adolescencia tal vez sea prudente dejar las caderas sin reducción

Necrosis avascular

Después del logro de una reducción concéntrica, es de la mayor importancia la prevención de la necrosis avascular. A menos que la necrosis sea leve, esta complicación produce alteración del crecimiento femoral proximal y deformidad [A], y, a menudo, conduce a una artritis degenerativa prematura.

Tipos de necrosis avascular (NAV) Incluyen necrosis grave, formación extensa de un puente epifisario [B]) y acortamiento del cuello femoral, lo que produce artritis degenerativa en la vida adulta. En el otro extremo del espectro de la NAV se encuentra la forma leve de resolución, caracterizada por osificación irregular, pero sin formación de puente epifisario y la deformidad subsiguiente.

Tipo 1 Es un patrón frecuente y suele resolverse de manera espontánea sin deformidad residual.

Tipo 2 El tipo 2 con formación de puente es habitual y puede no ser visible en la niñez temprana, tornándose evidente hacia el final del crecimiento. Estos puentes causan afección del crecimiento y, cuando son excéntricos, una inclinación del disco del crecimiento [E].

Tipo 3 El tipo 3 de puente es relativamente raro y produce cierto acortamiento de la cara inferior del cuello femoral y una orientación más vertical de la epífisis.

Tipo 4 Presenta puentes centrales que causan detención total del crecimiento, con acortamiento del cuello femoral, sobrecrecimiento relativo de los trocánteres y acortamiento femoral leve.

Tratamiento La deformidad se trata con base en su gravedad y tipo [F].

Prevención Se intenta prevenir la NAV con el uso de tracción preliminar y reducción abierta en los pacientes con caderas rígidas y obstrucción del limbo, tenotomía percutánea de aductores, acortamiento femoral e inmovilización en la posición "segura" o humana. A pesar de todas las precauciones, aún es posible que se presente la NAV [C].

Signos tempranos Los signos tempranos de NAV [D] a menudo son seguidos por datos de trastornos del crecimiento.

Deformidad El tipo y la gravedad de la deformidad tienen relación con la localización y la extensión del puente epifisario. Las deformidades residuales de la NAV de tipo 4 a menudo requieren una combinación de transferencia distal y externa del trocánter, y una detención contralateral de la epífisis femoral distal. Estos procedimientos se pueden combinar con los realizados a la edad calculada como apropiada para las epifisiodesis, con el fin de corregir las diferencias de longitud de los miembros inferiores.

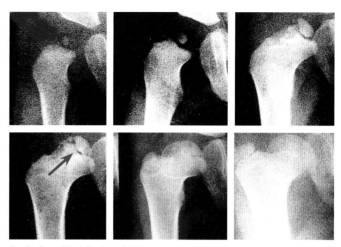

A Deformidad de tipo 4 Nótense los cambios progresivos durante la lactancia y la niñez desde un puente epifisario central (*flecha roja*) con acortamiento del cuello femoral y sobrecrecimiento trocantérico relativo

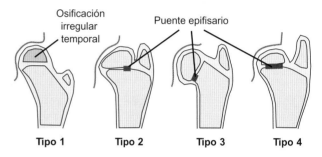

B Clasificación de los patrones de la NAV Estos patrones dependen de la gravedad y la localización de la necrosis isquémica. Con base en la clasificación de Kalamchi y MacEwen (1980)

Errores de la reducción
Abducción excesiva
Posiciones forzadas
¿Tracción preliminar?
¿Reducción con inversión del limbo?
¿Tipo de abordaje para la reducción abierta?

C Errores de la reducción Se consideran estos factores, algunos controvertidos

Signos tempranos de NAV
Fracaso de la aparición del núcleo de osificación durante el primer año que sigue a la reducción
Fragmentos del núcleo de osificación después de la reducción
El núcleo de osificación no presenta crecimiento después de la reducción
Ensanchamiento del cuello femoral

D Signos tempranos de NAV Estos signos sugirieron NAV. Tomado de Salter

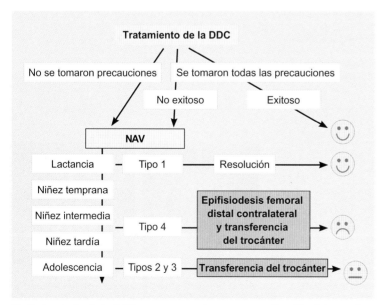

F Tratamiento de la NAV que se presenta como complicación del manejo correspondiente de la DDC

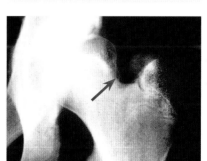

E NAV de tipo 2 Nótese el puente lateral (*flecha*) con acortamiento de la porción superior del cuello femoral e inclinación de la epífisis

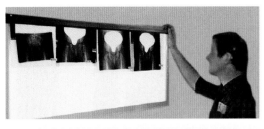

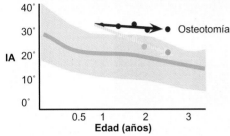

A Efecto del crecimiento sobre el desarrollo acetabular Se sigue el desarrollo acetabular colocando las radiografías en orden cronológico y valorando los efectos del tiempo. Se mide el IA de cada estudio, comparando esta secuencia de mediciones con la tabla de medidas normales del IA. Si hay mejoría (*flecha amarilla*) y las cifras se tornan normales (*puntos verdes*), no se requiere tratamiento. Si los valores de IA se mantienen elevados (*puntos rojos y flecha*), será necesaria una osteotomía pélvica

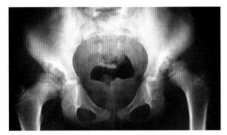

B Displasia acetabular grave Se debe intentar corregir la displasia acetabular antes de que adquiera esta gravedad

Displasia persistente

El tercer objetivo del tratamiento de la DDC es la corrección de la displasia persistente de la cadera [A]. La displasia deberá corregirse durante el crecimiento para prevenir la artrosis.

La displasia puede involucrar al fémur, el acetábulo [B] o ambos. La deformidad más pronunciada se presenta en el acetábulo. La displasia más grave incluye la subluxación, la cual, junto con la displasia, causa artrosis que puede empezar durante los años de la adolescencia. Posteriormente se presenta discapacidad con displasia simple.

Displasia femoral La parte proximal del fémur se encuentra en anteversión y su cabeza puede no ser esférica por la luxación. La deformidad puede deberse a una necrosis isquémica.

La displasia acetabular es la deformidad más pronunciada e incluye disminución del espacio acetabular y orientación anterolateral de la cuenca.

Relación acetabulofemoral La cabeza femoral se subluxa si no es concéntrica respecto del acetábulo. La cabeza también puede lateralizarse después del crecimiento, con subluxación. El acetábulo a menudo adquiere forma de tazón, lo que causa inestabilidad.

La cabeza femoral puede ser esférica o no esférica, como resultado de la necrosis isquémica. Su ajuste con el acetábulo puede ser congruente o incongruente. La incongruencia esférica resulta frecuente, porque durante los años de crecimiento el acetábulo asume una forma que se acopla a la de la cabeza del fémur.

Programación de la corrección Las displasias de cadera se corrigen tan pronto como sea evidente que la velocidad de corrección es insatisfactoria, preferentemente antes de los 5 años [C]. Se establece una línea temporal para una serie de radiografías AP [A] de la pelvis, tomadas a intervalos de 4-6 meses durante la lactancia y la niñez temprana. Se debe medir el índice acetabular, registrar lo liso del techo acetabular (ceja) y observar el desarrollo del acetábulo interno (lágrima que cae). Se valora mediante el estudio de la secuencia de placas radiográficas. Se realiza una osteotomía pélvica si el índice acetabular (IA) sigue siendo anómalo y las otras características se mantienen con displasia después de 2-3 años de observación. No debe retrasarse una corrección evidentemente necesaria [B].

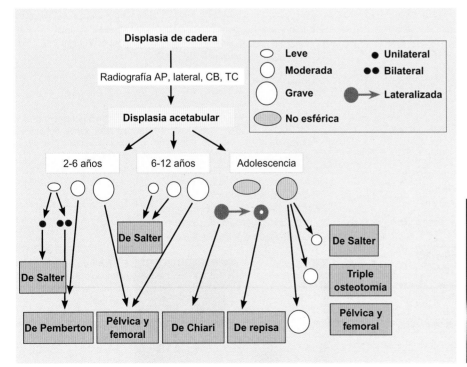

C Tratamiento de la displasia acetabular Se basa en la edad, la gravedad, la congruencia y la lateralización

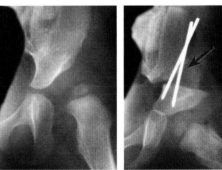

D Osteotomía de Salter Este procedimiento es útil para la displasia leve o moderada y puede realizarse a cualquier edad después de los 18 meses

Principios de corrección La corrección apropiada de la displasia de la cadera en la DDC sigue estos principios básicos precisos:

1. Se corrige la deformidad primaria o más extensa, que suele ser la deformidad acetabular.

2. La corrección deberá ser la adecuada. Si la deformidad fuera grave, se combina una osteotomía pélvica y femoral o se realiza una operación de repisa.

3. Evitar crear incongruencias. Se evita la operación de Pemberton en los niños de edad avanzada. Se consideran las operaciones de repisa y Chiari si hay congruencia no esférica.

4. Medializar la cadera lateralizada en el niño mayor, con una osteotomía de Chiari.

5. El cartílago articular es más duradero que el fibrocartílago cuando se desarrolla dentro de la repisa y la operación de Chiari.

Procedimientos reconstructivos Se trata de operaciones que proporcionan cartílago articular para el soporte de peso. El procedimiento apropiado se selecciona con base en el sitio de la deformidad, la edad del paciente, la gravedad del proceso y la congruencia [C, página anterior]. Las opciones son numerosas [A].

Osteotomía femoral Es esencial el acortamiento del fémur en el niño mayor con DDC sin reducir. Se retira apenas el suficiente hueso para permitir la reducción. El ángulo cervicodiafisario se disminuye por casi 20°. La corrección de rotación se limita a casi 20°.

Osteotomía de Salter Se trata de la mejor opción para corregir las deformidades leves a cualquier edad [D, página anterior]. La osteotomía reducirá el IA casi 10-15° y el ángulo centro-borde de Wiberg por 10°.

Osteotomía de Pemberton Es la mejor opción para la displasia bilateral o moderada a grave [B] en niños menores de 6 años.

Osteotomía de Dega Es más posterior en el ilion y provee cobertura posterior y externa más adecuada para la corrección de la displasia acetabular neurogénica.

Osteotomías triples Presentan varios tipos y proveen la mejor opción para corregir la displasia moderada en la adolescencia, cuando hay congruencia esférica [C]. Estos procedimientos constituyen un reto desde el punto de vista técnico.

Osteotomía de Ganz Esta osteotomía periacetabular permite una corrección importante apropiada, apenas antes o después de la madurez esquelética [C]. El procedimiento constituye un reto técnico.

Operación de Sutherland Se trata de una osteotomía coxal doble, que rara vez se hace porque la corrección es limitada.

Operaciones de rescate Crean una superficie articular de fibrocartílago que es más susceptible a la degeneración con el tiempo.

Osteotomía de Chiari Es apropiada cuando la cadera se encuentra lateralizada y con displasia grave. Puede usarse en presencia de congruencia no esférica. Debe evitarse la medialización excesiva. La cobertura es por fibrocartílago.

Operación de repisa En este procedimiento se ensancha el acetábulo con fibrocartílago. Es versátil y puede considerarse para la displasia grave sin lateralización, cuando hay congruencia no esférica. Es la menos riesgosa de las operaciones mayores.

Osteotomía de Salter   **Osteotomía de Sutherland**   **Osteotomía de Steel**

Osteotomía de Lance   **Osteotomía de Pemberton**   **Osteotomía de Dega**   **Osteotomía de Ganz**

Procedimiento de rescate

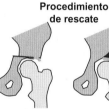
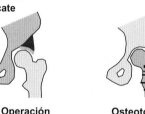

Osteotomía de Chiari   **Operación de repisa**   **Osteotomía femoral en varo**

A Opciones de osteotomía de la cadera El procedimiento se muestra en *rojo*. Las *líneas anaranjadas* muestran las articulaciones de fibrocartílago

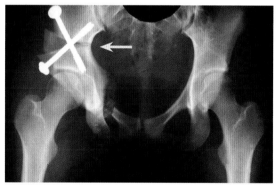

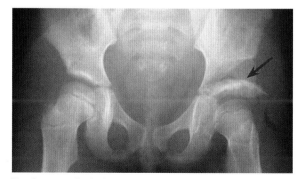

B Osteotomía de Pemberton Esta operación se extendió hasta el cartílago trirradiado y aportó una corrección excelente (*flecha roja*)

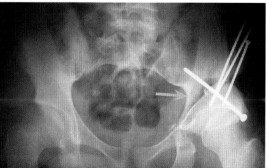

C Osteotomías pélvicas Estas operaciones son útiles en la displasia del paciente adolescente. Se muestran la triple osteotomía coxal (*flecha amarilla*) y la osteotomía de Ganz (*flecha anaranjada*)

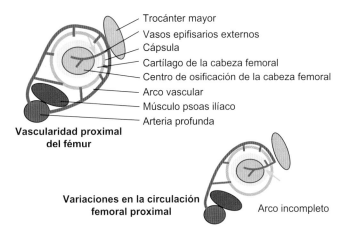

Trocánter mayor
Vasos epifisarios externos
Cápsula
Cartílago de la cabeza femoral
Centro de osificación de la cabeza femoral
Arco vascular
Músculo psoas ilíaco
Arteria profunda

Vascularidad proximal del fémur

Variaciones en la circulación femoral proximal

Arco incompleto

A Circulación de la epífisis femoral proximal Este dibujo conceptual ilustra la arcada vascular redundante del fémur proximal en el niño sano (*arriba*). Las alteraciones congénitas sobre el desarrollo pueden hacer vulnerable la circulación de la cabeza femoral a la afección vascular. Nótese que la circulación es redundante para la parte proximal del fémur, excepto la epífisis, que es irrigada por los vasos retinaculares externos (*flecha verde*)

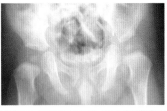
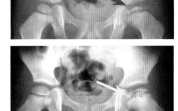
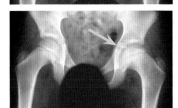
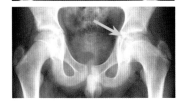

B Evolución de la enfermedad de LCP de inicio temprano Estas radiografías se tomaron a las edades de 2, 3, 5, 8 y 15 años. Nótese que a los 3 años (*flecha roja*) es evidente la necrosis avascular total de la cabeza femoral. Sin tratamiento, ocurre la curación (*flecha amarilla*) y el remodelado (*flechas verdes*)

Enfermedad de Legg-Calvé-Perthes

La enfermedad de Legg-Calvé-Perthes (LCP), o simplemente Perthes, es una necrosis avascular juvenil idiopática de la cabeza femoral. Los sinónimos incluyen enfermedad de Waldenström y coxa plana. Afecta a alrededor de 1 en 10 000 niños. Los niños la presentan cuatro veces más a menudo que las niñas y es bilateral en el 10-15% de los casos.

Etiología

Se desconoce la causa de la enfermedad de LCP. Los pacientes afectados son pequeños y con retraso de la maduración, lo que sugiere un trastorno constitucional. La vascularidad es tenue en la infancia temprana y hay variaciones del desarrollo en el patrón vascular [A], más frecuentes en los niños varones, con predisposición en algunos individuos. Además, pueden ser factores contribuyentes los traumatismos, las alteraciones de la coagulabilidad sanguínea y los trastornos endocrinos y metabólicos [C]. Posiblemente se combinen varios factores para causar la enfermedad.

Patología

La patología es compatible con crisis repetidas de infarto y fracturas patológicas subsiguientes. Hay sinovitis y derrame, hipertrofia cartilaginosa, necrosis ósea y colapso. A continuación ocurre el ensanchamiento y aplanamiento de la cabeza femoral. La mayor parte de la deformidad se presenta en la "fase de fragmentación". Si la necrosis es extensa y se pierde el respaldo del pilar externo, la cabeza se colapsa, se presenta una subluxación leve y la presión del borde acetabular externo crea una depresión o un "surco" en la cabeza femoral.

La curación requiere sustituir el hueso muerto con el vivo. Con el tiempo, en los niños pequeños la deformidad se remodela y el acetábulo se vuelve congruente. Al madurar, la cabeza es razonablemente redonda y el pronóstico de aceptable a bueno. En caso de detención del crecimiento o si el niño es de mayor edad, la remodelación es limitada. Por lo tanto, la capacidad del acetábulo de remodelarse hasta alcanzar la congruencia disminuye, y es posible la artrosis en la edad adulta.

Historia natural

El pronóstico de la enfermedad de LCP es favorable. El factor más importante del pronóstico es la esfericidad de la cabeza femoral en el momento de la maduración esquelética. Tal esfericidad se relaciona con la edad de inicio [A y B, página siguiente]. A menor edad, mayor probabilidad de que la cabeza femoral sea esférica [B]. Pueden presentarse puentes epifisarios a cualquier edad, pero son más probables en los pacientes mayores, quienes muestran la forma más grave de la enfermedad [D].

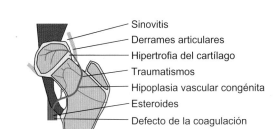

Sinovitis
Derrames articulares
Hipertrofia del cartílago
Traumatismos
Hipoplasia vascular congénita
Esteroides
Defecto de la coagulación

C Causas de la enfermedad de LCP He aquí algunas causas de la enfermedad de LCP. Pueden actuar solas o en combinación para causar isquemia de la cabeza femoral

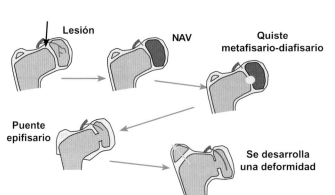

Lesión
NAV
Quiste metafisario-diafisario
Puente epifisario
Se desarrolla una deformidad

D Formación de puente epifisario Los quistes pueden llenar con hueso el disco de crecimiento, lo que crea un puente óseo que altera el crecimiento y causa deformidad progresiva. La deformidad incluye acortamiento del cuello femoral, sobrecrecimiento relativo del trocánter mayor y persistencia del aplanamiento de la cabeza femoral

Mientras más prolongado es el período entre la conclusión de la cicatrización y la madurez esquelética, mayor será el de remodelado, que no puede ocurrir en presencia de un puente epifisario. Se observan puentes epifisarios en los pacientes jóvenes y contribuyen con el mal resultado ocasional que presentan. Estos puentes tienen más probabilidades de ocurrir en el niño mayor.

Los factores que afectan el pronóstico son múltiples y complican la valoración de los métodos terapéuticos. Durante la infancia avanzada y la adolescencia, los niños pueden experimentar crisis de dolor con la actividad vigorosa. Estos episodios son transitorios y a menudo duran 1-2 días. Puede presentarse una discapacidad más persistente durante las etapas media a tardía de la vida adulta por artrosis. La necesidad de reemplazo articular aumenta conforme avanza la edad y tiene mayores probabilidades de ocurrir cuando el inicio de la enfermedad de LCP ocurre después de la edad de 8-9 años [C].

Diagnóstico

Se presenta la enfermedad de LCP entre los 2 y 18 años de edad, pero con mayor frecuencia entre los 4 y 8 años. Se observa afección bilateral, con un intervalo por lo general mayor de 1 año entre los inicios. La enfermedad rara vez es consecutiva a una sinovitis tóxica. El primer signo suele ser una marcha antálgica. Puede haber dolor, pero suele ser leve. Con frecuencia el niño presenta dolor recurrente y claudicación durante varios meses, antes de ser visto por un médico.

Exploración física El niño se encuentra cómodo y la exploración física es normal, excepto en el miembro afectado. La claudicación es antálgica, puede presentarse el signo de Trendelenburg y a menudo hay una atrofia leve. El dato más prominente es la rigidez [D]. La pérdida de rotación interna de la cadera es el signo más temprano. La prueba de rotación de la cadera resulta positiva. La abducción casi siempre está limitada y la flexión es la menos afectada.

Estudios imagenológicos La etapa de la enfermedad determina los datos que se deben buscar en los estudios imagenológicos. Temprano en la evolución del padecimiento, las radiografías pueden ser normales, mostrar ligero ensanchamiento del espacio articular o, a menudo, una hendidura radiolúcida patognomónica en la cabeza femoral vista desde un punto lateral. Las características radiográficas están determinadas en gran parte por la etapa de la enfermedad en la primera consulta. La ecografía mostrará un derrame articular. La gammagrafía ósea a menudo señala disminución de la captación en el lado afectado tempranamente durante el proceso patológico [E]. La RM muestra datos de necrosis de la médula ósea, irregularidad de la cabeza femoral y una pérdida de la señal en el lado afectado [F]. En la mayoría de los casos, sólo se requieren radiografías convencionales para establecer el diagnóstico y proporcionar el tratamiento.

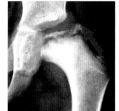
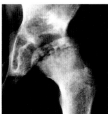
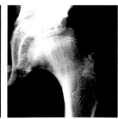

A   Extrusión con coxa plana residual Nótese la extrusión en este niño de 7 años de edad. El remodelado mejora pero no resuelve la aplanamiento

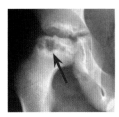
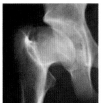

B   Enfermedad de LCP de inicio tardío Nótese el quiste metafisario-epifisario a la edad de 11 años (*flecha*). La cabeza es no esférica y plana a los 18 años (*derecha*)

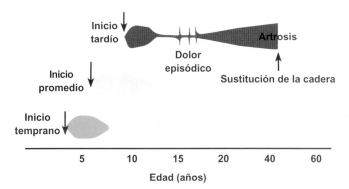

C   Dolor y edad de inicio de la enfermedad de LCP Puede haber dolor durante la fase aguda de la enfermedad, que dura 2-3 años. Se presenta episódicamente como dolor de incongruencia cuando hay deformidad, y persiste después por artrosis (*rojo*)

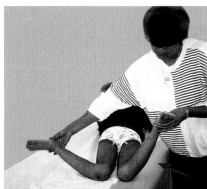
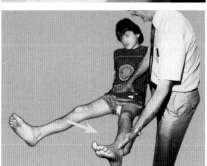

D   Amplitud de movimiento limitada Nótese la reducción de la rotación interna en el lado derecho afectado (*flecha roja*), compatible con una prueba de rotación de cadera positiva. Examinar con una mano que abarque de una espina ilíaca a la otra, como base para calcular la abducción de la cadera, que está disminuida en la enfermedad de LCP (*flecha amarilla*)

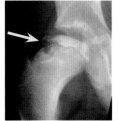
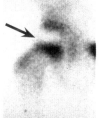

E   Imágenes Se muestran varias características con base en la etapa de la enfermedad en la radiografía AP (*flecha amarilla*). La gammagrafía ósea a menudo muestra disminución de la captación sobre la cabeza femoral (*flecha roja*)

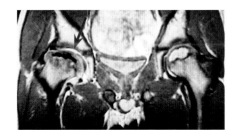

F   RM Es evidente la necrosis de la médula ósea, concordante con el grado de necrosis (*flecha*) de la cabeza femoral

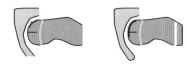

A < 50 % de la cabeza **B** > 50 % de la cabeza
Clasificación de Salter-Thompson

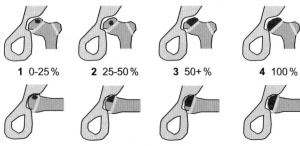

1 0-25 % **2** 25-50 % **3** 50+ % **4** 100 %

Clasificación de Catterall

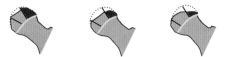

A 100 % del pilar **B** > 50 % del pilar **C** < 50 % del pilar
Clasificación de Herring del pilar externo

A Clasificaciones de la gravedad de la enfermedad de LCP

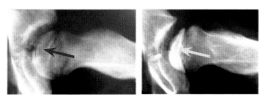

B Clasificación de Salter-Thompson Nótese la extensión del signo de luna en creciente (*flecha roja*), que muestra la extensión de la superficie de necrosis (*flecha amarilla*), como se presenta en la radiografía tomada 1 año después

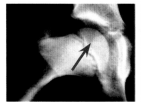 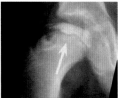 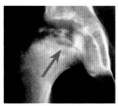 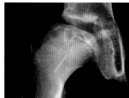

C Etapas de la enfermedad de LCP La enfermedad avanza por las etapas de sinovitis (*flecha roja*), necrosis (*flecha amarilla*), fragmentación (*flecha azul*) y reconstitución (*flecha verde*)

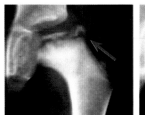 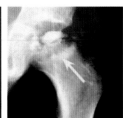 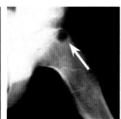

D Signo de riesgo de la cabeza Se muestran la extrusión (*flecha roja*), la reacción metafisaria (*flecha amarilla*) y la rarefacción externa o signo de Gage (*flecha blanca*)

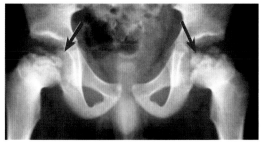

E La afección simétrica sugiere otro diagnóstico Este niño presenta displasia epifisaria

Clasificación

La enfermedad de LCP se clasifica por la extensión de la afección de la cabeza y la etapa del padecimiento.

Extensión de la afectación Están en uso varios sistemas de clasificación para valorar la gravedad de la afección [A]: los sistemas de Salter-Thompson y Catterall clasifican la afección de la epífisis, y el de Herring, el "pilar externo". La clasificación de Salter-Thompson se basa en demostrar una hendidura (signo de luna creciente) en la radiografía lateral [B]. Esta hendidura es una línea de fractura entre el hueso muerto y vivo, y muestra un grado mínimo de necrosis. Se puede observar tempranamente en la enfermedad. Los otros signos exhibirán cambios con el tiempo, ya que los grados aumentan progresivamente hasta la fase de fragmentación de la enfermedad bien avanzada.

Etapa de la enfermedad El padecimiento se divide en cuatro etapas: de sinovitis, necrosis o colapso, fragmentación y reconstitución [C]. La enfermedad avanza a través de cada etapa y cada parte del proceso de curación. En algunas clasificaciones se omite la primera etapa.

1. Sinovitis Esta etapa es de corta duración (semanas) y muestra el efecto de la isquemia. La sinovitis produce rigidez y dolor. Las radiografías pueden presentar una ligera lateralización de la epífisis (hiperplasia de cartílago), la gammagrafía ósea reducción de la captación y la RM una señal disminuida.

2. Necrosis o colapso Las porciones necróticas de la cabeza femoral se colapsan y las radiografías muestran una disminución de su tamaño y un aumento de la densidad, etapa que dura 6-12 meses.

3. Fragmentación En esta etapa de curación, se resorbe el hueso avascular, lo que produce una desosificación en parches que se observa en las radiografías convencionales. Con frecuencia se presenta la deformación de la cabeza femoral durante esta etapa, que persiste 1-2 años.

4. Reconstitución Se forma hueso nuevo. El sobrecrecimiento a menudo produce coxa magna y un ensanchamiento del cuello femoral.

Signos de riesgo de la cabeza [D] Incluyen extrusión u osificación por fuera de la cabeza femoral, cambios metafisarios o de rarefacción con la formación de un quiste, y una radiolucidez en la cara externa de la epífisis (signo de Gage).

Diagnóstico diferencial

Los trastornos que causan cambios clínicos y radiográficos, como la enfermedad de LCP, son numerosos [D]. Aunque estas otras causas son relativamente raras, deberán al menos considerarse antes de establecer el diagnóstico. Los diagnósticos que más probablemente se pasen por alto son el de hipotiroidismo y el de displasia epifisaria. Las displasias suelen afectar ambas caderas con grados simétricos [E, página anterior]. La afección simétrica bilateral es muy rara en la enfermedad de LCP.

Tratamiento

El objetivo del tratamiento de la enfermedad de LCP es conservar la esfericidad de la cabeza femoral para disminuir el riesgo de rigidez y artritis degenerativa, en tanto se conserva el bienestar emocional del niño.

El tratamiento de la enfermedad de LCP es muy controvertido. Anteriormente los esquemas terapéuticos variaron desde intervención quirúrgica en todos los casos, hasta ningún tratamiento. Los niños se han sometido a años de hospitalización en decúbito y diversos tipos de aparatos ortopédicos [A] y tratamientos quirúrgicos ineficaces.

Principios de tratamiento La siguiente es una lista de los principios actualmente aceptados para tratar la enfermedad de LCP:

1. Evitar tratar a los pacientes que evolucionaron bien sin intervención. El niño pequeño y el de cualquier edad con afección mínima no requieren tratamiento.

2. Se considera la situación psicosocial [B]. El niño con disfunción emocional no deberá someterse al tratamiento con ortesis. Debido a la larga duración de la enfermedad, el tratamiento a menudo impone un estrés emocional importante al niño. Es necesario ser sensible en cuanto al bienestar total del menor.

3. Proveer "contención" para mantener o mejorar la esfericidad de la cabeza femoral [C]. El acetábulo se usa como molde para contener a la cabeza femoral modelable. Esto requiere la posición de la cadera en abducción dentro de una ortesis, o una operación quirúrgica que aumente la cobertura acetabular de la cabeza femoral.

4. Intentar mantener o aumentar una amplitud de movimiento satisfactoria [E]. El movimiento casi siempre es reducido. El grado de rigidez tiene relación con la gravedad de la enfermedad y el grado de actividad del niño. Ganar movimiento por limitación de la actividad tiene sus límites. Rara vez se define lo que constituye una amplitud satisfactoria de movimiento. El mínimo es de 20° de abducción.

5. Controlar los costes del tratamiento. La tracción intrahospitalaria, los estudios de RM, la artrografía y los procedimientos quirúrgicos son los más onerosos. La radiografía convencional, el reposo en casa y el uso selectivo de estudios imagenológicos y procedimientos quirúrgicos proveen la atención óptima al menor precio.

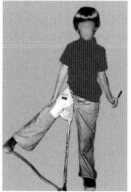
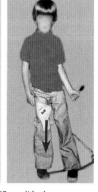
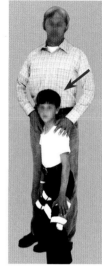

A Niño adaptativo Este niño evitó el tratamiento retirándose el apoyo sobre el aparato (*flecha*) para poder caminar sobre ambos pies

B Riesgo para la cabeza Se trata de una enfermedad difícil para los niños

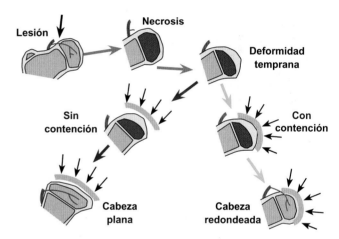

C Concepto de contención terapéutica Se provee contención por la posición del miembro inferior o el acetábulo para incluir la cabeza femoral. La cabeza sin contención (*flechas rojas*) se aplana. La cabeza contenida (*flechas verdes*) se torna redonda. Ambas cabezas se revascularizaron

Categoría	Enfermedad	Comentario
Síndromes	De Gaucher Mucopolisacaridosis Displasia epifisaria múltiple Displasia espondiloepifisaria	A menudo producen NAV bilateral, que es simétrica en intensidad y etapa
Hemática	Anemia drepanocítica Hemofilia Lupus eritematoso	Puede relacionarse con el tratamiento con esteroides
Infecciosa	Artritis infecciosa Osteomielitis femoral	Complicación en el drenaje diferido de una cadera infectada
Metabólica	Hipotiroidismo	
Traumática	Fracturas del cuello femoral Luxación de cadera Epifisiolistesis	Causas frecuentes de NAV
Inflamatoria	Sinovitis tóxica	Ocurre en el 1-3 % de los casos
Tumoral	Linfoma	

D Diagnóstico diferencial de la enfermedad de LCP Varios trastornos se pueden confundir con la LCP. A menudo la enfermedad primaria aclara la causa de la necrosis avascular

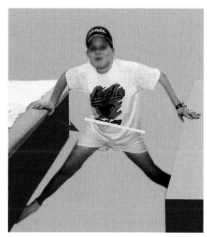

E Abductores del muslo La pelvis se inclina (*línea amarilla*) y la abducción se ve limitada en el lado derecho (*flecha roja*)

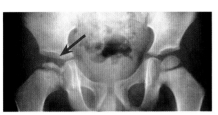

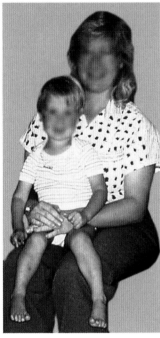

A Enfermedad de LCP en una niña pequeña Esta niña de 3 años se trató de manera pasiva y el resultado fue bueno

Algoritmo de tratamiento

El diagrama de flujo se basa en las categorías de Herring A, B y C [C], uno de los múltiples abordajes terapéuticos. El tratamiento de la enfermedad de LCP es uno de los más controvertidos en la ortopedia. Se considera cada una de las siguientes variables para planear el tratamiento.

Edad Es la variable más importante y la primera consideración. El pronóstico depende en gran parte de la edad de inicio. Las edades se dividen en el grupo de niños pequeños (0-5 años), en el de edad intermedia (5-8 años) y en el de mayores (8 o más años). Este último grupo tiene un peor pronóstico.

Niñez temprana El pronóstico suele ser excelente en la niñez temprana [A], a menos que ocurran puentes epifisarios, que no son prevenibles. En este grupo etario, el tratamiento no es necesario o útil. Pedir a los padres que limiten la actividad del niño es hacer algo casi imposible. No es justo ni sirve. Simplemente se pide a los padres redirigir la actividad del niño, cuando sea posible, hacia alguna que sea menos exigente desde el punto de vista físico. Si ocurren quistes metafisarios, se vigila al niño por radiografía AP cada 2 años para valorar el crecimiento, ya que pueden presentarse puentes epifisarios. Si se observa esta complicación, posiblemente sea necesario transferir el trocánter en la niñez tardía o la adolescencia.

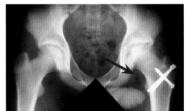

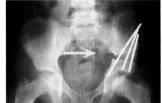

B Contención moderada Se da contención mediante una osteotomía en varo (*flecha roja*) o una osteotomía pélvica innominada tipo Salter (*flecha amarilla*)

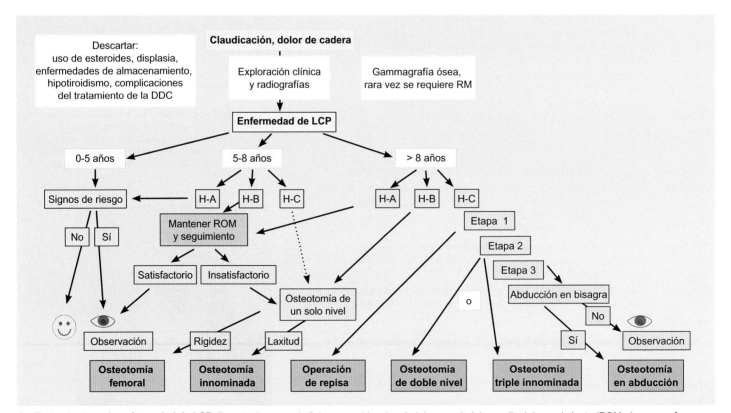

C Tratamiento en la enfermedad de LCP En este diagrama de flujo se considera la edad, la gravedad, la amplitud de movimiento (ROM, de *range of movement*) y la etapa de la enfermedad para determinar el tratamiento apropiado

Infancia intermedia Se evitan los tratamientos que sean ineficaces o que constituyan retos difíciles para el niño [A]. Los tipos de Herring A y B se tratan sin contención, y se alientan los ejercicios en abducción. Debe haber seguimiento. Se considera tratar los de tipo Herring C por contención [B, página anterior], pero tal tratamiento es controvertido.

Infancia tardía Se considera la contención quirúrgica en los tipos de cadera de Herring B y C si se atienden durante las etapas 1 o 2. Una opción es la de yesos o aparatos en abducción, pero la mayoría de los niños encuentran muy difícil este tratamiento. En la etapa 1, resulta eficaz la operación de repisa [C] y es la menos invasiva. En la etapa 2, suele requerirse una osteotomía de doble nivel [B]. La cabeza femoral aún es plástica y se remodelará cuando esté bien contenida. En la etapa 3, la deformidad es permanente. Si hay abducción en bisagra, una osteotomía en abducción puede mejorar el movimiento y disminuir las molestias [D]. Si el movimiento es satisfactorio e indoloro, se acepta la deformidad [E].

Gravedad Se debe estar pendiente del signo de hendidura de Salter-Thompson, que cuando es visible predice la gravedad antes que los métodos de Herring o Catterall. El método de Herring no es totalmente claro hasta la etapa de necrosis tardía o la de fragmentación temprana.

Opciones quirúrgicas Estas alternativas [C, página anterior] muestran las muchas opciones terapéuticas. No incluyen el tratamiento con aparatos ortopédicos, opción que aún es viable pero mal aceptada por la mayoría de los niños y sus familias, debido a la duración prolongada que conlleva.

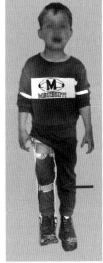
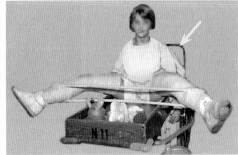

A Extremos en el tratamiento El aparato de patrón bajo (*flecha roja*) ha mostrado aumentar la carga de la cadera y no provee contención. Los yesos amplios en abducción (*flecha amarilla*) son eficaces, pero muy difíciles para los niños

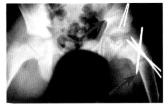
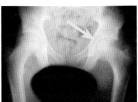

B Osteotomía de doble nivel por enfermedad de LCP La contención en este niño de 10 años con H-C fue provista por osteotomía coxal y femoral (*flechas rojas*). Se muestra una cabeza redonda a los 15 años de edad (*flecha amarilla*)

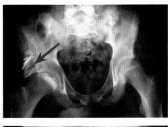
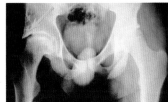
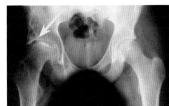

C Contención de repisa en la enfermedad de LCP En esta niña de 10 años H-C en etapa 1, se realizó una operación de repisa. Se muestra en las radiografías a la edad de 10 años (*flecha roja*), 11 años (*flecha amarilla*) y 12 años (*flecha anaranjada*)

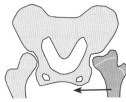
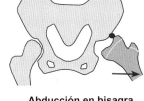

Cabeza con muesca **Abducción en bisagra**

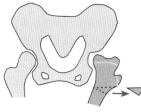
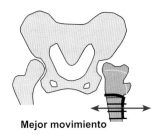
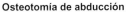

Osteotomía de abducción **Mejor movimiento**

D Abducción en bisagra Con aplanamiento y surco de la cabeza femoral, la aducción es completa, pero la abducción causa que el borde lateral de la cabeza femoral cabalgue sobre la pelvis, lo que a su vez produce ensanchamiento del espacio articular interno y dolor. Se puede mejorar el dolor y el movimiento con una osteotomía de abducción

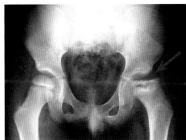
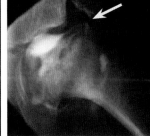

E Deformidad grave Se observa la radiografía AP (*flecha roja*) y la artrografía (*flecha amarilla*) de un niño de 11 años en etapa 3. La deformidad estaba establecida y no se recomendó tratamiento alguno

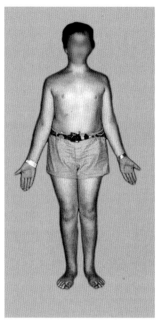
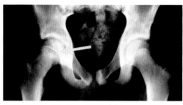
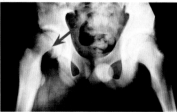

A Epifisiolistesis femoral proximal Se muestra el aspecto corporal habitual (*izquierda*). La radiografía superior fue tomada en el consultorio de un ortopedista junto con el diagnóstico de ELFP (*flecha amarilla*). Hubo un deslizamiento agudo (*flecha roja*) en el estacionamiento, de camino al hospital

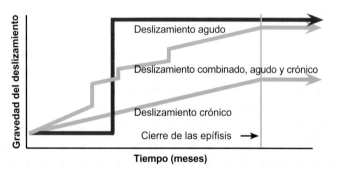

B Patrones de deslizamiento El deslizamiento ocurre durante un período de meses. En el momento del cierre de las epífisis, su progresión cesa

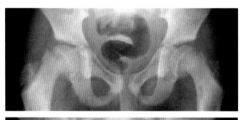
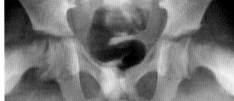
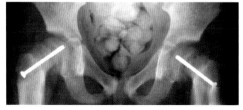

C ELFP bilateral La afección bilateral sugiere la posibilidad de algún trastorno subyacente. Este paciente presentaba osteodistrofia renal

Epifisiolistesis femoral proximal

La *epifisiolistesis femoral proximal* (ELFP) es un desplazamiento de la epífisis femoral superior respecto de la metáfisis [A]. La ELFP es el trastorno de cadera más frecuente en el adolescente, al presentarse en casi 1 de cada 50 000, más a menudo en los pacientes con obesidad. El pico de edad es de 13 años para los niños y 11 años para las niñas, con un rango desde la infancia intermedia hasta la madurez. La ELFP es bilateral en casi el 25 % de los casos, con posible deslizamiento silente ligero en todavía más individuos.

Etiología

La causa de la ELFP es compleja. En la adolescencia temprana, el disco de crecimiento es relativamente más débil, según se evidencia por la incidencia de lesiones epifisarias en otros sitios a esta edad. La cadera es vulnerable, ya que soporta casi cuatro veces su peso. La retroversión o un ángulo del cuello reducido respecto de la diáfisis pueden aumentar la verticalidad del disco, lo que lo hace mecánicamente menos estable. El riesgo aumenta más por cualquier trastorno constitucional que se agregue a la debilidad de la epífisis. Los trastornos endocrinos, como el hipotiroidismo, el hipopituitarismo o el hipogonadismo, y metabólicos, como el raquitismo, o el tratamiento de radioterapia o quimioterapia, pueden contribuir. Si se agrega obesidad [A] o traumatismo a lo anterior, el disco de crecimiento puede fallar de forma gradual, aguda o con una combinación de ambos componentes.

Historial natural

Puede haber fracaso y deslizamiento de la epífisis desde los 6 años hasta la edad de fusión de los discos de crecimiento. Casi todos los deslizamientos son graduales durante un período de muchos meses [B]. A menudo el avance del deslizamiento es variable, con crisis agudas superpuestas a un deslizamiento gradual. El cierre del disco de crecimiento como resultado del tratamiento, o cuando se presenta de manera natural al final del crecimiento, detiene el proceso. Después del deslizamiento, el remodelado puede disminuir la deformidad. El riesgo de artrosis aumenta cuando el deslizamiento es más intenso, el niño es de mayor edad y, en especial, si la necrosis avascular o la condrólisis complican el tratamiento.

Los pacientes con ELFP tienen un acetábulo normal y el cartílago articular suele conservarse. Por lo tanto, a pesar de la presencia de una deformidad significativa, muchos evolucionan bien durante varias décadas. La condrólisis y la necrosis avascular causan degeneración temprana.

Representa un enigma el significado de la llamada "deformidad en empuñadura", que a menudo se observa en hombres que desarrollan artrosis. Se especula que esta deformidad es secundaria a un ELFP no detectado. Sin embargo, se desconoce por qué tal deformidad leve debería causar una degeneración temprana.

ELFP atípico

Osteodistrofia renal
Radioterapia
Quimioterapia
Enfermedades endocrinas

D ELFP atípico La enfermedad subyacente o su tratamiento aumentan el riesgo de ELFP

Diagnóstico

El diagnóstico de ELFP se hace más difícil porque el inicio del deslizamiento crónico común es insidioso y el dolor suele referirse a la rodilla. El dolor de rodilla que se presenta entre los 6 años de edad y la madurez deberá dar lugar a una evaluación de la cadera. Los deslizamientos de larga duración producirán una marcha con los dedos hacia afuera y una insuficiencia de abductores, así como atrofia del miembro inferior.

Detección Se lleva a cabo con una prueba de rotación de la cadera (véase p. 28). La pérdida de rotación interna de la cadera se debe a la inflamación de la articulación y al deslizamiento posteroinferior de la cabeza femoral, que causa una deformidad similar a la de retroversión del fémur. Un resultado positivo requiere evaluación adicional con una radiografía lateral (en ancas de rana) de la pelvis.

Radiografía El diagnóstico de ELFP casi siempre puede hacerse por radiografías convencionales de la pelvis. La proyección lateral en ancas de rana muestra mejor el deslizamiento posterior de la epífisis. La radiografía AP suele presentar ensanchamiento del disco de crecimiento y rarefacción de la metáfisis adyacente [A]. En ocasiones estos son los únicos signos y el trastorno se denomina *predeslizamiento*. Se identifica un desplazamiento sutil por una pérdida de la relación normal en la interfaz epífisis-cuello femoral. En la radiografía AP, la cabeza yace arriba y por fuera de una línea trazada por el borde superior del cuello femoral. En la radiografía lateral, cualquier deslizamiento alterará esta alineación [B]. En la radiografía AP se valora la gravedad por el porcentaje de contacto entre la cabeza y el cuello. Para una valoración más precisa, se obtiene una vista lateral real y se mide el ángulo de deslizamiento [E].

Otras imágenes Las gammagrafías óseas laterales con colimación estenopeica (de alta resolución) de ambas cabezas femorales mostrarán mayor captación en el predeslizamiento [C]. La ecografía mostrará el "escalón" en el sitio del desplazamiento. La RM muestra NAV o una alteración de la posición de la cabeza femoral [D].

Deslizamientos atípicos Los trastornos subyacentes que debilitan el disco epifisario o aumentan la carga pueden incrementar el riesgo de afección. La afección bilateral eleva la probabilidad de algunos problemas [C, página anterior]. A menudo hay antecedentes de algún tratamiento endocrino, renal o especial [D, página anterior].

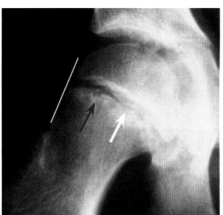

A Características clásicas en la radiografía AP Nótese que la cabeza está desplazada por debajo de una línea (*amarilla*) trazada sobre el borde superior del cuello. Se observa rarefacción metafisaria (*flecha roja*) y ensanchamiento leve del disco de crecimiento (*flecha blanca*)

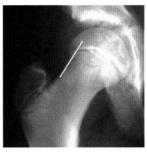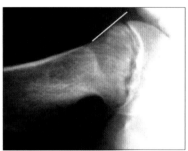

B Deslizamiento muy temprano Nótese que en la imagen AP no se observa cambio en la relación cabeza-cuello. No obstante, el deslizamiento leve es evidente en la vista lateral

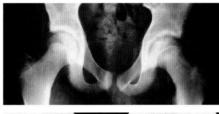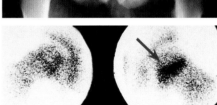

C Gammagrafía ósea en predeslizamiento Se puede confirmar el diagnóstico de un predeslizamiento por una gammagrafía ósea de alta resolución. La mayor captación de la epífisis (*flecha roja*) es notoria, en comparación con el lado opuesto, no afectado

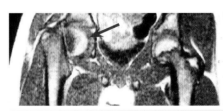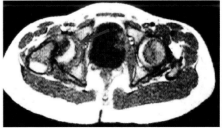

D Imagen de ELFP por RM El estudio muestra un deslizamiento grave (*flechas rojas*)

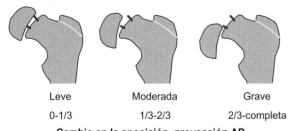

Leve	Moderada	Grave
0-1/3	1/3-2/3	2/3-completa

Cambio en la aposición, proyección AP

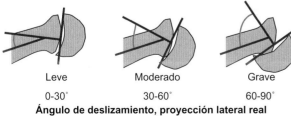

Leve	Moderado	Grave
0-30°	30-60°	60-90°

Ángulo de deslizamiento, proyección lateral real

E Graduación de la gravedad de la ELFP Se puede expresar la gravedad como un grado basado en el desplazamiento observado en la proyección AP. Una medida más precisa es el ángulo de deslizamiento medido en una radiografía lateral real

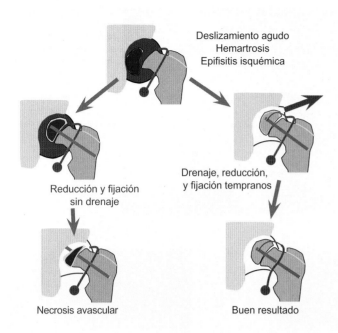

A **Prevención de la NAV por drenaje temprano** Algunos cirujanos recomiendan la descompresión temprana de urgencia, reducción y fijación, para prevenir la NAV en una ELFP aguda

Tratamiento

El objetivo del tratamiento es estabilizar el disco de crecimiento para prevenir su mayor deslizamiento y evitar complicaciones [B]. Esto se logra mediante tornillos, clavos, epifisiodesis o inmovilización con un yeso en espica.

Deslizamientos inestables El 5-10% de todos los deslizamientos causan inestabilidad y aumentan el riesgo de necrosis avascular. Se presentan de manera súbita con imposibilidad de caminar. Dado que el deslizamiento es inestable, cualquier movimiento del miembro inferior causa dolor.

Los deslizamientos inestables a menudo son más graves que los graduales. El tratamiento es difícil y controvertido, y su resultado, a menudo malo. Las opciones terapéuticas agudas incluyen tracción, manipulación, inmovilización en yeso, descompresión aguda, reducción y fijación. Cada vez más estudios sugieren que la descompresión y fijación tempranas disminuyen el riesgo de NAV [A].

Se ingresa al paciente y se programa una fijación con tornillo. Si el procedimiento se retrasa, se considera aplicar tracción cutánea con el miembro inferior sostenido sobre una almohada. La reducción puede ocurrir por tracción o cuando la extremidad se encuentra en posición para la fijación en el quirófano. Se fija como los deslizamientos estables. La fijación se complementa con un segundo tornillo si el primero no resultó óptimo, si el paciente presenta obesidad, o si es menos confiable en cuanto al cuidado que la mayoría de los adolescentes. Se alienta el reposo en cama durante 3 semanas y después la actividad sin soporte de peso, hasta que se observe un callo temprano. Se da seguimiento en busca de NAV (véase página siguiente).

ELFP estable Los deslizamientos leves y moderados estables se fijan con un solo tornillo. Esto previene un mayor deslizamiento y lleva a la fusión del disco de crecimiento (véase siguiente página). Si el niño es menor de 8 años, se fijan con clavos lisos para permitir el crecimiento.

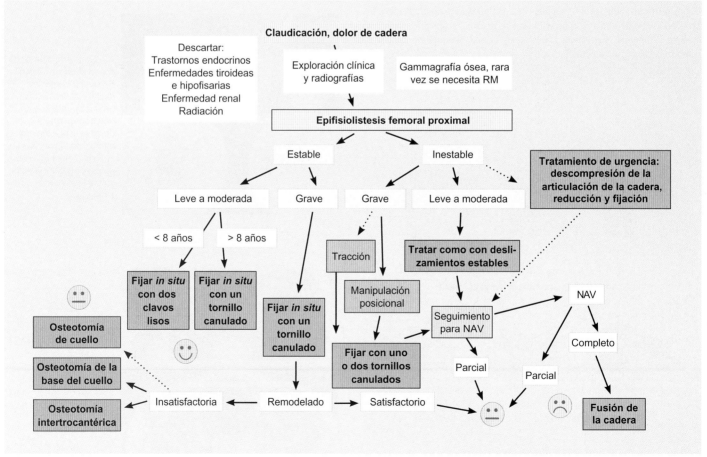

B **Diagrama de flujo del tratamiento de la ELFP**

Osteotomía El procedimiento puede realizarse en varios niveles [A]. En general, las osteotomías más cercanas al sitio de la deformidad proveen la corrección más anatómica, pero con el máximo riesgo de necrosis avascular. Las siguientes son opciones quirúrgicas.

Osteotomía del cuello femoral Esta osteotomía de acortamiento en valgo se hace en el sitio de la deformidad y proporciona una excelente corrección. Debido al riesgo de causar necrosis avascular, la operación suelen hacerla sólo aquellos cirujanos con considerable experiencia con la técnica. La fijación es simple.

Osteotomía de la base del cuello Provee seguridad con buena corrección, ya que el procedimiento es extracapsular y relativamente cercano a la deformidad. Se retira una cuña de hueso anteroexterna en la base del cuello. Cualquier prominencia se elimina. La fijación es simple.

Osteotomía intertrocantérica Es extracapsular y sus superficies de contacto son grandes, lo que provee estabilidad y curación rápida. La fijación es más compleja y la osteotomía es distante respecto del sitio de la deformidad.

Osteotomía subtrocantérica Debido a que la osteotomía es la más distal y la fijación más difícil, este procedimiento no es de uso frecuente. Se prefiere la base del cuello o el nivel intertrocantérico para la osteotomía, debido a que la corrección es buena y los riesgos mínimos.

Osteoplastia La prominencia residual de la porción anterior del cuello femoral se impacta en el acetábulo en flexión y rotación interna. Su retiro mejora el movimiento. La operación es simple y segura, pero no coloca cartílago articular en la configuración de soporte de peso como se logra en los procedimientos de osteotomía. Este procedimiento es subapreciado y subutilizado.

Enclavamiento profiláctico Se observan deslizamientos bilaterales en alrededor del 25% de los pacientes. Siempre debe valorarse cuidadosamente el lado que parece no afectado. Se coloca un clavo en el otro lado si se sospecha un deslizamiento temprano o si está presente algún trastorno metabólico subyacente, como la osteodistrofia renal. Otros factores que aumentan el riesgo de que la otra cadera se deslice son: edad menor de 10 años y obesidad importante.

Deslizamientos graves Complican el tratamiento.

Fijación in situ Se planea la fijación, se permite el modelado para corregir la deformidad y se da seguimiento con osteotomía para mejorar el movimiento, si se vuelve necesario. El desplazamiento notorio dificulta la fijación *in situ*. Se utiliza el punto de ingreso del tornillo en la cara anterior del cuello femoral, pues esto permite la colocación central del clavo en la epífisis femoral desplazada.

Osteotomía inicial El abordaje más difícil es realizar una osteotomía que incluya la corrección de la deformidad y la estabilización del deslizamiento. Se puede alcanzar la estabilización colocando la fijación a través de las epífisis o ubicando la epífisis en una posición horizontal.

Complicaciones

Son frecuentes en la ELFP.

Necrosis avascular La necrosis avascular (NAV) es una complicación grave que a menudo sigue al tratamiento de deslizamientos inestables. Debe hacerse todo lo posible por prevenir este resultado desastroso. Se evitan las reducciones por manipulación [C]. La NAV es una complicación grave que suele seguir al tratamiento de los deslizamientos inestables. Es necesario vigilar la progresión del paciente de forma clínica. Se sospecha cuando una rotación de cadera se torne antálgica o progresivamente más restringida. La necrosis suele ser clara en las radiografías a los 6-12 meses, o antes por estudios de RM.

Condrólisis Puede ocurrir con o sin tratamiento [B]. La penetración de la articulación por alambres guía o clavos es una causa dudosa. El espacio articular se reduce, disminuye el movimiento de la cadera y suele presentarse contractura en abducción. Se alivia el soporte de peso y se alienta la movilización. Es incierta la utilidad del ácido acetilsalicílico, la tracción hospitalaria y la capsulotomía. La mayoría de los pacientes mejoran con el tiempo. Rara vez la enfermedad progresa hasta la destrucción articular y la artrodesis. La combinación de condrólisis y NAV es devastadora y suele concluir con una fusión de la cadera.

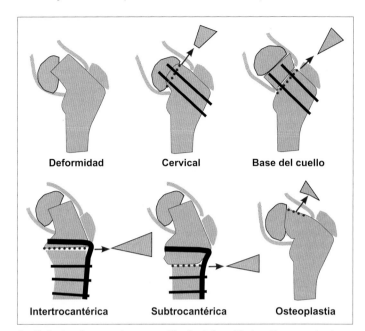

Deformidad   Cervical   Base del cuello

Intertrocantérica   Subtrocantérica   Osteoplastia

A Osteotomías para la corrección de deformidades Se presentan las opciones para el sitio de una osteotomía de corrección de la deformidad por un deslizamiento grave

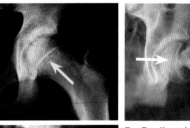

B Deslizamiento agudo, necrosis avascular y condrólisis No se apreciaron estos cambios metafisarios previos al deslizamiento (*flecha amarilla*), y se presentó una cadera inestable (*flecha blanca*), complicada por necrosis avascular y condrólisis (*flecha roja*)

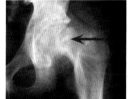

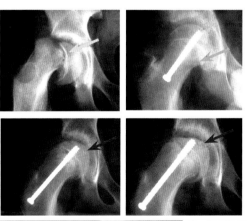

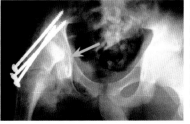

C Deslizamiento inestable con necrosis avascular Este deslizamiento agudo (*flecha amarilla*) se redujo y sujetó con clavo (*flecha naranja*), sin drenaje. La cadera presentó NAV (*flechas rojas*) y en un momento dado requirió la fusión (*flecha verde*)

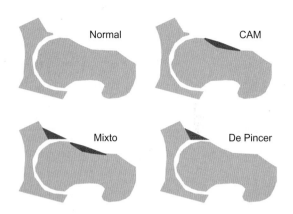

A　Tipos de pinzamiento acetabular femoral Vista lateral de la cadera normal y la deformidad con CAM, mixta y de tipo Pincer. El pinzamiento ocurre con la flexión de la cadera

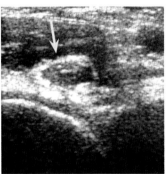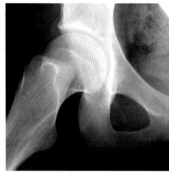

B　Resalto en la cadera La ecografía muestra movimiento del tendón del psoas ilíaco (*flecha*). La radiografía es normal

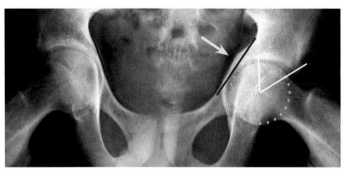

C　Protrusión acetabular Nótese la profundización del acetábulo y un desplazamiento por dentro de la línea ilioisquiática, así como un ángulo CB de 60°

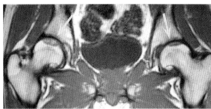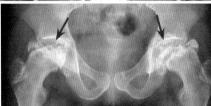

D　NAV inducida por esteroides La RM temprana muestra NAV bilateral temprana (*flechas amarillas*). Nótese la necrosis extensa 2 años después (*flechas rojas*)

Trastornos diversos de la cadera

Pinzamiento acetabular femoral

El pinzamiento [A] es de dos tipos. El de *Pincer* se debe a una cobertura acetabular exterior excesiva que causa pinzamiento sobre la cabeza y el cuello femorales durante la flexión de la cadera. A menudo es secundaria a la retroversión acetabular. El segundo es el de *tipo CAM*, que se debe a una prominencia anterior del cuello femoral por desplazamiento residual secundario a una epifisiolistesis femoral proximal, enfermedad de LCP o necrosis avascular, que complica el tratamiento de la DDC. Ambos tipos causan limitación del movimiento de la cadera, aumento del riesgo de daño del rodete articular y artrosis prematura. Se deriva al paciente con pinzamiento acetabular femoral a un especialista, ya que el tratamiento es técnicamente difícil. En general, la corrección se logra por exéresis de la fuente de pinzamiento. Se puede hacer resección por exposición mediante artroscopia mínimamente invasiva o luxación abierta de la cadera. Se hace la reparación del rodete articular durante la misma operación.

Desgarros del rodete articular

Los desgarros del rodete articular se presentan espontáneamente en los adolescentes después de sufrir traumatismos o en relación con la displasia acetabular y deformidades por la enfermedad de LCP o ELFP. Los síntomas incluyen resalto y pinzamiento, pero rara vez dolor con la actividad normal. La rotación interna y la extensión pueden despertar molestias. Se informa alivio del dolor después de la inyección de un anestésico local en la articulación. El diagnóstico puede confirmarse por RM o artroscopia.

Cuando sea posible, se corrige primero cualquier problema subyacente, como la displasia acetabular. Se prescriben antiinflamatorios no esteroides y puede ser útil la desbridación artroscópica limitada. Los desgarros del rodete articular aumentan el riesgo de cambios degenerativos de la cadera.

Condrólisis idiopática

Este trastorno idiopático se caracteriza por lisis de cartílago con inicio espontáneo que causa dolor y rigidez de la articulación y del espacio cartilaginoso [A]. La evolución es variable. El restablecimiento del espacio articular suele presentarse durante varios años. En otros pacientes, la cadera se anquilosa y se requiere su fusión.

El tratamiento es con soporte de peso en muletas mientras se alienta el movimiento activo por actividades como la natación.

Resalto en cadera

Puede presentarse en la adolescencia. El tendón del psoas ilíaco se subluxa y crea un resalto que causa dolor. Esta subluxación se puede demostrar por ecografía [B]. Se trata con reposo, analgésicos inyectables o, rara vez, alargamiento tendinoso.

Protrusión del acetábulo

Es rara en los niños. Se presenta en el síndrome de Marfan, las espondiloartropatías seronegativas y los trastornos que debilitan al hueso. El dolor, la rigidez, el desplazamiento interno de acetábulo y un mayor ángulo CB son manifestaciones típicas [C]. Debe tratarse la enfermedad subyacente. Se considera la fusión temprana del cartílago trirradiado en el síndrome de Marfan o ante una deformidad grave. Puede requerirse una osteotomía de la pelvis para cambiar la carga más hacia afuera (osteotomía triple invertida del coxal).

Necrosis avascular inducida por esteroides

Esta catastrófica complicación del tratamiento con esteroides causa una afección grave, que a menudo es bilateral [D]. El mecanismo por el que los esteroides disminuyen la irrigación sanguínea de la cabeza femoral es incierto. Las dosis altas de esteroides son más causales que las dosis acumulativas o su duración durante el tratamiento. La NAV puede seguir a la conclusión del tratamiento hasta por 3 años y es la forma más grave. El tratamiento incluye descompresión central temprana y artroplastia total de la articulación.

Coxa vara

La *coxa vara* es una deformidad en la que el ángulo cervicodiafisario del fémur disminuye por debajo de 110° [A]; tiene muchas causas [B] y puede ser una deformidad primaria aislada o relacionarse con otros trastornos.

Mediciones Las mediciones de la forma de la porción superior del fémur, además del ángulo cervicodiafisario, incluyen el ángulo epifisario y la distancia articular trocantérica (DAT). La DAT es una medida importante en la valoración de las deficiencias de los músculos abductores. Por lo general, el centro de la cabeza femoral yace a nivel de la punta del trocánter. La DAT es positiva. Una disminución en la DAT puede deberse a la coxa vara o a un sobrecrecimiento trocantérico relativo por pérdida del crecimiento de la epífisis de la cabeza femoral.

Discapacidad La coxa vara causa acortamiento de la extremidad y debilidad de los músculos abductores. Debido a que la deformidad aumenta el ángulo epifisario, a veces es progresiva.

Coxa vara congénita Suele relacionarse con un fémur corto [C] o con una displasia esquelética, como la espondiloepifisaria.

Coxa vara adquirida Puede vincularse con otros problemas, como es frecuente con la displasia fibrosa, o puede ser iatrógena, como ocurre después del tratamiento de osteotomía en varo de la enfermedad de LCP [D].

Coxa vara del desarrollo Puede presentarse con el transcurso del tiempo.

Tratamiento Se basa en la categoría de la deformidad.

Coxa vara progresiva Puede ser congénita o del desarrollo. Se realiza una osteotomía en valgo que aminore el ángulo epifisario hasta por debajo de 40°. Esta posición más horizontal proporciona estabilidad adicional y disminuye el riesgo de recurrencias.

Osteotomía en valgo La deformidad residual se presenta con mayor frecuencia cuando el procedimiento se hace en etapas avanzadas de la niñez, en las que el tiempo para el remodelado es limitado. El efecto de esta osteotomía a veces se disminuye al mínimo por una detención concomitante del crecimiento del trocánter mayor.

Transferencia trocantérica Este procedimiento es simple y eficaz, y a menudo la mejor forma de tratar la coxa vara residual en el niño mayor o el adolescente. Cabe considerar que la transferencia es tanto interna como externa. El componente externo es el más importante para mejorar la fortaleza de los abductores y disminuir la claudicación del niño.

Coxa valga

Rara vez constituye un problema el aumento del ángulo cervicodiafisario femoral, que se observa en una radiografía AP de la pelvis y puede deberse a coxa valga real, antetorsión femoral o una combinación de las dos.

Coxa valga real Esta deformidad puede presentarse después de la detención del crecimiento de la apófisis del trocánter mayor o el cartílago del cuello, que puede ser consecutiva a procedimientos quirúrgicos. En la radiografía AP, el cuello parece elongado.

Coxa valga aparente Se puede observar por anteversión femoral en los niños con este síndrome.

Combinaciones En los trastornos neuromusculares, como la parálisis cerebral, la deformidad suele ser una combinación de anteversión femoral y una coxa valga real. El cuello está elongado, y la radiografía lateral real muestra un aumento de la inclinación anterior del cuello femoral y la TC un aumento de la anteversión.

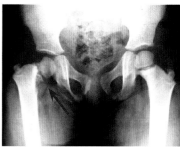
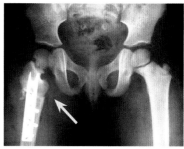
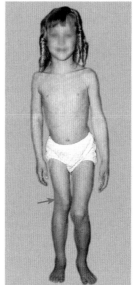

A   Osteotomía en valgo Nótese el acortamiento del miembro inferior derecho (*flecha azul*). La deformidad en varo (*flecha roja*) se corrigió con una osteotomía en valgo (*flecha amarilla*)

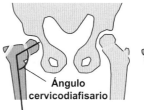

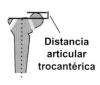

Ángulo cervicodiafisario

Ángulo epifisario

Distancia articular trocantérica

B   Medición de la porción proximal del fémur Estas mediciones a menudo se usan al discutir los cambios en el ángulo cervicodiafisario

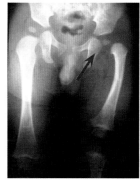
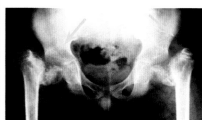

C   Coxa vara congénita Esta deformidad suele vincularse con un fémur corto congénito (*flecha roja*) o presentarse como manifestación de una displasia ósea (*flechas amarillas*)

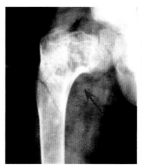
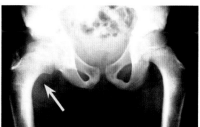

D   Coxa vara adquirida Deformidad en varo, como se observa en la displasia fibrosa (*flecha roja*) y después de una osteotomía en varo en la enfermedad de Perthes (*flecha amarilla*)

GENERALES

Chung, SMK The arterial supply of the developing proximal end of the femur. J. Bone Joint Surg. 58-B:961, 1976.

Hilton, J On the Influence of Mechanical and Physiological Rest in the Treatment of Accidents and Surgical Diseases, and the Diagnostic Value of Pain. London, 1863.

Pauwels, F Biomechanics of the Normal and Diseased Hip. New York, Springer-Verlag, 1976.

Trueta, J The normal vascular anatomy of the human femoral head during growth. J. Bone Joint Surg. 39-B:358, 1957.

DDC

Barlow, T.G. Early diagnosis and treatment of congenital dislocation of the hip. J. Bone Joint Surg. 44-B:292, 1962.

Chiari, K. Medial displacement osteotomy of the pelvis. Clin. Orthop. 98:55, 1974.

Dunn P.M. Clicking hips should be ignored. Lancet 1:846, 1984.

Ferguson, A.B. Jr. Primary open reduction of congenital dislocation using a median adductor approach. J. Bone Joint Surg. 55-A:671, 1973.

Galeazzi, R. Il Pio Istituto Rachitici di Milano. Milan, 1874-1913.

Ganz R., Klaue K., Vinh T.S., Mast J.W. New periacetabular osteotomy for treatment of hip dysplasias. Technique and preliminary results. Clin. Orthop. 232:26, 1988.

Graf, R. Classification of hip joint dysplasia by means of sonography. Arch. Orthop. Trauma Surg. 102:248, 1984.

Harcke H.T., Kumar, S.J. The role of ultrasound in the diagnosis and management of congenital dislocation and dysplasia of the hip. J. Bone Joint Surg. 73-A:622, 1991.

Harris, W.H. Etiology of osteoarthritis of the hip. Clin. Orthop. 213:20, 1986.

Hilgenreiner, H. Zur frühdiagnose und frühbehandlung der angeborenen huftgelenkuerrenkung. Med. Klin. 21:1385, 1925.

Le Damany, P. La Luxation Congénitale de la Hanche; Études d'Anatomie Comparée, d'Anthropogénie Normale et Pathologique, Déductions Thérapeutiques. Paris, 1912.

Lequesne, M., de Séze, S. Le faux profil du bassin. Nouvelle incidence radiographique pour l'étude de la hanche. Son utilité dans les dysplasies et les différentes coxopathies. Rev. Rhum. Mal. Oetoartic. 28:643, 1961.

Lorenz, A. The operative treatment of congenital dislocation of the hip. Trans. Am. Orthop. Assoc., 7:99, 1895.

Ludloff, K. Open reduction of congenital hip dislocation by anterior incision. Am. J. Orthop. Surg. 10:438, 1913.

Ortolani, M. Congenital hip dysplasia in the light of early and very early diagnosis. Clin. Orthop. 119:6, 1976.

Pavlik, A. Stirrups as an aid in the treatment of congenital dysplasias of the hip in children. J. Pediat. Orthop. 9:157, 1989. Translated by V. Bialik & N.D. Reis from Lékarské Listy, 5:81, 1950.

Pemberton, P.A. Pericapsular osteotomy of the ilium for treatment of congenital subluxation and dislocation of the hip. J. Bone Joint Surg. 87-A:65, 1965.

Perkins, G. Signs by which to diagnose congenital dislocation of the hip. (1928) Clin. Orthop. 274:3, 1992.

Rosen, S. von. Early diagnosis and treatment of congenital dislocation of the hip joint. Acta Orthop. Scand. 26:136, 1956.

Salter, R.B. Innominate osteotomy in the treatment of congenital dislocation of the hip. J. Bone Joint Surg. 43:72, 1961.

Sharp, I.K. Acetabular dysplasia. The actebular angle. J. Bone Joint Surg. 43-B:268, 1961.

Shenton, E.W.H. Disease in Bones and its Detection by X-Rays. London, 1911.

Smith-Petersen, M.N. A new supra-articular subperiosteal approach to the hip joint. Am. J. Orthop. Surg. 15:592, 1917.

Staheli, L.T. Slotted acetabular augmentation. J. Pediat. Orthop. 1:321, 1981.

Steel, H.H. Triple osteotomy of the innominate bone. J. Bone Joint Surg. 55-A:343, 1973.

Sutherland, D.H., Greeknfield, R. Double innominate osteotomy. J. Bone Joint Surg. 59-A:1082, 1977.

Tönnis D. Normal values of the hip joint for the evaluation of X-rays in children and adults. Clin. Orthop. 119:39, 1976.

Tönnis D., Behrens K., Tscharani F. A modified technique of the triple pelvic osteotomy: early results. J. Pediat. Orthop. 1:241, 1981.

Trendelenburg, F. Dtsch. Med. Wschr. 21:21, 1895.

Wagner, H. Osteotomies for congenital hip dislocation. In, Proceeding of the Fourth Open Scientific Meeting of the Hip Society. St. Louis, 1976.

Wagner, H. The Hip. Proceedings of the Fourth Open Scientific Meeting of the Hip Society. St. Louis, 1976.

Wedge J.H., Wasylenko M.J. Natural history of congenital disease of the hip. J. Bone Joint Surg. 61-B:334, 1979.

Wiberg, G. Studies on dysplastic acetabula and congenital subluxation of the hip joint. Acta Orthop. Scand. Suppl. 58:1, 1939.

LCP

Calvé, J Sur une forme particulière de pseudo-coxalgie greffée sur des déformations caractéristiques de l'extrémité supérieure du fémur. Rev. Chir. 42:54, 1910.

Catterall, A The natural history of Perthes' disease. J. Bone Joint Surg. 53-B:37, 1971.

Gage, HC A possible early sign of Perthes' disease. Brit. J. Radiol. 6:295, 1933.

Herring, JA, Neustadt, JB, Williams, JJ The lateral pillar classification of Legg Calvé Perthes disease. J. Pediatr. Orthop. 12:143, 1992.

Köhler, A Die Normale und Pathologische Anatomie des Hüftgelenkes und Oberschenkels in Röntgenographischer Darstellung. Hamburg, 1905.

Legg, AT An obscure affection of the hip-joint. Boston Med. Surg. J. 162:202, 1910.

Little, DG, Kim, HKW. Potential for bisphosphonate treatment in Legg-Calvé-Perthes disease. J. Pediatr. Orthop. 31(2 Suppl):S182-8, 2011.

Meyer, J Dysplasia epiphysealis capitis femoris. A clinical-radiological syndrome and its relationship to Legg-Calvé-Perthes disease. Acta Orthop. Scand. 34:183, 1964.

Miyamoto, Y., Matsuda, T., Kitoh, H., Haga, N., Ohashi, H., Nishimura, G., Ikegawa, S. A recurrent mutation in type II collagen gene causes Legg-Calve-Perthes disease in a Japanese family. Hum. Genet. 121: 625-629, 2007.

Mose, K Legg-Calvé-Perthes disease. A comparison among three methods of conservative treatment. Thesis at Universitesforlaget, Arthus, Denmark, 1964.

Perthes, GC Über arthritis deformans juvenilis. Deutsch. Ztschr. Chir. 107:111, 1910.

Petrie, JG, Bitenc, I The abduction weight bearing treatment in Legg-Perthes disease. J. Bone Joint Surg. 53-B:54, 1971.

Rowe, SM, Kim, HS, Yoon, TR Osteochondritis dissecans in Perthes' disease. Report of seven cases. ActaOrthop. Scand. 60:545, 1989.

Salter, RB, Thompson, GH Legg-Calvé-Perthes disease. The prognostic significance of the subchondral fracture and a two group classification of the femoral head involvement. J. Bone Joint Surg. 66-A:479, 1984.

Stulberg, SD, Cooperman, DR, Wallensten, R The natural history of Legg Calvé Perthes disease. J. Bone Joint Surg. 63-A:1095, 1981.

Waldenström, H Der obere tuberkulöse collumherd. Ztschr. Orthop. Chir. 24:487, 1909.

Waldenström, H The first stages of coxa plana. Acta Orthop. Scand. 5:1, 1934.

Wynne-Davies, R, Gormley, J. The ætiology of Perthes' disease. J. Bone Joint Surg. 60-B:6, 1978.

ELFP

Boyer, DW, Mickelson, MR, Ponseti, IV Slipped capital femoral epiphysis. Long-term follow-up of 121 patients. J. Bone Joint Surg. 63-A:85, 1981.

Carney, BT, Weinstein, SL, Noble, J Long-term followup of slipped capital femoral epiphysis. J. Bone Joint Surg. 73-A:667, 1991.

Dunn, DM Treatment of adolescent slipping of the upper femoral epiphysis. J. Bone Joint Surg. 46-B:621, 1964.

Fahey, J, O'Brien, E Acute slipped capital femoral epiphysis. J. Bone Joint Surg. 47 A:1105, 1965.

Fröhlich, A Ein fall von tumor der hypophysis cerebri ohne akromegalie. Wein. Klin. Rdsch. 15:883-906, 1901.

Ganz, R, Gill, TJ, Müller, ME, Gautier, E, Ganz, K, Krügel, N, Berlemann, U. Surgical dislocation of the adult hip. A technique with full access to the femoral head and acetabulum without the risk of avascular necrosis. J Bone Joint Surg. 83-B:1119-1124, 2001.

Hall, JE The results of treatment of slipped femoral epiphysis. J. Bone Joint Surg. 39 B:659, 1957.

Harris, WR The endocrine basis for slipping of the femoral epiphysis. J. Bone Joint Surg. 32-B:5, 1950.

Heyman, CH, Herndon, CH, Strong, JM Slipped femoral epiphysis with severe displacement. A conservative operative treatment. J. Bone Joint Surg. 39-A:293, 1957.

Imhäuser, G Spätergebnisse der sog. Imhäuser-osteotomie bei der epiphysenlösung. Zugleich ein beitrag zum problem der hüftarthrose. Z. Orthop. 115:716, 1977.

Ingram, AJ, Clarke, MS, Clarke, CS, Marshall, RW Chondrolysis complicating slipped capital femoral epiphysis. Clin. Orthop. 165:99, 1982.

Ippolito, E, Mickelson, M, Ponseti, I A histochemical study of slipped capital femoral epiphysis. J. Bone Joint Surg. 63-A:1109, 1981.

Jerre, T A study of slipped capital femoral epiphysis with special reference to late functional and roentgenological results and the value of closed reduction. Acta Orthop. Scand. 6:1, 1950.

Key, J Epiphyseal coxa vara or displacement of the capital epiphysis of the femur in adolescence. J. Bone Joint Surg. 8:53, 1926.

Klein, A, Joplin, RJ, Reidy, JA Treatment in cases of slipped capital femoral epiphysis at Massachusetts General Hospital. Arch. Surg. 46:681, 1943.

Lacroix, P, Verbrugge, J Slipping of the upper femoral epiphysis. A pathological study. J. Bone Joint Surg. 33-A:371, 1951.

Lehman, WB, Grant, A, Rose, D, Pugh, J, Norman, A A method of evaluating possible pin penetration in slipped capital femoral epiphysis using a cannulated internal fixation device. Clin. Orthop. 186:65, 1984.

Loder, RT, Richards, BS, Shapiro, PS, Reznick, LR, Aronson, DD Acute slipped capital femoral epiphysis. The importance of physeal stability. J. Bone Joint Surg. 75 A:1134, 1993.

Moseley, C The "approach-withdraw phenomenon" in the pinning of slipped capital femoral epiphysis. Orthop. Trans. 9:497, 1985.

Murray, RO The etiology of primary osteoarthritis of the hip. Brit. J. Radiol. 38:810, 1965.

Resnick, D The "tilt deformity" of the femoral head in osteoarthritis of the hip, a poor indicator of previous epiphysiolysis. Clin. Radiol. 27:355, 1976.

Waldenström, H On necrosis of the joint cartilage by epiphyseolysis capitis femoris. Acta Chir. Scand. 67:936, 1930.

Weiner, DS, Weiner, S, Melby, A, Hoyt, WA A 30-year experience with bone graft epiphysiodesis in the treatment of slipped capital femoral epiphysis. J. Pediatr. Orthop. 4:145, 1984.

Wilson, P, Jacobs, R, Schector, L Slipped upper femoral epiphysis. An end result study. J. Bone Joint Surg. 47-A:1128, 1965.

Zionts, LE, Simonian, PT, Harvey, JP Transient penetration of the hip joint during in situ cannulated-screw fixation of slipped capital femoral epiphysis. J. Bone Joint Surg. 73 A:1054, 1991.

OTRAS

Khan, M, Adamich, J, Simunovic, N, Philippon, MJ, Bhandari, M, Ayeni, O. Surgical management of internal snapping hip syndrome: a systematic review evaluating open and arthroscopic approaches. J. Arthroscop. 29(5): 942-948, 2013.

Klaue K., Durnin, C.W., Ganz, R. The acetabular rim syndrome. A clinical presentation of dysplasia of the hip. J. Bone Joint Surg. 73-B:423, 1991.

Wild, AT, Sponseller, PD, Stec, AA, Gearhart, JP. The role of osteotomy in surgical repair of bladder exstrophy. Sem. Pediatr. Surg. 20(2):71-78, 2011.

COLUMNA VERTEBRAL Y PELVIS

Los problemas de la columna vertebral en los pacientes pediátricos tienen el potencial de causar considerable discapacidad y deben tomarse en serio. En tanto la mayoría de los adultos presentan dolor de espalda en ocasiones, en los niños tal manifestación es menos frecuente y a menudo se debe a alguna enfermedad orgánica específica que requiere tratamiento. La deformidad es de mayor preocupación durante esta etapa por el potencial de progresar con el crecimiento. Por el contrario, la asimetría troncal menor [A] es frecuente en los pacientes pediátricos y puede causar preocupación indebida y llevar a la aprehensión y el tratamiento innecesario.

Desarrollo normal

El sistema axial se desarrolla durante el período embrionario.

Embrión

Durante la cuarta semana, las células mesenquimatosas provenientes del esclerotoma proliferan alrededor de la notocorda para convertirse en el cuerpo vertebral y rodear al tubo neural, formando los arcos vertebrales [B]. Las células de los esclerotomas adyacentes se unen para formar al precursor del cuerpo vertebral, una estructura intersegmentaria. Entre estos cuerpos, la notocorda se desarrolla al interior del disco intervertebral. Las células que rodean al tubo neural se convierten en arcos vertebrales.

Durante la sexta semana de desarrollo, aparecen centros de condrificación en tres sitios a cada lado de las vértebras mesenquimatosas. El centro está formado por la coalición de los dos centros previos, más anteriores. La condrificación concluye antes de que aparezca el centro de osificación [C]. Este centro, junto con un centro de osificación de cada arco, constituyen en total los tres centros de osificación primarios para cada vértebra.

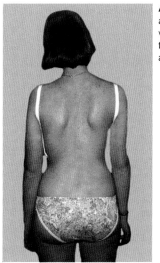

A   Asimetría troncal leve Estas asimetrías leves corresponden a variaciones de lo normal, no requieren tratamiento ni causan discapacidad alguna

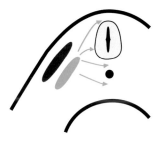

B   Crecimiento del esclerotoma Las células del esclerotoma proliferan alrededor de la notocorda y el tubo neural

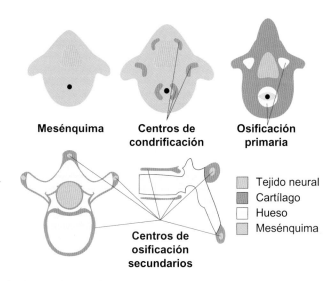

Mesénquima   Centros de condrificación   Osificación primaria

Centros de osificación secundarios

Tejido neural
Cartílago
Hueso
Mesénquima

C   Desarrollo vertebral Las vértebras se desarrollan primero como mesénquima, después como cartílago y, finalmente, como hueso. Aparecen centros de osificación secundarios durante la niñez y se fusionan durante la adolescencia o la edad adulta temprana. Tomado de Moore (1988)

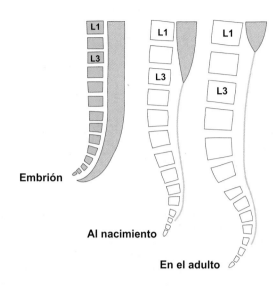

A Relación de la columna vertebral con la médula espinal Durante el período fetal, la médula espinal llena el conducto vertebral. Con el crecimiento, la médula termina en un nivel progresivamente más alto

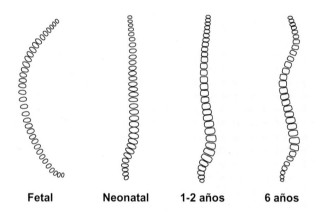

| Fetal | Neonatal | 1-2 años | 6 años |

B Desarrollo normal de la columna vertebral (plano sagital) La columna vertebral cambia de una sola curva al nacer, a una curva triple durante la niñez

Niñez

Durante la niñez temprana, los centros de cada arco vertebral se fusionan y se articulan al cuerpo vertebral por una *unión* o *sincondrosis neurocentral* cartilaginosa que permite la proliferación para acoplarse a la médula espinal en crecimiento. La fusión de la unión neurocentral suele presentarse entre el tercero y sexto años de vida. A veces se observan muescas anteriores en las vértebras del lactante o niño y corresponden al sitio de la fusión de las somitas [C].

Centros de osificación secundarios Aparecen en los extremos de las apófisis transversas y espinosas, y alrededor de las placas terminales vertebrales en la pubertad, que se fusionan a los 25 años de edad. Son frecuentes los defectos congénitos en el sistema axial. Se observan variaciones en la columna lumbar en alrededor del 33 % de los individuos. La espina bífida oculta es frecuente. Las hemivértebras son producto del fracaso de la formación o segmentación, lesiones con frecuencia vinculadas con anomalías genitourinarias, y menos frecuentemente con defectos cardíacos, anales, de extremidades, fístula traqueoesofágica y defectos de conducción auditiva, cuando se ve afectada la columna cervical.

Nivel medular Inicialmente, los elementos neurales y óseos de las somitas correspondientes yacen uno frente al otro. Así, el extremo caudal de la médula espinal llena el conducto raquídeo y los nervios raquídeos pasan a través de los agujeros intervertebrales correspondientes. Para la semana 24 de vida fetal, la médula termina en S1, al nacimiento en L3, y en el adulto en L1 [A]. Este crecimiento diferencial da lugar a la formación de la cola de caballo: un conglomerado de nervios que atraviesan el espacio subaracnoideo hacia los agujeros intervertebrales. El extremo de la médula espinal está unido al periostio frente a la primera vértebra coccígea por el *filum terminale*, que es un residuo embrionario de la médula espinal.

Configuración sagital En la proyección frontal, la columna vertebral es relativamente recta durante el crecimiento. En proyección lateral, la columna evoluciona de una sola curva al nacer hasta un patrón de triple curva en el niño [B]. Aunque este patrón de triple curva es necesario para asumir una posición erecta, su oblicuidad impone una carga agregada a la columna lumbar, que contribuye a la aparición de espondilólisis en el niño, herniación del disco intervertebral en el adolescente y artritis degenerativa en el adulto.

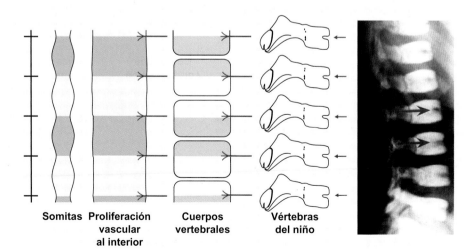

Somitas Proliferación vascular al interior Cuerpos vertebrales Vértebras del niño

C Desarrollo vertebral intersegmentario Los cuerpos vertebrales se forman como estructuras intersegmentarias. Conforme proliferan los vasos sanguíneos entre las somitas, su posición final es mediovertebral. El sitio de ingreso de los vasos sanguíneos y de la fusión de las somitas a veces se observa radiográficamente como una muesca anterior en el cuerpo vertebral del niño (*flechas rojas*)

Valoración

La columna se evalúa como parte de la exploración física inicial o ante la presencia de dolor o deformidad.

Anamnesis y exploración física

Exploración física inicial ¿Hay algún trastorno subyacente? El síndrome de Marfan, la neurofibromatosis, las osteocondrodistrofias o las mucopolisacaridosis son muy evidentes en el paciente pediátrico de mayor edad, pero pueden no ser aparentes en el lactante.

Antecedentes Se indaga acerca del inicio, la progresión, la discapacidad y su duración. Los antecedentes familiares son de gran importancia, porque la escoliosis o la hipercifosis suelen ser familiares. El dolor de espalda también lo es.

Postura Se deben observar la simetría de altura de los hombros, las prominencias escapulares, los surcos de los flancos y las asimetrías pélvicas. Se busca cualquier lesión cutánea, en especial las de la línea media, como fovéolas, hemangiomas o áreas de hipertricosis, pie cavo o atrofia de miembros inferiores, pues su presencia suele vincularse con lesiones raquídeas subyacentes. Las manchas de color café con leche tienen relación con la neurofibromatosis, una causa de escoliosis.

Debe recordarse que las asimetrías troncales menores, que se presentan en alrededor del 10% de los niños, son benignas y no causan discapacidad ni requieren tratamiento. Conviene evitar llamar la atención sobre tales asimetrías, porque sólo causan preocupación al paciente y su familia.

Flexión hacia adelante Debe realizarse esta prueba [A], de preferencia, con la persona que realiza la exploración sentada enfrente o detrás del paciente. Se controla la flexión del cuerpo del niño hacia adelante con las manos juntas y se guía lentamente su inclinación al frente, en tanto se observa si hay asimetría en cada nivel de la columna. Cualquier escoliosis significativa será fácil de percibir.

Los pacientes que no se pueden mantener de pie se exploran sentados con inclinación hacia adelante. Si no se pueden sentar, se observan en decúbito prono y se busca cualquier asimetría troncal.

La asimetría se evalúa con un escoliómetro [B], que mide la inclinación. Los grados menores de asimetría suelen ser sólo una variación de lo normal, pero requieren valoraciones de seguimiento. Si se encuentra cualquier anomalía, son indispensables una exploración física detallada y la valoración neurológica durante el tamizaje para evitar errores de diagnóstico. La vacilación, una inclinación hacia un lado o el movimiento restringido son anómalos. Las lesiones, como los tumores de la médula espinal, las espondilolistesis, las herniaciones de disco o las discitis, limitan la movilidad o la simetría ante la flexión anterógrada.

Vista lateral Observada desde un lado, la espalda deberá encorvarse de manera uniforme sin ninguna angulación. Se percibe un segmento angular agudo de la columna en la cifosis de Scheuermann.

Exploración neurológica Deberá ser parte de la exploración general. Además de la valoración sistemática, deben precisarse los reflejos abdominales, que se evalúan por golpeteo suave de cada cuadrante de la pared abdominal [C]. La ausencia de simetría o la asimetría notoria sugieren una anomalía neurológica sutil, que puede indicar la necesidad de una investigación neurológica más intensiva, como la realizada por resonancia magnética (RM).

Estudios imagenológicos

Las radiografías y otros estudios imagenológicos están indicados para medir las curvas vertebrales y valorar, adicionalmente, problemas específicos identificados por la exploración física [D].

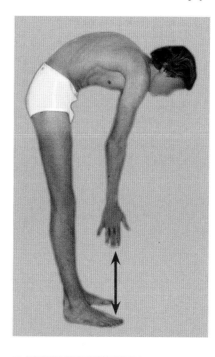

A Flexión anterógrada limitada Se observa flexión anterógrada limitada (*flecha roja*) en una gama de enfermedades. Es un signo importante que sugiere la necesidad de estudios adicionales

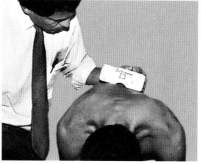

B Inclinación del tronco Se puede valorar la asimetría con un inclinómetro o escoliómetro. Las medidas por arriba de 12.5-17.5 cm son indicación de estudios radiográficos

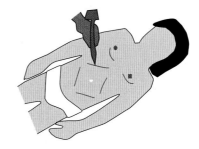

C Reflejos abdominales Golpear cada cuadrante del abdomen con la base de un martillo de reflejos para valorar su simetría

Método de imagen	Circunstancia
Radiografía	Estudio inicial
Radiografía AP	De pie de 36 pulg. para las escoliosis
Radiografía lateral	De pie de 36 pulg. para las cifosis o lordosis
Radiografía lumbar oblicua	Con foco en la unión L-S de la columna para las espondilólisis
TC	Fracturas, espondilólisis
Gammagrafía	Dolor dorsal, infecciones o tumores
RM	Disrafia raquídea, lesiones medulares, tumores, abscesos o hernias de disco
SPECT	Espondilólisis

D Usos de los métodos imagenológicos para los trastornos vertebrales Evitar ordenar los estudios simultáneos en batería, ya que resulta costoso y a menudo expone al niño a una radiación innecesaria

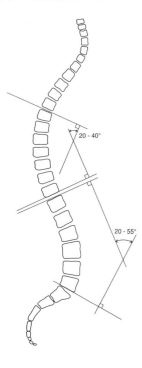

A   Método para medir la alineación de la columna vertebral Se traza de la plataforma proximal y distal para la vértebra superior e inferior, respectivamente, con mayor desviación del plano horizontal. Se traza una línea que haga ángulo recto con alguna de las plataformas de las vértebras intermedias (*rojo*). El ángulo incluido corresponde al grado de cifosis o lordosis

Radiografías Se toman placas AP y lateral en bipedestación en chasis de 36 pulgadas utilizando escudos y técnicas para evitar la exposición excesiva a la radiación. Deben ordenarse vistas lumbosacras oblicuas para valorar el istmo vertebral, si se sospecha espondilólisis y no se observa en la vista lateral.

Tomografía computarizada por emisión de fotón único (SPECT, de *single photon emission computed tomography*) Es útil para valorar reacciones sutiles del istmo vertebral.

Tomografía computarizada (TC) Estos estudios son útiles para detallar deformidades o lesiones óseas.

Resonancia magnética (RM) Se utiliza para estudiar a pacientes con datos neurológicos, con progresión no explicada de una deformidad y ciertos tipos de deformidad, así como en el preoperatorio de pacientes con alteración neurológica. Estos estudios son útiles para valorar tumores, anomalías congénitas como la malformación de Chiari [C], diversos quistes, compresiones de la médula espinal, cordón anclado y anomalías del *filum terminale*.

Estudios múltiples Se ordenan sólo los estudios imagenológicos que sean definitivamente necesarios durante la valoración inicial [D].

Variabilidad normal Se hacen mediciones de las deformidades a partir de radiografías de pie [A]. Es necesario observar el rango normal en el plano sagital [B].

Plano sagital El rango normal para la cifosis dorsal está entre 20 y 45° aproximadamente. La cifosis entre 45 y 55° es marginal, la menor de 20° se conoce como *hipocifosis* y la mayor de 55° como *hipercifosis*. La hipercifosis en ocasiones se denomina "deformidad de espalda redonda". Las cifras normales de lordosis lumbar están entre 20 y 55°. De manera similar, la lordosis disminuida se denomina *hipolordosis*, en tanto la aumentada es la *hiperlordosis*. La hipolordosis se denomina "espalda plana" y la hiperlordosis, "deformidad lordótica" o "lomo hundido".

Plano frontal Las curvas leves que causan asimetría del tronco suelen ser variantes normales, menores de 10° de acuerdo con Cobb y menores de 5° por la medida con el escoliómetro. No se ha demostrado que estas asimetrías causen discapacidad alguna en la niñez o la vida adulta. Las gammagrafías óseas son usuales para la valoración del dolor de espalda cuando las radiografías son negativas o indefinidas.

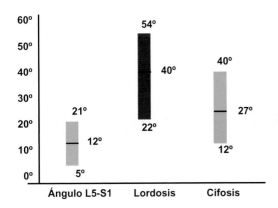

B   Valores normales de medidas sagitales de la columna vertebral en los niños El rango incluye los valores de los percentiles 10 a 90. El ángulo L5-S1 incluye medidas entre la cara inferior de L5 y la superior de S1 (*verde*). La lordosis se mide con el método de Cobb entre L1 y L5 (*rojo*). La cifosis se mide con el método de Cobb entre T5 y T12 (*azul*). Tomado de Propst-Proctor & Bleck. JPO 3:344, 1983

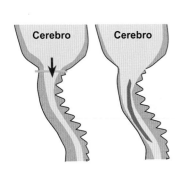

C   Malformación de Chiari y siringe Es un desplazamiento del cerebelo hacia el conducto raquídeo (*flecha roja*), lesión que se puede relacionar con un quiste intramedular o siringe (*azul*)

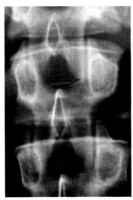
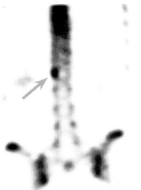
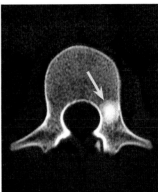

D   Osteoma osteoide de la columna vertebral Esta lesión causó dolor de espalda nocturno grave. El crecimiento del pedículo se observa en las radiografías (*flecha roja*). La gammagrafía ósea mostró una zona caliente (*flecha anaranjada*) y la TC muestra la lesión esclerótica (*flecha amarilla*). La exéresis dio como resultado la curación

Deformidades congénitas

Diastematomielia

Se trata de un defecto congénito con proyección central osteocartilaginosa que divide la médula espinal [A].

Diagnóstico Se observan lesiones cutáneas en la mayoría de los pacientes con estigmas cutáneos (vello lumbosacro), fovéola, hemangioma, masa subcutánea o teratoma cerca o a nivel de la diastematomielia. Otras deformidades también son frecuentes. Casi todas conllevan alguna anomalía vinculada, como disrafia raquídea, asimetría de miembros inferiores y pie equino varo o cavo. El 66 % de los pacientes presentan escoliosis congénita con localización en la columna lumbar. La mitad cuenta con anomalías neurológicas.

Tratamiento Al paciente con progresión de síntomas neurológicos se le reseca la prominencia ósea. Se le da seguimiento a los otros y se considera la resección si se presentan manifestaciones neurológicas o se planea una corrección de la deformidad raquídea.

Agenesia del sacro

El síndrome de regresión caudal o agenesia del sacro incluye una gama de anomalías [B] con hipoplasia o aplasia [C] del sacro, que tiene máxima frecuencia en la descendencia de madres con diabetes.

Manifestaciones clínicas Incluyen contractura en flexión de la rodilla con membranas poplíteas, luxaciones y contracturas en flexión de cadera, escoliosis, deformidades en equino varo del pie, e inestabilidad de la unión columna vertebral-pelvis. Estas deformidades varían en su gravedad con respecto al nivel de la agenesia y la pérdida resultante de potencia motora. Las manifestaciones neurológicas pueden ser predictivas de la progresión y las imágenes por RM son útiles para su valoración.

Tratamiento Suele ser difícil y depende de la deformidad y el estado motor y sensorial. Las deformidades en flexión de la rodilla son difíciles de corregir y las recurrencias, frecuentes. Se ajustan al paciente pediátrico las combinaciones de procedimientos quirúrgicos limitados y auxiliares de ortesis o movilidad. La inestabilidad de columna y pelvis y las luxaciones de la cadera suelen ser mejor toleradas que las rigideces causadas por la estabilización o reducción quirúrgicas.

Extrofia vesical

Un fracaso del cierre anterior de la pelvis da lugar a la diastasis pélvica y una vejiga abierta [D]. En la forma más grave, la extrofia de la cloaca, también está presente un onfalocele con contenido intestinal.

Manifestaciones clínicas Incluyen diastasis de la pelvis, retroversión acetabular y rotación externa de las extremidades, y marcha con los dedos hacia afuera, que tienden a mejorar con la edad.

Tratamiento Las discapacidades ortopédicas son insuficientes para requerir corrección. Posiblemente se necesite una osteotomía pélvica durante la reconstrucción vesical para facilitar el cierre. Se realizan osteotomías bilaterales supraacetabulares y se estabiliza con un yeso en espica después de la reparación urológica.

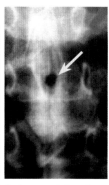
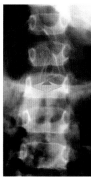
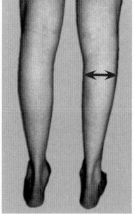

A Disrafia raquídea La diastematomielia y otros defectos congénitos de la columna vertebral deberán considerarse en un paciente pediátrico con pie cavo o hipoplasia de extremidad (*flecha roja*). La distancia interpedicular está ampliada (*flecha anaranjada*) y una barra ósea en la línea media divide a la mitad la médula espinal, como se muestra en la mielografía (*flecha amarilla*)

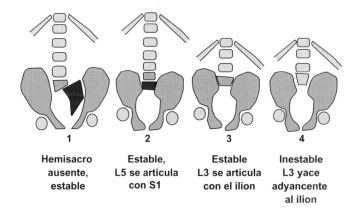

1	2	3	4
Hemisacro ausente, estable	Estable, L5 se articula con S1	Estable L3 se articula con el ilion	Inestable L3 yace adyacente al ilion

B Clasificación de la agenesia del sacro por Renshaw El sacro puede ser hipoplásico o estar por completo ausente (*rojo*). La relación columna vertebral-pelvis puede ser estable o inestable. Con base en Renshaw (1978)

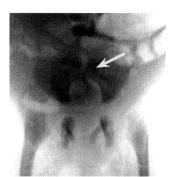

C Agenesia del sacro Las radiografías muestran una deficiencia de tipo 3 (*flecha amarilla*)

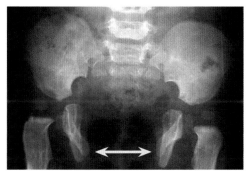
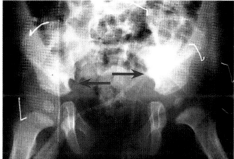

D Extrofia vesical Se relaciona con la separación de los huesos púbicos (*flecha amarilla*) y la retroversión de los acetábulos. Se realizan osteotomías ilíacas bilaterales (*flechas rojas*) para facilitar la reconstrucción de la vejiga

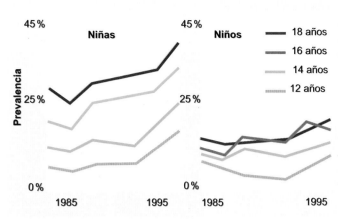

A   Dolor de espalda en los niños Prevalencia por fecha, edad y sexo. Tomado de Hakala y cols. BMJ 325:737, 2002

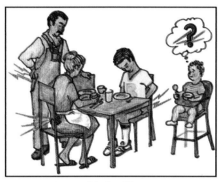

B   Dolor de espalda familiar El niño puede aprender acerca del dolor de espalda de sus hermanos no gemelos y padres

---

Causas del dolor de espalda

Traumatismos
Espondilolistesis y espondilólisis
Enfermedad de Scheuermann
Nódulos de Schmorl
Tumores de columna
Discitis
Espondilitis reumatoide
Trastornos funcionales
Síndromes de sobreuso

C   Causas de dolor de espalda en los pacientes pediátricos Se presentan las principales causas de dolor en niños y adolescentes

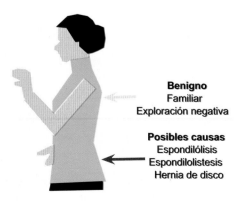

Benigno
Familiar
Exploración negativa

Posibles causas
Espondilólisis
Espondilolistesis
Hernia de disco

D   Localización y gravedad El lumbago (*flecha roja*) tiene mucha mayor probabilidad de requerir tratamiento que el dolor dorsal alto y medio (*flecha amarilla*)

Dolor de espalda

Durante las últimas décadas, el dolor de espalda en los pacientes pediátricos se ha convertido en un proceso cada vez más frecuente [A], lo que resulta en especial válido para los adolescentes ya cerca de la edad adulta. Este aumento se relaciona con estrés creciente, complejidades en las relaciones familiares [B], disminución de la actividad física y aumento del tiempo dedicado a la televisión y los aparatos electrónicos. Debido a la prevalencia y los factores sociales/culturales, la participación del proveedor de atención primaria ha aumentado de manera significativa.

Prevalencia

El dolor de espalda se ha vuelto cada vez más frecuente, en especial en las niñas, ya avanzada la adolescencia [A].

Valoración

Se debe estar al tanto de las causas del dolor de espalda [C]. Las manifestaciones preocupantes incluyen inicio antes de los 4 años, síntomas que persisten más de 4 semanas, interferencia con la función, manifestaciones sistémicas, aumento de las molestias, dolor nocturno, datos neurológicos e inicio reciente de escoliosis.

La localización es significativa [D]. El dolor de espalda torácico es más frecuente en las niñas, sobre todo ya avanzada la adolescencia, y es mucho menos probable que sea de gravedad y que requiera tratamiento.

Debe realizarse una exploración física cuidadosa. Al flexionar hacia adelante, se observa en cuanto a simetría, movilidad e inequidades de la curvatura. Se registra la localización de cualquier hipersensibilidad. Es necesario una exploración neurológica y verificar los tendones de la corva en el muslo.

En general, son suficientes las radiografías anteroposterior y lateral. Cabe recordar que las vistas oblicuas y la TC exponen al paciente pediátrico a cantidades significativas de radiación. Se evita ordenar RM y otros estudios costosos. El médico dedicado a la columna vertebral preferirá ordenar exactamente lo que se necesita.

Cuándo derivar al especialista

Dolor de espalda alta o dorsalgia A menudo se puede tratar en el nivel primario.

Dolor de espalda baja o lumbalgia En especial si se relaciona con hipersensibilidad localizada, limitación de la movilidad de la columna vertebral, limitación de la elevación de las piernas rectas, curvatura dispar del dorso cuando se flexiona, o asimetría.

Tratamiento

Dolor de espalda benigno del adolescente Algunos autores sugieren limitar el peso de las mochilas a menos del 20 % del peso corporal (sin base en pruebas). Debe alentarse la actividad y un estilo de vida saludable, así como el control de peso, además de proveer aliento. Se considera como un dolor de espalda frecuente que no requiere tratamiento y que es mejor ignorar.

Pronóstico Si hay dolor de espalda en la adolescencia, junto con un antecedente familiar positivo, alrededor del 90 % de estos adolescentes tendrán dolor en la vida adulta. Los problemas psicosociales son más significativos que las anomalías estructurales para determinar la posibilidad de que el dolor de espalda se torne crónico [C].

Tumores

Pueden ser metastásicos o primarios. Los tumores primarios pueden surgir de la médula espinal o el hueso [A].

Tumores metastásicos

Estos tumores son más frecuentes en la columna torácica, después en la lumbar, y los menos comunes se presentan en la columna cervical [B]. Se tratan por quimioterapia y radioterapia. La mortalidad es elevada. Quienes sobreviven probablemente presenten deformidad, pero una estabilización temprana puede prevenir la progresión de esta última.

Tumores primarios

Pueden ocurrir tumores primarios en las vértebras o la médula espinal. La mayor parte de los tumores vertebrales son benignos, mientras que los tumores medulares, por lo general, son malignos. Cualquier tipo puede causar compresión de la médula espinal [C].

Tumores de la médula espinal Causan dificultades diagnósticas. Los pacientes pueden ser vistos por el ortopedista por tortícolis, escoliosis, trastornos de la marcha, deformidades del pie o dolor de espalda. La inclinación hacia adelante es limitada y asimétrica. Debe hacerse una exploración neurológica cuidadosa. Primero se hacen estudios con radiografías simples. Se buscan cambios en la distancia intrapedicular. Los estudios por RM suelen ser diagnósticos.

Tumores vertebrales Son más frecuentes y en su mayoría benignos. Casi todos se presentan con dolor. La duración de los síntomas por tumores benignos suele ser más prolongada que la de los tumores malignos. La mayoría se diagnostica por radiografías convencionales.

Osteoma osteoide y osteoblastoma Causan un dolor nocturno clásico, por lo general escoliosis secundaria, limitación de la movilidad raquídea [D], hipersensibilidad y, en ocasiones, cambios radiográficos clásicos. Las gammagrafías óseas suelen ser diagnósticas y, por lo general, se requiere su exéresis. Se localizan con exactitud mediante estudios imagenológicos preoperatorios. La ablación percutánea es una opción [E].

Granuloma eosinófilo Causa dolor, hipersensiblidad, limitación de la movilidad y, por lo general, una lesión focal. La clásica vértebra plana [F] a veces puede estar ausente. Para las lesiones solitarias no complicadas es suficiente la observación. Si las lesiones son múltiples o hay alteración neurológica, puede requerirse su resección quirúrgica.

Quistes óseos aneurismáticos Causan dolor, rara vez compresión medular o de raíces nerviosas, en ocasiones deformidad y limitación de la movilidad. Las radiografías a menudo son diagnósticas, con expansión y abombamiento de la corteza [G]. El tratamiento suele ser difícil, mediante embolización arterial selectiva preoperatoria, legrado de exéresis intralesional, injerto óseo y fusión de la zona afectada si hay inestabilidad.

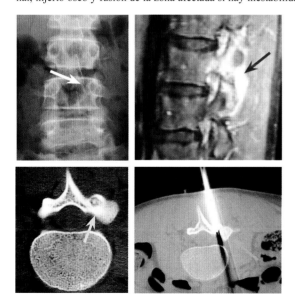

E   Ablación percutánea del osteoma osteoide La lesión es difícil de observar en las radiografías (*flecha blanca*), pero la inflamación que produce es visible por RM (*flecha roja*), bien definida en la TC (*flecha amarilla*) y se elimina por vía percutánea, como se observa en esta imagen transoperatoria (*flecha verde*)

Tumores vertebrales

Benignos

Granuloma eosinófilo
Osteoma osteoide
Quiste óseo aneurismático
Osteoblastoma
Neurofibromatosis
Osteocondroma

Malignos

Sarcoma de Ewing
Linfoma de hueso
Leucemia

Tumores de la médula espinal

Benignos

Neurofibroma
Lipoma
Quistes raquídeos

Malignos

Astrocitoma
Ependimoma
Glioma mixto
Ganglioglioma

A   Tumores vertebrales (óseos) y de la médula espinal

Tumores metastásicos

Sarcoma de Ewing
Rabdomiosarcoma
Adenocarcinoma
Neuroblastoma
Otros tumores diversos

B   Tumores metastásicos a la columna vertebral Tomado de Freiberg (1993)

Compresión de la médula espinal

Neuroblastoma
Sarcoma
Astrocitoma
Linfoma

C   Tumores que causan compresión de la médula espinal en los niños Tomado de Conrad (1992)

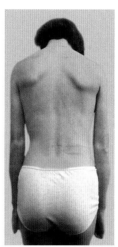
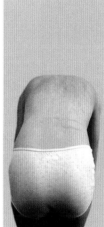
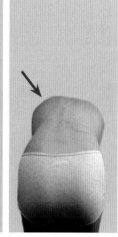

D   Inclinación al flexionarse hacia adelante Este niño con osteoma osteoide muestra flexión asimétrica hacia adelante. El movimiento está restringido en el lado izquierdo (*flecha*)

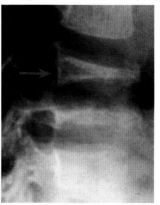

F   Colapso del disco por granuloma eosinófilo Nótese el colapso vertebral. El aspecto es típico

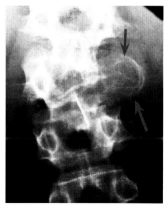

G   Quiste óseo aneurismático en un niño de 15 años Nótese la lesión quística expandible (*flechas*)

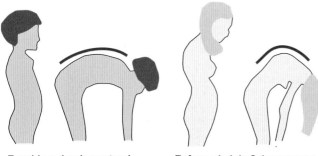

Espalda redonda postural   **Enfermedad de Scheuermann**

A Diferenciación de la espalda redonda postural y la enfermedad de Scheuermann Nótese el contorno liso de la espalda con la flexión anterior en el paciente pediátrico con espalda redonda, en comparación con el patrón angular del que tiene la enfermedad de Scheuermann

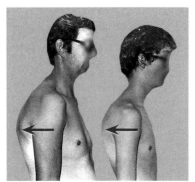

B Enfermedad de Scheuermann familiar Este par padre-hijo presenta la misma deformidad fija

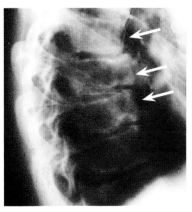

C Cifosis dolorosa Este adolescente de 16 años presenta dolor e hipersensibilidad sobre la porción baja de la columna torácica. Nótense los espacios discales estrechos, así como la erosión y deformidad de los cuerpos vertebrales (*flechas*)

Enfermedad de Scheuermann

Es un trastorno familiar de la columna torácica que produce acuñamiento vertebral y cifosis importante de alrededor de 45° [A], y a menudo causa dolor de espalda.

Manifestaciones clínicas

Es frecuente el antecedente de carga física pesada por atletismo o trabajo. A menudo la deformidad es familiar [B]. Los pacientes suelen quejarse de deformidad, fatiga y, a veces, dolor. El contorno normal homogéneo de la columna vertebral se pierde por un segmento cifótico abrupto a nivel toracolumbar o por arriba. Puede haber hipersensibilidad sobre el ápice. Las radiografías muestran acuñamiento anterior de los cuerpos vertebrales. Es frecuente la escoliosis leve. La definición estricta requiere de una cuña de al menos 5° que afecte tres vértebras [C].

Tratamiento

El dolor se trata con antiinflamatorios no esteroideos (AINE), reposo y disminución del estrés. A veces una ortesis toracolumbosacra (TLSO) ayudará a controlar el dolor. El tratamiento de la deformidad se discute en la p. 253.

Nódulos de Schmorl

Son herniaciones verticales del disco intervertebral a través de la placa terminal, que causan estenosis del espacio discal [D]. A veces el trastorno se conoce como *enfermedad de Scheuermann lumbar*. Esta herniación es más frecuente en los adolescentes, a menudo está vinculada con traumatismos y puede ser causa de dolor de espalda. Las lesiones se observan en las radiografías simples, aunque la RM es más sensible y puede estar indicada cuando el diagnóstico sea incierto. Se tratan con reposo, AINE y en ocasiones una TLSO.

Hernia de disco

Rara vez ocurren hernias de disco en los adolescentes. Las características predisponentes incluyen antecedentes familiares positivos, traumatismos recientes, asimetría de las carillas articulares, estenosis raquídea, vértebras transicionales y espondilolistesis.

Manifestaciones clínicas

Las hernias suelen presentarse en los espacios L4-L5 o L5-S1, a menudo con producción de dolor radicular y deformidad secundaria de la columna vertebral. El paciente puede acudir al médico por escoliosis o una desviación dorsal lateral. La elevación de las piernas rectas es limitada y los cambios neurológicos son variables. Las radiografías suelen ser normales. La espina bífida oculta es más frecuente en estos pacientes. La RM o la mielografía muestran la lesión [E]. La discapacidad aumenta si la hernia tiene relación con estenosis raquídea. Cabe recordar que el deslizamiento vertebral apofisario, o *limbus vertebra*, puede confundirse con una hernia de disco.

Tratamiento

Primero se administran AINE y se indica reposo, limitación de actividades y una TLSO. La discapacidad persistente o en aumento es indicación de RM y exéresis quirúrgica del disco. Las discectomías endoscópicas o abiertas tienen éxito en el 90% de los casos.

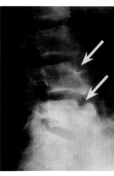
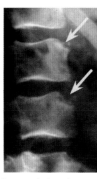

D Nódulos de Schmorl Con la carga vertical, el núcleo puede herniarse hacia el cuerpo vertebral (*flecha roja*) y producir dolor, así como defectos atípicos en las radiografías (*flechas amarillas*)

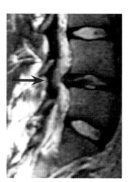

E RM en la hernia de disco Se muestra claramente el disco con protrusión posterior en L4-L5

Discitis

La *discitis* es una inflamación (probablemente por infección) que afecta a los espacios discales torácicos inferiores o lumbares superiores en lactantes y niños. A diferencia de otras infecciones musculoesqueléticas, la discitis suele resolverse de manera espontánea.

Manifestaciones clínicas

Las manifestaciones clínicas de las discitis tienen relación con la edad. En el lactante se caracterizan por fiebre, irritabilidad y ausencia del deseo de caminar. El niño puede mostrar enfermedad constitucional, con náuseas y vómitos. El adolescente se quejará de dolor de espalda. Debido a que los síntomas son vagos y mal localizados, el diagnóstico, por lo general, se retrasa. Los datos de fiebre y malestar general, rigidez dorsal, ausencia del deseo de caminar y una elevación de la velocidad de eritrosedimentación y la proteína C reactiva son sugerentes de discitis.

Estudios imagenológicos En etapas tempranas de la enfermedad, una gammagrafía ósea puede mostrar mayor captación en varios niveles vertebrales [A]. Después de 2-3 semanas se observa estenosis del espacio discal en una radiografía lateral de la columna. La RM suele mostrar características preocupantes y posiblemente lleve a un sobretratamiento [B].

Aspiración o biopsia No se requiere aspiración del espacio discal, a menos que la enfermedad sea atípica.

Tratamiento

Se lleva a cabo con base en la etapa y gravedad de la enfermedad. Si el paciente se encuentra con afección sistémica, es apropiado un tratamiento antibiótico contra estafilococos, y si se encuentra agudamente enfermo, es apropiado administrarlo por vía intravenosa. De otra manera, es suficiente la administración oral. La discitis es más grave en el niño de mayor edad [C]. Se continúa con antibióticos hasta que la velocidad de sedimentación globular retorne a lo normal. Para mayor comodidad, se puede considerar la inmovilización en un yeso en espica o aparatos ortopédicos [D] durante un período de varias semanas.

Pronóstico

Los estudios a largo plazo muestran una variedad de anomalías que incluyen estenosis residual [A, derecha], bloqueo vertebral y extensión limitada, pero las probabilidades de dolor de espalda no aumentan.

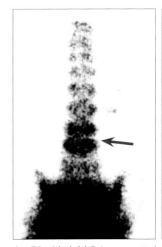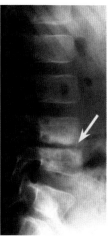

A   Discitis L4-L5 Las características típicas de la discitis se muestran en diferentes estudios imagenológicos. La gammagrafía ósea muestra mayor captación (*flecha roja*), y después, la radiografía lateral muestra estenosis (*flecha amarilla*) del espacio discal

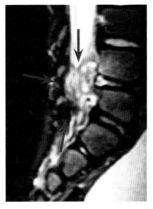

B   RM de la discitis La reacción inflamatoria intensa típicamente observada en la RM puede llevar a la preocupación en cuanto a la formación de un absceso y dar lugar a un tratamiento innecesario de drenaje quirúrgico

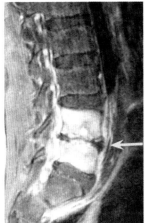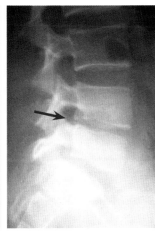

C   Discitis en un niño mayor La discitis es más grave en el niño de mayor edad. Nótese la inflamación extensa de las vértebras adyacentes en la RM (*flecha amarilla*) y la estenosis residual (*flecha roja*)

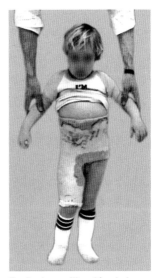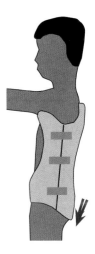

D   La inmovilización de la espalda disminuye las molestias Casi toda inmovilización completa incluye la espalda y una extremidad, para fijar la columna lumbosacra (*izquierda*). La inmovilización adecuada suele alcanzarse con una TLSO a la medida, que se extienda bastante por debajo en relación con la pelvis (*flecha*)

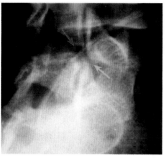

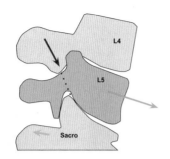

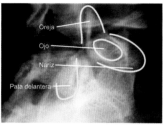

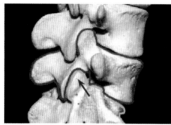

A Espondilólisis La fractura a través del istmo vertebral se muestra con *flechas rojas*. Nótese la fractura por el *pars articularis*, como se muestra en la radiografía oblicua (*arriba a la izquierda*) y el esquema (*arriba a la derecha*). Suele usarse la analogía con un perro Terrier escocés (*abajo a la izquierda*) para describir los elementos vertebrales (*líneas amarillas*). El cuello es el sitio de la fractura. La carilla superior del sacro (*flecha verde*) normalmente impide el desplazamiento anterior de L5. Esta restricción se pierde cuando se fractura el istmo vertebral. El modelo (*abajo a la derecha*) muestra el sitio de la fractura

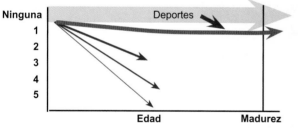

B Evolución de los defectos del istmo vertebral Casi todos estos defectos se presentan durante la niñez temprana y se mantienen leves. Otros aparecen en la niñez avanzada, por lo general, con traumatismo repetitivo en ciertos deportes, o menos a menudo, por un traumatismo agudo

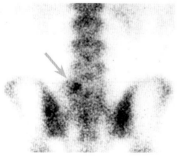

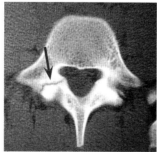

C Espondilólisis unilateral Estos estudios se hicieron en una paciente de 15 años con antecedente de dolor de espalda de 1 mes de evolución. La gammagrafía ósea muestra un defecto unilateral activo (*flecha anaranjada*) y el estudio por TC exhibe claramente el defecto (*flecha roja*)

Espondilólisis y espondilolistesis

Los defectos bilaterales o unilaterales del istmo vertebral o *pars articularis* causan espondilólisis [A], defecto que puede permitir el desplazamiento de las vértebras llamado *espondilolistesis*. Estas lesiones son la causa más frecuente de dolor de espalda estructural en niños y adolescentes.

Patogenia

En los pacientes pediátricos, estos trastornos suelen deberse a una fractura por estrés a través de un istmo vertebral displásico congénito. Esta debilidad inherente se presenta más a menudo en ciertas razas (como en los inuit), familias o individuos. Los defectos suelen vincularse con espina bífida oculta. La espondilolistesis se presenta en alrededor del 4% de los niños de 4 años de edad y aumenta hasta casi el 6% al alcanzar la madurez. La espondilolistesis se presenta en aproximadamente el 33% de los pacientes con defectos del istmo vertebral, en especial quienes sufren inestabilidad mecánica. Estas lesiones ocurren con más frecuencia en niños con huesos o tejidos conectivos anómalos por enfermedades como el síndrome de Marfan y la osteopetrosis. Las lesiones son frecuentes en los pacientes que participan en ciertos deportes que causan hiperextensión de la columna lumbar con rotación, como la gimnasia, la lucha, el buceo y la halterofilia [B]. Es rara la progresión después de la adolescencia.

Manifestaciones clínicas

Antecedentes y exploración física El niño suele quejarse de dolor de espalda. Puede haber hipersensibilidad a nivel de L5-S1. Si el desplazamiento es importante, se palpa una prominencia sobre el defecto. La elevación recta de las piernas y la flexión anterógrada pueden limitarse. La exploración neurológica suele ser normal. Si el trastorno es agudo, puede haber escoliosis secundaria.

Estudios imagenológicos En primer lugar, se ordena una radiografía lateral de pie de la columna lumbosacra. Un desplazamiento anterógrado del cuerpo de L5 o L4 establece el diagnóstico. Si no hay desplazamiento, se solicitan radiografías oblicuas de la columna lumbar inferior para precisar el estado del istmo vertebral. La espina bífida oculta es frecuente en los niños con el defecto. Una gammagrafía ósea puede mostrar reacción [C] antes de que las radiografías señalen un defecto, y se puede usar para determinar la actividad y el potencial de cicatrización de la lesión. Incluso las imágenes por SPECT son más sensibles para demostrar la reacción al estrés de la espondilólisis.

Clasificación Wiltse clasifica a la espondilolistesis en dos tipos:

Displásica Deficiencia congénita de la carilla articular que permite su deslizamiento.

Ístmica Permite el deslizamiento por un defecto en el istmo vertebral. Estas lesiones pueden deberse a una fractura por fatiga, estrés o a una elongación sin fractura.

Grado El grado de deslizamiento en cuanto a intensidad y actividad (duración).

Gravedad Se clasifica con base en el ángulo de deslizamiento [A, siguiente página] y el desplazamiento [C, siguiente página]. Suelen presentarse cambios del ángulo de deslizamiento con los desplazamientos mayores de 0%.

Actividad Se clasifica con base en la duración o la acción realizada. Las fracturas recientes son activas y muestran mayor captación en la gammagrafía. Las lesiones frías son crónicas, inactivas y con menor probabilidad de curarse.

Progresión El dolor tiene su mayor intensidad en el momento de inicio o ante una fractura. Casi todas las lesiones ístmicas se estabilizan y se hacen indoloras con el tiempo. El dolor es agravado por la actividad, en especial en los deportes de competencia. Las lesiones a menudo son sintomáticas en la adolescencia, pero se tornan indoloras en la vida adulta, cuando los grados de actividad disminuyen. La incidencia del dolor de espalda es comparable con la presente en la población normal.

Tratamiento

Se basa en la edad del paciente, el grado de deformidad, el tipo de lesión y el grado de actividad física.

Espondilólisis Depende de la actividad de la lesión.

Lesiones agudas Debidas a una afección aguda o un sobreuso reciente; se tratan por disminución de la actividad y, por lo general, un aparato ortopédico bajo el brazo [B]. Estas lesiones a menudo se resuelven.

Lesiones establecidas Los síntomas se tratan principalmente con AINE y modificación de la actividad. Rara vez se requiere una intervención quirúrgica de estabilización.

Espondilolistesis Se trata con base en la gravedad del deslizamiento, considerando su ángulo y el desplazamiento. Si se requiere fusión, a menudo se realiza sin reducción.

Deslizamientos de grados 1-2 Se tratan con AINE, modificación de la actividad y TLSO, según la necesidad, para controlar los síntomas. El seguimiento se realiza con radiografías laterales en bipedestación.

Deslizamientos de grado 3 La mayoría de los pacientes pediátricos requieren estabilización quirúrgica, con fusiones a nivel de L4-S1 y autoinjerto posteroexterno.

Deslizamientos de grado 4 Pueden requerir fusión de L4-S1, ya que el desplazamiento llega a ser significativo, lo que dificulta la identificación de las apófisis transversas de L5. Si el ángulo de deslizamiento es importante, a veces se requiere su reducción.

Deslizamientos de grado 5 (espondiloptosis) Tienen un tratamiento controvertido. La fusión *in situ* brinda alivio del dolor y seguridad, pero la deformidad persiste. La reducción incurre en un mayor riesgo, pero mejora tanto el aspecto como la postura.

Situaciones especiales Requieren ajustar el tratamiento.

Espondilolistesis de L4 Es menos frecuente, de etiología más mecánica, a menudo causa más síntomas y tiene mayores probabilidades de requerir estabilización quirúrgica.

Espondilólisis Con síntomas persistentes puede tratarse mediante reparación del defecto del istmo vertebral con injerto y fijación.

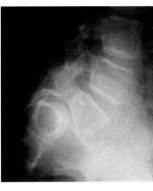

Ángulo de deslizamiento

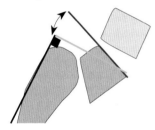

A   Ángulo de deslizamiento Trazar la línea sacra (*negro*) sobre el borde posterior del sacro. Luego, trazar una línea en ángulo recto respecto de la línea sacra (*verde*). Dibujar la línea del cuerpo de L5 sobre su borde superior (*línea roja*). El ángulo de deslizamiento corresponde a aquel entre las líneas verde y roja

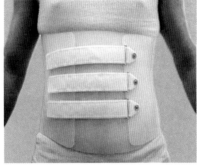
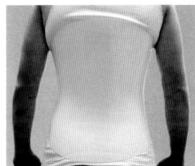

B   Aparato para la espondilólisis La sujeción de frente y espalda muestra el cierre anterior y la extensión posterior, para proveer la inmovilización óptima con un aparato bajo los brazos

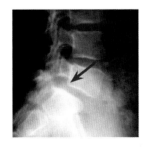
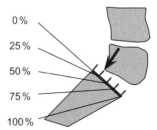

0 %
25 %
50 %
75 %
100 %

Grado de deslizamiento

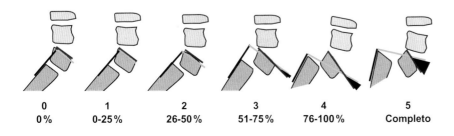

0	1	2	3	4	5
0 %	0-25 %	26-50 %	51-75 %	76-100 %	Completo

C   Deslizamiento La gravedad del deslizamiento se valora por el grado de desplazamiento de L5 con respecto al sacro (*flechas rojas*) y el ángulo de deslizamiento (*triángulos negros*). Los deslizamientos se clasifican en cinco categorías con base en su grado de desplazamiento. Nótese que el ángulo de deslizamiento aumenta progresivamente a través de los grados 3 a 5

Categoría	Enfermedad
Secundaria	Espasmo muscular
	Discrepancia de longitud de miembros inferiores
	Trastornos funcionales
Congénita	Fracaso de la formación o segmentación
	Trastornos de tejido nervioso
Neuromuscular	Lesiones de neurona superior-parálisis cerebral
	Lesiones de neurona inferior-poliomielitis
	Miopatías-distrofia muscular
Constitucional	Ciertos síndromes
	Trastornos metabólicos
	Artritis
Idiopática	Infantil
	Juvenil
	De la adolescencia
Diversa	Traumáticas
	Neoplásicas
	Contracturas
	Iatrógenas-radiación, toracoplastia

A   Clasificación de las escoliosis Las escoliosis se clasifican en categorías generales

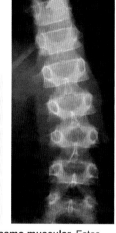

Alteración	Comentario
Espondilolistesis	Sólo con desplazamiento grave
Disco herniado	A menudo causa escoliosis
Osteoma osteoide	Lesión dolorosa focal
Tumor intrarraquídeo	La causa más grave
Discitis	Niños de mayor edad

B   Causas subyacentes de escoliosis por espasmo muscular Estos trastornos deberán descartarse si la escoliosis es atípica o está relacionada con dolor, inclinación, rigidez, hipersensibilidad o espasmo muscular evidente

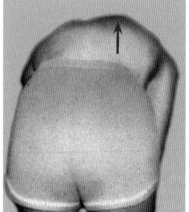
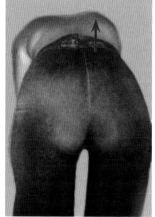

C   Escoliosis familiar La escoliosis se presenta en familias. Debe realizarse una prueba de inclinación hacia adelante de padres y hermanos no gemelos. Esta madre (*derecha*) no sabía de su escoliosis

Escoliosis

La *escoliosis* suele definirse simplemente como una deformidad en el plano frontal de la columna vertebral mayor de 10°. No obstante, esta deformidad es mucho más compleja e incluye componentes significativos en los planos transverso y sagital. Las causas de la escoliosis son numerosas [A]. Se observa una asimetría troncal en hasta el 10% de la población y puede considerarse como una variación de lo normal. Las curvas mayores de 10° son anómalas y en el paciente pediátrico que aún crece pueden progresar hasta causar un problema significativo. La escoliosis es la deformidad dorsal más frecuente.

Escoliosis secundaria o funcional

Este tipo de escoliosis también puede describirse como "funcional", debido a que es secundaria a algún otro problema [B]. Las escoliosis suelen resolverse cuando se corrige el problema subyacente. Por lo general, son flexibles y no estructurales, sin cambios óseos y con mínimos elementos de rotación. Las causas frecuentes de la escoliosis funcional son discrepancia de la longitud de los miembros inferiores y espasmo muscular.

Discrepancias de la longitud de los miembros inferiores Las diferencias en la longitud de los miembros inferiores producen una escoliosis funcional transitoria. Este tipo de escoliosis rara vez se torna rígida o estructural, quizás debido a que está presente sólo cuando el niño se para sobre ambos pies. Por lo tanto, al acostarse, sentarse o caminar, la columna está recta. El temor de causar una escoliosis estructural u otro problema dorsal no es motivo válido para ordenar una elevación del zapato o realizar operaciones para emparejar la longitud del miembro inferior.

Espasmo muscular La escoliosis puede ser un signo de presentación de diversos trastornos inflamatorios o neoplásicos. La curvatura raquídea a menudo funciona para el alivio de la molestia. Por ejemplo, la columna se encorva para disminuir la presión sobre la raíz nerviosa de un disco herniado. El tratamiento se dirige al trastorno de origen. La escoliosis desaparecerá una vez que se corrija el problema subyacente.

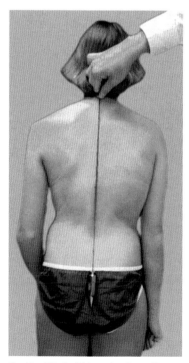

D   Equilibrio Valorar la alineación con una plomada

Valoración

La evaluación deberá establecer el diagnóstico, determinar la gravedad y permitir un cálculo del potencial de progresión de la escoliosis.

Antecedentes Se indaga acerca de la edad de inicio, la progresión y el tratamiento previo. Un antecedente familiar de deformidad [C, página anterior] o dolor es importante, ya que ambos ocurren en familias. La escoliosis dolorosa del niño sugiere un origen inflamatorio o neoplásico.

Exploración física inicial Se comienza con una exploración física general, buscando trastornos como el síndrome de Marfan o las manchas de color café con leche de la neurofibromatosis. Se valora la longitud de los miembros inferiores y la marcha del niño, y se realiza una exploración neurológica.

Detección escolar Es controvertido el valor de la detección escolar. La ventaja es la identificación más temprana de la deformidad. La desventaja es el gran número de niños con "escoliosis" con asimetría troncal mínima que son derivados a los médicos, a menudo estudiados con radiografías y sometidos a la angustia de presentar *escoliosis*. Las propuestas para ser más eficaces han incluido establecer un umbral de lectura de 7° del escoliómetro y la detección bianual.

Exploración de la espalda Debe observarse la simetría del tronco [A] y detectar diferencias en la altura de los hombros, la prominencia escapular, los surcos de los flancos y la simetría pélvica. Se pide al paciente inclinarse hacia adelante. La rigidez o una inclinación son causa de preocupación, ya que sugieren un proceso neoplásico o inflamatorio subyacente.

Realizar la prueba de inclinación hacia adelante Se inspecciona visualmente cada nivel de la columna vertebral en cuanto a simetría. Si hay una "giba costal", se mide con un escoliómetro. Este sencillo dispositivo permite medir la inclinación de la giba costal. El equilibrio de la columna se valora con el uso de una plomada [D, página anterior]. El desplazamiento de la pesa se registra a partir del surco interglúteo.

Radiografías Están indicadas si el escoliómetro tiene una lectura mayor de 7° o si es posible la progresión, que tiene mayores probabilidades si el niño es menor de 12 años, cuando otros miembros de la familia presentan curvas significativas o si cualquier hallazgo sugiere que la curva puede no ser simplemente idiopática. Deberán hacerse radiografías en placas de 36 pulgadas y tomarse en bipedestación con escudo. Una radiografía AP simple es satisfactoria para la detección o como estudio de referencia.

Ángulo de Cobb Con este método [B] se mide el nivel con la máxima inclinación. Debe observarse la "vértebra apical", ya que define el nivel de la curva. Las curvas mayores de 10° se consideran significativas.

Flexibilidad Los estudios de inclinación izquierda y derecha muestran la rigidez de las curvas [D]. El valor de estos estudios es controvertido.

Nivel Se usa una clasificación general del nivel de la curva para la descripción sin considerar medidas terapéuticas [C, página siguiente].

Madurez Se valora de forma clínica (véase capítulo 1) o por el estado del cartílago trirradiado o el signo de Risser [C].

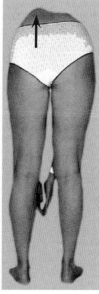
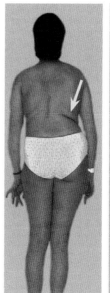

A   Escoliosis lumbar izquierda, torácica derecha, idiopática de un adolescente Se muestran el surco del flanco (*flecha amarilla*) y la prominencia torácica (*flecha roja*)

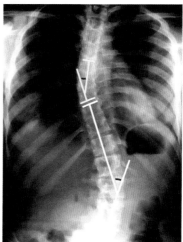

B   Medida de Cobb de la curva El grado de escoliosis (*arcos rojos*) corresponde a la diferencia entre la línea del ángulo derecho trazada hacia los cuerpos vertebrales más inclinados. Nótese la doble curva con ápice torácico en T8 y curva lumbar en L4

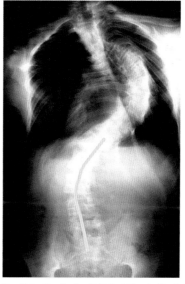
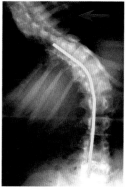

D   Estudio de flexibilidad El estudio de inclinación a la izquierda (*flecha*) muestra una corrección completa de la curva lumbar

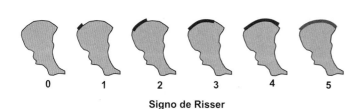

Signo de Risser

C   Signo de Risser El estado de la apófisis ilíaca es un método tradicional de valoración de la madurez. La apófisis puede estar osificada (0), parcialmente osificada (1-4) o fusionada con el ilion (5)

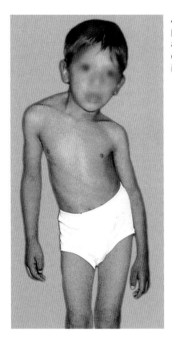

A   Escoliosis congénita Este niño presenta escoliosis congénita torácica alta con deformidad grave. Este tipo de deformidad deberá prevenirse por intervención quirúrgica temprana

Escoliosis congénita

Los efectos estructurales congénitos pueden causar una variedad de curvas raquídeas [A]. Tales curvas a menudo son complejas y pueden requerir estudios imagenológicos especiales para su valoración. Debido a que esas malformaciones se deben a una anomalía de la formación de las somitas en el feto, son frecuentes las lesiones vinculadas en la misma somita. Por lo tanto, el hallazgo de escoliosis congénita, en especial la que afecta a la región toracolumbar, deberá llevar a un estudio ecográfico del aparato urinario y la consideración de síndromes como el de la asociación VACTERL.

Patogenia

La escoliosis congénita suele ser causada por un fracaso en la formación o segmentación [B]. La progresión de la curva tiene relación con el tipo de defecto óseo. Las curvas que tienen mayor probabilidad de progresar son las que presentan barras no segmentadas unilaterales que restringen el crecimiento en un lado, en tanto el opuesto crece normalmente.

Valoración

Se registra la gravedad, la simetría y la flexibilidad de la curva. Deben detectarse trastornos adicionales de los aparatos urinario y cardiovascular en el niño. Los soplos deberán ser valorados por un cardiólogo pediatra. Se ordena una ecografía renal, ya que el 10-20% de los pacientes presentarán anomalías urinarias congénitas, algunas que ponen en riesgo la vida.

Estudios imagenológicos Se valora el patrón de la curva en radiografías AP y lateral de toda la columna, usando métodos imagenológicos adicionales para situaciones especiales [A, página siguiente]. Si el patrón de la curva es ambiguo, a veces se requieren estudios de TC de la región apical. Los estudios de RM están indicados cuando se encuentran anomalías neurológicas. Se planea el seguimiento y se repiten las radiografías en 3-6 meses.

Tratamiento

El tratamiento de la escoliosis congénita depende del patrón y la gravedad de la curva [D] y su velocidad de progresión.

Observación Es apropiada cuando el potencial de progresión es incierto. Se valora al paciente cada 3 meses durante los primeros 3 años y nuevamente en la pubertad cuando el crecimiento raquídeo es mayor.

Tratamiento con ortesis El tratamiento de la escoliosis congénita es controvertido y menos eficaz que para las curvas idiopáticas. Las curvas congénitas que son prolongadas y flexibles tienen mayores probabilidades de responder al tratamiento con aparatos ortopédicos.

Tratamiento quirúrgico La meta es obtener un tronco y una columna equilibrados y prevenir cualquier defecto neurológico con la menor alteración del crecimiento normal. Se requiere tratamiento quirúrgico en casi la mitad de los pacientes con escoliosis congénita y se cuenta con diversas opciones.

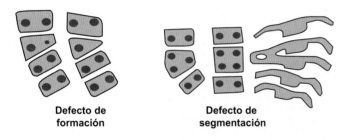

| Defecto de formación | Defecto de segmentación |

B   Tipos de escoliosis congénita Los defectos frecuentes son de un fracaso de la formación o segmentación. Las deformidades complejas pueden mostrar patrones mixtos

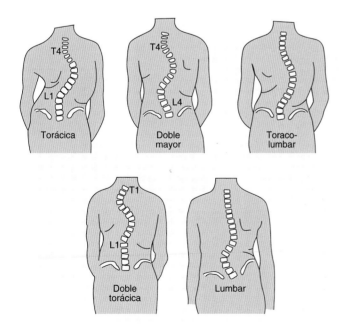

C   Clasificación de las escoliosis Se clasifican en categorías generales por nivel

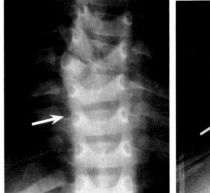
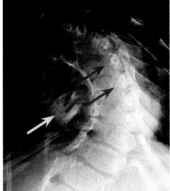

D   Grados de intensidad Las hemivértebras (*flecha blanca*) producen poca deformidad. En el otro extremo, las fusiones unilaterales de las vértebras (*flechas rojas*) y costillas (*flecha amarilla*) causan deformidad progresiva grave. Esta curva se fusionó durante la lactancia para prevenir su mayor avance

***Fusión* in situ** Está indicada para curvas por barras unilaterales o curvas leves a moderadas que muestran progresión. En niños menores de 10 años de edad, se requieren fusiones tanto anterior como posterior para prevenir el fenómeno de cigüeñal.

Resección de hemivértebras Este procedimiento puede estar indicado para curvas graves con desequilibrio raquídeo en la unión toracolumbar o por debajo en niños pequeños.

Instrumentación y fusión Las curvas moderadas en el niño mayor pueden tratarse por corrección limitada, que, junto con la vigilancia cuidadosa, es necesaria para prevenir las complicaciones neurológicas.

Osteotomía o resección e instrumentación Estas medidas agresivas pueden ser necesarias para la deformidad y el desequilibrio graves. La tracción preoperatoria con halo y la corrección por etapas son técnicas que pueden disminuir el riesgo de complicaciones neurológicas.

Hemifusión del lado convexo Puede considerarse para las curvas lumbares en lactantes y niños pequeños, con el fin de proporcionar cierta corrección con el crecimiento.

Síndrome de insuficiencia torácica

Este síndrome puede acompañar a la escoliosis congénita e incluye fusión de costillas y la imposibilidad del tórax de sostener la respiración o el crecimiento pulmonar normales.

Tratamiento

Campbell y sus colaboradores desarrollaron una técnica para la corrección que incluye una toracostomía en cuña abierta, con uso de un dispositivo de elongación de pared torácica conocido como *costilla de titanio protésica expandible vertical* [C], que alarga y expande el hemitórax constreñido y permite el crecimiento de la columna torácica y la caja costal. El procedimiento suele hacerse en la niñez temprana por elongaciones repetidas de la prótesis, realizadas a intervalos de 4-6 meses. El procedimiento también se puede usar para la insuficiencia bilateral [B].

Resultados

La operación corrige la mayor parte de los componentes de la deformidad de la pared torácica y, de manera indirecta, también la escoliosis congénita, sin necesidad de fusión de la columna. La escoliosis se reduce y la capacidad vital aumenta.

Complicaciones

La complicación más frecuente es la migración proximal asintomática de los dispositivos de fijación costal a través de las costillas.

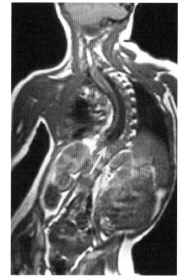

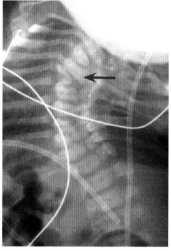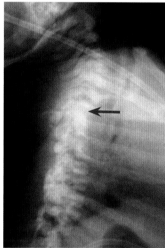

A   Imágenes especiales en la escoliosis congénita Esta escoliosis congénita (*flechas rojas*) en un neonato fue objeto de estudio por RM por déficit neurológico. Nótese la hidromielia (*flecha amarilla*)

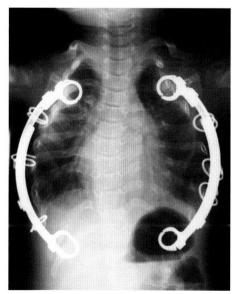

B   Expansión bilateral Se usaron costillas de titanio para expansión bilateral de la pared torácica a fin de mejorar la función pulmonar

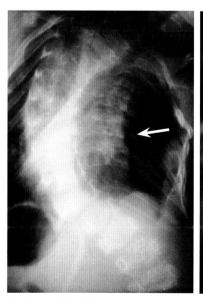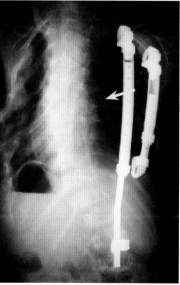

C   Expansión del hemitórax Se usaron costillas de titanio protésicas expandibles verticales para disminuir la escoliosis y expandir el hemitórax constreñido. Se muestran el aspecto preoperatorio (*flecha blanca*) y el resultado después de la elongación (*flecha amarilla*)

Etiología	Comentarios
Factores hormonales	¿Deficiencia de melatonina? ¿Participación hormonal en el crecimiento?
Crecimiento raquídeo	¿Crecimiento asimétrico? Lordosis torácica que causa deformidad rotatoria
Defecto del colágeno	Síndrome de Marfan como ejemplo
Desequilibrio muscular	Distrofia muscular como ejemplo
Factores genéticos	Posiblemente con un patrón multifactorial
Defecto del encéfalo o la médula espinal	Son ejemplos la siringomielia y la malformación de Chiari

A Posibles causas de escoliosis idiopática Se mencionan las posibilidades que se sugieren

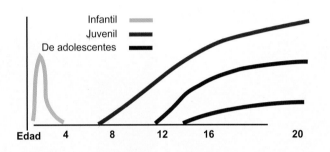

B Evolución de la escoliosis idiopática La progresión de la gravedad tiene relación con la edad de inicio de la escoliosis

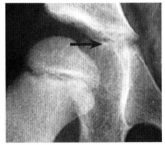

C Cartílago trirradiado Un cartílago trirradiado abierto (*flecha*) indica inmadurez esquelética y un mayor riesgo de progresión de la curva

Escoliosis idiopática

Prevalencia

Se observa una asimetría troncal leve en alrededor del 10% de la población y constituye una variante normal. El diagnóstico de escoliosis se reserva para las curvas mayores de 10° y se presenta en el 2-3% de los niños, con afección equivalente de ambos sexos. Las curvas progresivas son más frecuentes en las niñas por 4-7:1, con una prevalencia del 0.2% con más de 30° y del 0.1% con más de 40°. Alrededor del 10% de los niños en quienes se identifica escoliosis requieren tratamiento.

Etiología

Es incierta la causa de la escoliosis idiopática. La deformidad tiene un componente genético dado que la concomitancia entre gemelos es mayor del 50% y alrededor del 25% de las hijas de madres con escoliosis significativa también la presentan. Se han propuesto varias teorías. [A].

Historia natural

Progresión El potencial de progresión depende de la edad de inicio [B], la gravedad de la curva [D], el grado de madurez esquelética, el signo de Risser [E] y el estado del cartílago trirradiado [C]. La progresión es mayor durante el brote de crecimiento de la adolescencia, que se presenta apenas antes de la menarquia.

En los adultos, las curvas menores de 30° progresan poco y las de 30-50° lo hacen alrededor del 10-15% durante toda la vida. Las curvas de 50-76° progresan casi 1° por año. Tienen más probabilidad de progreso las curvas por arriba de T12.

Morbilidad Se ha demostrado que los pacientes con escoliosis de la columna lumbar y toracolumbar idiopática del adolescente sin tratamiento presentan cambios degenerativos radiográficos en la columna durante el seguimiento a los 50 años de edad, pero no se ha mostrado que presenten un mayor grado de discapacidad en comparación con la población general.

Función pulmonar Se puede detectar enfermedad pulmonar restrictiva en los pacientes con ángulos de Cobb mayores de 100°. Se ha demostrado un aumento de la mortalidad temprana sólo en la escoliosis grave de inicio temprano. Los estudios de ventilación-perfusión muestran que el pulmón cóncavo es el más afectado en la mayoría de los casos. Se ha demostrado que la corrección de la escoliosis idiopática de la adolescencia aumenta la capacidad vital un promedio de 15% en estudios de seguimiento a corto plazo. Los individuos con escoliosis presentan tasas de mortalidad normales.

Dolor Se presenta dolor de espalda en alrededor del 80% de los casos, algo comparable con la población general. Las curvas en las regiones lumbar y toracolumbar son las que presentarán dolor con mayor probabilidad.

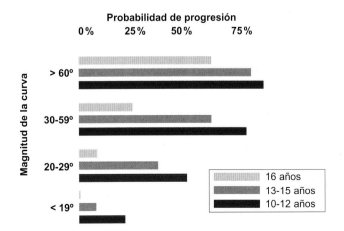

D Probabilidad de progresión La progresión mayor de 5° se basa en la magnitud de la curva a la edad de la detección inicial. Tomado de datos de Nachemson, Lonstein y Weinstein (1982)

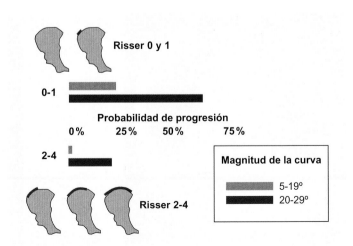

E Signo de Risser La posibilidad de progresión se basa en el signo de Risser y la magnitud de la curva. Tomado de datos de Lonstein y Carlson (1984)

Clasificación

La escoliosis idiopática es la deformidad más frecuente de la columna vertebral. Suele dividirse en categorías con base en la edad de inicio y el patrón de la curva.

Edad de inicio Puede describirse simplemente como temprana o tardía. Por lo general, se han usado tres categorías.

Infantil Con inicio en los primeros 3 años de vida.

Juvenil Con comienzo a los 3-10 años de edad.

De la adolescencia Con inicio a los 10 años y hasta alcanzar la madurez.

Patrón de la curva Los patrones pueden describirse simplemente por su localización. Esta clasificación es útil para todos los tipos, independientemente de la causa. Para la escoliosis idiopática, las curvas se clasifican para facilitar el tratamiento y la comunicación.

Lenke Esta clasificación incluye seis tipos de curva [A]: un modificador lumbar (A, B o C) y un modificador sagital torácico (–, N o +), que crean un total de 42 tipos de curva diferentes. El modificador lumbar define con mayor precisión la posición de la curva lumbar. El modificador torácico define la alineación sagital como hipocifótica, normal (curva 10-40°) o hipercifótica. Este sistema de clasificación ha mostrado ser bastante confiable y su utilización va en aumento.

Principios de tratamiento

Las modalidades de tratamiento para escoliosis incluyen observación, aparatos ortopédicos o intervención quirúrgica. Los ejercicios, las técnicas de estimulación eléctrica y la manipulación son ineficaces y deberán evitarse. El 90% de las curvas son de grado leve y los pacientes requieren sólo observación. Los objetivos del tratamiento son evitar métodos terapéuticos innecesarios, disminuir al mínimo la morbilidad del tratamiento requerido y detener exitosamente las curvas de progresión o corregir las que causan o probablemente produzcan discapacidad.

Motivación Es una parte importante del tratamiento. Se evita el término *escoliosis* para las curvas leves y simplemente se describe la deformidad como "asimetría leve del tronco", lo que reduce la aprehensión que se relaciona con el diagnóstico de *escoliosis*, que suele relacionarse con un tratamiento mediante aparatos ortopédicos o intervención quirúrgica.

Indicaciones de tratamiento Deberán individualizarse; sin embargo, se pueden hacer algunas generalizaciones [B].

Sólo observación Está indicada para pacientes con curvas menores de 25°. Los pacientes maduros pueden darse de alta o asesorarse sólo si presentan síntomas. Se vigila a los adolescentes inmaduros con radiografías cada 6 meses hasta que alcancen la madurez.

Tratamiento con aparatos ortopédicos Está indicado en los pacientes inmaduros (Risser 0 o 1) con curvas de 25-40°; los pediátricos con Risser 2-3 pueden tratarse si la curva rebasa 30° y es progresiva, y los que tienen curvas más pequeñas en cuanto a su progresión, sólo se observan. La progresión se define como un aumento documentado de 5° o más.

Tratamiento quirúrgico Suele estar indicado en los pacientes inmaduros con curvas mayores de 40° y los maduros con curvas mayores de 50°.

Importancia de la duración del uso de las ortesis

El estudio BrAIST (*Bracing in Adolescent Idiopathic Scoliosis Trial*) del año 2013 ayudó a resolver interrogantes fundamentales acerca de la utilidad del tratamiento con aparatos ortopédicos de la escoliosis de los adolescentes. Sus resultados incluyeron:

Eficacia Se encontró que ante curvas leves a moderadas, los aparatos ortopédicos eran eficaces para prevenir el progreso y la necesidad de corrección quirúrgica.

Importancia de las horas de uso al día La duración de uso tuvo relación con la eficacia [C].

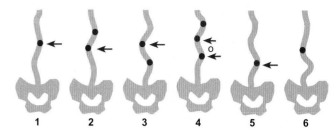

● No estructural
● Estructural
→ Importante

A Clasificación de Lenke Las curvas se describen como *torácica proximal*, *torácica principal* y *toracolumbar/lumbar* en cuanto a su localización. Las curvas estructurales (*puntos rojos*) y no estructurales (*puntos verdes*) se diferencian por la flexibilidad. La curva principal tiene la medición de Cobb más grande (*flecha roja*)

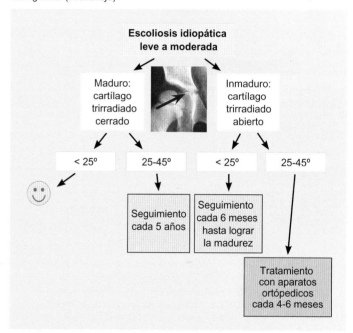

B Tratamiento de curvas leves a moderadas Los pacientes con curvas menores de 45° se tratan con base en la gravedad (ángulo de Cobb) y la maduración

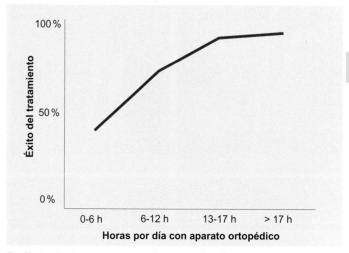

C Tratamiento con una curva leve a moderada Los pacientes con curvas menores de 45° se tratan con base en su gravedad (ángulo de Cobb) y maduración. Véase Weinstein y cols. NEJM 2013 369:1512

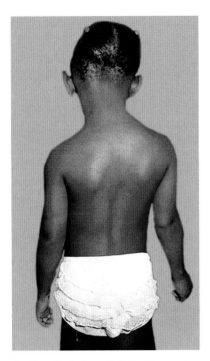

A   Escoliosis juvenil Esta niña muestra elevación del hombro derecho y asimetría de tórax

Escoliosis infantil

La escoliosis infantil idiopática se presenta en lactantes y niños menores de 3 años de edad. Puesto que la deformidad a menudo se vincula con plagiocefalia y displasia de la cadera, se cree que es de posición. Como otras deformidades de posición, suele ocurrir su resolución espontánea. En algunos casos, la escoliosis es secundaria a una anomalía raquídea subyacente. Estos casos progresan hasta tornarse graves. La escoliosis infantil es rara en Estados Unidos.

Valoración

Los niños con curvas torácicas izquierdas constituyen el grupo más frecuente de escoliosis infantil. Se estudian por radiografías y medición de la diferencia de los ángulos apical-costal-vertebral o RVAD [B]. Si la RVAD rebasa 20º, se estudia por RM, ya que casi el 25 % mostrará una anomalía neuroanatómica significativa, como la malformación de Chiari 1.

Tratamiento

Las curvas con ángulos menores de 20° se resuelven y requieren sólo observación. Deben seguirse estrechamente las curvas mayores de 20°. Si progresan y rebasan los 30°, el paciente se trata con ortesis. Los pacientes con curvas no controladas con aparatos ortopédicos que rebasan los 40° pueden requerir corrección quirúrgica, para lo cual se tienen varias opciones.

Elongadores de costillas de titanio La distracción costal con fijación a las láminas de las lumbares puede expandirse de forma seriada para la reducción gradual de la gravedad de la curva [C].

Instrumentación raquídea La instrumentación sin fusión conserva el crecimiento [D].

Fusión Se considera la fusión anterior y posterior para detener la progresión o prevenir la deformidad en cigüeñal. Cabe recordar que después de la fusión se perderá altura del tronco por casi 0.07 cm por nivel de fusión durante los años de crecimiento restantes.

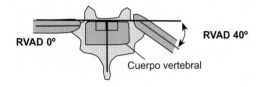

B   Diferencia del ángulo costovertebral Se trata del ángulo entre el eje de las costillas (*líneas rojas*) y un ángulo recto respecto del cuerpo de la vértebra (*línea negra*). Nótese que en el lado izquierdo las líneas son paralelas, lo que da una RVAD de 0°

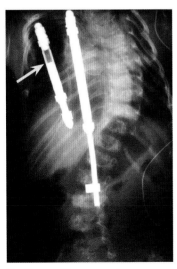
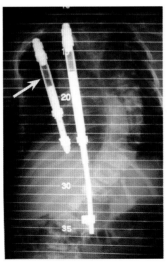
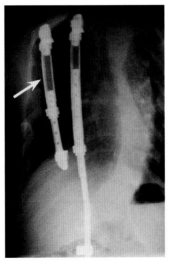

C   Corrección progresiva por expansores costales Este niño pequeño con escoliosis se trató mediante fijación expandible (*flechas amarillas*) utilizando fijación costal en tres sitios y un solo gancho lumbar. Nótese la reducción progresiva de la magnitud de la curva

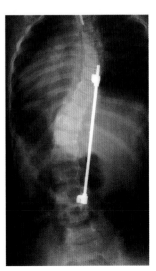

D   Instrumentación sin fusión El cilindro de elongación se colocó para prevenir la progresión, mientras se permitía el crecimiento de la columna

Escoliosis juvenil

Esta forma de escoliosis se identifica entre los 3 y 10 años de edad [A, página anterior]. La proporción por sexo es casi equivalente para los pacientes más jóvenes, pero las niñas predominan cuando se acerca la pubertad. Casi el 66% de las curvas son progresivas. La mayoría requiere aparatos ortopédicos.

Valoración

Se miden los ángulos de Cobb. Para las niñas con un ángulo de Cobb mayor de 20° se estudia con una RM de la columna completa, ya que el 20-25% mostrarán una anomalía raquídea significativa, como la malformación de Chiari 1 o un tumor. La hipocifosis con cifras menores de 20° sugiere un peor pronóstico y complica el tratamiento por ortesis.

Tratamiento

Se vigila la progresión. Algunas curvas se resuelven espontáneamente. Se inicia un tratamiento con ortesis ante curvas progresivas que rebasan los 20° [A].

Ortesis Las curvas con un ápice debajo de T7 se tratan con una TLSO. Se requiere un corsé ortopédico de Milwaukee para las curvas más proximales. Considerando la duración prolongada de la necesidad de aparatos, se sopesa tiempo frente a tolerancia. Debe evitarse el uso de ortesis durante muchos años, ya que el paciente debe soportar dicho tratamiento por un lapso prolongado, así como la corrección quirúrgica final.

Corrección quirúrgica Está indicada para curvas que rebasan 40-50°. Se requieren las fusiones anterior y posterior para los niños pequeños con el fin de prevenir la deformidad en cigüeñal. Es necesario asegurar que se corrija o mantenga la alineación sagital normal. La instrumentación sin fusión puede considerarse en los niños pequeños, como se describe para la forma infantil.

Escoliosis del adolescente

La escoliosis idiopática con inicio después de los 10 años de edad es la forma clásica y más frecuente.

Principios de los aparatos ortopédicos

Los aparatos ortopédicos suelen enlentecer o detener la progresión de casi todas las curvas raquídeas en pacientes inmaduros con curvas progresivas entre 25 y 40°, curvas con ortesis y progresión documentada por arriba de los 25° o curvas mayores de 30° cuando son observadas por primera vez.

Opciones de ortesis Se selecciona la ortesis con base en el tipo, el nivel de curva y la tolerancia prevista del paciente [A]. Los aparatos ortopédicos y protocolos más eficaces también son los más restrictivos y causan la máxima discapacidad psicosocial. Debe elegirse la opción que equilibre lo que resulta mejor para el paciente.

Aparatos ortopédicos nocturnos Son mejor tolerados, pero su eficacia es motivo de controversia. El aparato de sujeción de Charleston es el más utilizado. Se emplea sólo por la noche y da libertad al niño durante el día.

Ortesis TLSO Se trata de la ortesis de uso más frecuente. Es apropiada ante curvas con un ápice a mitad del tórax y por debajo. El corsé de Boston [B] viene prefabricado con cojinetes a la medida, aplicados por el ortopedista. La mayoría incluye una corrección de 15° de la lordosis. El aparato puede usarse con un protocolo de 16-23 h por día.

Corsé ortopédico Milwaukee Para curvas torácicas altas puede requerirse el corsé de Milwaukee, que es el más restrictivo y compatible con una actividad limitada.

Indicaciones Se utiliza el aparato durante varias semanas. Su aceptación se alienta tan rápido como sea posible. Las molestias deberán corregirse haciendo las modificaciones necesarias, ya que, de persistir, disminuyen el cumplimiento y aumentan el riesgo de fracaso del tratamiento. Las modificaciones en el corsé corregirán el problema. Se promueven las actividades normales mientras se utiliza el corsé.

Mejoramiento de la aceptación Se pueden usar varios métodos para disminuir los efectos adversos del tratamiento de la escoliosis con aparato ortopédico [C]. Su horario de uso se puede ajustar al paciente. Algunos ya están en los límites de su tolerancia o los rebasaron. Puede ser mejor mantener una relación adecuada con el paciente y su familia, y vigilarlo sin tratamiento. Si la curva es avanzada, es mejor recurrir a una opción quirúrgica más pronto de lo que por lo general es apropiado. Debe asegurarse que el paciente y su familia estén al tanto de que el tiempo de uso del aparato y el control de la curva son proporcionales.

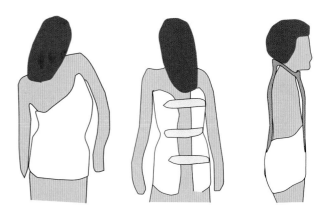

Charleston	TLSO	Milwaukee
El menos molesto	Moderado	El más difícil de aceptar
Sólo de uso nocturno	16-22/24 h	16-22/24 h
Para la mayoría de las curvas	Casi todas las curvas	Curvas altas

A Tipos de ortesis Estos aparatos ortopédicos son de uso frecuente y se señalan las generalidades de su empleo

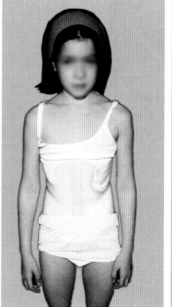
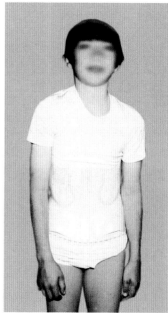

B Corsé de Boston Es un aparato que va bajo los brazos, útil para las curvas torácicas bajas y lumbares. Se puede ocultar con la ropa de ambos sexos

Técnica	Comentario
Instrucción	Motivación
Grupos de apoyo	Organizarse o coordinarse con otros pacientes que usan aparatos ortopédicos
Tipo de aparato	Ajustarse a la situación
Actividades	Promover las actividades
Uso diurno frente a nocturno	La mayoría encontrará menos molesto el uso nocturno
Actividades además del aparato	Planear la actividad física en el tiempo fuera del aparato

C Mejoramiento de la aceptación del tratamiento con ortesis Se presentan técnicas que se pueden usar para mantener el tratamiento dentro de los límites de la tolerancia del paciente

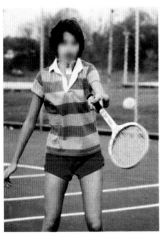

A Actividad física Esta niña se mantiene físicamente activa incluso con el uso de un corsé de Milwaukee

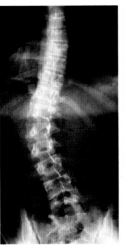
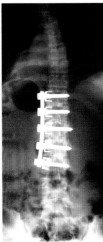

B Fijación anterior Esta curva lumbar se instrumentó y fue objeto de fusión con intervención de sólo cinco vértebras

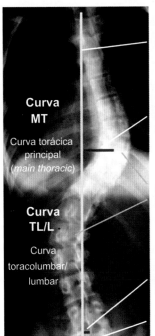

C7: línea de plomada

Curva MT

Curva torácica principal *(main thoracic)*

AVT: traslación vertebral apical para la curva MT

AVR: rotación vertebral apical

Curva TL/L

Curva toracolumbar/ lumbar

AVT: traslación vertebral apical para la curva TL/L

CSVL: línea sacra vertical central

C Definiciones de la curva Se presentan las definiciones de Lenke y cols. para valorar y definir la configuración de la curva en la planeación de la instrumentación y fusión

Respuesta inicial Debe mostrar una reducción de la curva mayor del 50%.

Seguimiento Se programan consultas de seguimiento cada 4-6 meses para valorar ajuste, tamaño, cumplimiento y progresión de la curva. Debe obtenerse una radiografía AP de pie fuera del aparato para valorar el avance.

Abordaje del cumplimiento Los aparatos ortopédicos son incómodos, a menudo afectan la autoimagen e imponen algunas dificultades a las actividades sociales y atléticas. El paciente deberá participar en casi todas las actividades previas al uso de la ortesis [A]. Estos problemas complican aún más un período ya de por sí difícil en la vida. El médico no debe rebasar "el límite de tolerancia" del estrés psicológico del paciente. Si se rebasa dicho límite, el paciente dejará de cumplir y posiblemente no regrese a la consulta de seguimiento. Simplemente ignorará el problema o buscará métodos terapéuticos no convencionales que sean menos demandantes. Se debe hacer saber al paciente y su familia que el control o la corrección de la curva tienen relación con el tiempo de uso del aparato.

Discontinuar el aparato Se suspende su uso alrededor de 2 años después de la menarquia o ante un Risser 4 en las niñas y Risser 5 en los niños. La progresión con todo y aparato puede indicar la necesidad de estabilización quirúrgica.

Principios del tratamiento quirúrgico

Indicaciones El tratamiento quirúrgico es el más definitivo y eficaz de la escoliosis. Resulta apropiado para curvas que rebasan los 40-50°.

Abordajes Se selecciona el abordaje con base en las características de la curva y la experiencia del cirujano.

Fusión posterior Este abordaje estándar permite la corrección e instrumentación de la mayoría de las curvas y niveles.

Fusión anterior Las ventajas de la fusión anterior incluyen una reducción del número de vértebras que requieren fusión [B], menos disección y corrección de la hipocifosis. La fijación anterior provee excelente estabilidad cuando es extendida hasta, o apenas después de, las vértebras neutras.

Niveles de fusión Es importante establecer los niveles de fusión de manera concienzuda. Una fusión muy corta puede causar progresión; una muy larga aumenta el riesgo de dolor y cambios degenerativos. Los niveles de fusión inapropiados pueden causar alineación raquídea defectuosa, cambios de postura y dolor después de la fusión dorsal. Las definiciones son útiles para planear la instrumentación y las fusiones [C]. Debe observarse la rotación de la vértebra apical [D].

Curvas Se fusiona la curva principal o la más grande, independientemente de su flexibilidad y de las curvas menores o estructurales.

Vértebras de los extremos superior e inferior Pueden extenderse hasta la *vértebra neutra*, que se define como la más baja dividida a la mitad por la línea vertical sacra central.

Fusión combinada anterior y posterior Este procedimiento está indicado para prevenir el fenómeno del cigüeñal en los niños, para la corrección de curvas importantes y para disminuir el riesgo de recurrencias en los pacientes con trastornos constitucionales como el síndrome de Marfan.

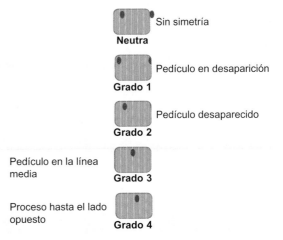

Sin simetría
Neutra

Pedículo en desaparición
Grado 1

Pedículo desaparecido
Grado 2

Pedículo en la línea media
Grado 3

Proceso hasta el lado opuesto
Grado 4

D Rotación vertebral apical El grado de rotación se basa en la relación de los pedículos con el cuerpo vertebral. Basado en Nash (1969)

Técnica quirúrgica

Se instrumenta para disminuir la escoliosis y mantener o mejorar la alineación sagital. Debe evitarse la tracción excesiva y se incorpora la fijación sólida. Es necesario descorticar con cuidado, extirpar las carillas articulares cuando sea posible, y agregar hueso complementario, que puede ser autólogo, de banco o por fármacos que inducen la osteogénesis.

Instrumentación de Harrington Constituyó el estándar inicial que incorporó elongación y compresión de los extremos de las curvas. Esta técnica aportaba poco control de la alineación sagital y ha sido en gran parte sustituida.

Fijación de Luque En ésta se utilizan alambres sublaminares fijos a cilindros posteriores.

Fijación de Drummond Se emplean las apófisis espinosas para la fijación del cilindro posterior.

Cotrel y Dubousset Presentaron un sistema universal que da traslación y rotación además de elongación, lo que permite una corrección tridimensional sólida. Se han desarrollado muchas modificaciones de esta forma, como los sistemas de Isola y TRSH.

Fijación híbrida Se utilizan diversas opciones, como cilindros dobles, alambres laminares, tornillos pediculares y enlaces cruzados, para alcanzar la máxima estabilidad [A].

Toracoscopia asistida por videograbación Estos procedimientos permiten liberaciones anteriores cerradas, resecciones costales y toma de muestras, así como la inserción de implantes correctivos para disminuir la morbilidad quirúrgica [B]. Tales procedimientos requieren destrezas e instrumentación especiales y tienen una curva de aprendizaje muy empinada. Debido a la mayor tasa de complicaciones, la utilización de este procedimiento es motivo de controversia.

Vigilancia raquídea

Se utiliza para disminuir el riesgo de lesiones neurológicas durante la exposición e instrumentación raquídeas.

Prueba de despertar Las pruebas transoperatorias de despertar neurológico son eficaces y económicas pero difíciles de usar, y en gran parte han sido sustituidas por métodos de vigilancia continua.

Vigilancia neurofisiológica transoperatoria Incluye potenciales evocados motores transcraneales (TcMEP, de *transcranial motor-evoked potentials*) y potenciales evocados motores neurogénicos (NMEP, de *neurogenic motor-evoked potentials*).

Complicaciones

Las complicaciones quirúrgicas no son raras, por la magnitud de la operación y la vulnerabilidad de las vías medular y nerviosa [C]. Estas complicaciones se describen como *tempranas*, como las lesiones neurológicas, y *tardías*, como las seudoartrosis.

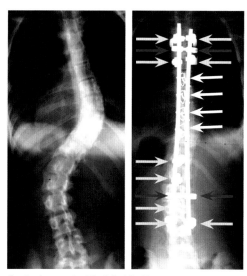

A   Instrumentación híbrida En la corrección y fijación de esta curva se utilizaron cilindros dobles, tornillos de pedículo (*flechas amarillas*), alambres laminares (*flechas blancas*) y enlaces cruzados (*flechas rojas*)

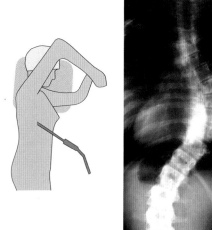

B   Instrumentación toracoscópica Esta curva se instrumentó por vía percutánea con auxilio por videograbación

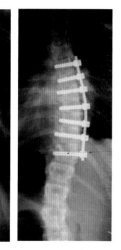

Complicación	Comentario
Seudoartrosis	Menos frecuente con la fijación rígida
Dolor de espalda	Pueden ocurrir diversos problemas que incluyen mala alineación sagital, seudoartrosis, infección, etc.
Síndrome de espalda plana	Dolor secundario a una postura anómala
Deformidad en cigüeñal	Secundaria al sobrecrecimiento anterior relativo
Infección	Puede ser de inicio diferido
Lesión de la médula espinal	Puede disminuirse mediante vigilancia
Problemas con el material	Puede deberse a prominencia o rotura
Desgarros de duramadre	Requieren reparación quirúrgica transoperatoria
Síndrome de arteria mesentérica superior	Más frecuente con la corrección de deformidades en el plano sagital

C   Complicaciones después de la intervención quirúrgica por escoliosis Estas complicaciones pueden seguir a la corrección quirúrgica de la escoliosis idiopática

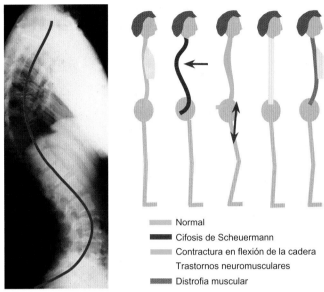

A   Patrones de deformidad sagital Normal (*verde*); cifosis de Scheuermann (*rojo*); hiperlordosis secundaria a la contractura y flexión de la cadera (*azul*); espalda plana (*amarillo*) y trastornos neuromusculares asociados; y lordosis torácica (*café*) con afección pulmonar, como se observa en la distrofia muscular

■ Normal
■ Cifosis de Scheuermann
■ Contractura en flexión de la cadera
  Trastornos neuromusculares
▨ Distrofia muscular

Deformidad sagital

La alineación sagital [A] se ve afectada por la postura erecta y altera significativamente el aspecto, la función cardiopulmonar y el potencial de artritis degenerativa de la columna vertebral. Puesto que la columna vertebral tiene mayor movilidad en flexión y extensión que de flexión lateral, las deformidades sagitales no son complicadas por un componente rotatorio, como ocurre con la escoliosis. La columna tiene tres curvas: lordosis cervical, cifosis torácica y lordosis lumbar. La postura erecta requiere que estas curvas se equilibren, y están interrelacionadas. Además, la alineación de los miembros inferiores afecta a la columna. Por ejemplo, una lordosis lumbar excesiva suele compensarse con flexión de la cadera.

Cifosis

La *cifosis* es una angulación convexa posterior de la columna vertebral, normal en su segmento torácico con un rango de 20-50°.

Redondeo postural de la espalda Se trata de una variación normal. El principal problema es estético. Es flexible, ya que la postura puede mejorar pidiendo al niño que se enderece, y no causa deformidad permanente.

Cifosis congénita Puede deberse a un fracaso de formación o segmentación, o tipos mixtos [B y C]. El ápice de la curva se encuentra con mayor frecuencia entre T10 y L1. Las deformidades secundarias a un fracaso de formación suelen ser progresivas y pueden llevar a la paraplejía. Debe valorarse el ápice con radiografías de alta calidad y estudio por TC, si es necesario. Se clasifica el tipo de deformidad. Para las deformidades progresivas menores de 55-60°, se hace una fusión posterior. Las deformidades más graves pueden requerir fusiones anteriores y posteriores.

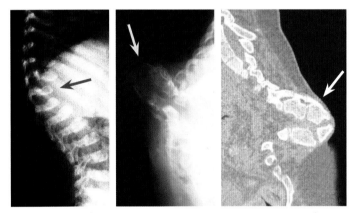

B   Cifosis congénita La hipoplasia vertebral puede llevar a paraplejía (*flecha roja*). La cifosis en la espina bífida (*flecha amarilla*) a menudo se observa mejor por TC (*flecha blanca*). Esta cifosis grave puede causar rotura de la piel sobre el ápice y dificultad para colocarse en ciertas posturas

Defecto de segmentación   **Defecto de formación**   **Defecto mixto**

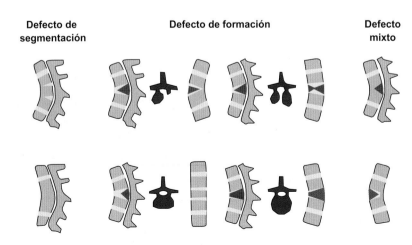

C   Clasificación de cifosis y cifoescoliosis congénitas Con base en McMaster y Singh (1999)

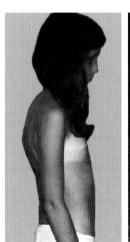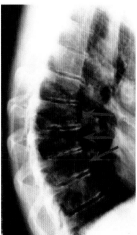

D   Cifosis de Scheuermann Nótese la deformidad de espalda redonda y la cuña anterior de las vértebras (*flechas rojas*)

Cifosis de Scheuermann

Esta enfermedad a menudo causa dolor y deformidad [D, página anterior]. La deformidad puede presentarse con dolor de espalda, como se discute en la p. 238, o como imperfección.

Deformidad El tratamiento es controvertido, ya que la discapacidad a largo plazo es leve y el tratamiento eficaz, difícil.

Curvas moderadas menores de 60° Se tratan por observación y motivando la actividad física. Las curvas mayores de 60° en pacientes menores con esqueleto inmaduro (signo de Risser < 3) pueden mejorar mediante el uso de aparatos ortopédicos. Se puede aplicar un yeso preliminar en hiperextensión para mejorar la flexibilidad. Para las curvas arriba de T7, se usa un corsé de Milwaukee [A]. Para curvas más bajas, se utiliza un corsé por debajo de los brazos. Inicialmente se indica su uso durante 20 h al día. Una vez que se controle la curva, se disminuye gradualmente el uso del aparato hasta llegar al nocturno.

Curvas mayores de 80° Las curvas no controladas por aparatos ortopédicos pueden requerir corrección quirúrgica, con instrumentación y fusión posteriores.

Historia natural Este trastorno suele ser benigno, excepto en individuos con cifosis torácica superior y mayor de 100°, que posiblemente conlleve enfermedad pulmonar restrictiva.

Lordosis

La *lordosis* es la angulación convexa anterior de la columna lumbar, cuyo rango normal es de 30-50°.

Lordosis del desarrollo Esta variante del desarrollo es frecuente en los niños prepúberes [B]. Los padres suelen estar preocupados. La deformidad es flexible y la exploración física inicial, normal. No se requieren radiografías. La resolución se presenta con el crecimiento.

Hiperlordosis funcional Es una compensación de una deformidad fija por arriba o debajo del nivel lumbosacro.

Hipercifosis Es una deformidad primaria y la hiperlordosis es compensatoria; se mantiene flexible, y esto se demuestra por corrección de la lordosis con la flexión hacia adelante.

Contractura en flexión de la cadera Causa un aumento funcional de la lordosis, por lo general mayor de 60°. Esta deformidad es muy frecuente en la parálisis cerebral. Se valora con la prueba de extensión en posición prona [C]. La lordosis también es frecuente en los niños con luxaciones bilaterales del desarrollo de la cadera o coxa vara.

Hiperlordosis o hipolordosis estructural

Hiperlordosis Puede ser consecutiva a la laminectomía en los pacientes pediátricos para tratar trastornos como tumores o traumatismos. Esta deformidad se previene mejor por descompresión o exposiciones que rescatan elementos posteriores, o la fusión posterior temprana con exéresis amplia en los niños en crecimiento. Los procedimientos quirúrgicos que detienen el crecimiento de las vértebras lumbares posteriores, como derivaciones o rizotomía, pueden causar una lordosis que va en aumento con el crecimiento.

Espondiloptosis Causa una hipolordosis secundaria con aplanamiento de las nalgas.

Trastornos neuromusculares Los trastornos como la distrofia muscular pueden causar hipolordosis.

Fracturas Las fracturas con unión defectuosa pueden causar aumento o disminución de la lordosis.

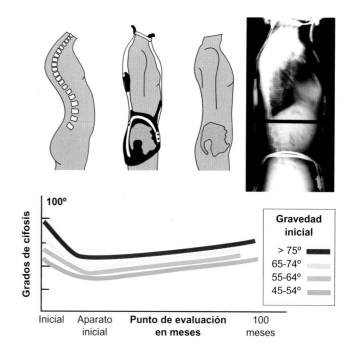

A **Tratamiento de la cifosis juvenil con corsé de Milwaukee** Este aparato es eficaz para tratar la cifosis. Los resultados tienen relación con la gravedad de la curva al inicio del tratamiento. Con base en Sachs y cols. (1987)

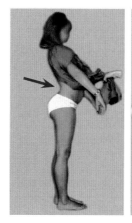
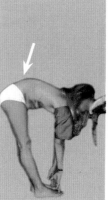

B **Lordosis fisiológica de la pubertad** Esta forma de lordosis (*flecha roja*) se observa durante la niñez avanzada, apenas antes de la pubertad. La columna es flexible y la lordosis desaparece al inclinarse hacia adelante (*flecha blanca*)

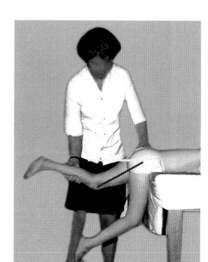

C **Prueba de extensión en posición prona para valorar la contractura en flexión de la cadera** El muslo se eleva gradualmente hasta que la pelvis empieza a extenderse. Esto indica el límite de extensión de la cadera. La contractura corresponde al ángulo entre el muslo (*línea roja*) y la horizontal (*línea amarilla*)

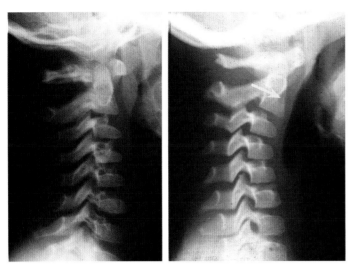

A Seudoluxación La alineación normal de la columna cervical suele demostrarse bien en una radiografía lateral. La seudosubluxación es frecuente en los niños menores, con desplazamiento de C2 hacia C3 (*flecha amarilla*)

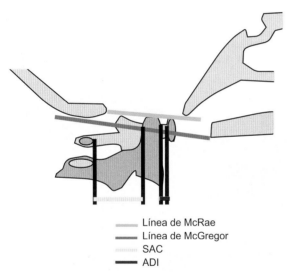

—— Línea de McRae
—— Línea de McGregor
········ SAC
—— ADI

B Medidas cervicales Estas líneas y medidas son de uso frecuente. El SAC o espacio disponible para la médula espinal (*línea amarilla*) y el ADI o intervalo atlantoodontoideo (*línea roja*) se expresan en milímetros

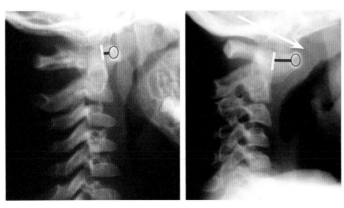

C Vistas natural y en flexión de la columna cervical Estos estudios muestran la relación entre el arco del atlas (*anillo rojo*) y el frente de la apófisis odontoides (*línea amarilla*). La distancia entre ambas es el ADI (*línea roja*). Esta relación cambia con la flexión del cuello (*derecha*), que demuestra la inestabilidad de C1-C2 con el ADI que aumenta de 2 a 10 mm por la rotura del ligamento atloideo transverso

Columna cervical

Los problemas de la columna cervical suelen presentarse con manifestaciones que se cubren en el capítulo 11.

Radiografías

Las radiografías convencionales siguen siendo el método más valioso de estudio imagenológico del cuello y los hombros.

Seudosubluxación En C2-C3, y menos a menudo en C3-C4, es frecuente en los niños menores de 9 años de edad [A].

ADI El *intervalo atlantoodontoideo* (ADI, de *atlanto-dens interval*) es la distancia entre la apófisis odontoides y el arco anterior del axis [B]. Esta medida es de mayor importancia en los niños; es de menos de 4-5 mm a esta edad. Cuando el ADI es mayor de 10-12 mm, todos los ligamentos fracasaron. Las radiografías laterales en flexión-extensión [C] demuestran más gráficamente la inestabilidad.

SAC El espacio disponible para la médula espinal (SAC, de *space available for the cord*) se encuentra entre la apófisis odontoides y el arco posterior del axis.

Relación occipucio-C1 Suele valorarse por las líneas de McRae y McGregor [B].

Estudios especiales

Pueden ser apropiados los estudios adicionales de imagen, dependiendo de la evaluación. Se buscan defectos asociados. Por ejemplo, se ordena una ecografía renal para valorar el diagnóstico del síndrome de Klippel-Feil. En niños con enanismo desproporcionado, antes de un procedimiento quirúrgico que requiera anestesia, se solicita una radiografía lateral para detección precoz en flexión-extensión de la columna cervical. Si se demuestra inestabilidad, las técnicas de intubación especiales prevendrán las lesiones cervicales de la médula espinal.

Impresión basilar

La *impresión basilar* es una deformidad congénita o adquirida donde la columna cervical se extiende hasta el agujero magno. La deformidad puede ser congénita o secundaria a osteopenia por trastornos como el raquitismo o la osteogénesis imperfecta. Esta deformidad puede causar síntomas durante la adolescencia.

Inestabilidad occipitoatlantoidea

La inestabilidad del nivel C1-occipucio es rara y suele deberse a un defecto óseo congénito o una laxitud notoria de los ligamentos, como ocurre en el síndrome de Down. Pocas veces se requiere estabilización quirúrgica por fusión.

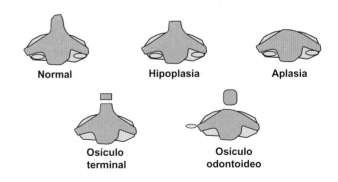

Normal   Hipoplasia   Aplasia

Osículo terminal   Osículo odontoideo

D Tipos de apófisis odontoides La diversidad de tipos contribuye a grados variables de inestabilidad. Con base en Copley y Dormans (1998)

Inestabilidad atloaxoidea

La inestabilidad a nivel de C1-C2 es relativamente frecuente [C, página anterior]. Se debe a anomalías de la apófisis odontoides [D, página anterior y A] o a laxitud ligamentosa. La inestabilidad es producto de la rotura o atenuación de los ligamentos atloideo transverso o alar [B]. Tales deficiencias ligamentosas son frecuentes en el síndrome de Down y la artritis reumatoide. La inestabilidad también es frecuente en el enanismo desproporcionado. Los niños con estos problemas deberán evitar actividades que causen estrés de la columna cervical y serán objeto de evaluación antes de la administración de una anestesia general.

Artritis reumatoide juvenil poliarticular

La rigidez clínica y los cambios radiográficos en la columna cervical ocurren con frecuencia en la enfermedad de inicio poliarticular y sistémica. Los problemas de cuello son raros en la enfermedad de inicio pauciarticular. Aunque la rigidez y los cambios radiográficos son frecuentes, los niños rara vez se quejan de dolor cervical.

Síndrome de Klippel-Feil

El síndrome de Klippel-Feil incluye manifestaciones clínicas [C] y radiográficas [D]. Ahora se sabe que el síndrome es mucho más generalizado.

Manifestaciones clínicas Casi la mitad de los pacientes presentan los datos clásicos de fusión, implantación baja del cabello y rigidez. El trastorno se clasifica por el nivel de la fusión. Otras asociaciones clínicas incluyen escoliosis congénita, anomalías renales, deformidad de Sprengel, sincinesia, cardiopatía congénita y alteraciones de la audición [E]. Otras deformidades incluyen anomalías odontoideas, fusión occipitocervical e impresión basilar.

Valoración Se evalúa cuidadosamente con exploración completa de la columna vertebral, neurológica, cardíaca, renal y audiometría. Se piden radiografías de toda la columna vertebral y se ordena una ecografía renal. Si hay datos neurológicos, se piden estudios por RM.

Tratamiento Incluye asesorar a la familia en cuanto a los riesgos y evitar actividades como el buceo, el futbol americano y la gimnasia, que implican cargas excesivas para la columna cervical. Puede requerirse la artrodesis de los segmentos inestables si hay inestabilidad excesiva y anomalías neurológicas.

Historia natural Los individuos afectados presentan problemas de inestabilidad por arriba, y degenerativos por abajo, de los niveles de fusión. Los adultos muestran discapacidad por este síndrome.

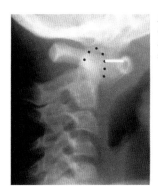

A Hipoplasia de la apófisis odontoides Nótese la hipoplasia de la apófisis odontoides y la inestabilidad, como se demuestra por un ADI de 8 mm

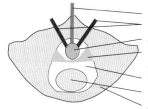

Ligamento apical
Ligamentos alares
Apófisis odontoides
Ligamento atloideo transverso
Conducto raquídeo
Médula espinal
Atlas

B Ligamentos que constriñen Estos múltiples ligamentos suelen prevenir que la apófisis odontoides comprima la médula espinal

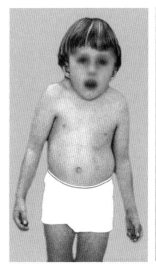
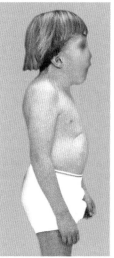

C Manifestaciones clínicas del síndrome de Klippel-Feil Este síndrome incluye acortamiento del cuello, implantación baja del cabello y rigidez cervical

Enfermedad	Trastornos asociados
Síndrome de Klippel-Feil	Escoliosis Anomalías renales Deformidad de Sprengel Sordera Sincinesia Cardiopatía congénita
Enanismo desproporcionado	Trastornos de C1-C2 que causan inestabilidad

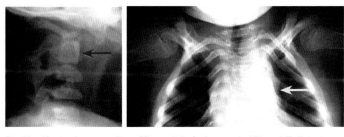

D Manifestaciones radiográficas del síndrome de Klippel-Feil Incluyen acortamiento del cuello, fusiones cervicales (*flecha roja*) y diversas anomalías adicionales, como la escoliosis (*flecha amarilla*)

E Asociaciones Los trastornos alrededor del cuello suelen vincularse con otros defectos congénitos. Los problemas de inestabilidad renal y cervical pueden no diagnosticarse a menos que se ordenen estudios especiales

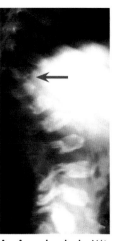
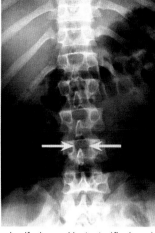

A Acondroplasia Nótese la cifosis en el lactante (*flecha roja*) y los conductos lumbares estrechos en el adolescente (*flechas amarillas*)

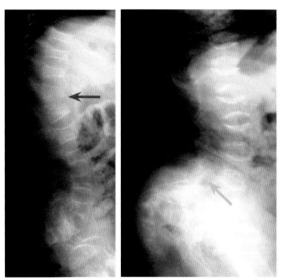

B Osteogénesis imperfecta Nótese la deformidad vertebral (*flecha roja*) y la lordosis lumbar acentuada (*flecha anaranjada*)

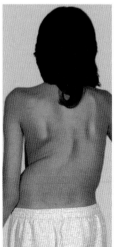
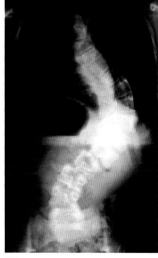

C Síndrome de Marfan Nótese la curva toracolumbar derecha grave, que no mejora con aparatos ortopédicos y hace necesaria la instrumentación y fusión

La columna vertebral en los trastornos generalizados

Muchos trastornos constitucionales, como osteocondrodistrofias y anomalías metabólicas y cromosómicas, se relacionan con escoliosis. En estos niños, durante cada consulta clínica se deben hacer pruebas de detección precoz de deformidades raquídeas.

Acondroplasia

La *acondroplasia* es un enanismo rizomélico de extremidades cortas que suele reconocerse fácilmente al nacer. Con frecuencia se observan deformidades importantes y discapacitantes de la columna vertebral [A].

Estenosis del agujero magno Causa mayor hipotonía, apnea del sueño y el síndrome de muerte súbita infantil. Pueden requerirse la descompresión del agujero magno, la duroplastia y la laminectomía cervical si los síntomas son graves.

Cifosis toracolumbar Es frecuente en la mayoría de los lactantes. La deformidad suele ser flexible. Las curvas rígidas mayores de 30° se tratan con una ortesis. Si la deformidad rebasa los 40° después de los 5 años de edad, puede requerirse fusión anterior y posterior.

Estenosis raquídea Es frecuente y suele tornarse sintomática en la edad adulta temprana. La estenosis puede agravarse por cifosis toracolumbar, deformidad que suele tratarse en la edad adulta.

Seudoacondroplasia

Este enanismo autosómico dominante de extremidades cortas causa problemas raquídeos graves.

Inestabilidad atloaxoidea Por deficiencias de la apófisis odontoides y laxitud generalizada, que se demuestran por radiografías en flexión-extensión y RM si hay inestabilidad. Pueden requerirse descompresión y fusión.

Deformidades toracolumbares Incluyen cifosis y escoliosis.

Hiperlordosis Puede ser el resultado de la contractura en flexión de la cadera.

Osteogénesis imperfecta

La deformidad se debe a la osteopenia [B], y la escoliosis y la invaginación basilar son problemas graves. Los aparatos ortopédicos son inapropiados, ya que pueden causar deformidad de tórax y costillas y es poco probable que detengan la progresión de la curva. Están indicadas la estabilización quirúrgica y la fusión para aquellas curvas que rebasan los 35-45°. Se instrumentan con fijación segmentaria sublaminar posterior y fusión, y se añade la fusión anterior si la deformidad es grave o se relaciona con cifosis.

Displasia espondiloepifisaria

Se trata de un grupo de enanismos de tronco corto con displasia de la columna y los huesos largos.

Inestabilidad atloaxoidea Se observa en alrededor del 40% de las deficiencias de la apófisis odontoides y presenta laxitud generalizada por radiografías en flexión-extensión y RM si hay inestabilidad. Pueden requerirse descompresión y fusión.

Escoliosis toracolumbar y cifosis Son frecuentes y pueden causar dolor de espalda en los adultos. Se tratan de igual manera que la escoliosis idiopática.

Displasia diastrófica

Es un trastorno autosómico recesivo de enanismo de miembros cortos. Las deformidades de columna incluyen espina bífida cervical generalizada, cifosis de la columna cervical y cifoescoliosis toracolumbar, deformidades que pueden ser graves y requerir instrumentación y fusión.

Síndrome de Marfan

Se trata de un trastorno autosómico dominante del tejido conectivo.

Se observa escoliosis en la mayoría de los pacientes [C, página anterior]. Los patrones de la curva suelen ser dobles, estructurales mayores, torácicos derechos y lumbares izquierdos. Algunas curvas son triples. Las curvas suelen iniciarse más tempranamente y son más progresivas, refractarias y rígidas.

Aparatos ortopédicos Este tratamiento es menos eficaz que para la escoliosis idiopática, pero se usan con indicaciones y protocolos similares.

Tratamiento quirúrgico Está indicado para las curvas mayores de 50° por fijación segmentaria utilizando alambres sublaminares. Es necesario equilibrar la columna y restablecer la alineación sagital normal.

Deformidades raquídeas Han incluido inestabilidad atloaxoidea y espondiloptosis, entre otras.

Síndrome de Morquio

Esta mucopolisacaridosis de tipo IV pertenece al espectro de enfermedades de almacenamiento lisosómico. La columna vertebral es normal al nacer, pero aparecen deformidades con el crecimiento [A]. La displasia de la apófisis odontoides es frecuente y pone en riesgo la vida. La aplasia, hipoplasia u osículo libre de la apófisis odontoides, pueden causar inestabilidad que, combinada con la acumulación de mucopolisacáridos en el conducto raquídeo, compromete la médula espinal y causa la muerte súbita o cuadriplejía. La inestabilidad con afección neurológica se trata en primer término mediante evaluación por estudios dinámicos de RM. El occipucio se fusiona con C3 o una vértebra más proximal si los elementos posteriores son adecuados. Debe considerarse la estabilización profiláctica si la inestabilidad es grave.

Neurofibromatosis

Es frecuente la afección de la columna vertebral en la neurofibromatosis [B]. Se debe estar al tanto de la displasia ósea vinculada con la escoliosis. En presencia de las características de una displasia, se considera la realización de estudios por RM o TC. Es necesario un seguimiento cuidadoso, ya que puede ocurrir una progresión rápida con el crecimiento.

Escoliosis no distrófica Se trata como la escoliosis idiopática.

Escoliosis distrófica Suele caracterizarse por curvas progresivas de ángulo corto. El tratamiento con aparatos ortopédicos es ineficaz. Se corrige por fusión combinada raquídea anterior y posterior. Deben incluirse todos los niveles estructurales en ambas masas de fusión.

Síndrome de Rett

El *síndrome de Rett* es una encefalopatía progresiva que se observa sólo en niñas aparentemente normales hasta los 6-12 meses de edad; se caracteriza por autismo, demencia, ataxia, movimientos estereotípicos de la mano, hiperreflexia, espasticidad, convulsiones y escoliosis [C]. La escoliosis suele ser progresiva y rara vez responde al tratamiento con aparatos ortopédicos. La mayoría de los pacientes requieren fusión posterior con instrumentación segmentaria.

Síndrome de Down

El síndrome de la trisomía 21 incluye facies característica, cardiopatía congénita, retraso mental e hiperlaxitud de las extremidades. La inestabilidad cervical alta que afecta los niveles occipitocervical y atloaxoideo se presenta en muchos niños. Esta inestabilidad es producto de la laxitud de articulaciones y ligamentos.

Manifestaciones clínicas Las de afección de la médula espinal por inestabilidad incluyen alteraciones de la marcha, intolerancia al ejercicio y dolor del cuello. Es posible encontrar debilidad leve e hiperreflexia. La detección se realiza con radiografías en flexión y extensión a las edades de 5-6 años.

Tratamiento Es motivo de preocupación si el ADI es mayor de 5 mm. Se requiere seguimiento anual por exploración y por radiografía. Algunos autores recomiendan la fusión ante un ADI mayor de 10 mm.

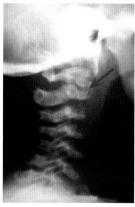
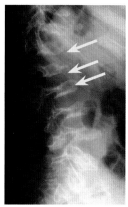

A Síndrome de Morquio Son útiles en la valoración los cambios de los cuerpos vertebrales (*flechas amarillas*). La hipoplasia de la apófisis odontoides (*flecha roja*) es un defecto grave

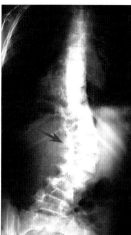
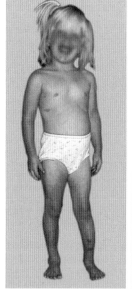

B Neurofibromatosis Las curvas tienden a ser agudas y progresivas (*flecha roja*)

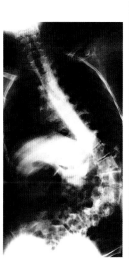
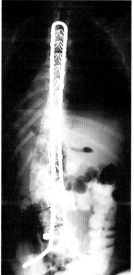

C Síndrome de Rett La deformidad es grave y progresiva y a menudo requiere una fusión larga

DOLOR DE ESPALDA

Feldman DS, Straight JJ, Badra MI, Mohaideen A, Madan SS. Evaluation of an algorithmic approach to pediatric back pain. J Pediatr Orthop. 2006;26:353-7.

Landman Z, Oswald T, Sanders J, Diab M, Spinal Deformity Study Group. Prevalence and predictors of pain in surgical treatment of adolescent idiopathic scoliosis. Spine. 2011 May 1;36(10):825-9.

ESCOLIOSIS IDIOPÁTICA EN ADOLESCENTES

Cotrel Y, Dubousset J, Guillaumat M. New universal instrumentation in spinal surgery. Clin Orthop Relat Res. 1988 Feb;227:10-23.

Diab M, Landman Z, Lubicky J, et al. Use and outcome of MRI in the surgical treatment of adolescent idiopathic scoliosis. Spine. 2011 Apr 15;36(8):667-71.

Dolan LA, Weinstein SL. Surgical rates after observation and bracing for adolescent idiopathic scoliosis: an evidence-based review. Spine. 2007 Sep 1;32(19 Suppl):S91-S100.

Hamill CL, Lenke LG, Bridwell KH, Chapman MP, Blanke K, Baldus C. The use of pedicle screw fixation to improve correction in the lumbar spine of patients with idiopathic scoliosis. Is it warranted? Spine. 1996 May 15;21(10):1241-9.

Harrington PR. Treatment of scoliosis: correction and internal fixation by spine instrumentation. J Bone Joint Surg Am.1962 Jun 01;44(4):591-634.

Luque ER. Segmental spinal instrumentation for correction of scoliosis. Clin Orthop Relat Res. 1982 Mar;(163):192-8.

Negrini S, Minozzi S, Bettany-Saltikov J, Zaina F, Chockalingam N, Grivas TB, Kotwicki T, Maruyama T, Romano M, Vasiliadis ES. Braces for idiopathic scoliosis in adolescents. Cochrane Database Syst Rev. 2010 Jan 20;(1).

Sanders JO. Maturity indicators in spinal deformity. J Bone Joint Surg Am. 2007 Feb;89 Suppl 1:14-20.

Weinstein SL, Dolan LA, Spratt KF, Peterson KK, Spoonamore MJ, Ponseti IV. Health and function of patients with untreated idiopathic Scoliosis. A 50-Year natural history study. JAMA. 2003;289(5):559-567.

Weinstein SL, Dolan LA, Wright JG, Dobbs MB. Effects of bracing in adolescents with idiopathic scoliosis. N Engl J Med. 2013 Oct;369:1512-1521.

ESCOLIOSIS IDIOPÁTICA: INFANTIL y JUVENIL

Akbarnia BA, Breakwell LM, Marks DS, McCarthy RE, Thompson AG, Canale SK, Kostial PN, Tambe A, Asher MA. Dual growing rod technique followed for three to eleven years until final fusion: the effect of frequency of lengthening. Spine (Phila Pa 1976). 2008 Apr 20;33(9):984-90.

Betz RR, Ranade A, Samdani AF, et al. Vertebral body stapling: a fusionless treatment option for a growing child with moderate idiopathic scoliosis. Spine. 2010 Jan 15;35(2):169-76.

Crawford CH, Lenke LG. Growth modulation by means of anterior tethering resulting in progressive correction of juvenile idiopathic scoliosis: a case report. J Bone Joint Surg Am. 2010 Jan;92(1):202-9.

Gupta P, Lenke LG, Bridwell KH. Incidence of neural axis abnormalities in infantile and juvenile patients with spinal deformity. Is a magnetic resonance image screening necessary? Spine 1998 Jan 15;23(2):206-10.

James JIP. Idiopathic scoliosis; the prognosis, diagnosis, and operative indications related to curve patterns and the age at onset. J Bone Joint Surg Br. 1954;36: 36-49.3636 1954.

Klemme WR, Denis F, Winter RB, Lonstein JW, Koop SE. Spinal instrumentation without fusion for progressive scoliosis in young children. J Pediatr Orthop. 1997 Nov-Dec;17(6):734-42.

Mehta MH. The rib-vertebra angle in the early diagnosis between resolving and progressive infantile scoliosis. J Bone Joint Surg Br. 1972 May;54(2):230-43.

Mehta MH. Growth as a corrective force in the early treatment of progressive infantile scoliosis. J Bone Joint Surg Br 2005;87(9):1237-1247.

Wynne-Davies R. Infantile idiopathic scoliosis. Causative factors, particularly in the first six months of life. J Bone Joint Surg Br. 1975 May;57(2):138-41.

ESCOLIOSIS CONGÉNITA

Basu PS, Elsebaie H, Noordeen MH. Congenital spinal deformity: a comprehensive assessment at presentation. Spine. 2002 Oct 15;27(20):2255-9.

Hedden D. Management themes in congenital scoliosis. J Bone Joint Surg Am. 2007 Feb; 89 Suppl 1:72-8.

Hedequist DJ, Emans J. Congenital scoliosis: a review and update. J Pediatr Orthop. 2007 Jan-Feb;27(1):106-16.

Kawakami N, Tsuji T, Imagama S, Lenke LG, Puno RM, Kuklo TR; Spinal Deformity Study Group. Classification of congenital scoliosis and kyphosis: a new approach to the three-dimensional classification for progressive vertebral anomalies requiring operative treatment. Spine. 2009 Aug 1;34(17):1756-65.

Lenke LG, Newton PO, Sucato DJ, et al. Complications after 147 consecutive vertebral column resections for severe pediatric spinal deformity: a multicenter analysis. Spine. 2013; 38(2): 119-132.

Marks DS, Qaimkhani SA. The natural history of congenital scoliosis and kyphosis. Spine. 2009 Aug 1;34(17):1751-5.

McMaster MJ. Spinal growth and congenital deformity of the spine. Spine (Phila Pa 1976). 2006 Sep 15;31(20):2284-7.

Ruf M, Jensen R, Letko L, Harms J. Hemivertebra resection and osteotomies in congenital spine deformity. Spine. 2009 Aug 1;34(17):1791-9.

Yazici M, Emans J. Fusionless instrumentation systems for congenital scoliosis: expandable spinal rods and vertical expandable prosthetic titanium rib in the management of congenital spine deformities in the growing child. Spine. 2009 Aug 1;34(17):1800-7.

CIFOSIS CONGÉNITA

Kawakami N, Tsuji T, Imagama S, Lenke LG, Puno RM, Kuklo TR; Spinal Deformity Study Group. Classification of congenital scoliosis and kyphosis: a new approach to the three-dimensional classification for progressive vertebral anomalies requiring operative treatment. Spine. 2009 Aug 1;34(17):1756-65.

McMaster MJ, Singh H. Natural history of congenital kyphosis and kyphoscoliosis. A study of one hundred and twelve patients. J Bone Joint Surg Am. 1999 Oct;81(10):1367-83.

Noordeen MH, Garrido E, Tucker SK, Elsebaie HB. The surgical treatment of congenital kyphosis. Spine. 2009 Aug 1;34(17):1808-14.

CIFOSIS DE SCHEUERMANN

Coe JD, Smith JS, Berven S, et al: Complications of spinal fusion for Scheuermann kyphosis: a report of the Scoliosis Research Society Morbidity and Mortality Committee, Spine 35:99, 2009.

Lowe TG, Line BG. Evidence based medicine: analysis of Scheuermann kyphosis. Spine. 2007 Sep 1;32(19 Suppl):S115-9.

Montgomery SP, Erwin WE. Scheuermann's kyphosis: long-term results of Milwaukee brace treatment. Spine 1981;6:5–8.

Murray PM, Weinstein SL, Spratt KF. The natural history and long-term follow-up of Scheuermann kyphosis. J Bone Joint Surg 1993:75A:236.

Riddle EC, Bowen JR, Shah SA, et al. The DuPont kyphosis brace for the treatment of adolescent Scheuermann kyphosis. J South Orthop Assoc 2003;12:135–40. http://www.ncbi.nlm.nih.gov/pubmed/14577720 (27).

Sachs B, Bradford D, Winter R, et al. Scheuermann kyphosis: follow-up of Milwaukee-brace treatment. J Bone Joint Surg [Am] 1987;69-A:50-7.

ESPONDILÓLISIS-ESPONDILOLISTESIS

Agabegi SS, Fischgrund JS. Contemporary management of isthmic spondylolisthesis: pediatric and adult. Spine J. 2010 Jun;10(6):530-43.

Beutler WJ, Fredrickson BE, Murtland A, Sweeney CA, Grant WD, Baker D: The natural history of spondylolysis and spondylolisthesis: 45-year follow-up evaluation. Spine. 2003 ;28(10):1027-1035, discussion 1035.

Bradford DS, Iza J. Repair of the defect in spondylolysis or minimal degrees of spondylolisthesis by segmental wire fixation and bone grafting. Spine. 1985 Sep;10(7):673-9.

Buck JE. Direct repair of the defect in spondylolisthesis. Preliminary report. J Bone Joint Surg Br. 1970 Aug;52(3):432-7.

Hu SS, Tribus CB, Diab M, Ghanayem AJ. Spondylolisthesis and spondylolysis. Instr Course Lect. 2008;57:431-45.

Klein G, Mehlman CT, McCarty M: Nonoperative treatment of spondylolysis and grade I spondylolisthesis in children and young adults: A meta-analysis of observational studies. J Pediatr Orthop 2009;29(2):146-156.

Meyerding HW. Low backache and sciatic pain associated with spondylolisthesis and protruded intervertebral disc: incidence, significance, and treatment. J Bone Joint Surg 1941;23(2):461-70.

Steiner ME, Micheli LJ. Treatment of symptomatic spondylolysis and spondylolisthesis with the modified Boston brace. Spine. 1985;10:937-43.

Taillard WF. Etiology of spondylolisthesis. Clin Orthop Relat Res. 1976 Jun;(117):30-9.

DISCITIS

Wenger DR, Bobechko WP, Gilday DL. The spectrum of intervertebral disk-space infection in children. J Bone Joint Surg 1978;60A:100.

TUMORES

Beer SJ, Menezes AH. Primary tumors of the spine in children. Natural history, management, and long-term follow-up. Spine 1997:22:649.

OTROS

Kim HW, Weinstein SL. Spine update. The management of scoliosis in neurofibromatosis. Spine 1997:22:2770.

Lipton GE, Guille JT, Kumar SJ. Surgical treatment of scoliosis in Marfan syndrome: guidelines for a successful outcome. J Pediatr Orthop 2002 May-Jun;22(3): p302-7.

Papaioannou T, Stokes I, Kenwright J. Scoliosis associated with limb-length inequality. J Bone Joint Surg Am. 1982 Jan;64(1):59-62.

Vercauteren M, Van Beneden M, Verplaetse R, et al. Trunk asymmetries in a Belgian school population. Spine. 1982 Nov-Dec;7(6):555-62.

MIEMBRO SUPERIOR

El propósito del miembro superior es utilizar la mano para realizar funciones bimanuales dentro del campo de visión. El tratamiento deberá conservar o aumentar la amplitud de movimiento articular que permita como mínimo el acceso de la mano a la cara y el perineo. Esto requiere movilidad, sensibilidad, fortaleza y funciones motoras finas.

Desarrollo del miembro superior

Crecimiento

El primordio de los miembros superiores aparece en la cresta de Wolf durante la tercera semana posterior a la fecundación. El borde distal de este primordio es un puente engrosado llamado *reborde ectodérmico apical*, que contiene el plan de diseño de la extremidad para su desarrollo y orientación tridimensional. Este desarrollo es controlado por genes que incluyen los grupos *HOX* y *WNT7*, cuyas mutaciones se han vinculado con malformaciones. La mayoría de los defectos congénitos de miembros superiores tienen su origen durante este período [A]. Existe una proliferación vascular al interior del miembro superior, concomitante con el desarrollo del primordio. Las alteraciones de dicha proliferación pueden llevar a deficiencias transversas de la extremidad. Alrededor de los 56 días, un gen inicia el proceso de apoptosis o disolución de las membranas interdigitales para crear dedos separados, proceso cuyo fracaso da lugar a la sindactilia.

La mano se forma alrededor de la octava semana [B] y alcanza casi la tercera parte de su tamaño de adulto al nacer [C]. El crecimiento del miembro superior ocurre con mayor rapidez en las epífisis humerales proximal y distal del antebrazo [D].

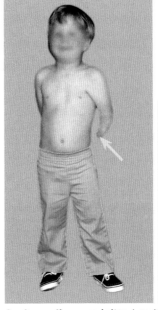
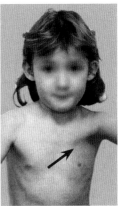

A   Anomalías congénitas Las deficiencias de miembro superior (*flecha amarilla*) y la anomalía de Poland (*flecha roja*) son causadas por un fracaso de la proliferación vascular a su interior durante el desarrollo temprano

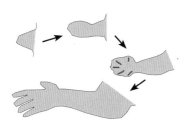

B   Desarrollo de la mano La mano se inicia como primordio a las 3 semanas, con desarrollo progresivo y finalmente apoptosis o disolución de las membranas interdigitales, para formar los dedos alrededor de la octava semana. Tomado de Arey (1980)

Edad	Tamaño
Fetal de ocho semanas	5 mm
Al nacer	60 mm
3 años	120 mm
Adulta	200 mm

C   Crecimiento de la mano La mano mide casi 5 mm cuando está formada por completo en la octava semana de vida fetal y alcanza casi el 33 % de su tamaño de adulto al nacer

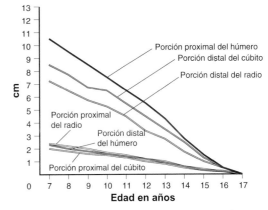

D   Velocidades de crecimiento del miembro superior La mayor parte del crecimiento del miembro superior ocurre a partir de las epífisis alrededor de la muñeca y el hombro, en comparación con el codo. Tomado de Princhett (1988)

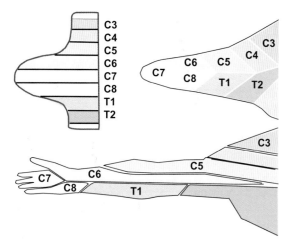

A   Distribución de los nervios cutáneos El desarrollo del miembro superior aclara el origen de la distribución segmentaria. Tomado de Moore (1982)

Edad	Función de la mano
1 mes	Forma un puño
2 meses	Se abre
3 meses	Sujeta objetos
5 meses	Sujeción primitiva con los dedos
9 meses	Pellizcamiento digital temprano
12 meses	Sujeta objetos grandes
18 meses	Apila cubos
3 años	Abotona la ropa
4 años	Puede aventar una pelota
5 años	Puede atrapar una pelota

B   Función de la mano por edades La función de la mano se vuelve cada vez más ágil conforme avanza la edad

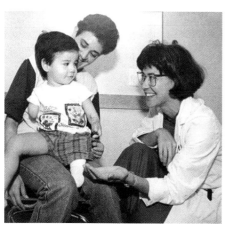

C   Exploración física inicial Se explora a todo el niño antes de dirigirse al problema de la mano

Síndrome	Comentario
De Goltz	Hueso, piel, ojo, ano, retraso psicomotor
Aplasia mamaria	Relacionada con hipoplasia pulmonar

D   Síndromes relacionados con defectos cubitales Deberán considerarse estos síndromes en presencia de un defecto cubital

Síndromes vinculados con la sindactilia

De Apert
De Carpenter
De Noack
De Pfeifer
De Poland
De Summit
De Waardenburg
Oculoodontodigital
Orofaciodigital

E   Síndromes vinculados con la sindactilia

Durante la séptima semana de edad gestacional, el miembro superior se flexiona en el hombro y el codo, y rota sobre su eje longitudinal, lo que contribuye a la distribución de los nervios cutáneos [A], que en la mano surgen a partir de C6, C7 y C8.

Durante la lactancia, la función de la mano progresa de forma ordenada [B]. La función bimanual se refina durante el segundo año de vida. Las destrezas motoras, tanto finas como gruesas, mejoran con la edad. La función de cada miembro superior es más independiente que la de los miembros inferiores. Por lo tanto, un brazo corto produce menos dificultad funcional que una pierna corta.

El funcionamiento óptimo de la mano se alcanza cuando el miembro dominante posee tanto la fortaleza como la capacidad para tratar con objetos pequeños. La mano no dominante deberá sujetar y soltar objetos con eficacia. La función manual idealmente requiere sensibilidad íntegra, superficies táctiles libres de cicatrices, fortaleza motora y una buena amplitud de movimiento de la muñeca y los dedos.

Valoración

La exploración física deberá seguir la secuencia estándar de inspección, palpación, valoración de la amplitud de movimiento y una revisión neurológica cuidadosa. Los estudios imagenológicos se inician con las radiografías convencionales.

Exploración física inicial

Primero se lleva a cabo una exploración física inicial en el paciente pediátrico, ya que los problemas de la mano son, con frecuencia, parte de un síndrome o asociación. Se explora a todo el individuo [C] para evitar pasar por alto otros problemas que pueden ser importantes para establecer el diagnóstico, así como los que pueden requerir tratamiento. Esta exploración a menudo se hace de mejor forma con el niño en el regazo de un progenitor.

El lactante puede tener retraso del desarrollo pero sin deformidades evidentes. Se explora la cabeza y el tronco, y se buscan asociaciones que puedan afectar la columna vertebral, el corazón y los riñones. También se inspeccionan los miembros inferiores, ya que pueden ocurrir problemas de mano y pie en el mismo síndrome o asociación.

Asociaciones

Ciertas deformidades del miembro superior suelen vincularse con síndromes específicos [D, E y F]. Los ejemplos incluyen la displasia ungueal en el síndrome uña-rótula y las diversas alteraciones relacionadas con deficiencias radiales y cubitales y sindactilia. Se explora cuidadosamente a todo el niño y se buscan características dismórficas y estatura corta, además de hacer una valoración de la salud general. Debe indagarse acerca de problemas médicos en la familia. Ciertos datos indican la necesidad de estudios adicionales; por ejemplo, encontrar tortícolis es indicación de una radiografía de la pelvis para descartar la displasia de la cadera. El hallazgo de una displasia radial es indicación de estudios hematológicos, cardíacos, renales y de columna vertebral. Se buscan fóveas sacras.

Síndrome	Comentario
Anemia de Fanconi	Displasia radial, defectos cutáneos y hemáticos
De Holt-Oram	Displasia radial y cardiovascular
De Ladd	Displasia radial y craneofacial
De Nagar	Displasia facial craneofacial
Trombocitopenia con ausencia de radio (síndrome de TAR)	Vinculada con aplasia radial

F   Síndromes vinculados con los defectos radiales Deberán considerarse estos síndromes si se encuentran defectos radiales

Miembro superior

Cabeza y cuello Se observan la cabeza y el cuello en cuanto a anomalías y asimetrías. La cabeza por lo general se sostiene en posición vertical por los mecanismos de corrección vestibular y ocular. La inclinación de la cabeza es frecuente en la tortícolis o "cuello torcido". La deformidad se describe en términos de tres planos: flexión-extensión, inclinación lateral y rotación. Se estudia la forma de la cabeza. La plagiocefalia es frecuente en la tortícolis e incluye aplanamiento de las prominencias malares y descenso de la posición del ojo y el oído en el lado afectado. El occipucio homolateral está aplanado.

Extremidades Se inicia con la observación de la relación entre el cuello y los miembros superiores, señalando cualquier asimetría [A]. Se observan diferencias en los movimientos espontáneos. La pérdida de movimiento puede deberse a una parálisis real por una lesión neurológica, o más probablemente a una seudoparálisis por un traumatismo o una infección. El lactante con fractura de clavícula o artritis infecciosa del hombro o codo evitará los movimientos del miembro superior.

Se observa el *ángulo de acarreo*, es decir, la alineación entre brazo y antebrazo vista con el individuo en posición anatómica. Dicho ángulo suele ser de 0-10° en valgo. Un ángulo de acarreo en varo produce la llamada *deformidad en culata*, que a menudo se debe a una fractura supracondílea mal consolidada [B]. En el síndrome de Turner se observa un aumento del ángulo de acarreo.

Se buscan asimetrías o masas, y se señala cualquier anomalía de los dedos o las uñas [C]. Se observa displasia de uñas en el síndrome uña-rótula. Otros síndromes presentan deformidades características de los dedos, como el pulgar "pidiendo aventón" (*autostop*) en la displasia diastrófica.

Palpación Es de suma importancia si el paciente se queja de dolor. La localización exacta del punto de máxima hipersensibilidad es muy importante para establecer la causa del dolor, lo cual resulta más factible cerca del codo, la muñeca [D] y la mano, donde los huesos y las articulaciones son subcutáneos.

Amplitud de movimiento Se describe el movimiento del cuello en tres direcciones. El individuo normal puede flexionar hasta que la mandíbula toca el tórax. La inclinación lateral de la cabeza deberá permitir que el oído entre en contacto con el hombro. La rotación normal de la cabeza permite un movimiento de alrededor de 90° a la derecha e izquierda. Se valora la rotación del miembro superior con el codo flexionado en ángulo recto. La supinación y pronación son de casi 90° en el niño normal.

Laxitud de articulaciones El miembro superior se explora fácilmente para determinar la laxitud articular. Se revisan el codo, la muñeca y los dedos en cuanto a su capacidad de hiperextensión [E].

Dolor

El dolor suele deberse a traumatismo, infección o neoplasia. Se manifiesta como seudoparálisis en el lactante y preescolar. La localización del sitio de hipersensibilidad es muy útil para reducir las posibilidades de diagnóstico y decidir qué deberá estudiarse por radiografías. A veces se requiere una gammagrafía ósea para localizar el problema.

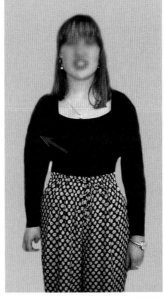
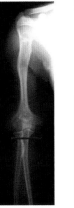
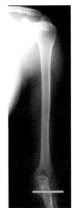

A Discrepancia de la longitud de miembros superiores El brazo derecho de esta persona se encuentra acortado por un quiste proximal del húmero. Su función es normal

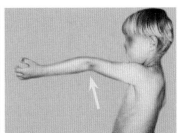
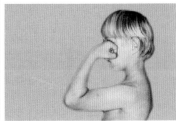
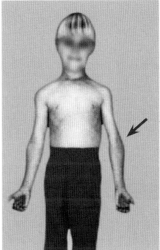

B Cúbito varo Este niño presenta una consolidación defectuosa después de una fractura supracondílea. En posición anatómica, presenta la deformidad de cúbito varo (*flecha roja*). También hay deformidad en hiperextensión (*flecha amarilla*) y flexión limitada del codo (*flecha anaranjada*)

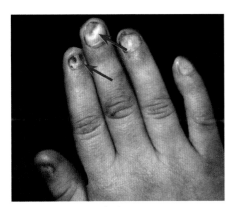

C Síndrome uña-rótula Se observa displasia de uñas en este síndrome

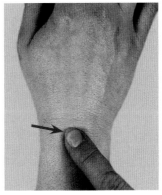

D Localizar la hipersensibilidad Correlacionar la hipersensibilidad con las estructuras anatómicas

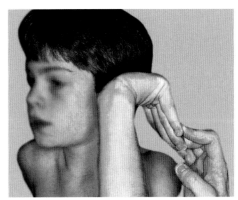

E Laxitud articular Suele valorarse en el miembro superior

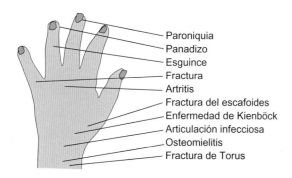

A Localización del dolor de mano y muñeca A menudo se sugiere el diagnóstico por la localización de la hipersensibilidad o edema

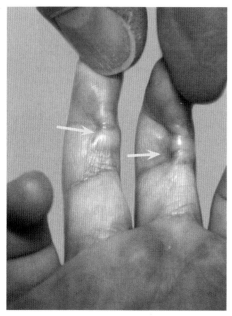

B Cicatriz hipertrófica Quemaduras por fricción de un preescolar. Nótese el grosor de las cicatrices. La reconstrucción requerirá injertos cutáneos de grosor completo

Edad	Procedimientos
0 a 6 meses	Polidactilia flotante Bandas amnióticas que estrangulan
6 a 12 meses	Sindactilia limítrofe Sindactilias óseas complejas Síndrome de Apert Macrodactilia que requiere amputación Polidactilia de base amplia Duplicaciones del pulgar
> 24 meses	Sindactilia simple "Pulgarización" Deformidades angulares que requieren osteotomía y fijación Reconstrucción de los espacios interdigitales pulgar-índice Hipoplasia de pulgar, manos con displasia cubital y polisindactilia compleja

C Programación de los procedimientos Este cuadro provee algunas generalizaciones para la programación de los procedimientos quirúrgicos. Cada indicación deberá individualizarse

Exploración de la mano

Observación Se observa la posición en reposo de la mano, así como la forma en que se mueve, al igual que los dedos. Esto a menudo se hace de manera óptima desde cierta distancia para evitar atemorizar al niño. Se observa la posición de los dedos. La posición de reposo se altera por la presencia de laceraciones tendinosas o contracturas musculares.

Sensibilidad Se valora observando la textura en cuanto a cambios tróficos, la presencia de sudor y el uso de la mano. Debe preguntarse la opinión de los padres en cuanto a la sensibilidad de la mano, quienes, por lo general, saben al respecto. En el niño de mayor edad puede ser de utilidad diferenciar monedas sólo por la percepción táctil.

Función motora Se observa al niño jugando con un juguete para valorar el uso de la mano. Se debe registrar cómo se usan las manos, dominante y no dominante. Cabe recordar que la función bimanual se desarrolla después de que el lactante adquiere el equilibrio sentado.

Dolor Varios trastornos exclusivos de la mano y la muñeca pueden ser fuente de dolor [A]. Entre ellos se encuentra la no consolidación de la apófisis estiloides radial, fracturas no detectadas o necrosis avascular idiopática del escafoides, así como los síndromes de sobreuso. La mayoría de los gimnastas experimentan dolor de muñeca a causa de sobreuso. Los gimnastas en máximo riesgo son los niños mayores nuevos en la práctica de este deporte y que participan muchas horas por semana.

Principios terapéuticos

Puesto que la mano se usa para la expresión y siempre está visible, su aspecto es una consideración especialmente importante de la terapéutica.

Descripciones

Se describen los trastornos con uso de términos anatómicos, más que con palabras como *deformidad de mano zamba* o *pinza de langosta*.

Progenitores

Es necesario estar al tanto de los sentimientos de los padres, en especial si el niño presenta un problema congénito o traumático. Ellos, por lo general, pasan por una serie de etapas en el proceso de duelo, que incluyen primero negación e ira (que puede dirigirse a los médicos tratantes) y después desasosiego.

Cicatrización

Debido a que la piel de los lactantes es susceptible a la formación de cicatrices con hipertrofia [B], se tiene que ser muy cuidadoso en cuanto a la ubicación de una incisión quirúrgica, en especial en la cara palmar de los dedos y en los espacios interdigitales.

Cirujano

La cirugía de mano en el lactante o niño es difícil por sus dimensiones pequeñas, la falta de cooperación y la complejidad del problema. Rara vez hay necesidad de hacer una operación quirúrgica de urgencia, y debido a que los mejores resultados son posibles con el primer intento de reparación, lo más conveniente para el niño es su envío a un cirujano con entrenamiento y experiencia especiales en problemas de la mano de lactantes y niños.

Momento del tratamiento

Se han establecido guías generales para la programación óptima de diversos tratamientos.

Operaciones quirúrgicas Las cirugías se llevan a cabo en categorías generales [C], cuya programación es una guía burda. Cada procedimiento debe individualizarse.

Métodos de tratamiento Se deben aplicar ciertos tipos de tratamiento a grupos de edad específicos. Algunas guías generales son útiles [A, página siguiente].

Madurez

Se debe considerar la capacidad del niño para cooperar con el tratamiento y la rehabilitación. Los apósitos quirúrgicos deberán proteger la zona intervenida. Se deben retrasar los procedimientos complejos que requieran cooperación durante la rehabilitación.

Férulas

La aplicación de férulas representa un método terapéutico primario o adyuvante usado para problemas de la mano [B]. Se han desarrollado muchos tipos diferentes de férulas para usarse en manos, dedos, muñecas y codos, ya sean de tipo estático o dinámico. En su mayoría están hechas de plástico por terapeutas con un objetivo específico en la mente.

Apósitos

Para la mayoría de las heridas, el siguiente plan de tratamiento es apropiado [C]. Si se utilizó un torniquete, se deja inflado para la aplicación del vendaje inicial.

Cierre de la herida Se utiliza *catgut* 6-0 simple teñido en azul con un marcador para hacerlo visible y hacer innecesario su retiro. Deben emplearse suturas absorbibles.

Apósito primario Se coloca una capa simple de gasa de malla fina tratada con vaselina para prevenir la adherencia directa a la herida. Sobre ella se aplica una gasa inmersa en solución salina para drenar directamente desde la herida.

Compresión Se aplica un apósito de compresión suave para asegurar el apósito primario, que proporciona contorno y posición sin restringir la circulación. Se coloca la primera capa de gasa mullida entre los dedos con cuidado de evitar una presión excesiva. Después se fija la gasa con otra en rollo de 5-7.5 cm de ancho, lo que provee una compresión suave y ajusta bien la mano, sosteniéndola en una posición con ligera extensión de la muñeca y abducción del pulgar.

Acojinamiento A continuación, se coloca un acojinamiento de algodón para yeso con el objeto de proteger la piel y las prominencias óseas, y facilitar el retiro del aparato. Un adhesivo cutáneo ayudará a mantener el acojinamiento en su posición.

Se desinfla el torniquete y se valora la circulación de cada dedo. La mano se eleva durante unos cuantos minutos en la fase de hiperemia posterior al torniquete, antes de aplicar el yeso.

Apósito externo rígido Se aplica yeso o fibra de vidrio que se extienda por arriba del codo flexionado, lo que fija el apósito y previene la exploración e intromisión por los niños y progenitores. Se inicia la aplicación con el codo flexionado ligeramente más de 90°.

En lactantes y niños pequeños se acojinan los dedos y se coloca un yeso que simule un guante largo; se debe evitar que los juegos, juguetes y alimentos entren al yeso, además de proteger la herida y fijar el apósito.

Cabestrillo Se aplica un cabestrillo con una venda tubular de 5 cm colocada alrededor del cuello y el tórax para sostener el brazo a un lado.

Edad	Tratamiento
0 a 6 meses	Son bien toleradas las férulas
6 a 12 meses	Estiramiento pasivo
> 12 meses	Procedimientos quirúrgicos simples
2 a 4 años	Procedimientos quirúrgicos complejos

A Programación del tratamiento El tratamiento se ajusta de la mejor manera a la edad del lactante o niño

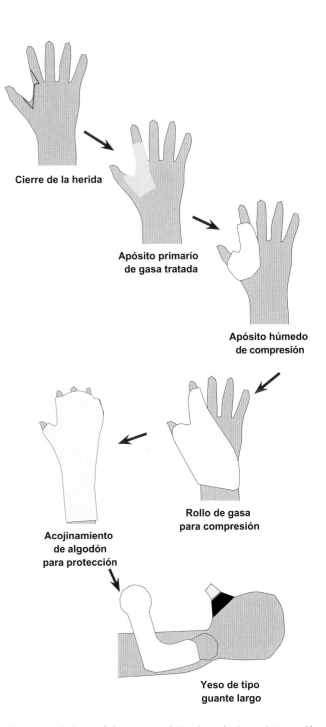

Cierre de la herida

Apósito primario de gasa tratada

Apósito húmedo de compresión

Rollo de gasa para compresión

Acojinamiento de algodón para protección

Yeso de tipo guante largo

C Secuencia de los apósitos Los apósitos después de una intervención quirúrgica por lesiones deberán aplicarse con cuidado

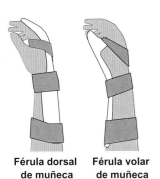

Férula dorsal de muñeca	Férula volar de muñeca	Férula anular para dedo	Férula para dedo en extensión

B Férulas Se usan muchos tipos diferentes de férulas para la mano; he aquí algunos ejemplos

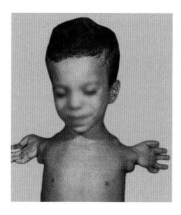

A Focomelia completa Este niño presenta displasia radial bilateral por una forma proximal del síndrome de trombocitopenia con ausencia de radios

Deficiencias de miembros superiores

Las deficiencias de miembros superiores pueden deberse a malformaciones [A] o distorsiones, como la banda amniótica, traumatismos, o ser resultado de resecciones de tumores malignos. Las deficiencias de extremidad son más frecuentes en los miembros inferiores y en los varones [B].

Etiología

Se necesita vascularización para irrigar la zona de progresión [C]. Su fracaso da como resultado un sustrato mesodérmico insuficiente. En la *teoría unificadora de la secuencia de interrupción del aporte de la arteria subclavia* (displasia de la arteria subclavia), el tipo de deformidad depende del momento de la interrupción. Estos defectos se conocen como *braquisindactilia*.

Clasificación

La braquisindactilia es un espectro que incluye los tipos más frecuentes de displasia [D]:

Forma de dedos cortos Se puede vincular con la anomalía de Poland.

Forma de hendidura Antes llamada *mano hendida atípica*.

Forma de monodactilia (pulgar) Donde el pulgar es el dedo mejor conservado.

Forma de detención transversa peromélica Puede ocurrir en cualquier nivel desde el hombro hasta la muñeca. La manifestación que siempre está presente es la de mamelones al final de la extremidad.

Valoración

Aunque el diagnóstico puede, por lo general, hacerse por exploración física, se ordenan radiografías para documentar y clasificar la deficiencia.

Exploración física completa Se requiere para identificar otras anomalías, como las luxaciones de la cabeza radial o la sinostosis radiocubital.

Situación familiar Deberá valorarse con cuidado. Es necesario verificar que se dispone de asesoramiento para los padres que tienen dificultades con el afrontamiento de la aflicción y la culpa comunes en quienes tienen hijos con deficiencias de extremidades. Debe hacerse un esfuerzo especial por desarrollar una relación cálida y de sostén con la familia, porque el tratamiento suele ser difícil. La suficiente confianza lograda mejora el cumplimiento del tratamiento por parte del niño y la aceptación de los padres de las recomendaciones terapéuticas.

Principios terapéuticos

Los siguientes principios pueden ser útiles para planear el tratamiento.

Ajuste temprano de las prótesis Es controvertido, algunos médicos creen que ocultar la extremidad con una prótesis evita la retroalimentación sensorial y hace más lento el desarrollo de la función bimanual. Otros recomiendan ajustar una prótesis pasiva entre los 3 y 6 meses de edad para promover el desarrollo de una autoimagen más normal por parte del lactante. La mayoría de los niños rechazan las prótesis.

Primera prótesis Suele ser pasiva. El cambio a una prótesis activa se hace con base en la edad de desarrollo del lactante.

Prótesis mioeléctrica Es inherentemente atractiva para los padres. Puesto que las extremidades movidas por energía eléctrica son costosas y difíciles de mantener, su aceptación a largo plazo es peor que para las prótesis más simples, impulsadas por el cuerpo.

Amputaciones congénitas y adquiridas Son difíciles de asimilar. Los amputados congénitos presentan sensibilidad normal en el extremo del miembro y no se ven afectados por el sobrecrecimiento, las cicatrices o el dolor, en contraste con quienes padecen las formas adquiridas. Los amputados congénitos también desarrollan mejores técnicas de compensación.

Modificación de las prótesis Se realiza para facilitar las actividades de la vida diaria. Se pone a disposición a un terapeuta ocupacional experimentado para valorar las necesidades del niño y hacer recomendaciones en cuanto a las modificaciones que mejoren el autocuidado.

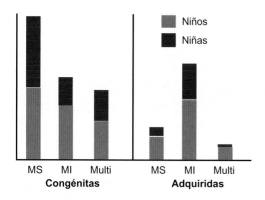

B Distribución de los amputados pediátricos Se muestra la distribución de las niñas (*rojo*) y niños (*azul*) para el miembro superior (*MS*), miembro inferior (*MI*), o múltiples niveles (*Multi*) en 1 400 casos. Tomado de datos de Krebs y Fishman

Niños
Niñas

MS   MI   Multi
Congénitas

MS   MI   Multi
Adquiridas

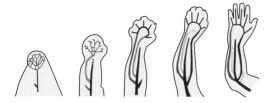

C Etapas del crecimiento vascular al interior de la extremidad y su desarrollo Es indispensable el crecimiento de los vasos sanguíneos al interior de las extremidades para su desarrollo normal, como se muestra en esta secuencia. Con base en *Gray's Anatomy* (1973)

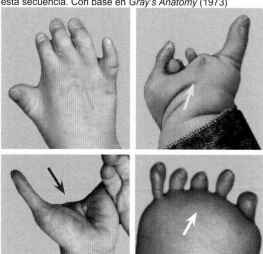

D Ejemplos de braquisindactilia Formas de dedo corto (*flecha verde*), hendida (*flecha amarilla*), monodactilar (*flecha roja*) y peromélica (*flecha blanca*)

Grupos de apoyo familiar   Son en extremo valiosos para los padres y el lactante o preescolar. Casi todas las clínicas para la atención de amputados en la niñez cuentan con un acceso fácil a estos grupos de apoyo y pueden ayudar a las familias a hacer los contactos necesarios.

Aceptación   Suele ser menor para las prótesis de miembros superiores que para las de miembros inferiores. La falta de sensibilidad y control de movimiento fino hace a las prótesis de miembro superior menos útiles que las de miembro inferior. Los pacientes pediátricos tienen mayores probabilidades de aceptar una prótesis de miembro superior cuando se reconoce una necesidad funcional específica. Este conocimiento suele presentarse alrededor de los 8 años de edad.

Deficiencias bilaterales   Rara vez es útil o aceptable la sustitución de un miembro con prótesis [A].

Ajustes   Los ajustes más exitosos son para niños con deficiencias transversas proximales del antebrazo [B].

Adaptaciones naturales del paciente pediátrico   Se deben permitir, pues tales adaptaciones suelen ser prácticas, funcionales y eficaces en cuanto a la energía [C].

Sustitución de las prótesis   Cuando se destruyen, cuando causan molestias o si se tornan subóptimas para la función.

Eliminación de las prótesis   Es más frecuente cuando las deficiencias son amplias, los dispositivos protésicos tienen diseño complejo y las adaptaciones naturales sin prótesis resultan más eficaces.

Procedimientos quirúrgicos

Tienen indicaciones limitadas.

Revisiones   Pueden ser necesarias las revisiones por sobrecrecimiento ante las amputaciones transdiafisarias congénitas y las adquiridas [D].

Operación de Krukenberg   En esta reconstrucción se separan el radio y el cúbito para permitir la sujeción con sensibilidad [E]. El resultado suele ser funcionalmente bueno pero estéticamente malo. La operación es apropiada para los pacientes ciegos con amputaciones adquiridas, quienes no pueden ubicar visualmente los artículos en sus manos protésicas o ganchos.

Opciones protésicas

Dispositivos terminales   Las opciones incluyen varias alternativas.

Proyecto de prótesis para niños amputados (CAPP, de child amputee prosthetic project)   Incluye un muelle de cierre y una cobertura funcional elástica que mejora el control.

Garfios   Los que cuentan con cierres elásticos y cobertura plástica son duraderos y se pueden ajustar con mecanismos de abertura con activación corporal.

Manos cosméticas   Pueden ser pasivas, activadas por el cuerpo o de control mioeléctrico.

Dispositivos activados eléctricamente   Incluyen varias opciones:

Potencia corporal   Suele usarse para la abertura de un dispositivo terminal y la flexión del codo [B].

Potencia mioeléctrica   La potencia se puede proporcionar mediante electrodos únicos o dobles colocados sobre músculos flexores o extensores. Por lo general, se aplican controles únicos durante el segundo año de la vida, con sensores colocados sobre los músculos extensores para activar el dispositivo de apertura. El dispositivo terminal permanece abierto en tanto el músculo se contraiga. Un segundo sensor sobre los flexores se puede aplicar cerca de los 3 años de edad para la flexión activa. Estos ajustes son experimentales, pero los niños presentan una frecuencia de abandono menor en comparación con los adultos.

Mano pasiva estética   Suele ser una opción seleccionada por su ventaja estética y simplicidad.

Proporcionar opciones   Conviene dar al niño una variedad de opciones protésicas para ayudar a las actividades normales de la vida diaria. Casi la mitad de los niños utilizan prótesis múltiples con base en la situación.

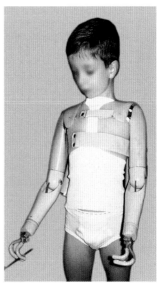
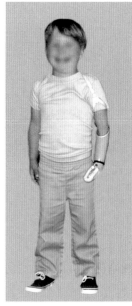

A   Deficiencias bilaterales   La sustitución con prótesis rara vez tiene éxito. Las adaptaciones naturales son más eficaces

B   Deficiencias transversas del antebrazo   Por lo general, el ajuste de una prótesis tiene éxito

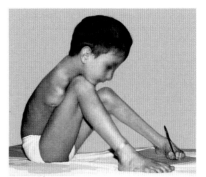
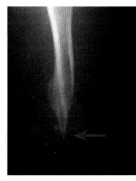

C   Adaptación natural   Estos niños se vuelven sorprendentemente diestros en el uso de la percepción para duplicar la función de la mano. Este niño prefirió usar las extremidades pélvicas más que la prótesis

D   Sobrecrecimiento diafisario   Representa una complicación de las amputaciones a través del hueso

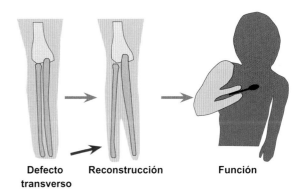

Defecto transverso   Reconstrucción   Función

E   Operación de Krukenberg   Esta separación de la porción distal de radio y cúbito (*flecha roja*) y la reubicación de los músculos del antebrazo proveen al niño de una sujeción funcional con sensibilidad

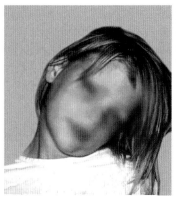

A   Tortícolis aguda Esta forma de tortícolis aparece súbitamente en una niña antes normal. Por lo general, la deformidad se resuelve espontáneamente en 1-2 días

Categoría	Comentario
Tortícolis muscular	La más frecuente
Tortícolis aguda	Aguda, se resuelve
Defectos óseos cervico-occipitales	Hemivértebras
Diversas	Por tumores neurógenos Inflamatorias Traumáticas Ocular: estrabismo Histéricas Idiopáticas: inestabilidad rotacional

B   Causas de tortícolis Las causas son muchas, pero la vasta mayoría de los casos de tortícolis se deben a trastornos presentados en las tres categorías principales

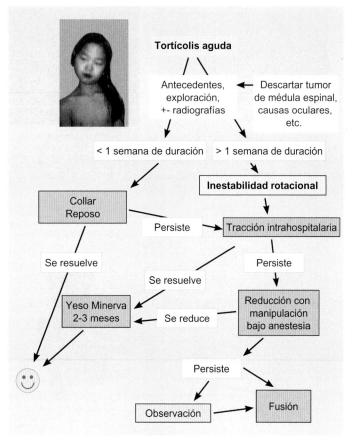

D   Tratamiento de la subluxación rotacional

Tortícolis

La tortícolis o *cuello torcido* incluye una variedad de trastornos [B] que requieren diferente tratamiento.

Tortícolis aguda

Es relativamente frecuente. Puede ocurrir de manera espontánea, después de traumatismos mínimos o a continuación de una infección respiratoria alta [A]. No se sabe por qué la cabeza se inclina. Puede deberse al espasmo muscular secundario a la linfadenitis cervical, o tal vez a una subluxación menor de las vértebras cervicales.

Cuadro clínico La tortícolis aguda causa inclinación, rotación hacia un lado y fijación de la cabeza. Las radiografías de la columna cervical son difíciles de valorar por la flexión lateral y rotación presentes. Los estudios de laboratorio son normales.

Tratamiento Consiste en inmovilización del cuello con una toalla plegada y alentar el reposo. El tratamiento temprano suele ser proporcionado por el médico de atención primaria. En la mayoría de los niños, la tortícolis aguda se resuelve en 24 h. Si la deformidad persiste más de 24-48 h, debe haber mayor preocupación y tratarse como una inestabilidad rotacional.

Inestabilidad rotacional

La forma más grave de tortícolis aguda es la llamada *subluxación rotacional* o *inestabilidad rotacional*, que se puede vincular con faringitis u otitis media grave, o ser consecuencia de intervenciones quirúrgicas o traumatismos de la cabeza y el cuello; en algunos casos ocurre de manera espontánea. La inestabilidad rotacional se trata tempranamente para evitar la fijación permanente y la deformidad residual [D].

Valoración Debe determinarse la duración de la deformidad y cualquier antecedente vinculado, como traumatismos o infecciones. A veces ocurre tortícolis después de las operaciones quirúrgicas de cabeza o cuello. Los pacientes con síndrome de Marfan son susceptibles. Se explora al niño en cuanto a hipersensibilidad localizada y la amplitud de movimiento del cuello. Es necesaria una exploración neurológica cuidadosa. Se debe considerar que puede haber tumores de la médula espinal relacionados con tortícolis. Se solicitan estudios de laboratorio apropiados si se sospecha una infección. La utilidad y confiabilidad de las tomografías computarizadas (TC) convencionales y dinámicas son controvertidas y tal vez sean de poca ayuda en la planeación del tratamiento.

Tratamiento Primero se aplica tracción. Cuando es temprana, la tracción cefálica mediante un cabestro es apropiada. En la mayoría de los pacientes pediátricos, la tortícolis se resuelve con tracción. Si la deformidad ha persistido más de 1 semana antes de su resolución, se considera extender el período de inmovilización por 2-3 meses con un yeso Minerva [C]. Para la deformidad persistente, puede requerirse tracción con halo o manipulación bajo anestesia. Si todas estas medidas fracasan, tal vez sea necesario recolocar y fusionar C1-C2.

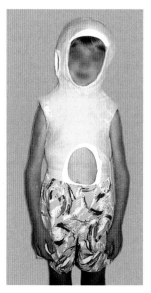

C   Yeso Minerva Esta forma de inmovilización puede ser útil en pacientes con retraso en la resolución de la subluxación rotacional o que requieren reducción. En ocasiones permite la inmovilización después de una corrección quirúrgica. El yeso Minerva es mejor tolerado por los pacientes que por sus padres, y se aplica con mayor facilidad con la persona de pie o sentada

Tortícolis no muscular crónica

En casi el 20% de los niños con tortícolis crónica, ésta se debe a causas no musculares. Las radiografías pueden mostrar trastornos como la anomalía de Klippel-Feil o hemivértebras. Si las radiografías son negativas y no está contraído el músculo esternocleidomastoideo, debe considerarse una etiología ocular. Se deriva al paciente a un oftalmólogo para evaluación. Los otros trastornos que pueden causar tortícolis, como las parálisis neonatales del plexo braquial y los tumores de la médula espinal, deben tenerse en cuenta antes de iniciar el tratamiento.

Tortícolis muscular

La tortícolis muscular es relativamente frecuente y se encuentra en dos grupos de edad.

Tortícolis muscular infantil El lactante [A] se atiende por primera vez por la inclinación de la cabeza. A veces se tiene el antecedente de parto pélvico y el médico palpa un tumor firme del músculo esternocleidomastoideo. Por lo general, sólo se encuentra una inclinación cefálica y el movimiento limitado del cuello por una contractura del músculo. La plagiocefalia (cabeza asimétrica) puede estar presente [B y C].

Es necesario descartar una displasia del desarrollo de la cadera. Incluso si la exploración de la cadera es negativa, se valora por ecografía si se atiende al paciente en el período neonatal, o por una radiografía AP simple de la pelvis cuando es mayor de 10 semanas de edad.

La tortícolis infantil se resuelve espontáneamente en casi el 90% de los casos. La utilidad de la fisioterapia por distensión es incierta [A, derecha]. En aquellos pacientes en quienes persiste el trastorno, puede ser necesaria la corrección quirúrgica. Tal corrección se retrasa hasta los 3 años de edad. La plagiocefalia rara vez persiste y es un problema estético.

Tortícolis muscular juvenil A veces la tortícolis muscular parece desarrollarse durante la infancia [D]. En el tipo juvenil, por lo general, ambas cabezas del músculo esternocleidomastoideo están contraídas, lo que causa la inclinación de la cabeza y limita el movimiento del cuello. Este tipo de tortícolis suele ser permanente y a menudo requiere corrección quirúrgica.

Corrección quirúrgica El procedimiento más eficaz es la liberación bipolar para la corrección de ambas formas, infantil y juvenil, de tortícolis muscular.

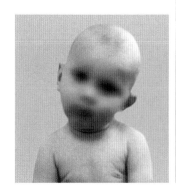
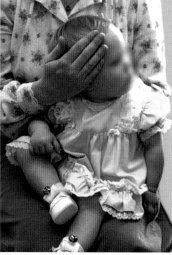

A   Tortícolis muscular Es el problema más frecuente del cuello en la infancia. La tortícolis suele verse por primera vez en el lactante (*izquierda*). Algunos autores recomiendan el tratamiento por estiramiento (*derecha*), pero su utilidad es incierta

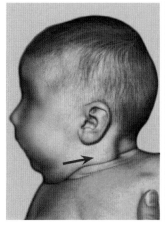
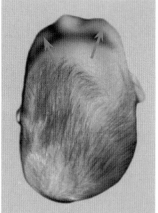

B   Tortícolis muscular y plagiocefalia La masa (*flecha roja*) se desarrolla durante la lactancia temprana y desaparece de manera espontánea en un período de varios meses. La plagiocefalia (*flechas azules*) puede persistir más tiempo

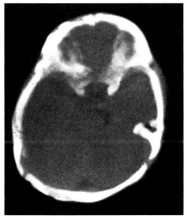
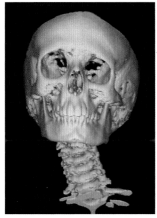

C   Tortícolis por plagiocefalia La deformidad craneal es fácil de observar por TC. Las reconstrucciones tridimensionales proveen documentación gráfica de su extensión

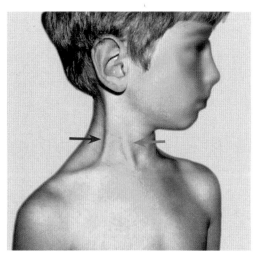

D   Contractura del esternocleidomastoideo Ambos orígenes, el clavicular (*flecha roja*) y el esternal (*flecha azul*), se encuentran contraídos

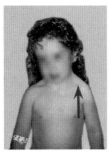
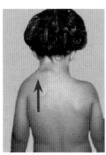

A **Deformidad de Sprengel** La elevación congénita de la escápula causa una deformidad del hombro (*flecha roja*) que no se puede ocultar con la ropa. Es frecuente cierta pérdida de la abducción en la forma leve más frecuente de la discapacidad (*flecha amarilla*)

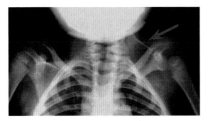
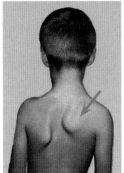
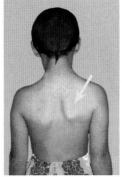

B **Espectro de la gravedad** La discapacidad es proporcional a la deformidad. La elevación del hombro puede ser importante (*flecha roja*), moderada (*flecha azul*) o leve (*flecha amarilla*)

Deformidad de Sprengel

La *deformidad de Sprengel* es una elevación congénita de la escápula [A] resultante de un fallo de la migración del mesénquima durante el segundo mes fetal.

Cuadro clínico

La deformidad varía en gravedad [B], suele ser unilateral y se relaciona con otras anomalías en el 70% de los casos. Estas anomalías incluyen ausencia o hipoplasia de la musculatura paraescapular, anomalías de las vértebras cervicotorácicas o de la caja costal, presencia de un hueso omovertebral, abducción limitada del hombro e inestabilidad multidireccional. Debido a la restricción del movimiento escapulotorácico, la mayor parte del movimiento del hombro ocurre a través de la articulación glenohumeral.

Tratamiento

Cuando la deformidad es leve, la corrección no es apropiada, porque la cicatriz quirúrgica suele ser más desagradable que la deformidad. Para la deformidad moderada, se extirpa el polo superior de la escápula. En caso de deformidad grave, es necesario modificar la posición de la escápula, lo que requiere una liberación extensa de tejidos blandos, reposicionamiento caudal del hueso y, en ocasiones, la exéresis de su porción superior. La corrección se realiza en la niñez temprana cuando la escápula tiene mayor movilidad, y permite hacer la mayor corrección con el menor riesgo de complicaciones. Para la corrección se han descrito varios procedimientos, de los que el más ampliamente utilizado es la operación de Woodward.

Operación de Green Se liberan todas las inserciones musculares de la escápula y ésta es rotada, previa sección de la banda omovertebral. Se dirige en dirección caudal a una posición más normal y se sutura al músculo dorsal ancho. En la descripción original de esta operación, se aplicaba tracción con un alambre anclado a la escápula y el ilion, para mantener la primera en la posición corregida.

Operación de Klisic Incluye la realización de una osteotomía de la clavícula, liberaciones musculares extensas, exéresis del borde escapular superior y fijación de la escápula en su nueva posición con suturas a las apófisis espinosas vertebrales y las costillas, de material absorbible [C].

Operación de Woodward Se hace la exposición a través de una incisión en la línea media. Se liberan los orígenes de los músculos trapecio y romboide, se extirpa el hueso omovertebral y se cambia de posición la escápula [D]. Existen modificaciones que incluyen exéresis de los bordes superior e interno de la escápula.

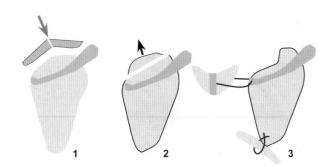

C **Operación de Klisic** 1. Se secciona la clavícula (*flecha azul*). 2. Se retira el polo superior de la escápula (*flecha negra*) y se liberan los músculos. 3. La escápula cambiada de posición se sutura a la costilla y la apófisis transversa (*suturas azules*). Con base en Klisic (1981)

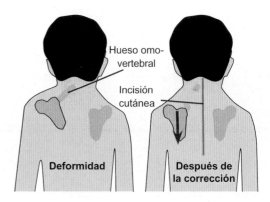

D **Operación de Woodward** A través de una incisión en la línea media, se hace exéresis del hueso omovertebral, se liberan las inserciones de los tejidos blandos y se cambia de posición la escápula a una ubicación más distal

Parálisis neonatal del plexo braquial

La *parálisis neonatal del plexo braquial* [A] es una lesión por tracción que suele ocurrir durante el parto. Los factores de riesgo incluyen distocia de hombros o fetal, obesidad y un trabajo de parto difícil o prolongado. A pesar de las mejorías en la práctica obstétrica, la incidencia de esta parálisis no ha declinado, debido a los aumentos en el peso al nacer y la obesidad materna.

Historia natural

La recuperación depende de la gravedad. Casi la mitad de estas lesiones se resuelven de forma espontánea y por completo durante el primer año. La mejoría se presenta en los primeros 3 meses. Son signos de un mal pronóstico la presencia del síndrome de Horner, la afección total de plexo y un fracaso en el retorno de la función. La falta de recuperación de la flexión del hombro para los 3-6 meses o la de la flexión de codo, muñeca y la extensión digital a los 4 meses, se correlaciona con un peor pronóstico. Las discapacidades residuales incluyen pérdida de la rotación externa y abducción [C] y subluxación del hombro.

Valoración

Se revisa la posición en reposo y el movimiento espontáneo de cada articulación del miembro superior. Es necesario evaluar en cuanto al síndrome de Horner y determinar la amplitud de movimiento activo y pasivo de la articulación.

Clasificación anatómica La gravedad es determinada por la naturaleza y extensión de la lesión [B]. Las lesiones leves son de distensión de C5-C6. Las lesiones graves implican avulsión de las raíces nerviosas en múltiples niveles hasta T1.

Deformidad residual Se usa la clasificación modificada de Mallet para valorar cinco funciones: mano a boca, mano a cuello, mano a columna vertebral, abducción total y rotación externa total, cada una con graduación de 1 a 4.

Tratamiento

Pueden ser útiles varias formas de medidas terapéuticas.

Amplitud de movimiento Se mantiene la movilidad de la articulación con rotación pasiva de hombro (en especial la rotación externa), codo y muñeca. Se instruye a los padres mover suavemente estas articulaciones con cada cambio de pañal.

Exploración del plexo braquial Se evalúa a los pacientes con lesiones graves por TC y resonancia magnética (RM). Las reparaciones del plexo son controvertidas, pues sus resultados son impredecibles y no deben comprometer los procedimientos de reconstrucción posteriores. Debe considerarse la exploración temprana en los primeros 3 meses si se encuentra un signo de Horner o una extremidad inestable. Las reparaciones por lesiones de avulsión son las más inciertas y requieren la transferencia de nervios intercostales o pectorales. La reparación directa del nervio suele ser imposible y se requieren injertos de nervio sural para el puenteo de un defecto. La reconstrucción puede considerarse nuevamente entre los 4 y 6 meses para las parálisis menos graves pero persistentes.

Displasia del hombro Los niños con desequilibrio muscular residual a menudo presentan hipoplasia progresiva del rodete glenoideo y una subluxación posterior creciente de la cabeza humeral. Se vigila por ecografía. En algunos lactantes puede ser útil la toxina botulínica (Botox®) para disminuir el desequilibrio muscular y proteger la articulación de una displasia creciente. Se trata por liberación de las inserciones de los músculos pectoral mayor, dorsal ancho y redondo mayor, seguida por reducción cerrada de la articulación glenohumeral. Se transfieren los músculos dorsal ancho y redondo mayor al manguito rotador.

Operaciones musculares Están indicadas para niños con discapacidad de aducción y contractura de rotación interna. El procedimiento más frecuente es la transferencia de Sever-L'Espiscopo, operación que incluye liberación del pectoral mayor, el subescapular y la cápsula articular, cuando se encuentra contraída. Se transfieren los tendones de los músculos pectoral mayor y dorsal ancho de la cara anteromedial a la posteromedial del húmero. La parálisis del nervio axilar es una complicación potencial del procedimiento, que suele realizarse en la niñez temprana.

Osteotomía desrotadora de húmero Está indicada para la deformidad de rotación interna que limita la función. La operación se difiere hasta la infancia media o avanzada. El húmero se gira para proveer rotaciones internas y externas equivalentes. Los resultados son predecibles, la corrección suele ser permanente, y las complicaciones, raras.

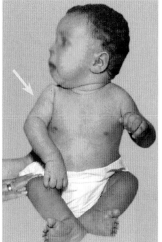
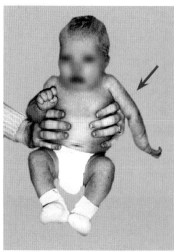

A Parálisis neonatal Estos lactantes muestran parálisis moderada (*flecha amarilla*) y grave (*flecha roja*)

Tipo	Nivel	Función
I	C5-C6	Sin flexión del codo
II	C5-C7	Sin flexión y extensión del codo
III	C5-T1 sin signo de Horner	Sin flexión o extensión del codo y con función deficiente de la mano
IV	C5-T1 con signo de Horner	Función deficiente del miembro superior + signo de Horner

B Clasificación de las parálisis del plexo braquial Con base en la clasificación de Narakas (1986)

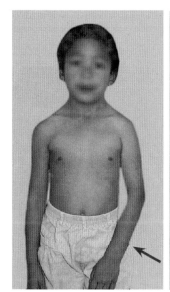
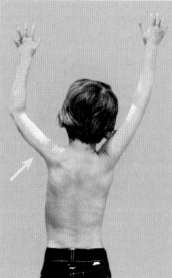

C Deformidades residuales en la parálisis neonatal La rotación interna (*flecha roja*) y la abducción limitada (*flecha amarilla*) son deformidades habituales que limitan la función

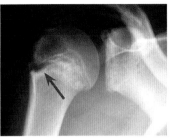
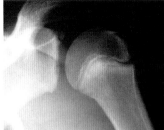

A Síndrome de sobreuso del hombro Nótense el ensanchamiento y la esclerosis adyacente a la epífisis proximal del húmero de este lanzador de béisbol

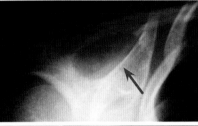
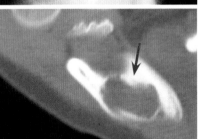

B Granuloma eosinófilo Estas lesiones se presentan en localizaciones inusuales, como la escápula (*flecha roja*). Por lo general causan dolor

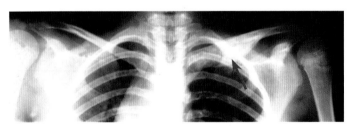

C Osteomielitis crónica de la clavícula Nótense el edema y la esclerosis de la clavícula (*flecha*). Se encontró una infección estafilocócica de bajo grado

Trastornos raros de miembros superiores

Síndrome de sobreuso

A veces ocurre en el hombro involucrando la epífisis humeral superior. La zona se vuelve hipersensible y la radiografía puede mostrar ensanchamiento de la epífisis [A].

Tumores

Las lesiones como el granuloma eosinófilo pueden causar dolor del hombro [B].

Osteomielitis clavicular crónica

La respuesta de la clavícula a la inflamación es única [C], ya que aumenta de volumen, presenta esclerosis e hipersensibilidad y puede confundirse con un proceso maligno. Se evalúa mediante radiografías, gammagrafía ósea, biopsia y cultivo. Los estudios de RM y TC pueden ser útiles para valorar las articulaciones adyacentes y los tejidos blandos. A menudo la alteración patológica es una osteomielitis, pero el cultivo es negativo y la causa es una osteomielitis de focos múltiples recurrente crónica (OFMRC). La lesión clavicular puede ser solitaria o afectar uno de varios sitios. La OFMRC se trata con antiinflamatorios no esteroideos. Son frecuentes las recurrencias.

Algunas veces la causa es bacteriana. Se drena cualquier absceso y se trata con antibióticos. No son necesarios la resección quirúrgica extensa y el desbridamiento. Tanto para la OFMRC como para la osteomielitis bacteriana, el pronóstico a largo plazo es bueno.

Síndrome de dolor regional complejo

Este síndrome a veces se conoce como *distrofia simpática refleja* y puede presentarse en los miembros superiores de los niños. Deberán descartarse causas como lesión de nervios periféricos, compresión, atrapamiento o tumores, antes de hacer el diagnóstico. El trastorno ocurre con máxima frecuencia en niñas adolescentes que se quejan de dolor, rigidez y limitación de la función. La radiografía muestra osteopenia y las gammagrafías óseas pueden señalar una captación normal, aumentada o disminuida.

Anomalía de Poland

Incluye la ausencia de la cabeza esternal del músculo pectoral mayor [D], otras deformidades de la pared torácica y, por lo general, anomalías de dedos y antebrazo. Este grupo de síntomas es parte del síndrome de la secuencia de interrupción del aporte de la arteria subclavia. La discapacidad es estética y la reconstrucción de la pared torácica y la mama a menudo es apropiada.

Disostosis cleidocraneal

Este raro defecto congénito se transmite como rasgo dominante. Las clavículas son tan móviles que pueden aproximarse [E]. En otros pacientes, las clavículas simplemente presentan displasia. Los datos vinculados incluyen una cabeza grande y una cara pequeña, hombros caídos, coxa vara, tórax estrecho y, a veces, luxaciones recurrentes de hombro o codo. La discapacidad es mínima.

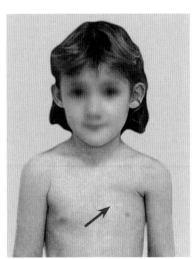

D Anomalía de Poland Nótese la deficiencia del músculo pectoral mayor (*flecha*)

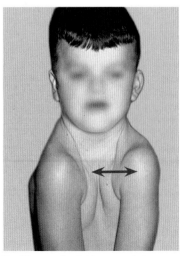

E Disostosis cleidocraneal La ausencia de clavículas permite que este niño acerque sus hombros

Hombro

Seudoartrosis congénita de la clavícula

Es un raro defecto de causa incierta, tal vez secundario a un fracaso de la coalescencia de dos centros de osificación de la clavícula o a su erosión por la pulsación de la arteria subclavia. La lesión prácticamente siempre ocurre en el lado derecho.

Cuadro clínico La seudoartrosis produce una prominencia sobre la clavícula [A], así como estenosis y ligera debilidad del hombro. Las radiografías muestran un ligero defecto medioclavicular. Rara vez, el síndrome de la salida torácica es un problema vinculado. Los estudios a largo plazo muestran poca discapacidad funcional, pero cierta alteración estética.

Tratamiento Las opciones terapéuticas razonables incluyen la aceptación de la deformidad o su reparación [B]. La reparación quirúrgica elimina la prominencia y mejora la simetría del hombro pero deja una cicatriz quirúrgica que puede hacerse mínima mediante una incisión debajo de la clavícula, limitando su longitud y utilizando una técnica de cierre subcuticular.

Corrección quirúrgica temprana Se puede hacer durante la lactancia o niñez temprana por resección de los extremos escleróticos del hueso, disección cuidadosa y conservación del manguito perióstico para mantener la continuidad, así como aproximación de los bordes óseos con uso de suturas absorbibles gruesas. No se necesita la fijación interna o el injerto. El remodelado corrige la irregularidad ósea.

Corrección operatoria tardía Se realiza en la infancia media o tardía y suele requerir fijación con placa y autoinjerto óseo para promover la consolidación.

Luxación o subluxación del hombro

Son muy raras las luxaciones congénitas. Las luxaciones del desarrollo pueden ocurrir ante una parálisis del plexo braquial neonatal o aparecer de manera espontánea durante la infancia. La mayoría de las luxaciones son de origen traumático.

Luxación traumática anterior Suele ocurrir en los niños independientemente del tratamiento inicial. Se prepara al paciente y al progenitor para la posibilidad de requerir una reparación quirúrgica.

Luxación posterior recurrente Puede ocurrir con traumatismos mínimos o presentarse de manera espontánea. Si la deformidad causa discapacidad significativa, puede requerirse su estabilización quirúrgica con un bloque óseo, o glenoplastia y capsulorrafia.

Luxación habitual Ocurre en niños mayores o adolescentes con articulaciones laxas. Uno o ambos hombros pueden subluxarse o dislocarse voluntariamente [C]. El tratamiento es difícil. Pueden ser útiles los ejercicios del hombro, evitar la subluxación voluntaria y el asesoramiento. Deberá ayudarse al paciente pediátrico a encontrar un método más apropiado de llamar la atención. La resolución suele ocurrir con el transcurso del tiempo. Posiblemente se requiera un procedimiento quirúrgico para la persistencia de la deformidad, pero la recurrencia conlleva un problema significativo. El trastorno causa poca discapacidad a largo plazo.

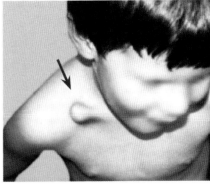
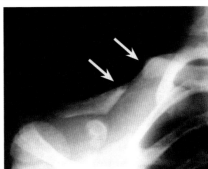

A Seudoartrosis congénita de clavícula Esta seudoartrosis produjo un bulto desagradable en el hombro (*flecha roja*). Nótese el espacio entre los extremos de la seudoartrosis (*flechas amarillas*). El defecto se corrigió quirúrgicamente

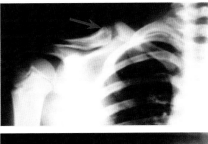
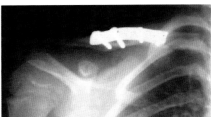

B Reparación quirúrgica de la seudoartrosis congénita de la clavícula La reparación incluyó exéresis, placa e injerto

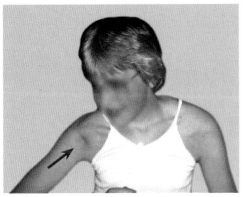
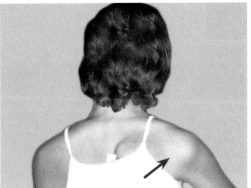
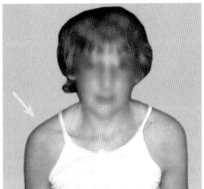

C Luxación posterior habitual del hombro Esta paciente puede dislocar voluntariamente su hombro derecho (*flechas rojas*). La reducción voluntaria se logra fácilmente (*flecha amarilla*)

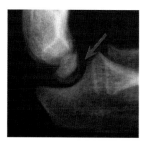

A Enfermedad de Panner Este niño de 8 años presenta dolor e hipersensibilidad sobre la cabeza del húmero

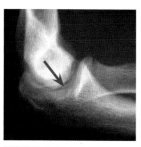
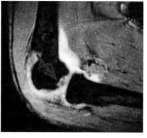

B Osteocondritis del cóndilo humeral Cuando ocurre en el adolescente, el problema es más grave y puede causar limitación del movimiento. Por lo general se requiere el retiro de los cuerpos sueltos

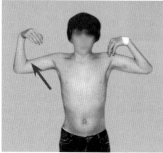

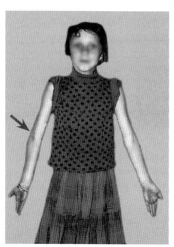
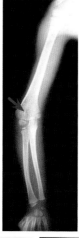

Codo

Enfermedad de Panner

La *enfermedad de Panner* es una osteocondritis del cóndilo humeral que se desarrolla espontáneamente en la infancia tardía [A]. Las manifestaciones clínicas incluyen dolor de codo, limitación de la movilidad e hipersensibilidad sobre el cóndilo, que durante un período de meses se fragmenta, y después se reosifica espontáneamente, un proceso por lo general benigno y con recuperación completa con el transcurso del tiempo. Rara vez requiere tratamiento.

Osteocondritis disecante del cóndilo humeral del adolescente

Esta necrosis avascular del cóndilo humeral suele ser secundaria a traumatismos repetitivos; causa daño articular y, a menudo, discapacidad residual a largo plazo [B].

Cuadro clínico Incluye el antecedente de rigidez, dolor y bloqueo o atrapamiento. La exploración suele mostrar disminución del movimiento del codo e hipersensibilidad externa. La radiografía a menudo presenta fragmentos articulares sueltos, aplanamiento de la cabeza humeral y quistes subcondrales. La RM y la exploración artroscópica pueden ser útiles. Posiblemente haya lesiones adicionales de la cabeza del radio.

Tratamiento Depende de los datos clínicos. Se retiran los fragmentos sueltos. Es incierta la utilidad de la desbridación y las perforaciones. Las actividades se limitan hasta que la cicatrización concluya.

Pronóstico La discapacidad es frecuente en la vida adulta, con casi la mitad de los pacientes que muestran rigidez articular y cambios degenerativos, así como aumento de volumen de la cabeza radial.

Luxación recurrente del codo

Las luxaciones recurrentes pueden ser secundarias a hiperlaxitud congénita, como ocurre en el síndrome de Ehlers-Danlos, una secuela de la falta de unión de la fractura epicondílea medial o debido a la inestabilidad residual de una luxación previa. Se valora por radiografías, RM y posiblemente artroscopia. Se ajusta la reparación quirúrgica con base en la alteración patológica.

Contractura en flexión del codo

Las contracturas pueden ser congénitas, como ocurre en algunas formas de artrogriposis, o adquiridas, como en las contracturas por quemaduras o los traumatismos del codo con daño articular. El tratamiento debe individualizarse. Las contracturas postraumáticas pueden mejorar por liberación quirúrgica. Se liberan las cápsulas anterior y posterior, se retiran los obstáculos para el movimiento y se provee un rango de movimiento postoperatorio y un programa de ferulización.

Deformidad en varo del cúbito

Esta deformidad suele deberse a una fractura supracondílea mal consolidada. Cuando es grave, se corrige con una osteotomía distal del húmero en valgo [C]. El resultado estético puede mejorar por traslación del fragmento distal para evitar la prominencia externa residual.

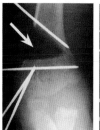
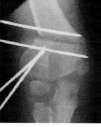
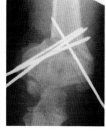
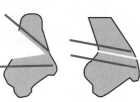
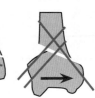

C Cúbito varo con corrección quirúrgica La niña presenta cúbito varo (*flechas rojas*) secundario a la consolidación deficiente de una fractura supracondílea que se corrigió por osteotomía en valgo (*flecha amarilla*). Esta corrección dio lugar a una prominencia en la cara externa del codo, problema que se puede resolver trasladando el fragmento distal a una posición interna (*se muestra en la ilustración*)

Antebrazo

Luxación o subluxación no traumática de la cabeza del radio

Las luxaciones de la cabeza del radio pueden ser congénitas o presentarse gradualmente durante la lactancia y la niñez. Las luxaciones congénitas a menudo se vinculan con otros defectos.

La subluxación o luxación limita la rotación del antebrazo y produce una prominencia palpable sobre la cabeza radial desplazada [A]. Una vez dislocada la cabeza radial, se torna progresivamente más prominente con el crecimiento. La luxación de la cabeza del radio causa acortamiento del lado externo del antebrazo y hace más prominente el cúbito en la muñeca. Se deben diferenciar las luxaciones congénitas de las traumáticas [B], ya que su tratamiento es diferente. Las luxaciones posteriores casi siempre son congénitas. Las luxaciones congénitas anteriores suelen relacionarse con otros defectos congénitos.

La reducción del desplazamiento de la cabeza radial no traumática no ha tenido éxito. Si la cabeza radial se hace inaceptablemente prominente o dolorosa, puede requerir su exéresis. Cuando sea posible, la exéresis se retrasa hasta el final del crecimiento, lo que puede mejorar el movimiento y disminuir las molestias.

Sinostosis radiocubital

La sinostosis radiocubital suele ser congénita y se presenta en el antebrazo proximal [C]. Puede ser unilateral o bilateral, completa o incompleta, y suele constituir un defecto aislado. Esta sinostosis rara vez es familiar y en ocasiones aparece después de fracturas proximales del antebrazo.

Valoración El defecto puede encontrarse durante la lactancia si se hace una exploración física inicial. Más a menudo, el defecto se vuelve evidente durante la niñez temprana, cuando se detecta la pérdida de rotación del antebrazo [D]. La posición de rotación del antebrazo es variable y determina el grado de discapacidad.

Tratamiento Se determina por la posición de la fijación. Si la rotación es fija en una posición relativamente neutral, no se requiere tratamiento.

Osteotomía desrotadora Está indicada para la sinostosis congénita si el antebrazo se fija en más de aproximadamente 45° de pronación o supinación. Se corrige mediante una osteoclasia distal u osteotomía subperióstica y se inmoviliza en un yeso con el antebrazo en posición neutral o ligera pronación.

Injerto de grasa vascularizada Se ha comunicado que este injerto tiene éxito como tejido de interposición para prevenir recurrencias después de la resección de una sinostosis adquirida [E]. Casi todas las demás técnicas de reparación han carecido de éxito.

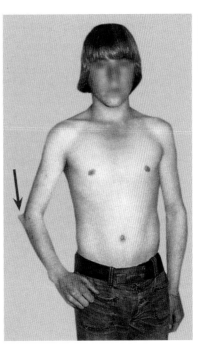

A   Luxación congénita de la cabeza radial Este niño de 15 años presenta discapacidad por la prominencia de su cabeza radial, que se extirpó

Manifestación	Traumática	Congénita
Antecedente de traumatismo	Sí	No
Defectos relacionados	No	A menudo
Dirección	Anterior	Posterior
Cabeza radial	De contorno cóncavo	De contorno redondo
Cóndilo humeral	Normal	Convexo
Cúbito	Normal	Convexo

B   Diferenciación entre las luxaciones congénitas y traumáticas de la cabeza radial La diferenciación, por lo general, puede hacerse por la apariencia radiográfica del codo

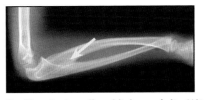

C   Sinostosis radiocubital congénita Nótense la fusión proximal y el encorvamiento del radio

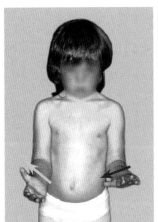
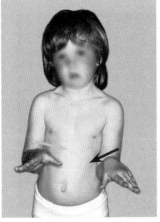

D   Sinostosis radiocubital que limita la rotación del antebrazo El antebrazo izquierdo está fijo en pronación (*flechas rojas*). El antebrazo derecho rota libremente (*flechas verdes*)

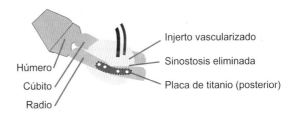

Húmero
Cúbito
Radio

Injerto vascularizado
Sinostosis eliminada
Placa de titanio (posterior)

E   Movilización de la sinostosis radiocubital En esta técnica se utiliza un injerto vascularizado de aponeurosis y grasa. Con base en Kanaya e Ibaraki (1998)

Tumores óseos primarios

Osteocondroma
Encondroma
Osteoma osteoide
Quiste óseo aneurismático
Sarcoma de Ewing
Quiste epidermoide
Quiste óseo
Osteoblastoma
Diversos

A   Tumores óseos de la mano en los pacientes pediátricos Con base en Kozlowski y cols. (1988)

Tumores de tejidos blandos

Gangliones
Fibromas digitales
Vasos sanguíneos y linfáticos
Tumores de células gigantes de la vaina tendinosa
Calcinosis tumoral
Condroma de tejidos blandos
Osteocondromatosis sinovial
Fibromatosis agresiva
Rabdomiosarcoma embrionario

B   Tumores primarios de tejidos blandos de la mano en los pacientes pediátricos Con base en datos de Azouz y cols. (1989)

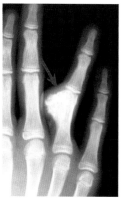
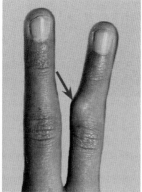

C   Osteocondroma Esta lesión de tamaño grande interferiría con la función y se extirpó

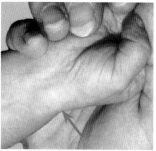
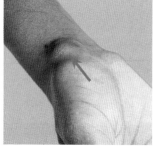

D   Gangliones Se muestran los gangliones volares, menos frecuentes (flechas azules)

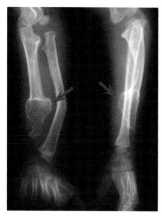
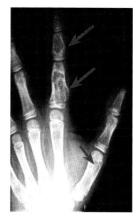

E   Osteocondromas del antebrazo Estas son las deformidades habituales de las lesiones distales cubitales típicas

F   Síndrome de Ollier de la mano Estas lesiones a menudo son múltiples, como se muestra (*flechas*)

Tumores de la mano

Los tumores de la mano en los niños incluyen muchos tipos diferentes que afectan el hueso [A] y los tejidos blandos [B]. La mayoría de los tumores corresponden a los benignos, y a menudo se pueden tratar por observación, a menos que interfieran con la función [C] y requieran exéresis.

Gangliones de la muñeca

Estas lesiones quísticas surgen de las articulaciones o vainas tendinosas. Tienen mayor frecuencia en el dorso de la muñeca [D]. Los gangliones pueden causar malestar y prominencias desagradables. Se revisan las radiografías de la muñeca para descartar lesiones ligamentosas.

Tratamiento Primero se confirma el diagnóstico por transiluminación o ecografía. Una alternativa es la aspiración del quiste, que confirma el diagnóstico, pero sólo resuelve temporalmente los síntomas, ya que suele recurrir. Si la familia y el menor son pacientes, se deja que el quiste se resuelva con el transcurso del tiempo. La mayoría de los quistes desaparecen espontáneamente. Los que son persistentes o sintomáticos se extirpan. La exéresis, en especial de los gangliones volares, puede ser compleja e implicar estructuras mucho más profundas de lo que se pudiese esperar. Las recurrencias son frecuentes después de todos los métodos de tratamiento.

Osteocondromas

Los osteocondromas múltiples a menudo afectan el antebrazo, por lo general, en la muñeca [E]. También pueden afectar los dedos y las regiones subungueales.

Cuadro clínico Las lesiones distales del cúbito causan acortamiento progresivo, encorvamiento del radio o el cúbito, aumento de la inclinación cubital de la epífisis distal del radio, desviación cubital de la mano, translocación progresiva del carpo en dirección al cúbito y subluxación/luxación de la porción proximal de la cabeza radial.

Tratamiento Es controvertido. Las encuestas de adultos sugieren que la deformidad causa poca discapacidad y es bien aceptada. En otras se recomienda la exéresis temprana de las lesiones y la elongación cubital. Debe tenerse en mente que la ganancia quirúrgica en el movimiento suele ser mínima, las recurrencias frecuentes y los procedimientos repetidos a menudo necesarios.

Encondroma

Los encondromas solitarios son habituales en la mano. Cuando son múltiples, pueden ser parte del síndrome de Ollier [F]. Se pueden tratar por legrado e injerto cuando son sintomáticos.

Displasia epifisaria hemimélica

La *displasia epifisaria hemimélica* (*DEH*), o *enfermedad de Trevor*, es un trastorno raro del desarrollo que causa sobrecrecimiento asimétrico del cartílago epifisario, con centros de osificación epifisaria accesorios [G]. Este sobrecrecimiento causa deformidad angular, acortamiento y edema. La DEH de la mano suele confundirse con otros tumores. Se trata por exéresis de las lesiones y corrección de las deformidades secundarias por osteotomía. Cabe esperar la recurrencia en tanto el paciente pediátrico siga creciendo. Estas lesiones no son premalignas.

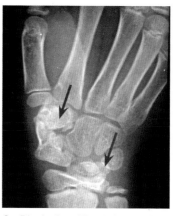

G   Displasia epifisaria hemimélica Tumores osteocondrales intraarticulares que distorsionan las superficies de la articulación y causan deformidad y edema (*flechas rojas*). Estas lesiones a menudo se confunden con otros trastornos

Infecciones de la mano

Las infecciones de la mano [A] pueden ser problemas graves en los pacientes pediátricos, puesto que son variadas, a menudo difíciles de valorar y, en ocasiones, producen discapacidad a largo plazo.

Heridas penetrantes

Las lesiones penetrantes pueden causar infecciones de los tejidos blandos, el hueso o las articulaciones de la mano. El microorganismo causal suele ser *Staphylococcus aureus*.

Mordeduras animales

Se valora la lesión considerando el animal, la naturaleza de la herida, las circunstancias del ataque, el intervalo entre la lesión y el tratamiento, y la localización de la mordedura. Se administra profilaxis de la rabia ante mordidas por animales silvestres carnívoros, murciélagos y animales domésticos no vacunados. Se deben actualizar las inmunizaciones de los niños contra el tétanos. Se administra tempranamente un antibiótico de amplio espectro y se dejan abiertas las heridas profundas contaminadas para su cierre secundario.

Infecciones de uñas

Paroniquia Es una infección localizada de la base de la uña. Se trata con fomentos y antibióticos o se drena si ha ocurrido supuración [B].

Infección subungueal Es una afección más extensa que a menudo requiere elevación y exéresis de la porción afectada de la uña.

Panadizos

Las infecciones de las puntas de los dedos pueden ser difíciles de diferenciar de otras lesiones. La diferenciación depende de los antecedentes, la exploración, las manifestaciones sistémicas y los estudios de laboratorio. Se requiere drenaje quirúrgico si ocurrió supuración [C].

Infecciones herpéticas de la mano

La mayoría de las infecciones herpéticas de la mano se presentan en lactantes y niños pequeños con lesiones orales. El diagnóstico se establece con base en las manifestaciones clínicas, los cultivos víricos o frotis de Tzanck. La resolución se presenta en 3-4 semanas. Está indicado el tratamiento con antibióticos sólo ante superinfecciones. Las lesiones se cubren para prevenir la diseminación.

Tenosinovitis

Las inflamaciones o infecciones de las vainas tendinosas no son raras en los pacientes pediátricos y su valoración es más difícil por la falta de cooperación durante la exploración. El patrón de las bolsas y las vainas tendinosas de la mano es el mismo en niños y adultos [D]. Las imágenes ecográficas pueden ser útiles para establecer el grado y la extensión de inflamación y purulencia. La mayoría de los pacientes se tratan primero con elevación, férulas y antibióticos durante 24 h, y después se revaloran. Si no mejoran sustancialmente, se considera el drenaje quirúrgico [E].

Dactilitis

Las causas de dactilitis son numerosas e incluyen tuberculosis, enfermedad de células falciformes, sífilis congénita, artritis psoriásica y espondiloartropatías juveniles. La mayoría de las infecciones digitales se deben a osteomielitis [F] o artritis infecciosa.

Abscesos de la mano e infecciones otofaríngeas

Los abscesos de la mano pueden vincularse con infecciones del oído interno o faríngeas.

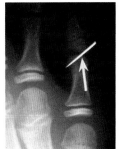
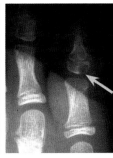
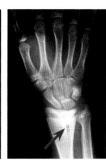

A   Infecciones bacterianas Incluyen celulitis por penetración de cuerpo extraño (*flecha amarilla*), osteomielitis (*flecha anaranjada*) y, rara vez, detención residual del crecimiento secundaria a meningococcemia (*flecha roja*)

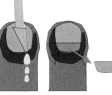

Paroniquia   Infección subungueal   **Panadizo**

B   Infecciones de uñas Se pueden tratar con antibióticos, pero si hay supuración, se requiere drenaje quirúrgico. Puede ser necesario retirar la base de la uña

C   Panadizo
Se drena el absceso de la yema a través de una incisión dorsal externa

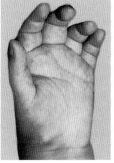
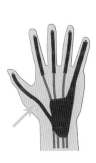
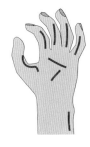

D   Infecciones profundas Pueden afectar las vainas tendinosas de la mano y causar edema difuso (*flecha*)

E   Drenaje quirúrgico Se siguen los mismos principios que en los adultos

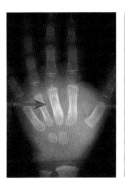
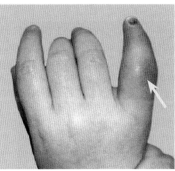

F   Dactilitis Puede haber inflamación de los dedos por muchas causas. La osteomielitis metacarpiana (*flecha roja*) o la dactilitis relacionada con la artritis reumatoide juvenil (*flecha amarilla*) son causas frecuentes

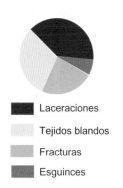

A Lesiones de la mano en los niños La incidencia de estas lesiones se muestra en esta gráfica circular. Tomado de datos de Bhende y cols. (1993)

- Laceraciones
- Tejidos blandos
- Fracturas
- Esguinces

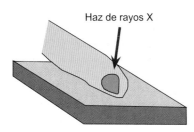

B Laceración de tendón flexor La laceración de ambos tendones flexores produce esta posición característica del dedo

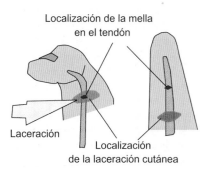

Localización de la mella en el tendón

Laceración

Localización de la laceración cutánea

C Sitio de laceraciones incompletas Las laceraciones tendinosas parciales que ocurren con el dedo en flexión pueden ser bastante distales respecto del sitio de la laceración cutánea

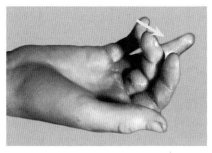

Haz de rayos X

D Radiografías laterales Para tomar las radiografías laterales de los dedos, se rotan de manera que la uña se encuentre en posición vertical

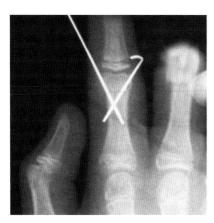

E Fijación con clavos de Kirschner Se usan pequeños alambres lisos para fijar esta fractura falángica

Lesiones de la mano

Muchas lesiones de las manos en los pacientes pediátricos afectan a los tejidos blandos [A]. A menudo estas lesiones de tejidos blandos son las más difíciles de valorar.

Principios de los cuidados intensivos

Se deben considerar estos principios en el tratamiento:

Valoraciones en la sala de urgencias Resultan limitadas. El estrés del niño y la familia, el ruido y la confusión de la sala de urgencias pueden impedir una valoración precisa del paciente, alterado, con una lesión de la mano. Algunas lesiones pueden ser evidentes por observación simple de la posición de la mano del individuo [B]. Pocos trastornos requieren tratamiento de urgencia. Las luxaciones y la deformidad notoria por fractura requieren reducción. Es necesario abordar los problemas vasculares. Se debe considerar la posibilidad de abuso infantil. Se prioriza el tratamiento de todas las lesiones, pero sin olvidar el de la mano.

Abuso infantil La presencia de fracturas digitales en un lactante deberá hacer pensar en la posibilidad de abuso. Se ordenan radiografías de alta resolución de las manos y pies como parte de la revisión esquelética en caso de sospecha de abuso.

Anestesia La anestesia se retrasa hasta que el niño haya cumplido con el ayuno y las situaciones respecto del personal sean óptimas para la reparación. La herida cutánea puede cerrarse y diferir en tratamiento definitivo unos cuantos días, sin poner en riesgo los resultados.

Revaloración temprana Se programa una revaloración al día siguiente en la clínica, donde una situación más tranquila puede hacer posible un diagnóstico preciso.

Considerar las estructuras en riesgo Lo anterior se basa en el sitio de la laceración y la naturaleza de la hemorragia.

Laceraciones tendinosas Son más distales si el dedo se encuentra flexionado durante la laceración. El sitio de la afección tendinosa puede ser bastante distal respecto de la lesión de la piel [C].

Hemorragia arterial La presencia de hemorragia arterial implica la posibilidad de una lesión nerviosa, ya que arterias y nervios suelen ser adyacentes. Las laceraciones parciales de los vasos dificultan en gran medida el control de la hemorragia.

Valoración de las fracturas Suele requerir sólo una exploración física cuidadosa y radiografías.

Radiografías AP y laterales reales Se ordenan para los dedos individuales para determinar con precisión la extensión de la alineación defectuosa. Se utiliza la uña como guía para tomar las radiografías laterales [D].

Vistas de comparación La comparación con la mano opuesta puede ser útil cuando el diagnóstico es incierto.

Estado de rotación Se evalúa determinando la alineación con el dedo en flexión, de ser posible.

Tratamiento de las fracturas Prácticamente todas las fracturas se tratan por inmovilización durante 3-4 semanas. Algunas requieren reducción, con o sin fijación.

Fracturas articulares desplazadas Requieren reducción y fijación.

Fracturas con rotación anómala Exigen reducción, porque las deformidades de rotación no presentan remodelado.

Fin del crecimiento No se debe sobreestimar el potencial de remodelado cerca del final del crecimiento o en ese momento.

Fracturas de epífisis En especial las fracturas por aplastamiento de la falange distal pueden mostrar detención de la epífisis con deformidad y acortamiento.

Indicaciones de reducción abierta Se realiza la reducción abierta de luxaciones irreducibles y fracturas de las pequeñas articulaciones. Cualquier fractura donde no se pueda obtener la reducción o se mantenga por medios cerrados, requiere reducción abierta y fijación, de ser necesaria.

Fijación La mayoría de las fracturas se fijan con clavos de Kirschner lisos transcutáneos pequeños [E]. Como alternativa, se puede considerar la fijación con material absorbible.

Consolidación de las fracturas No se deben operar las fracturas en proceso de consolidación. Se permite que la mayoría se consolide y se corrige cualquier deformidad residual que cause discapacidad funcional por osteotomía.

Lesiones de tejidos blandos

Lesiones por aplastamiento de las puntas digitales Pueden presentarse a cualquier edad [A], pero son especialmente frecuentes en los niños en edad preescolar. El dedo se protege para dar comodidad. Se puede drenar un hematoma subungueal para el alivio del dolor.

Amputación de puntas digitales Estas lesiones frecuentes [B y C] se tratan dejando la herida abierta para permitir su cicatrización por segunda intención. Los resultados en los niños son excelentes, incluso cuando hay exposición ósea. Cuando la punta está disponible, se puede suturar en su lugar como un injerto compuesto y estabilizar con una aguja de calibre 25.

Esguinces de las articulaciones interfalángicas Estas lesiones son frecuentes, y a veces son conocidas como "dedos de beisbolista". Deben descartarse fracturas o lesiones tendinosas. No se requiere tratamiento especial. Se informa al niño y a la familia que estas lesiones se resuelven lentamente durante el transcurso de unos cuantos meses [D].

Laceraciones tendinosas Adquieren varias formas:

Laceraciones completas de los tendones flexores Alteran la posición en reposo de la mano [E], lo que simplifica el diagnóstico. Las reparaciones se basan en los mismos principios que en los adultos. Se inmovilizan durante 3-4 semanas. Habrá cierta mejoría del movimiento en un período de varios años. Los resultados pueden ser excelentes en los pacientes pediátricos.

Laceraciones parciales de los tendones flexores Son más difíciles de diagnosticar. Si la vaina del tendón está lacerada, es posible su lesión. Si el tendón se encuentra lacerado con el dedo en flexión, la lesión del tendón estará bastante distal respecto de la lesión cutánea una vez que se extienda el dedo. Puesto que las lesiones parciales de los tendones pueden tornarse completas, se descarga el tendón inmovilizando la mano con los dedos y muñeca en ligera flexión durante un período de 3 semanas. El tendón se repara si la laceración rebasa el 30% de su superficie de corte transversal.

Lesiones de los tendones extensores Las lesiones cerradas se tratan por inmovilización del dedo en extensión durante 4-6 semanas. Las laceraciones abiertas requieren reparación.

Lesiones nerviosas Los cortes transversales de los nervios deberán repararse con técnicas de aumento y microquirúrgicas. Los resultados son mejores en los niños que en los adultos.

Reimplante Deberá considerarse el reimplante, a menos que el tejido perdido sea distal y esté gravemente aplastado. El dedo amputado deberá enfriarse, pero no congelarse. En los pacientes pediátricos, casi el 66% de los dedos reimplantados sobreviven. La recolocación de los dedos con lesiones de corte limpio evoluciona mejor. Los resultados son mejores cuando el peso corporal es mayor de 11 kg. La función y la sensibilidad retornan en gran parte. Cabe esperar que el 33% presente intolerancia al frío y otro 33% atrofia de la punta del dedo. El crecimiento se retrasa ligeramente, pero el acortamiento rara vez es un problema significativo.

Quemaduras La mayoría se presentan en la palma de la mano y afortunadamente son de grado menor, que requiere sólo un apósito no adherente. Las quemaduras más graves [F] requieren tratamiento extenso, que incluya desbridación e injertos cutáneos y la posterior reconstrucción.

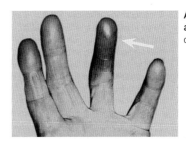

A Lesión digital por aplastamiento Nótese el cambio de color y el edema extenso

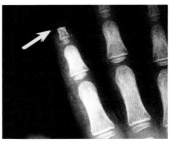

B Amputación de la punta del dedo Está ausente la porción terminal del dedo índice

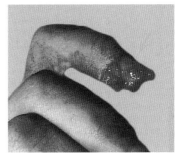
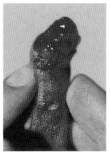

C Amputación de la punta del dedo Nótese la pérdida de la punta del dedo en este niño de 12 años (*flechas anaranjadas*)

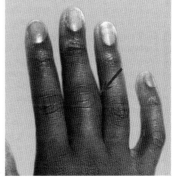

D Esguince digital Este niño sufrió una lesión por el golpe de una pelota en el extremo del dedo

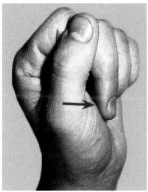
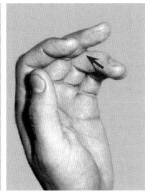
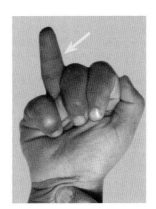

E Laceraciones tendinosas Laceración del tendón profundo del dedo cordial con extensión característica de la falange distal (*flechas rojas*). La laceración de ambos tendones flexores crea una posición del dedo que es más evidente (*flecha amarilla*)

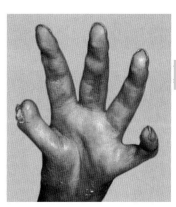

F Mano quemada Esta grave lesión fue producida por una flama abierta

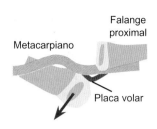

Metacarpiano

Falange proximal

Placa volar

A Luxación compleja del dedo índice Este dibujo muestra la alteración patológica del desplazamiento dorsal de la placa volar y la falange proximal, lesión que requiere reducción abierta. Con base en Linght y Ogden (1988)

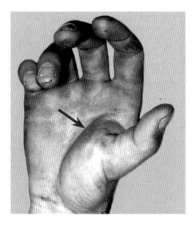

B Luxación del pulgar Esta lesión se redujo por manipulación

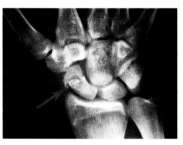

C Fractura del escafoides Un niño de 15 años sufrió esta lesión en un accidente automovilístico

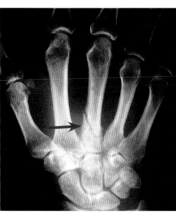

D Fractura de la diáfisis metacarpiana Se ordena una radiografía lateral real del metacarpo para asegurarse de que esta alineación satisfactoria esté presente en el plano sagital. Esta fractura (*flecha*) se trató con un yeso corto en el brazo y extensión larga en el dedo durante 3 semanas

Lesiones articulares

Luxaciones de las articulaciones metacarpofalángicas Estas luxaciones suelen afectar al dedo índice [A] o el meñique. Suelen requerir reducción abierta, que deberá hacerse tempranamente para evitar la afección vascular.

Luxaciones del pulgar Se tratan por reducción cerrada [B], una férula durante 2-3 semanas y, después, movimiento activo. Se retorna a la actividad completa en 6 semanas.

Luxaciones de las articulaciones interfalángicas La mayor parte se trata por reducción cerrada. Puede requerirse reducción abierta si hay fractura articular o si la reducción es incompleta y la articulación inestable.

Fracturas del carpo

Fracturas del escafoides Son lesiones relativamente raras en los niños. La hipersensibilidad se localiza en la tabaquera anatómica y las radiografías suelen mostrar la fractura. Se ordena una vista del escafoides además de radiografías AP y laterales. Si las radiografías resultan negativas, se puede repetir el estudio en 2 semanas. Ocurren fracturas de la muñeca en el 66% de los casos [C] y distales en el 25%. Las fracturas proximales son las menos frecuentes. Las fracturas no desplazadas se tratan por inmovilización en un yeso pulgar en espiga durante alrededor de 7 semanas. Las fracturas desplazadas o las no consolidadas se tratan por reducción quirúrgica o injerto. En los pacientes con hipersensibilidad pero sin cambios radiográficos, se inmoviliza durante 2 semanas y se repiten las radiografías.

Otras fracturas del carpo Los huesos grande, ganchoso, piramidal y trapezoide constituyen sitios raros de lesión en los pacientes pediátricos. La mayoría se pueden tratar por inmovilización en yeso.

Fracturas metacarpianas

Fractura diafisaria Se obtienen radiografías laterales reales para valorar el grado de angulación. Se valora el estado de rotación con los dedos en flexión y se corrige la línea defectuosa por rotación. Si la reducción es inestable, se aumenta la fijación con un alambre K liso. Se inmoviliza con un yeso de dedo a antebrazo y los dedos en una posición funcional en extensión durante 3 semanas [D].

Fractura distal del metacarpo También llamada *fractura del boxeador* [E], es una fractura de flexión pura que se remodelará con retorno espontáneo del movimiento. Si el ángulo excede 60°, se reduce con un bloqueo nervioso cubital y el dedo en flexión de 90°. Se inmoviliza durante al menos 3 semanas con el dedo flexionado para controlar la rotación. Se reduce anatómicamente y se fijan las fracturas intraarticulares.

Fractura de la base del primer metacarpiano Esta fractura, también llamada *de Bennett*, se extiende a través del metacarpiano proximal del pulgar. Requiere reducción y es necesario que la alineación de rotación sea correcta. Si se encuentra inestable, se fija con un alambre K transcutáneo y se complementa con un yeso en espiga en el pulgar.

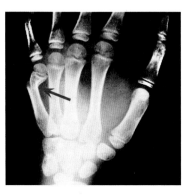

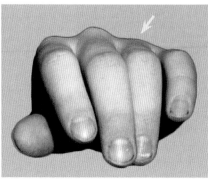

E Fractura de boxeador Se valora la fractura (*flecha roja*) con una radiografía lateral real para determinar el grado completo de angulación. Es necesario que el dedo esté alineado en flexión. Era evidente cierta presión del contorno del metatarso a la exploración física en otro paciente por una fractura del dedo anular (*flecha amarilla*)

Fracturas de las falanges

Fracturas epifisarias de las falanges proximales Son las más frecuentes [A]. Se valora la rotación en flexión. Se usa fijación interna si se encuentran inestables [B].

Fracturas epifisarias de las falanges medias y distales Estas lesiones son raras pero pueden causar detención del crecimiento y deformidad o inestabilidad. Se requiere reducción y fijación de las fracturas desplazadas o inestables [B].

Fracturas diafisarias Se valoran con radiografías AP y laterales reales [C], y se evalúa la alineación de la rotación. Se alinean y fijan internamente si hay inestabilidad.

Dedo en martillo Puede ocurrir como fractura de tipo I de Salter-Harris en un lactante, o a menudo una fractura de Salter-Harris de tipo II en el adolescente [D]. Se reduce en hiperextensión. Se estabiliza en una férula digital durante 6 semanas. Las fracturas menos frecuentes, de Salter-Harris tipo III, requieren reducción anatómica.

Fracturas en penacho Estas fracturas suelen vincularse con lesiones por aplastamiento [E]. Como se trata de fracturas abiertas, se tratan con antibióticos, cuidados de tejidos blandos y seguimiento. Las complicaciones incluyen osteomielitis y daño ungueal.

Trastornos del crecimiento Son lesiones raras en los dedos [F]. Se corrige la angulación por osteotomía.

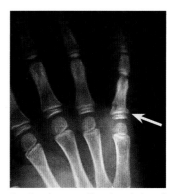
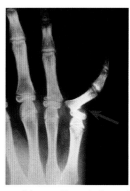

A Fracturas epifisarias de la primera falange Estas lesiones frecuentes incluyen las de desplazamiento mínimo (*flecha amarilla*) y las que presentan angulación grave (*flecha roja*) y requieren reducción. Se aplica un bloqueo del nervio cubital, y se manipula e inserta un clavo si hay inestabilidad

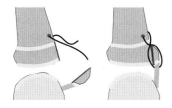

B Aplicación de alambre como banda de tensión en ocho Un método de fijación de las fracturas epifisarias por avulsión, con base en Stahl y Jupiter (1999)

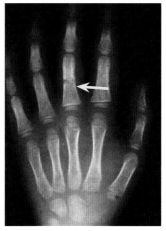
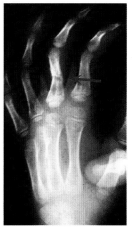

C Fractura diafisaria de la falange proximal En esta fractura (*flecha amarilla*), el grado de angulación se observa sólo en la radiografía lateral real (*flecha roja*)

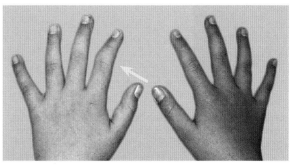
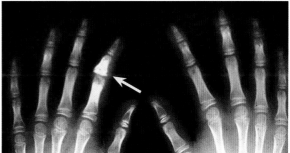

F Alteración del crecimiento Este niño sufrió una lesión epifisaria de la falange media. No se redujo anatómicamente. Dos años más tarde, se observó ligero acortamiento y angulación (*flechas*), un resultado raro

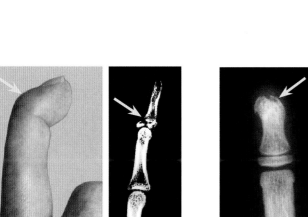

D Dedo en martillo Esta fractura requiere reducción anatómica y fijación

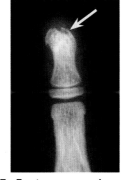

E Fractura en penacho Esta lesión abierta es más grave de lo que se aprecia

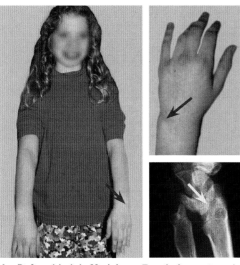

A Deformidad de Madelung Es más frecuente en las niñas y produce limitación del movimiento de la muñeca, prominencia distal del cúbito (*flechas rojas*) y acortamiento del radio (*flecha amarilla*)

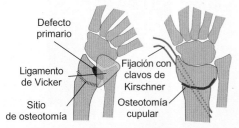

B Corrección de la deformidad de Madelung Se hace a través de un abordaje volar. Se libera el ligamento de Vicker y se refleja distalmente. Se hace una osteotomía cupular, se corrige la deformidad y se fijan los fragmentos con clavos 2 K. Con base en las recomendaciones de Ezaki (2002)

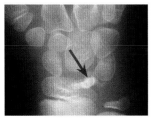

C Enfermedad de Kienböck Este gimnasta de 9 años presentó dolor de la muñeca. Es evidente la esclerosis del semilunar (*flecha*). La enfermedad suele presentarse en la adolescencia y producir dolor y rigidez

Categoría	Trastorno
Primaria	Patrón de crecimiento proporcional
	Crecimiento acelerado
Secundaria	Hemangiomas
	Linfangiomas
	Neurofibromatosis
	Displasia fibrosa
	Lipomas
	Tumores desmoides
	Hamartomas fibromatosos de los nervios

D Clasificación de la macrodactilia El sobrecrecimiento secundario puede afectar a una diversidad de tejidos

Deformidad de Madelung

Es un defecto de la porción volar y cubital de la epífisis del radio que produce una deformidad progresiva.

Cuadro clínico

Cuando está relacionada con una estatura corta, la deformidad suele heredarse como defecto autosómico dominante. Se relaciona con la discondrostosis de Léri-Weill con anomalía del gen *Shox*. La mayoría de los casos son idiopáticos. Ocurre con mayor frecuencia en las niñas y suele notarse por primera vez durante la infancia media a tardía [A]. El defecto de la epífisis y su inclinación causan acortamiento radial. La deformidad se caracteriza por disminución del ángulo radiocubital, subluxación del semilunar y grados diversos de subluxación dorsal de la porción distal del cúbito. La deformidad a menudo es bilateral, pero asimétrica en cuanto a gravedad.

Tratamiento

Si la deformidad es leve, no se necesita tratamiento. Para las deformidades más graves, se necesita corrección quirúrgica a fin de prevenir su progresión o corregir la imperfección ya establecida [B].

Durante el crecimiento Se considera el cierre del disco de crecimiento cubital distal y la resección e interposición de grasa en el puente epifisario radial, o el cierre de ambos discos de crecimiento, radial y cubital, para prevenir una mayor deformidad.

Fin del crecimiento Se considera una osteotomía correctiva del radio y el acortamiento del cúbito, lo que a menudo mejora la fuerza de sujeción, incrementa la amplitud de movimiento y disminuye el dolor.

Enfermedad de Kienböck

La osteocondritis del semilunar es rara en los pacientes pediátricos. Se cree que se debe a traumatismos menores repetidos, junto con una variación cubital negativa (cúbito corto). El trastorno a veces se presenta en niños con parálisis cerebral infantil de tipo atetósica, donde se combinan el tono aumentado y el movimiento excesivo. Los datos clínicos incluyen dolor localizado e hipersensibilidad sobre el semilunar, con signos radiográficos típicos [C]. Se trata mediante reposo, antiinflamatorios no esteroideos y tiempo. Rara vez los síntomas persisten y hacen necesario el tratamiento quirúrgico para disminuir el estrés sobre el semilunar.

Macrodactilia

El sobrecrecimiento de la mano [E] puede ser secundario a una gama de trastornos [D] o presentarse como problema primario. En la macrodactilia primaria, los tejidos son normales pero el crecimiento se acelera, mientras que en la macrodactilia secundaria, los tejidos son anómalos. En algunos pacientes, el tipo de tejido es evidente, al igual que los hemangiomas. En otros, se puede requerir de RM o biopsias para establecer el diagnóstico. El tratamiento suele ser difícil. Los procedimientos quirúrgicos incluyen resección de tejidos blandos, epifisiodesis, osteotomías de acortamiento o resección ósea y, a veces, amputaciones digitales. Las recurrencias son molestamente frecuentes.

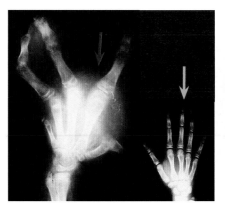
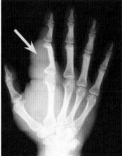

E Hipertrofia de la mano Nótese la hipertrofia masiva de la mano izquierda (*flecha roja*) en comparación con la mano normal (*flecha verde*). En otro niño, la hipertrofia se relaciona con un hamartoma neural que produce hiperplasia de tejidos blandos (*flecha amarilla*)

Artritis crónica

La artritis pauciarticular, la artritis reumatoide seropositiva, los trastornos autoinmunitarios, la leucemia, la enfermedad de células falciformes, el abuso infantil y las infecciones son causa de problemas articulares en la mano. La artritis crónica juvenil es la más frecuente.

Principios terapéuticos

Varios principios guían el tratamiento:

Diagnóstico preciso Se realiza un diagnóstico preciso y se deriva al paciente al reumatólogo. Los nuevos agentes modificadores de enfermedad son potentes y requieren estrecha supervisión médica experimentada.

Educación familiar Explicar los principios del tratamiento a la familia mejora el cumplimiento y disminuye la ansiedad. Se describen las características básicas de la anatomía articular, incluyendo la membrana sinovial, y se detallan la enfermedad, la inflamación sinovial [A] y su efecto sobre la función de la articulación y el músculo, y cómo puede producir daño articular.

Utilidad de las férulas Se prescriben férulas en reposo cuando la enfermedad esté activa y las articulaciones hinchadas y calientes.

Tratamiento Los ejercicios son importantes pero sólo deben hacerse dentro del rango de comodidad. Un aforismo precautorio: ¡Dolor no es ganancia!

Esteroides intraarticulares Se inyectan esteroides en las articulaciones pequeñas de la muñeca y mano cuando el tratamiento médico fracasa en la disminución de la inflamación. La mejoría suele ser espectacular y duradera. Las inyecciones únicas a menudo resultan adecuadas. Se aplica tracción suave para abrir y encontrar la articulación. Se inyecta triamcinolona u otra forma de depósito del esteroide a la articulación con uso de una aguja de 1 cm calibre 26 [B].

Intervención quirúrgica

Las intervenciones quirúrgicas se requieren con mucho menor frecuencia por la mayor eficacia de los fármacos sistémicos y las inyecciones de esteroides. Si aparece deformidad, posiblemente se requiera intervención quirúrgica.

Sinovectomía Los cuidados médicos han sustituido en gran parte a la sinovectomía, tanto en la muñeca como en los dedos. Rara vez, cuando las inyecciones repetidas no pueden reducir la sinovitis, puede estar indicada la sinovectomía.

Muñeca La fusión o artroplastia con resección de la muñeca son eficaces. Deben evitarse las sustituciones articulares en los niños. La intervención quirúrgica proporciona alivio del dolor, corrección de la deformidad y conservación de la función muscular.

Artrodesis Está indicada para la alineación defectuosa grave alrededor de la muñeca [C]. El procedimiento es confiable cuando se realiza en la niñez avanzada o adolescencia. Pueden requerirse pequeños implantes.

Resección del carpo Puede requerirse para alinear la muñeca antes de la fusión.

Artroplastia con resección de Darrach Se realiza sobre la articulación radiocubital distal. Es eficaz y a menudo se combina con procedimientos de fusión de la muñeca.

Articulaciones metacarpofalángicas No es raro que la deformidad sea lo suficientemente grave para requerir tratamiento. Cuando es grave, la fusión de la articulación puede ser útil si el movimiento de la articulación interfalángica es adecuado. En algunos casos puede requerirse artroplastia con implante.

Dedos La artritis en los niños causa rigidez articular. Son raras las deformidades suficientemente graves para requerir corrección quirúrgica. Los problemas incluyen el cuello de cisne [D] y deformidades en botón, y estas últimas con toda probabilidad causan discapacidad.

Deformidad de "botonero" Las contracturas en flexión de las articulaciones interfalángicas proximales causan pocos problemas funcionales cuando son menores de 60°. Si la deformidad es más grave y limita la función, la fusión de la articulación interfalángica en flexión de casi 30° puede ser de utilidad.

Pulgar La deformidad del pulgar suele constar de flexión fija metacarpofalángica y contractura en aducción. Cuando resulta discapacitante, la artrodesis metacarpofalángica combinada con la liberación de aductores constituye un tratamiento eficaz. Si sólo está afectada la articulación interfalángica y presenta síntomas, se considera su artrodesis.

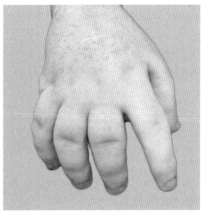

A Deformidades de la mano en la artritis juvenil idiopática La deformidad puede deberse a sinovitis o desequilibrio muscular. La mayoría de los casos pueden prevenirse con tratamiento sistémico y local

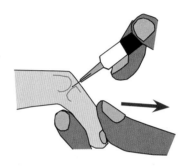

B Inyección de esteroides Primero se inyectan las pequeñas articulaciones de los dedos mediante aplicación de tracción en primer término (*flecha roja*) para abrir la articulación, y después se inyecta el esteroide utilizando una aguja pequeña

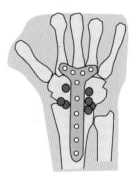

C Artrodesis Se corrigió la deformidad, se aplicó injerto óseo (*café*) y se colocó una placa para mantener la posición durante la consolidación

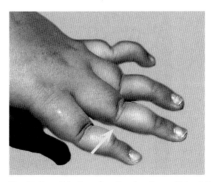

D Deformidad en cuello de cisne Esta deformidad es rara y casi nunca suficientemente grave para requerir tratamiento

	Displasia cubital	Displasia radial
Prevalencia	Rara	Rara
Anomalías viscerales	Raras	Frecuentes
Anomalías musculoesqueléticas	Ocasionales	Ocasionales
Anomalías proximales de extremidad	Ocasionales	Ocasionales
Ausencia total de hueso	Rara	Frecuente
Codo	Inestable	Estable
Muñeca	Estable	Inestable
Anomalías de la mano	Variables, graves	Puede haber ausencia del pulgar

A   Comparación de las displasias cubital y radial Aunque ambos trastornos afectan a los huesos del antebrazo, son muy diferentes

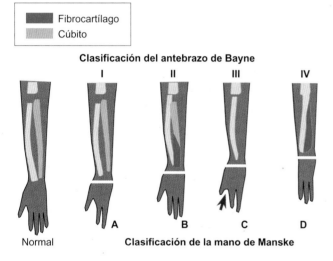

Fibrocartílago
Cúbito

Clasificación del antebrazo de Bayne

I   II   III   IV

Normal   A   B   C   D

Clasificación de la mano de Manske

B   Clasificación de la displasia cubital Nótese que Bayne clasifica la displasia ósea del antebrazo y Manske lo hace de las displasias de la mano. Las clasificaciones a menudo se usan juntas para describir la displasia

Deformidades de la mano

Las displasias radiales y cubitales muestran diferencias importantes [A].

Displasia cubital

La displasia cubital incluye una ausencia o hipoplasia del cúbito, que suele relacionarse con anomalías de la mano. La deformidad a menudo se clasifica por el método de Bayne para la deficiencia cubital y el de Manske para las anomalías de la mano [B]. Por lo general, el radio se encuentra acortado y curvo y puede fusionarse con el húmero. Las deformidades de los dedos son frecuentes. Se indaga si hay problemas esqueléticos vinculados.

Tratamiento Se puede lograr la máxima mejoría al enfocarse en la mano.

Muñeca Si la desviación cubital rebasa los 30°, se considera la resección del análogo cubital y la osteotomía correctiva en los antebrazos de tipos Bayne II y IV.

Mano La profundización del espacio interdigital pulgar-índice y las osteotomías desrotadoras de los metacarpianos pueden mejorar la función de la mano.

Antebrazo y codo Se puede crear un antebrazo de un solo hueso en Bayne II o realizar osteotomías para mejorar la posición del codo en Bayne IV.

Deformidad de mano hendida

Las manos hendidas incluyen una variedad de deformidades heredadas, por lo general bilaterales, que suelen involucrar a los pies. La función es buena pero el aspecto puede ser desagradable [C]. Las hendiduras pueden reducirse quirúrgicamente para mejorar el aspecto, en tanto se conserva la función.

Displasia radial

La mano zamba radial es una ausencia o hipoplasia de radio y la musculatura relacionada, que produce una desviación radial de la mano [D]. La deficiencia puede ser aislada o parte de una displasia esquelética generalizada o síndrome. Se buscan otros problemas realizando una exploración física completa, poniendo especial atención a los sistemas hemático, urinario y cardíaco, así como a la columna vertebral.

Tratamiento Depende de la gravedad de la deformidad y la presencia de defectos relacionados.

Hipoplasia leve Puede no requerir tratamiento alguno.

Aplasia completa Se alivia la contractura de los tejidos blandos con yesos y férulas durante el primer año. Esto puede preceder una corrección quirúrgica.

Corrección quirúrgica Puede incluir liberación de tejidos blandos o elongación y centralización de los huesos carpianos sobre el cúbito.

Seguimiento Realizado durante la lactancia y la niñez, muestra que es probable la recurrencia de la deformidad.

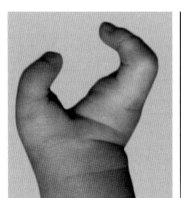
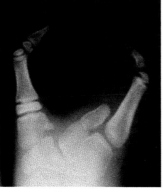

C   Deformidad de mano hendida Este niño también presentaba deformidades de los pies y el trastorno era familiar

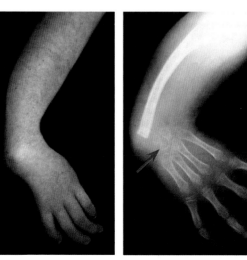

D   Displasia radial La deformidad causa una grave discapacidad estética y funcional. La mano se desvía hacia el lado radial (*flecha*)

Deformidades del pulgar

Hipoplasia del pulgar

La hipoplasia del pulgar suele ser parte del espectro de la displasia radial y constituye alrededor del 5% de las anomalías congénitas de la mano. El tratamiento se determina por el tipo de displasia [A] y los síndromes o anomalías vinculados.

Aplasia Se trata por "pulgarización" del índice.

Pulgar flotante Suele tratarse por amputación y "pulgarización" del índice en etapas avanzadas del primer año de la vida.

Pulgar corto Puede vincularse con una variedad de síndromes. Si el acortamiento es excesivo e interfiere con la función, se considera realizar una osteotomía de elongación o profundizar el espacio interdigital. Se ajusta la corrección para facilitar la función.

Deformidades de pulgar en aducción-abducción Las que presentan acortamiento requieren la reconstrucción ajustada a la medida, que incluya la de tejidos blandos y la ósea.

Pulgar aducto congénito

Esta deformidad es parte de un espectro que a menudo incluye la ausencia congénita del tendón extensor combinada con rigidez intrínseca del pulgar. Se corrige entre los 3 y 6 meses de edad con yesos seriados. Si esto fracasa, se requiere reconstrucción quirúrgica.

Duplicación del pulgar

Son frecuentes las duplicaciones de pulgares, y pueden ser radiales o preaxiales. La polidactilia del pulgar puede clasificarse adicionalmente por el patrón de deformidad en siete tipos [B y C]. El tipo IV es el más frecuente. Los tipos I-VI suelen ser unilaterales, esporádicos y de mayor frecuencia en los niños varones. El tipo VII puede ser heredado, a menudo es bilateral y puede vincularse con otras anomalías. El tratamiento implica la reconstrucción de todos los elementos óseos y de tejidos blandos para conservar un pulgar estable, bien alineado y funcional.

Pulgar en gatillo

Los pulgares en gatillo son secundarios a un crecimiento nodular adquirido de un segmento del tendón flexor [D]. Los nódulos grandes suelen acuñarse en la polea y causar que el dedo se bloquee en flexión. Los nódulos más pequeños pasan a través de la polea y producen una sensación de chasquido. Inicialmente se trata por observación. Se puede considerar la liberación si el problema es bilateral, la extensión está bloqueada o no hay mejoría con el tiempo. La liberación quirúrgica de la polea flexora de A1 restablece el movimiento del pulgar.

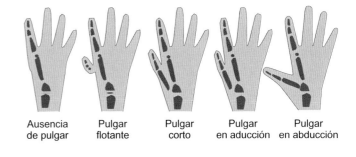

Ausencia de pulgar | Pulgar flotante | Pulgar corto | Pulgar en aducción | Pulgar en abducción

A Deformidades de pulgar Tres deformidades del pulgar se pueden clasificar en varios patrones generales

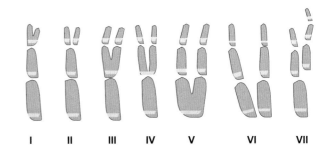

I | II | III | IV | V | VI | VII

B Polidactilia de pulgar Clasificación de Wassel. De Gallant y Bora (1996)

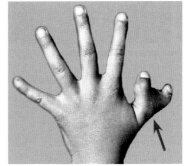

C Duplicación del pulgar Se muestran los tipos IV (*flecha roja*) y III (*flecha amarilla*)

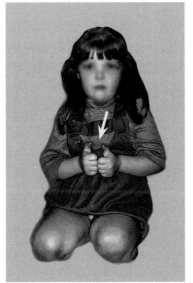

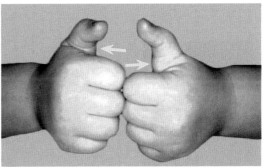

D Pulgares en gatillo Pulgares en gatillo bilaterales bloqueados en flexión. La liberación quirúrgica de las poleas A1 permitió el movimiento libre del tendón y la extensión del pulgar

Deformidad	Descripción
Hipoplasia	Dedos pequeños
Polidactilia	Muchos dedos
Sindactilia	Fusión de los dedos
Deformidades de los dedos	
Camptodactilia	Contracturas en flexión de la articulación interfalángica
Clinodactilia	Angulación radial o cubital
Falange delta	Osículo con forma delta interpuesto
Deformidad de Kirner	Desviación palmar, radial, progresiva, la falange distal del dedo pequeño

A   Clasificación de las deformidades de los dedos Estas deformidades ocurren en los planos sagitales transversos

Categoría	Clasificación
Simple	Sólo de tejidos blandos
Compleja	Duplicaciones óseas
Completa	Dedo completo con metacarpianos

B   Clasificación de las duplicaciones Se describe un método simple de la clasificación

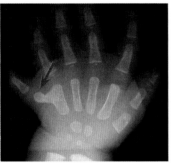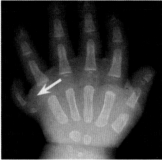

C   Polidactilia En contraste con la polidactilia simple (*flecha amarilla*), la compleja (*flecha roja*) es mucho más difícil de reparar

	Radial	Central	Cubital
Localización	Preaxial	Central	Postaxial
Prevalencia	Frecuente	Rara	Frecuente
Herencia	Ninguna	Ninguna	Dominante
Asociaciones	Frecuentes	A menudo con sindactilia, anomalías de los pies	Raras
Reparación quirúrgica	Compleja	Muy difícil	Menos compleja

D   Polidactilia Se muestran diferencias en las categorías de duplicación

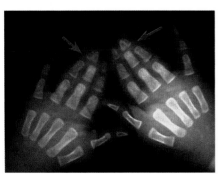

E   Sindactilia Se identifica rápidamente. Las radiografías son útiles para determinar el grado de afección ósea

Deformidades de los dedos de la mano

Las deformidades de los dedos se pueden agrupar en categorías generales [A], suelen ser genéticas y recientemente se identificaron los genes encargados de la polidactilia preaxial, la mano hendida y las malformaciones del pie, la polisindactilia y los tipos de braquidactilia.

Hipoplasia de los dedos

Los tipos de hipoplasia de los dedos son numerosos y variables, lo que hace necesario individualizar el tratamiento con el objetivo de mejorar la función, la sensibilidad y la movilidad. La reconstrucción digital por trasplantes de dedos del pie a la mano o por alargamiento de los dedos son ejemplos de procedimientos de reconstrucción extraordinarios.

Polidactilia

La *polidactilia* o *duplicación*, un fracaso de la segmentación, contribuye con el 5-10% de todas las deformidades de la mano. Se puede clasificar por los tejidos implicados [B y C] o por su localización. Las localizaciones incluyen las categorías radial, central y cubital [D]. Las polidactilias centrales y cubitales afectan a los dedos de la mano. Las duplicaciones simples se retiran o ligan en etapas tempranas de la infancia. La corrección de las duplicaciones complejas se retrasa hasta ya avanzado el primer año de la vida.

Sindactilia

La sindactilia [E] es una deformidad frecuente. Puede ser completa o parcial y se describe como *simple* si sólo participan los tejidos blandos, o *compleja* si los huesos están fusionados [F]. La sindactilia tiene mayor frecuencia entre los dedos medio y anular. Se observa esta deformidad en los síndromes de Apert, de banda de constricción y de Poland. Se corrige por separación quirúrgica e injerto cutáneo de grosor completo [A, página siguiente]. Esta corrección es técnicamente demandante y las tasas de recidivas son altas si no se es meticuloso.

Dedos en gatillo

Suelen deberse a anomalías congénitas del mecanismo flexor. Posiblemente se requiera su liberación quirúrgica.

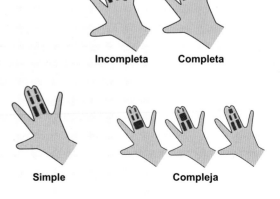

F   Clasificación de la sindactilia Puede ser completa o incompleta, simple o compleja

Dedos flexionados

Se presentan dedos flexionados o curvos en los planos frontal o sagital. Excepto por la camptodactilia, todos tienen una deformidad ósea subyacente. Muchos se vinculan con una variedad de trastornos generalizados.

Clinodactilia Es una desviación radial de los dedos, a menudo bilateral y con mayor frecuencia afecta a los dedos meñiques [B]. La deformidad suele considerarse variación de lo normal, no causa discapacidad y rara vez requiere tratamiento. En pocas ocasiones es lo suficientemente grave para exigir corrección, que se hace por epifisiólisis de una falange delta o una osteotomía en cuña de la falange trapezoidal cuando es lo suficientemente grande a la mitad de la niñez. La corrección se retrasa hasta ya avanzada la niñez o la adolescencia temprana, para disminuir el riesgo de deformidades recurrentes.

Camptodactilia Deformidad frecuente de los dedos en flexión [C], que se divide en las formas infantil y de adolescente. La deformidad a menudo es progresiva y la discapacidad suele ser leve. El tratamiento incluye férulas y rara vez corrección quirúrgica.

Falange delta Es un osículo triangular anómalo interpuesto [D] en el dedo que produce una deformidad angular. Se corrige por osteotomía o resección del puente epifisario. Después de dicha resección, se llena el defecto con grasa del paciente para prevenir las recurrencias.

Deformidad de Kirner Es una curva progresiva rara de la falange terminal del dedo meñique. Se desconoce la etiología. La deformidad tiene aspecto característico, por lo general causa poca discapacidad y rara vez requiere tratamiento. Si la lesión es dolorosa, se inmoviliza el dedo con una férula. Rara vez la deformidad es lo suficientemente grave para requerir corrección por osteotomía de la falange [E].

Braquidactilia

El acortamiento del metacarpo o los dedos suele ser heredado como rasgo autosómico o puede vincularse con una diversidad de trastornos, como los síndromes de Poland, Holt-Oram, Cornelia de Lange o Silver. Los procedimientos de elongación de los dedos rara vez son apropiados.

Sinfalangismo

Las fusiones pueden afectar las articulaciones interfalángicas proximales o distales. Las deformidades a menudo se heredan y tienen un patrón variable. A veces se requiere una osteotomía para recolocar el dedo en una posición más funcional.

Operaciones de reconstrucción

Osteotomías de los dedos Suelen ser apropiadas para corregir la deformidad y ubicarlos en una posición más funcional. Casi todas las osteotomías de dedos se fijan con clavos de Kirschner. Por lo general, se hacen osteotomías.

Transferencias de los dedos del pie a la mano Las transferencias de dedos del pie son el método más eficaz para mejorar la función de sujeción de la mano en los niños con ausencia de dedos. Por lo general, se hace la trasferencia del segundo dedo del pie. Las indicaciones quirúrgicas son raras.

Elongación de los dedos Puede lograrse de hasta 10 mm en una sola etapa y 30 mm por separación gradual. La elongación metacarpiana mejora la función de pellizcamiento en los niños con síndromes de deficiencia transversa o de banda de constricción. La elongación del dedo puede mejorar el aspecto en niños con braquidactilia. Estos procedimientos de alargamiento sólo rara vez están indicados. La decisión implica una valoración cuidadosa donde se consideran los riesgos y los beneficios estéticos y funcionales.

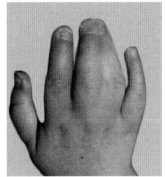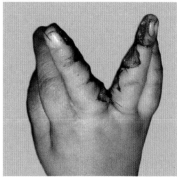

A **Reparación quirúrgica de la sindactilia** Suele ser eficaz, con buenos resultados funcionales

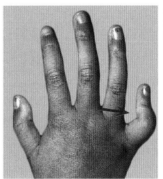

B **Clinodactilia** Esta deformidad clásica afecta a ambos meñiques

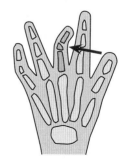

C **Camptodactilia** Nótese la deformidad en flexión de la articulación interfalángica proximal (*flecha*)

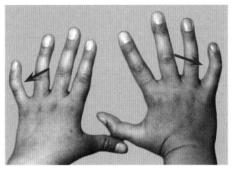

D **Falange delta** A veces requiere corrección quirúrgica

E **Deformidad de Kirner** Se corrige por osteotomía

Deformidad de Kirner antes y después de la corrección

GENERALES

Ekblom AG, Laurell T, Arner M. Epidemiology of congenital upper limb anomalies in 562 children born in 1997 to 2007: a total population study from Stockholm, Sweden. J. Hand Surg. 35(11)-A:1742-1754, 2010.

Manske PR, Oberg KC. Classification and developmental biology of congenital anomalies of the hand and upper extremity. J. Bone Joint Surg. 91(Suppl. 4)-A:3–18, 2009.

Swanson AB, Swanson GD, Tada K. A classification for congenital limb malformation. J. Hand Surg. 8(5-2)-A:693-702, 1983.

DEFICIENCIA

Bayne LG, Klug MS. Long term review of the surgical treatment of radial deficiencies. J. Hand Surg. 12(2)-A:169-179, 1987.

Bayne LG. Congenital hand deformities: ulnar club hand (ulnar deficiency). In Operative Hand Surgery, Green DG, ed, Churchill Livingston, New York, 1982.

Eaton CJ, Lister GD. Toe transfer for congenital hand defects. Microsurgery. 12(3):186-195, 1991.

Goldfarb CA, Manske PR, Busa R, Mills J, Carter P, Ezaki M. Upper-extremity phocomelia reexamined: a longitudinal dysplasia. J. Bone Joint Surg. 87(12)-A:2639-2648, 2005.

James MA, McCarroll HR Jr, Manske PR. The spectrum of radial longitudinal deficiency: a modified classification. J. Hand Surg. 24(6)-A:1145-1155, 1999.

Miura T, Nakamura R, Horii E. The position of symbrachydactyly in the classification of congenital hand anomalies. J. Hand Surg. 19(3)-B:350–354, 1994.

O'Rahilly R. Morphological patterns in limb deficiencies and duplications. Am. J. Anat. 89(2):135-193, 1951.

FRACASO DE LA DIFERENCIACIÓN

Baek GH, Kim JH, Chung MS, Kang SB, Lee YH, Gong HS. The natural history of pediatric trigger thumb. J. Bone Joint Surg. 90(5):980-985, 2008.

Hefner RA. Inheritance of crooked little fingers. J. Hered. 20(8):395-398, 1929.

Kemp T, Ravn J. Über erbliche Hand-und Fussdeformitaeten in einem 140-koepfigen Geschlecht, nebst einigen Bemerkungen ueber Poly-und Syndaktylie beim Menschen. Acta Psychiat. Neurol. Scand. 7:275-296, 1932.

Kjaer KW, Hansen L, Eiberg H, Utkus A, Skovgaard LT, Leicht P, Opitz JM, Tommerup NA. 72-year-old Danish puzzle resolved--comparative analysis of phenotypes in families with different-sized HOXD13 polyalanine expansions. Am. J. Med. Genet. 138A:328-339, 2005.

Kirner J. Doppelseitige verkrummungen des kleinfinger-endgliedes als selbstandiges krankheitsbild. Fortschritte auf dem Gehiete der Rönigenstrahien, 36:804-806, 1927.

Larner AJ. Camptodactyly: a 10-year series. Eur. J. Dermatol. 21(5):771-775, 2011.

DUPLICACIÓN

Frazier TM. A note on race-specific congenital malformation rates. Am. J. Obstet. Gynec. 80:184-185, 1960.

Furniss D, Lettice LA, Taylor IB, Critchley PS, Giele H, Hill RE, Wilkie AOM. A variant in the sonic hedgehog regulatory sequence (ZRS) is associated with triphalangeal thumb and deregulates expression in the developing limb. Hum. Molec. Genet. 17:2417-2423, 2008.

Tupper JW. Pollex abductus due to congenital malposition of the flexor pollicis longus. J. Bone Joint Surg. 51(7):1285-1290, 1969.

Wassel HD. The results of surgery for polydactyly of the thumb. A review. Clin. Orthop. 64:175-193, 1969.

SOBRECRECIMIENTO

Cerrato F, Eberlin KR, Waters P, Upton J, Taghinia A, Labow BI. Presentation and treatment of macrodactyly in children. J. Hand Surg. 38(11)-A:2112–2123, 2013.

Tsuge K, Ikuta Y. Macrodactyly and fibro-fatty proliferation of the median nerve. Hiroshima J. Med. Sci. 22(1):83-101, 1973.

SUBCRECIMIENTO

Blauth W. The hypoplastic thumb. Arch. Orthop. Unfallchir. 62(3):225–246, 1967

Buck-Gramcko D. Congenital Malformations of the Hand and Forearm. Churchill Livingstone, London,1998.

Poland, A. Deficiency of the pectoral muscle. Guys Hosp. Rep. 6:191, 1841.

CONSTRICCIÓN

Patterson TJ. Congenital ring-constrictions. Br J. Plast. Surg. 14:1-31, 1961.

ANOMALÍAS ESQUELÉTICAS

Gschwind C, Tonkin M. Surgery for cerebral palsy: Part 1. Classification and operative procedures for pronation deformity. J. Hand Surg. 17-B:391-395, 1992.

House JH, Gwathmey FW, Fidler MO. A dynamic approach to the thumb-in palm deformity in cerebral palsy. J. Bone Joint Surg. 63-A:216-225, 1981.

Tonkin M, Freitas A, Koman A, Leclercq C, Van Heest A. The surgical management of thumb deformity in cerebral palsy. J. Hand Surg. 33(1)-B:77-80, 2008.

Tonkin M, Gschwind C. Surgery for cerebral palsy: Part 2. Flexion deformity of the wrist and fingers. J. Hand Surg. 17(4)-B:396-400, 1992.

Zancolli EA, Zancolli ER Jr. Surgical management of the hemiplegic spastic hand in cerebral palsy. Surg. Clin. North Am. 61:395-406, 1981.

MUÑECA

Carter PR, Ezaki M. Madelung's deformity. Surgical correction through the anterior approach. Hand Clin. 16(4):713-721, 2000.

Dannenberg M, Anton JI, Spiegel MB. Madelung's deformity. Am. J. Roentgen. Radium. Ther. Nucl. Med. 42(5):671-676, 1939.

Laffosse JM, Abid A, Accadbled F, Knör G, Sales de Gauzy J, Cahuzac JP. Surgical correction of Madelung's deformity by combined corrective radioulnar osteotomy: 14 cases with four-year minimum follow-up. Int. Orthop. 33(6):1655-1661, 2009.

Vickers D, Nielsen G. Madelung deformity: surgical prophylaxis (physiolysis) during the late growth period by resection of the dyschondrosteosis lesion. J. Hand Surg. 17(4)-B:401-407, 1992.

CODO

Almquist EE, Gordon CH, Blue AI. Congenital dislocation of the head of the radius. J. Bone Joint Surg. 51(6):1118-1127, 1969.

Blodgett WE. Congenital luxation of the head of the radius. Report of two cases. Analysis of fifty-one cases. Am. J. Orthop. Surg. 3:253-270, 1905.

Green WT, Mital MA. Congenital radio-ulnar synostosis: surgical treatment. J. Bone Joint Surg. 61(5)-A:738-743, 1979.

Kanaya F, Ibaraki K. Mobilization of a congenital proximal radioulnar synostosis with use of a free vascularized fascio-fat graft. J. Bone Joint Surg. 80(8):1186-1192, 1998.

HOMBRO

Cavendish ME. Congenital elevation of the scapula. J. Bone Joint Surg. 54(3)-B:395–408, 1972.

Eulenberg M. Casuistische mittelheilungen aus dem gembeite der orthopadie. Arch. Klin. Chir. 4:301-311, 1863.

Fawcett J. The development and ossification of the human clavicle. J. Anat. Physiol. 47:225–234, 1913.

Gilbert A, Tassin JL. Surgical repair of the brachial plexus in obstetric paralysis. Chirurgie 110:70-75, 1984.

Green WT. The surgical correction of congenital elevation of the scapula (Sprengel's deformity). J. Bone Joint Surg. 39-A:1439-1448, 1957.

Haerle M, Gilbert A. Management of complete obstetric brachial plexus lesions. J. Pediatr. Orthop. 24(2):194-200, 2004.

Hale HB, Bae DS, Waters PM. Current concepts in the management of brachial plexus birth palsy. J. Hand Surg. 35(2)-A:322-331.

König F. Eine neue operation des angeborenen schulterblatthochstandes. Beitr. Klin. Chir. 94:530-537, 1914.

L'Episcopo JB. Tendon transplantation in obstetrical paralysis. Am. J. Surg. 25:122-125, 1934.

Lloyd-Roberts GC, Apley AG, Owen R. Reflections upon the aetiology of congenital pseudarthrosis of the clavicle. With a note on cranio-cleido dystosis. J. Bone Joint Surg. 57:24–29, 1975.

Mallet J. Obstetrical paralysis of the brachial plexus. Rev. Chir. Orthop. Reparatrice Appar. Motil. 58(Suppl 1):166–168, 1972.

Matsuoka T, Ahlberg PE, Kessaris N, Iannarelli P, Dennehy U, Richardson WD, McMahon AP, Koentges G. Neural crest origins of the neck and shoulder. Nature 436(7049):347-355, 2005.

McBurney CH, Sands A. Congenital deformity due to malposition of the scapula. NY Med. J. 47:582-583, 1888.

McMurtry I, Bennet GC, Bradish C. Osteotomy for congenital elevation of the scapula (Sprengel's deformity). J. Bone Joint Surg. 87-B: 986-989, 2005.

Narakas AO. Brachial plexus surgery. Orthop. Clin. North Am. 12(2):303-323, 1981.

Sever JW. Obstetric paralysis: report of eleven hundred cases. JAMA 85:1862-1865, 1925.

Sprengel RD. Die angeborene verschiebung des schulterblattes nach oben. Arch. Klin. Chir. 42:545-549, 1891.

Woodward JW. Congenital elevation of the scapula: correction by release and transplantation of muscle origins. J. Bone Joint Surg. 43-A:219-228, 1961.

INFECCIÓN

Doyle JR. Anatomy of the finger flexor tendon sheath and pulley system. J. Hand Surg. 13(4)-A:473-484, 1988.

Kanavel AB. Infections of the Hand. A Guide to the Surgical Treatment of Acute and Chronic Suppurative Processes in the Fingers, Hand, and Forearm. Lea & Febiger, Philadelphia and New York, 1912.

MATERIAL INFORMATIVO

Preguntas que los padres hacen con frecuencia

1. ¿Qué son las variaciones del desarrollo?

Son problemas frecuentes que muchos lactantes y niños presentan durante su crecimiento normal; incluyen el pie plano flexible, los dedos del pie desviados hacia adentro y hacia afuera, las piernas encorvadas y las piernas en "X".

2. ¿Por qué los lactantes y niños presentan estas variaciones?

Estas variaciones son simplemente parte del desarrollo normal que ocurre en algunos niños. Puede ser un patrón heredado o presentarse por primera vez en una familia. Desafortunadamente, pueden simular deformidades que son secundarias a alguna enfermedad subyacente. El médico se asegurará de que la variación no sea anómala.

3. Estoy preocupado acerca del futuro. ¿Qué debo hacer?

Lo mejor es seguir las recomendaciones del médico. Su pediatra o médico familiar lo guiará. Como atienden a muchos niños con estos problemas, son los mejor calificados para asesorarle.

4. ¿Cuáles son las características de estas variaciones del desarrollo?

Son muy frecuentes. Se presentan en lactantes y niños saludables. Se resuelven de manera natural con el transcurso del tiempo.

5. ¿Cómo deberán tratarse estas variaciones?

Lo mejor es dejar que se resuelvan por sí mismas.

6. ¿Debemos tratar de acelerar la resolución pidiendo al niño que camine o se siente en una posición corregida?

No, esto no acelerará la resolución y simplemente frustrará a su hijo.

7. ¿Son de utilidad los zapatos con insertos correctivos?

No, los zapatos e insertos no aceleran la resolución.

8. ¿Hay algún daño con tales tratamientos?

Sí. Los estudios han demostrado que los adultos que usaron estos aparatos ortopédicos cuando eran niños recuerdan la experiencia como negativa. Además, los usuarios tuvieron una autoestima significativamente menor que los adultos que no usaron tales dispositivos. Este estudio sugiere que el uso de un tratamiento innecesario no es neutro, sino, en realidad, lesivo.

9. Algunos médicos recomiendan insertos de zapatos, manipulaciones de la espalda y otros tratamientos. ¿Qué debo hacer?

Para imponer un tratamiento a su hijo, éste deberá ser necesario y eficaz. No hemos encontrado prueba científica alguna que respalde el uso de tales intervenciones.

10. Mis padres (abuelos) insisten en que hagamos algo. ¿Qué debemos hacer?

Si hay algo por hacer que claramente ayude a su niño, siga estas recomendaciones:

    a. No centre su atención en la variación, porque esto puede dar a su hijo una sensación de presentar un defecto.

    b. Aliente a su hijo a realizar actividad física.

    c. Prévole una alimentación saludable y evite los excesos en el comer, para evitar la obesidad infantil.

    d. Proporcione a su hijo calzado flexible que le permita movilidad completa de los pies.

Material informativo

Las siguientes páginas se pueden fotocopiar y proporcionar a las familias para ayudarles a comprender el estado de su hijo.

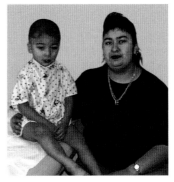
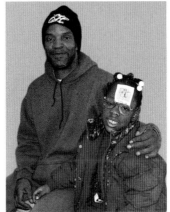
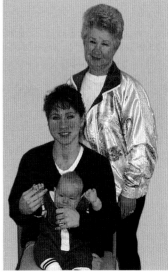

A Familia Estas son familias típicas que, debido a su preocupación, a menudo hacen preguntas en cuanto al problema de sus hijos

Lo que los padres deben saber

En cuanto a pie plano, dedos del pie hacia adentro, piernas arqueadas y calzado para niños.

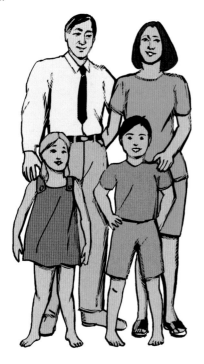

La mayoría de las variaciones de la niñez normal son parte del crecimiento.

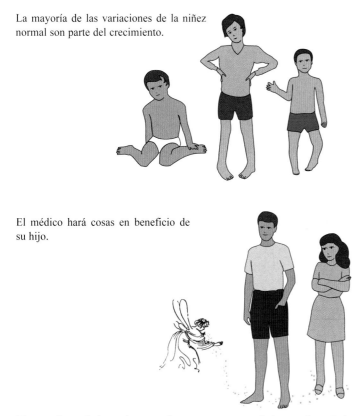

El médico hará cosas en beneficio de su hijo.

El tratamiento de la madre naturaleza es seguro, económico y eficaz. Deje que la magia del tiempo y el crecimiento corrijan el problema.

Piernas arqueadas y en "X"

Durante su desarrollo normal, los lactantes a menudo tienen las piernas arqueadas. Con el crecimiento, el niño puede presentar piernas en "X" alrededor de los 18 meses. Los zapatos especiales, las cuñas, los insertos o los ejercicios sólo hacen al niño sentirse mal y no corrigen la forma.

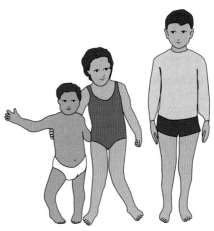

Su médico decidirá si las piernas de su hijo son normales. En tal caso, la variación se modificará con el tiempo.

Su médico puede estar preocupado si el trastorno es:

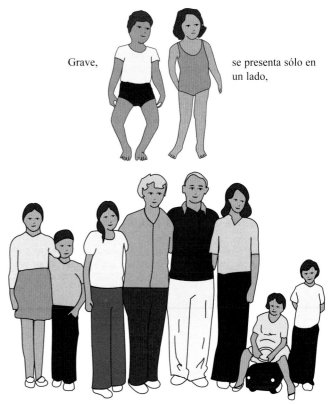

Grave,   se presenta sólo en
                         un lado,

O se presenta en la familia, especialmente si hay la tendencia a que sus integrantes sean de estatura corta.

Torsión

Es frecuente la desviación de los dedos del pie hacia dentro en la niñez, y suele resolverse al crecer.

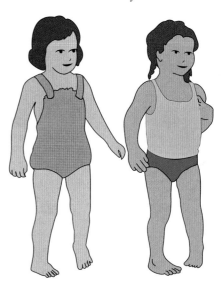

1 año   8 años   14 años

Hay tres causas de desviación de los dedos del pie hacia adentro que el médico puede determinar:
1. Pie zambo
2. Torsión tibial
3. Torsión femoral

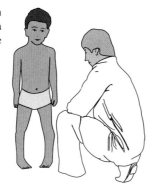

Pie zambo

El pie zambo es causado por la posición del nene antes de nacer.

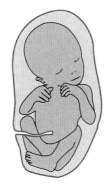

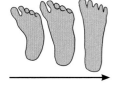

2 meses   6 meses   12 meses

Casi todos los pies zambos posicionales mejoran sin tratamiento durante los primeros meses de vida, aunque pueden observarse en los primeros 3 años.

Rara vez el pie zambo es rígido, persiste y requiere tratamiento con un yeso o férula. Los zapatos especiales no corrigen este trastorno.

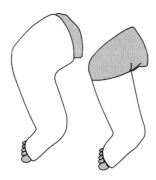

Torsión tibial

Es un giro de la pierna hacia adentro. Se trata de una variación de lo normal que es muy frecuente durante la lactancia y la niñez.

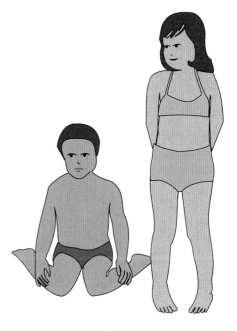

Las férulas, los ejercicios, los aparatos ortopédicos o las modificaciones del calzado no corrigen la desviación y pueden, de hecho, ser lesivos. La mayoría de las piernas con torsión tibial se enderezan sin tratamiento durante la lactancia o la niñez.

Torsión femoral

Es un giro del hueso del muslo que causa una rotación de la pierna hacia adentro. Se desconoce la causa de la torsión femoral y alcanza su máxima intensidad cuando el niño tiene 5 o 6 años de edad. La mayoría de los niños superan esta variación con el crecimiento a los 10 años.

Los insertos de zapatos, las modificaciones o los aparatos ortopédicos no corrigen esta variación. Pueden hacer sentir incómodo y acomplejado al niño y tal vez esto le impida jugar.

Pie plano

Los padres se preocupan en cuanto al pie plano, pero...

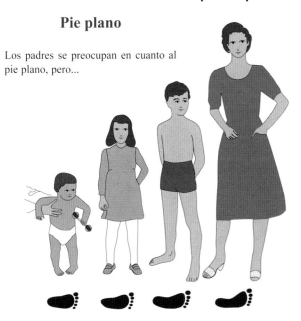

...el pie plano es normal en los lactantes, niños y adultos. Los zapatos especiales, insertos, cuñas o ejercicios, no crean un arco en un niño con pie plano flexible.

Así como los niños normales son de diferentes estaturas...

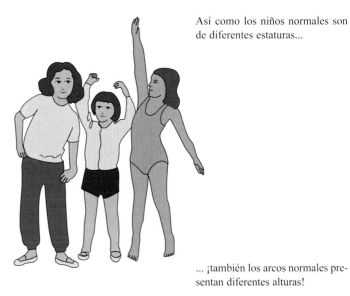

... ¡también los arcos normales presentan diferentes alturas!

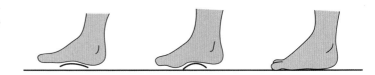

¿Sabía que...?

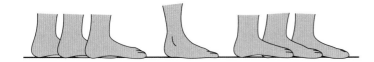

Uno de cada cinco niños nunca presenta un arco. En la mayoría de los adultos con pie plano flexible, éste es fuerte, sin dolor.

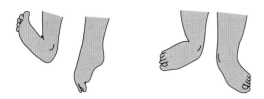

La mayoría de los niños presentan arcos bajos porque sus articulaciones son flexibles. El arco se aplana cuando están de pie, y su pie parece enrollarse y señalar hacia afuera.

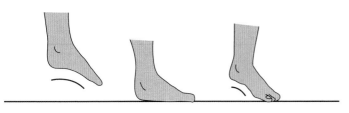

Se puede ver el arco cuando estos pies cuelgan libremente o cuando el niño se para sobre los dedos de su pie.

El usar un cojinete o inserto bajo el arco de un pie plano flexible simple puede producir incomodidad y... ¡representa una pérdida de dinero!

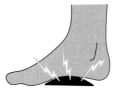

El médico se preocupará si el pie plano es:

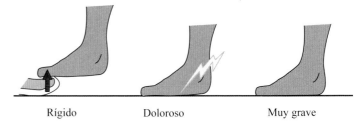

Rígido   Doloroso   Muy grave

Pero el médico estará más preocupado por un arco alto, porque es el que tiene mayores probabilidades de causar dolor más adelante.

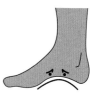

Calzado para niños

¡Las personas descalzas tienen los mejores pies! Su niño necesita un zapato blando, flexible, que permita la máxima libertad para que el pie se desarrolle normalmente.

Tamaño

Es mucho mejor que los zapatos sean un poco grandes que pequeños.

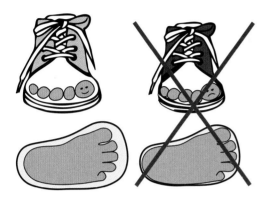

Flexibilidad

Los zapatos rígidos "de sostén" no son buenos para el pie porque limitan el movimiento que se necesita para desarrollar fortaleza y conservar su movilidad. El pie de un niño necesita protección del frío y de los objetos cortantes, así como libertad de movimiento.

Las caídas de los niños causan muchas lesiones. Lo mejor es una suela plana que no sea resbalosa ni pegajosa.

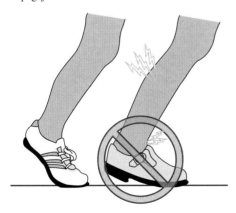

Material

El mejor material es el que permite la transpiración, en especial en los climas cálidos.

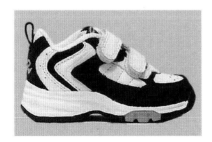

Evite los zapatos extraños

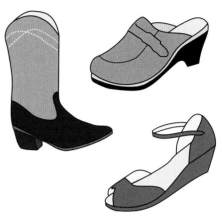

Los zapatos con punta, tacones altos y suelas rígidas son malos para los pies.

Para recordar...

Lo mejor que puede hacer por sus hijos es alentar su actividad física y asegurarse de que no coman de más.

Los llamados "zapatos correctivos", cuñas, insertos o aparatos ortopédicos son ineficaces y sólo hacen infeliz a su hijo.

No puede insistirse lo suficiente en esto: deje que la magia del tiempo y el crecimiento corrijan el problema. El tratamiento de la madre naturaleza es seguro, económico y eficaz.

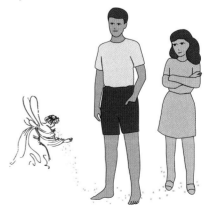

"Jugar es la ocupación del niño."

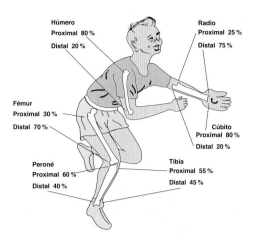

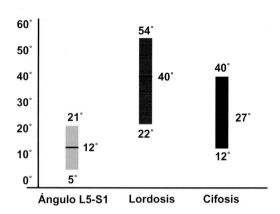

A Contribución del disco de crecimiento a la longitud de los huesos largos Tomado de Blaunt WB, Fig. 147, Fractures in Children. Williams & Wilkins, Baltimore, 1955

B Valores normales de las medidas sagitales de la columna vertebral en los niños El rango incluye valores de los percentiles 10 a 90. El ángulo L5-S1 incluye medidas entre la cara inferior de L5 y la cara superior de S1 (*verde*). La lordosis se mide con uso del método de Cobb entre L5 y S1 (*rojo*). Las cifosis se miden con uso del método de Cobb entre T5 y T12 (*negro*). Tomado de Propst-Proctor & Bleck. JPO 3:344, 1983

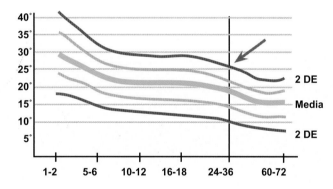

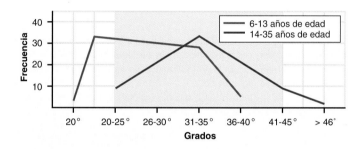

C Índice acetabular La ilustración muestra los valores normales por grupos de edad en meses. Las cifras medias (*línea verde*), a 1 desviación estándar (DE) (*anaranjado*) y 2 DE (*rojo*) corresponden a esos trazos. Nótese que alrededor de los 25 meses de edad el índice acetabular debería estar por debajo de los 25° (*flecha azul*). Tomado de Tonnis D. Clin Orthop 119:39, 1976

D Ángulo centro-borde La ilustración muestra las cifras medias por grupos de edad. La superficie *verde* muestra el rango normal para el adulto. Tomado de Severin E. Acta Chir Scan 84:93

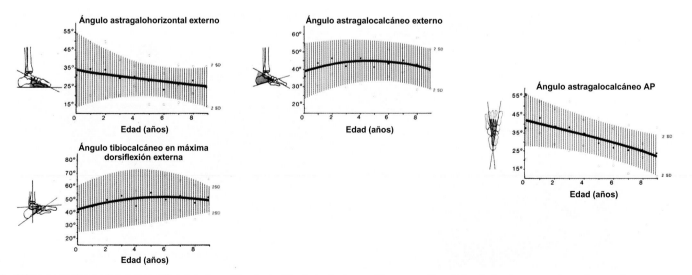

E Cifras normales en las radiografías del pie en bipedestación de lactantes y niños pequeños Estas ilustraciones muestran cifras medias y rangos normales (más o menos dos desviaciones estándar) en las zonas sombreadas. Tomado de Vanderwilde R, Staheli LT, Chew DE y Malagon V. JBJS 70A:407, 1988

Ángulo de progresión del pie

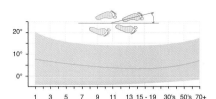

Rotación externa de la cadera

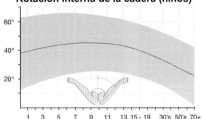

Rotación interna de la cadera (niñas)

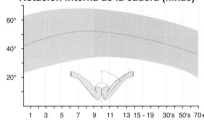

Rotación interna de la cadera (niños)

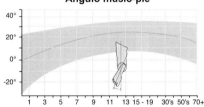

Eje transmaleolar

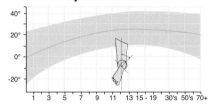

Ángulo muslo-pie

A   Cifras normales de las características de rotación   Estas gráficas muestran rangos medios y normales (más o menos dos desviaciones estándar) en *verde*. Debido a que la rotación interna es diferente en niños y niñas, se muestran gráficas separadas. Tomado de Staheli y cols. JBJS 67:39, 1985

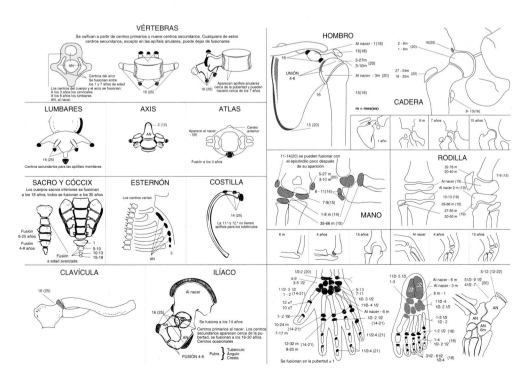

B   Centros de osificación   Tomado de Girdany BR and Golden R. AJR 68:922, 1952

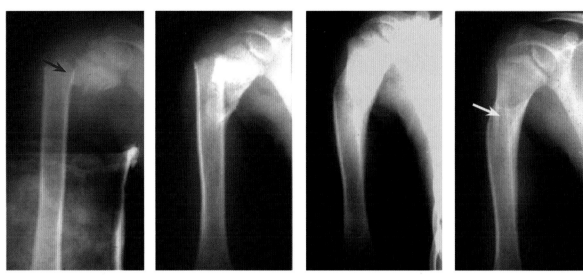

A   Remodelado del húmero Este niño de 8 años muestra una pérdida completa de aposición (*flecha roja*). Nótese el remodelado durante los siguientes 2 años (*flecha amarilla*)

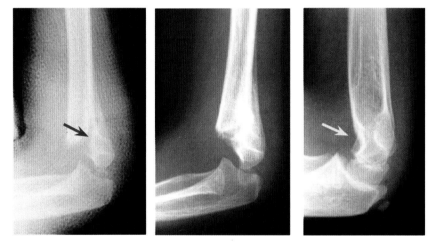

B   Remodelado de una fractura supracondílea en el plano sagital Esta fractura (*flecha roja*) se remodeló durante un período de 4 años (*flecha amarilla*). El remodelado alrededor del codo es mucho más lento que en la porción proximal del húmero

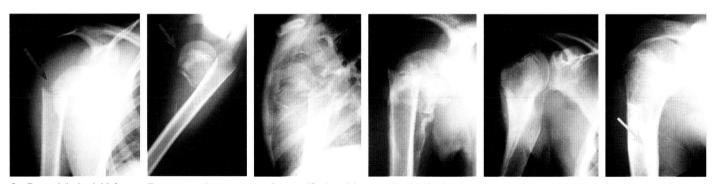

C   Remodelado del húmero Esta secuencia muestra una fractura (*flecha roja*) en un niño de 12 años durante un período de 2 años. La fractura se dejó sin reducir con aposición laterolateral y acortamiento. Nótese el remodelado dentro de la vaina de periostio intacta (*flecha amarilla*)

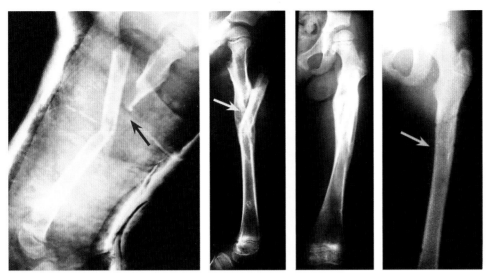

A   Remodelado de una fractura de la diáfisis femoral Esta fractura segmentaria en una niña de 8 años se trató con tracción y yeso (*flecha roja*). Nótese el llenado de la vaina perióstica después de 6 meses (*flecha amarilla*) y el restablecimiento de la forma normal del fémur a los 13 años (*flecha naranja*)

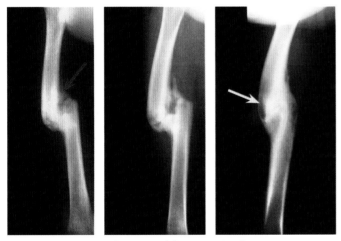

B   Remodelado limitado en un adolescente Esta fractura transversa de la mitad de la diáfisis del fémur (*flecha roja*) en un niño de 15 años se consolidó, pero mostró remodelado limitado (*flecha amarilla*) por el reducido crecimiento restante

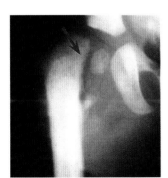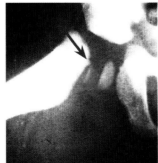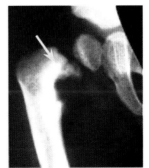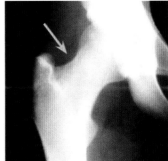

C   Remodelado de la fractura de la epífisis femoral proximal en un lactante Nótese el remodelado de la cabeza del fémur, completamente desplazada (*flecha roja*) durante la niñez (*flecha amarilla*). Se muestra un aspecto normal a la edad de 15 años (*flecha anaranjada*). Cortesía de E. Forlin

ÍNDICE ALFABÉTICO DE MATERIAS